がん免疫療法のリバース TR による腫瘍免疫学の進歩

河上　裕

はじめに

　2013年，腫瘍免疫学とがん免疫療法の当時の知見をまとめた実験医学増刊号「腫瘍免疫学とがん免疫療法」を出版，その後，免疫チェックポイント阻害薬が悪性黒色腫で承認され，臨床試験では複数のがんで治療効果が認められ，2016年には実験医学増刊号「がん免疫療法：腫瘍免疫学の最新知見から治療法のアップデートまで」を出版し，研究者だけでなく，免疫チェックポイント阻害薬の臨床展開を期待した多くの医療関係者から好評をいただいた．あれから3年，基礎から臨床まで腫瘍免疫学の発展には目を見張るものがある．2018年ノーベル生理学・医学賞は「*Discovery of cancer therapy by inhibition of negative immune regulation*」として，それぞれPD–1とCTLA4の先駆的研究を行った京都大学の本庶佑博士とテキサス大学MD AndersonがんセンターのJames P Allison博士が受賞された．もともとがん治療の開発ではなく，T細胞の調節機構の基礎研究が重要な創薬につながった．一方，今や，マルチオミックス解析などの新技術を駆使することにより，免疫介入を行った症例の臨床検体を用いた解析から新たな科学的発見や概念の創出も可能になっている．

　現在，免疫チェックポイント阻害薬は約10種類のがんで，遺伝子改変T細胞を用いるCAR–T養子免疫療法はB細胞性造血器腫瘍で承認されている．免疫チェックポイント阻害薬は他の治療が無効の進行がんに対しても治療効果を示す場合があり，効いた症例では比較的効果が持続的なことが特徴である．一方，免疫チェックポイント阻害薬単独投与の奏効率は多くのがんで10〜20％程度であり，臨床的には，治療前や早期に効果を予測するバイオマーカーの同定と治療法改良による効果改善が課題となっており，そのために，がん免疫病態のさらなる解明が期待されている（**図1**）．明確な有効例と無効例が分けられる免疫チェックポイント阻害薬におけるリバーストランスレーショナル（TR）研究は，免疫によるがん細胞排除機構，および抵抗性機構の観点から，ヒト腫瘍免疫学を大幅に発展させた．ヒトがん免疫病態のさらなる解明は，将来，PD–L1発現や突然変異数などよりも優れた臨床バイオマーカーの同定につながるであろう．また，さまざまな複合がん免疫療法の臨床試験がすでに進行中であり，PD–1/PD–L1抗体を基軸として，すでにCTLA4抗体，化学療法，放射線治療，抗VEGF治療などとの併用療法が承認され

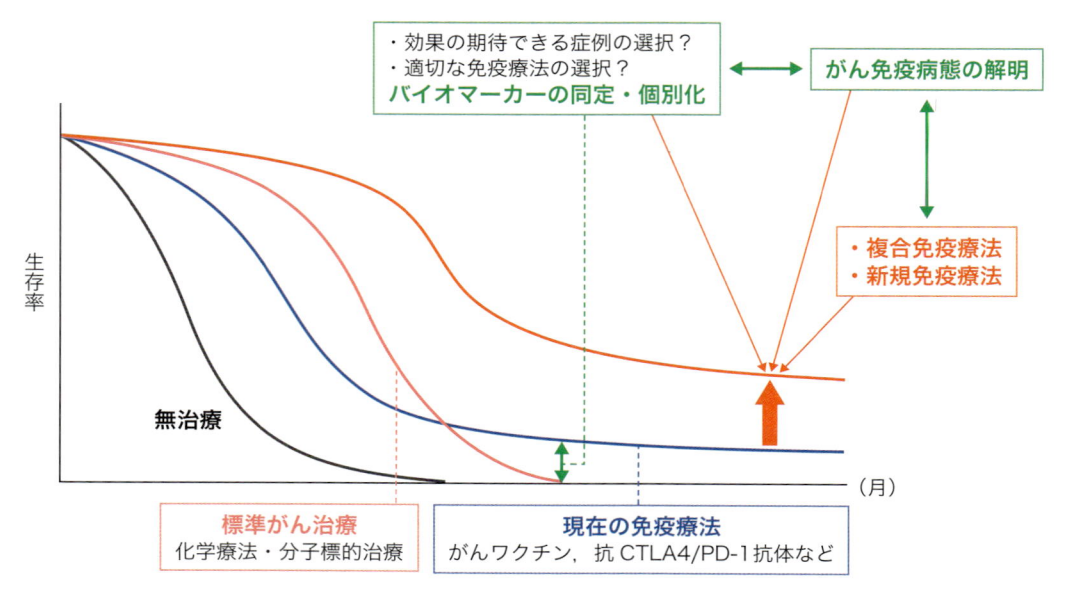

図1　がん免疫療法における臨床的課題

ている．このような背景で，最近の膨大な基礎と臨床の最新知見を紹介する書籍の必要性が高まり，本書の企画に至った．

がん免疫病態の多様性

　腫瘍免疫学の目的はがんという疾患の免疫病態を明らかにすることにある．一方，日本で第一死因であるがんに対する予防・診断・治療という医療課題の解決は重要であり，腫瘍免疫学の貢献も期待されている．腫瘍免疫学とがん免疫療法は，免疫チェックポイント阻害薬も含めて双方向性に発展してきた．がん予防における免疫監視や免疫逃避機構の理解とその臨床応用，がんにおける免疫の診断的価値，および免疫介入によるがん治療が期待されている．がんの免疫状態は，免疫療法だけでなく，広くがん治療の反応性にも関係することがわかりつつある．

　がん免疫病態の個人差には，がん細胞の遺伝子異常（症例ごとに異なるパッセンジャーDNA突然変異由来のネオ抗原に対する抗腫瘍T細胞誘導，がん遺伝子・シグナル活性化による免疫抑制系の作動，T細胞誘導に重要な分子群の遺伝子欠失など）を主因として，HLAタイプや免疫関連遺伝子多型（SNP）で規定される患者免疫応答能，さらに腸内細菌叢，喫煙，紫外線，食事・肥満・やせ，神経ストレスなどの環境因子が関与する．

免疫チェックポイント阻害薬のリバースTRにより，治療前から腫瘍抗原特異的CD8$^+$T細胞が誘導されて腫瘍組織に集積しているが（T cell inflamed, hot tumor），腫瘍抗原の認識によりT細胞が分泌するIFN–γなどのサイトカインががん細胞や周囲のマクロファージ（TAM）などにPD–L1やPD–L2を発現誘導し，PD–1発現エフェクターT細胞を抑制して，がん細胞が排除されない状態があり（adaptive immune resistance），このような場合は，PD–1/PD–L1抗体単独治療も効きやすいことが明らかになった．一方，多様な機序によりCD8$^+$T細胞が十分に誘導されていない場合の方が多く（T cell non–inflamed, cold tumor, primary immune resistance），その機序の解明による免疫療法の改善が期待されている．またいったん免疫チェックポイント阻害薬が効いた後で再発する場合があり（acquired immune resistance），β2–ミクログロブリン異常などによるMHCクラスIの消失とJAK1/2変異などによるがん細胞のIFN–γ反応性消失が2大原因となることが，臨床検体を用いた解析と網羅的CRISPR遺伝子欠失マウス実験により判明した．IFN–γはがん細胞の増殖抑制に加えて，HLA，PD–L1/L2，ケモカインなどの免疫反応の惹起や免疫細胞の腫瘍リクルートなどを介して，生体内でのT細胞によるがん細胞排除に重要なことが示された．

最新技術を駆使したがん免疫病態の解析

現在，がん免疫病態の解明のために各種新技術（マルチオミックス解析，単一細胞遺伝子・タンパク質解析，オルガノイド，iPS細胞，*in vivo*イメージング，ヒト化マウス，遺伝子改変免疫細胞など）を駆使することが可能になっている．single cell RNA–seqやマスサイトメトリーなどの単一免疫細胞の解析は，PD–1/PD–L1抗体投与前後のT細胞サブセットの詳細な動態解析を可能にし，PD–1/PD–L1抗体投与時に実際に起こっていることは，腫瘍浸潤エフェクターCD8$^+$T細胞が再活性化されてがん細胞を排除するような単純なことではなく，腫瘍組織中の部分疲弊T細胞（pTex），完全疲弊T細胞（BATF$^+$TIM3$^+$ cTex），レジデント様メモリーT細胞（CD103$^+$Trm），メモリー様T細胞（TCF7$^+$Tmen），さらにリンパ組織でのTmenなど各種CD8$^+$T細胞サブセットの活性化・増殖・分化が起こり，がん細胞排除につながることがわかりつつある．同様に，ヘルパーT細胞や制御性T細胞などのCD4$^+$T細胞，樹状細胞やマクロファージなどの骨髄系細胞群，NK細胞などの抗腫瘍免疫応答や免疫抑制への関与もわかりつつある．

ゲノムDNA，mRNA，miRNA，タンパク質，シグナリング，代謝物，細菌叢などのマルチオミックス解析は，多様なヒトがんの免疫病態を明らかにしつつある（**図2**）．がん種ごと，サブタイプごと，症例ごとに免疫病態は異なり，がん種に比較的共通な機序（ネオ抗原に対するT細胞応答など）とがん種ごとに異なる免疫抵抗性機序など，免疫病

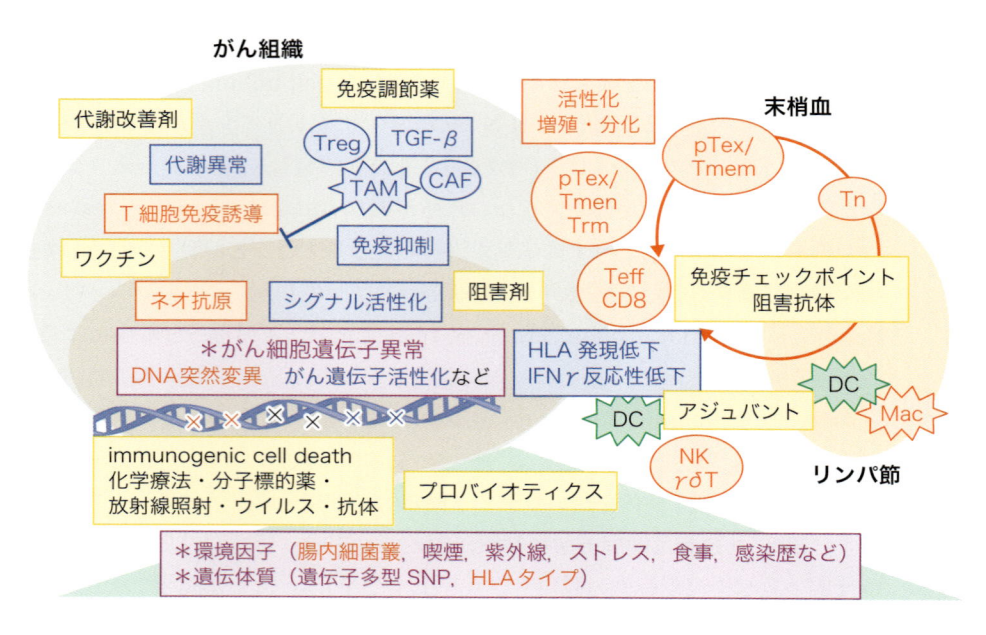

図2　がん免疫病態とその制御

態は多様であり，それぞれに対応した治療が必要なことがわかる．T cell non-inflamed
状態では，症例ごとに異なるミスセンス変異やフレイムシフト変異などのパッセンジャー
DNA変異が少なく，免疫原性ネオ抗原がない，T細胞誘導に重要なサイトカイン・ケモ
カインや抗原処理提示に重要な分子が欠失している，がん遺伝子活性化や染色体異常
（aneuploidy）により免疫抑制分子や免疫抑制細胞が誘導されているなど，多様な機序が
関与する．例えば，EGFRやALKなどのドライバー変異で生じる非喫煙肺腺がんや若年
者に生じる白血病や肉腫などではDNA突然変異は少なく，がん遺伝子活性化による免疫
抑制も重なり，免疫チェックポイント阻害薬は効きにくい．このようながんでは，患者
自身の抗腫瘍免疫応答に依存する免疫チェックポイント阻害薬の効果は期待できないの
で，腫瘍抗原特異的TCRやCARなどを遺伝子導入した人工的な抗腫瘍T細胞を用いた養
子免疫療法が検討され，CD19特異的CAR-T療法はすでに承認されている．近年，抗原
受容体に加えて，CRISPR-Cas9などの遺伝子改変技術を駆使して，さまざまな遺伝子改
変による抗腫瘍T細胞の改良が進められている．

がん免疫病態の解明による個別化・複合免疫療法の開発

　標的腫瘍抗原が十分に存在しても，がん遺伝子β-cateninやAKTシグナル亢進は，樹
状細胞をリクルートするCCL4などのケモカインの低下や免疫抑制性VEGFの産生などに

より，またTGF-βも関与する間葉系がん微小環境では，多様な免疫抑制機序のために CD8$^+$T細胞の誘導や腫瘍浸潤が妨げられ，免疫チェックポイント阻害薬単独治療は効きにくい．また，低酸素状態であるがん微小環境では，解糖系優位ながん細胞（Warburg効果）のグルコース消費による代謝競合を介して，ミトコンドリア機能も低下したエフェクターT細胞の生存・機能低下，さらにアミノ酸代謝（グルタミン，アルギニン，トリプトファン），脂質代謝（プロスタグランジン，コレステロール，脂肪酸），核酸代謝（細胞外ATP，アデノシン）の異常もがん微小環境の免疫抑制環境を促進する．免疫原性腫瘍抗原が存在する場合は，このような負の因子を，各種免疫抑制制御薬，分子標的薬などのシグナル阻害剤，生活習慣病に用いる代謝改善剤などの併用により除去して，また，がん細胞の免疫誘導性破壊，ワクチン，アジュバントによる抗原提示細胞増強など正の因子の追加により，PD–1/PD–L1抗体が効くようにできる可能性がある．腸内細菌叢は，免疫チェックポイント阻害薬の抗腫瘍効果や自己免疫性副作用に関係することが報告され，特定の腸内細菌の移植は樹状細胞の活性化を介して抗腫瘍T細胞応答を増強することも報告されている．

　今，期待されている複合がん免疫療法のポイントは，免疫によるがん細胞の排除過程を示すがん免疫サイクル（cancer immunity cycle）において，患者ごとに各段階の問題や原因が異なるので，個々の症例の免疫評価に基づいて，適切な負の因子の除去や正の因子の追加を組合わせることである（個別化・複合免疫療法）．免疫制御として，① がん幹細胞にも発現し，がん細胞排除に重要な腫瘍抗原（ネオ抗原など）を用いたワクチン，② 内在性腫瘍抗原を効果的に抗原提示樹状細胞に取り込ませT細胞誘導を促進させる生体内腫瘍破壊法（immunogenic cancer cell death）（化学療法剤，分子標的薬，抗腫瘍抗体，がん融解性ウイルス，放射線照射など），③ 抗原提示細胞の機能増強（TLR3/STINGアゴニスト，抗CD40アゴニスト抗体，腸内細菌などのアジュバント），④ 抗腫瘍T細胞の活性化・増殖増強（IL15, CD134/CD137アゴニスト抗体，培養抗腫瘍T細胞など），⑤ がん免疫抑制・抵抗性の解除（免疫チェックポイント阻害薬，TGF-β阻害薬，Treg/MDSC/TAM抑制薬，シグナル阻害剤，代謝改善剤など）などの適切な組合わせが重要となる．現在，腫瘍局所でのadaptive immune resistance解除に重要なPD–1/PD–L1阻害を基軸とした複合がん免疫療法の開発が進められており，すでに化学療法，放射線，免疫チェックポイント阻害薬，抗VEGFなどの併用療法が承認されている．近年の多数企業によるがん免疫療法の臨床試験実施は大変素晴らしい．一方，臨床試験において，真の科学的コントロールではなく，既存の標準治療との比較により複合がん免疫療法が承認されるために，科学的な検証が臨床試験で十分にできないなど，企業とアカデミアの目標の違いによる問題も生じている．

おわりに

本書では，最近の腫瘍免疫学とがん免疫療法開発の進展に伴い以前の増刊号から大幅に構成を変更した．第Ⅰ部　腫瘍免疫応答の基本とその制御メカニズム，第1章「腫瘍免疫応答の正負の調節機構」では，cancer immunity cycle を理解するのに必要な基本項目として，がん遺伝子異常，腫瘍抗原，樹状細胞，NK細胞，腫瘍関連マクロファージ，制御性T細胞，腫瘍関連線維芽細胞，免疫チェックポイント分子，サイトカイン・ケモカイン，免疫代謝，腸内細菌叢，免疫体質をとり上げた．第2章「腫瘍免疫応答の制御法」では，複合がん免疫療法における重要制御因子として，immunogenic cell death，がん融解性ウイルス，樹状細胞活性アジュバント，免疫チェックポイント阻害，共刺激分子アゴニスト，各種免疫抑制因子阻害，TIL/TCR-T/CAR-T/iPS などを用いた免疫細胞療法をとり上げた．第Ⅱ部　がん免疫療法の臨床開発における課題と対応，第3章「免疫療法のリバーストランスレーショナル研究」では，がん免疫療法の臨床開発進展における治療成績の紹介ではなく，悪性黒色腫，肺がん，消化器がん，泌尿器がん，婦人科がん，頭頸部がん，造血器腫瘍などの各臓器のがんにおけるバイオマーカーや新規治療標的の同定につながるリバースTRから得られた知見をとり上げた．第4章「臨床開発における重要ポイントと課題」では，今，改めてがん免疫療法開発における課題，免疫療法特有な副作用，さらに本年から日本で本格的に開始されているがんゲノム医療との関係をとり上げた．

近年著しい発展をみせているがん免疫療法に関して，腫瘍免疫学の最新知見を網羅的にまとめた書籍は世界的にもあまり存在しない．誌面の都合上，最新知見の一部しか紹介できないことは大変残念ではあるが，読者の方々は，医学および医療のそれぞれの分野で，本書を1つの踏み台として，次への展開に挑戦していただけることを心から願う．今後，個別化・複合がん免疫療法の開発によるがん治療の改善が期待されるが，がんのサブタイプ，免疫体質，腸内細菌叢など人種や居住地により異なる場合もあるので，日本に住む日本人での解析も必要であり，日本における産官学連携体制強化による腫瘍免疫学研究のさらなる発展に期待したい．

文献

1）「分子細胞免疫学 原著第9版」（中尾篤人/監訳，Abbas AK, ed），Elsevier，2018
2）「実験医学増刊Vol.31 腫瘍免疫学とがん免疫療法」（河上 裕/編），羊土社，2013
3）「実験医学増刊Vol.34 がん免疫療法 腫瘍免疫学の最新知見から治療法のアップデートまで」（河上 裕/編），羊土社，2016
4）Couzin-Frankel J：Science, 342：1432-1433, 2013
5）Chen DS & Mellman I：Immunity, 39：1-10, 2013
6）Chen DS & Mellman I：Nature, 541：321-330, 2017
7）Kawakami Y, et al：Front Oncol, 3：136, 2013
8）Yaguchi T & Kawakami Y：Int Immunol, 28：393-399, 2016

実験医学 増刊 Vol.37-No.15 2019

がん免疫療法の個別化を支える
新・腫瘍免疫学

第Ⅰ部　腫瘍免疫応答の基本とその制御メカニズム

第1章　腫瘍免疫応答の正負の調節機構

第2章　腫瘍免疫応答の制御法

CONTENTS

第Ⅱ部　がん免疫療法の臨床開発における課題と対応

第3章　免疫療法のリバーストランスレーショナル研究

第4章　臨床開発における重要ポイントと課題

表紙イメージ解説

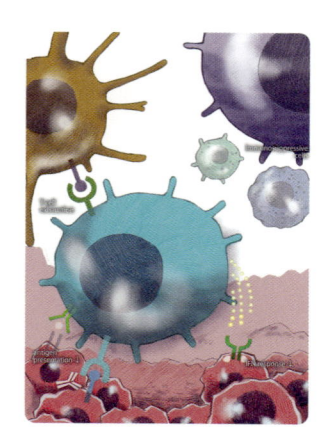

◆免疫チェックポイント阻害療法に対する抵抗性の機序
第2章-5の図2をもとに作成.

実験医学 増刊 Vol.37-No.15 2019

がん免疫療法の個別化を支える

新・腫瘍免疫学

編集＝河上 裕

腫瘍免疫学とがん免疫療法の歴史

和田 尚

がん免疫療法の歴史は1800年代末のコーリートキシンを用いた免疫賦活療法にはじまる. 1970年代以降の免疫学の急激な進歩により, T細胞の抗原認識機構が分子レベルで解明されると1990年代に入り養子免疫療法が, そしてヒト腫瘍抗原の同定によりがんワクチンなど腫瘍細胞特異的な能動免疫療法が試みられるようになった. 2000年代の免疫チェックポイント阻害剤の臨床開発とその成功は腫瘍免疫学の勝利ともいえる一方で, 奏効率は依然として20％前後である. 新規標的や遺伝子導入T細胞療法などの開発とともに, 免疫チェックポイント阻害剤を中心にさまざまな併用療法の可能性が探られている.

はじめに

　純系マウスでは, ウイルス感染と同様に, いったん生着した腫瘍切除後の再チャレンジでは他の腫瘍株は生着するが同じ腫瘍株は拒絶することなど, 腫瘍免疫が働くことはほぼ証明されていた. リンパ球にのみ発現する免疫チェックポイント分子に対する阻害抗体がヒトで抗腫瘍効果を示したという事実は, 腫瘍免疫の基礎と臨床の研究者の努力の結晶として世界のがん患者に光明をもたらしたことは言うまでもなく, ヒト腫瘍免疫学の基本的な重要性をはじめて世界に発信できたことは間違いない. 一方で, この成功を支えているのは, 紆余曲折はあったとしても長年, 着実に腫瘍免疫学を前進させてきた多くの研究者たちの成功と失敗の歴史の礎が存在するからである (図1).

[略語]
CAR-T：chimeric antigen receptor T cell（キメラ抗原受容体遺伝子導入T細胞）
CTL：cytotoxic T lymphocyte（細胞傷害性T細胞）
ELISA：enzyme-linked immunosorbent assay（酵素免疫測定法）
HLA：human leukocyte antigen（ヒト白血球型抗原）
MHC：major histocompatibility complex（主要組織適合遺伝子複合体）
TCR：T cell antigen receptor（T細胞抗原受容体）
TIL：tumor infiltrating lymphocyte（腫瘍内浸潤リンパ球）
Treg：regulatory T cell（制御性T細胞）

History of cancer immunology and immunotherapy
Hisashi Wada：Clinical Research in Tumor Immunology, Osaka University Graduate School of Medicine（大阪大学大学院医学系研究科臨床腫瘍免疫学）

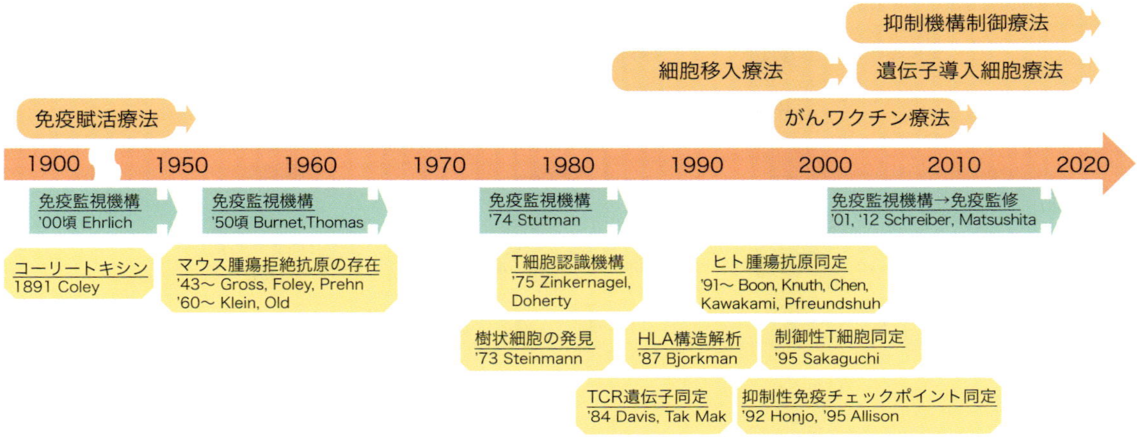

図1 腫瘍免疫学と腫瘍免疫療法の発展
免疫学，腫瘍免疫学の発見と理論的展開，さらには腫瘍免疫療法の発展につき，主な項目を年代ごとにあらわした．

1. コーリートキシンによる免疫賦活療法

　外科医Coleyは丹毒に感染したがん患者に腫瘍の退縮を認めたことから，1891年進行がん患者に生菌を投与する治療を開始した[1]．副作用を避けるために加熱死菌を用いるなどの工夫をくり返し，菌毒素を主体とした"コーリートキシン"を開発した．現在の免疫賦活療法である．投与症例数は1,000例を超え，がんが完全消退した症例もあったものの，作製トキシンや投与方法に一貫性がないこと，施設による効果のばらつきなどに代表される臨床試験としての未熟さなどから臨床医の信用を得られず，1900年代に入り発展した放射線療法や化学療法などに埋もれてしまった．Toll様受容体の研究やBCG療法などに発展したことは事実である．

2. マウス腫瘍特異抗原の発見

　免疫は抗原に対して反応し，抗原なきところには免疫は働かない．その腫瘍特異抗原の存在は，近交系マウスの確立により明らかにされた．Grossは継代可能メチルコラントレン誘発肉腫株を作製し，同系マウスに移植，いったん生着後消退するマウスを観察した．これらのマウスにくり返し腫瘍細胞を移植するとさらに強い免疫誘導により拒絶されること，別に作製した腫瘍株は生着することなどの結果から，1943年腫瘍特異拒絶抗原の存在を報告した[2]．論文には"20年以上兄妹交配をくり返したC3Hマウスを使用した"と記載されているように，宿主マウスの遺伝的均一性に特別な注意を向けた，当時としては画期的な報告であった．その後，Foley, PrehnとMain, Klein, Oldらにより，抗原特異性が詳細に解析され，化学誘発がんの固有抗原性が証明された[3]．ヒトのがん組織を自家，あるいは健常人に移植するヒト腫瘍免疫の存在を証明するための研究もSouthamらにより1950年代に実施されたが，HLA不均一性による困難と倫理面より中止されている．

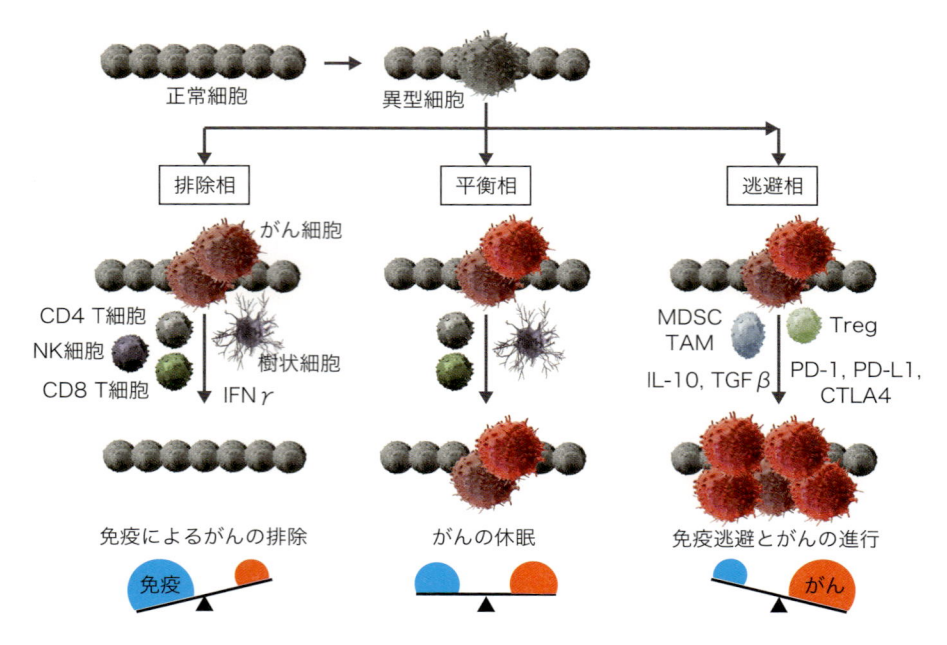

図2　免疫監視機構と免疫編集
腫瘍免疫の免疫監視機構の視点から見たがんの発生から成立・進展までを模式的にあらわす．この過程は，がん免疫編集機構（cancer immunoediting）として知られ，①排除相：CD4,8 T細胞，NK細胞，樹状細胞やサイトカインなどの有効な腫瘍免疫によりがん細胞が除去される，②平衡相：がん細胞の不均一性や低免疫原性がん細胞の出現により，腫瘍免疫とがんの増殖が平衡状態となる，③逃避相：Treg，MDSC，TAMなどの免疫抑制細胞，抑制性免疫チェックポイント分子やサイトカインの増大，そして低免疫原性がん細胞の増加などによりがん細胞増殖の圧力が強まる，という3相からなる．

3.　がんの免疫監視機構

　　がんの発生を免疫が監視・阻止するという「がんの免疫監視機構」の概念は，古くは1900年代Ehrlichが提唱し，1950年代にBurnetやThomasらにより発展，一般に信じられるようになった（**図2**）[4]．しかし，1974年Stutmanは免疫異常で知られるヌードマウスと正常マウスのがん発生率が同等であることを示し，この説に疑問を投げかけた．その後，ヌードマウスではNK細胞やT細胞が残存していることなどが明らかにされ，完全な免疫不全ではないことからその反論に根拠がなくなった．2001年，Schreiberらは，Rag欠損マウスなどの完全な免疫不全マウスでは生後2年以内に半数のマウスでがんが発生することを報告し，がんの免疫監視ルネッサンスといわれた[5]．免疫監視は，がんの免疫による除去（elimination），免疫との平衡（equilibrium），免疫からの回避（escape）の3段階を経てがんが顕在化するというがんの免疫編集（immunoediting）という概念に発展している[6]．

4.　細胞傷害性T細胞（CTL）認識ヒト腫瘍抗原

　　1980年代，時代は一気にヒト腫瘍抗原の同定へと進む．悪性黒色腫細胞株MZ2から得たcDNAを用いてコスミドライブラリーを作製し，同一症例のCTLにより標的分子を検索するこ

とで，Boonは1991年MAGEをヒト腫瘍特異抗原としてはじめて同定した[7]．CTLを探索子としたシステムにより，その後MAGEファミリーをはじめKawakamiらによるgp100など多くの腫瘍抗原が同定され，T細胞が認識するがん抗原が分子レベルで明らかにされた[8]．がん抗原の同定をさらに加速させたのが，Pfreundshuhらが1995年に開発した血清中の腫瘍に対する自己抗体を探索子としたSEREX（serological analysis of recombinant cDNA expression library）法である[9]．cDNA発現ライブラリーを患者血清でスクリーニングすることでNY-ESO-1をはじめ，世界中で同定される腫瘍抗原の数はその後飛躍的に伸びた．

5. HLA結合短鎖ペプチドとがんワクチン

T細胞は抗原と同時にMHCをも認識していることが1975年ZinkernagelとDohertyによって報告された．1984年にDavisやTak MakによりT細胞抗原受容体（TCR）遺伝子を同定，TCRは十数個にまで短くしたインフルエンザ抗原ペプチドを認識することをMcMichaelは明らかにしたが，抗原ペプチドとMHCの関係の謎が解明されたのは1987年Bjorkmanによる HLA-A2分子の結晶化による[10][11]．三次元構造解析により，HLA-A2分子にはアミノ酸10個前後がちょうどはまり込む細長い溝があることがわかったのである．この発見はMHC結合抗原ペプチドを用いたがんワクチン開発へとつながる．MAGE-A3, gp100, tyrosinase，そして NY-ESO-1などのHLA結合ペプチドが同定され，それら短鎖ペプチドを用いたがんワクチンが試みられた[12]．投与抗原の形態も，短鎖ペプチドにとどまらず，長鎖ペプチド，全長タンパク質，そして核酸へと広がり，また免疫賦活剤にはGM-CSFなどのサイトカインや自然免疫を応用したCpG，Poly ICなどのToll様受容体アゴニストを用いる試みも行われている[13]．

6. 免疫モニタリング

がん免疫療法の効果の評価には，免疫モニタリング，特に抗原特異的T細胞の量的・質的機能の検出が重要である．CTLの標的細胞傷害能を評価する^{51}Cr放出試験，T細胞が標的細胞認識に際して産生するIFN γやTNFを検出するELISAやElispot法，あるいは，フローサイトメーターを用いたT細胞分泌サイトカイン捕捉法や細胞内染色法などが用いられ，マスサイトメーターも登場している．前述したペプチドMHC複合体の構造解明の結果，テトラマー法も汎用されている．

7. 細胞移入（養子免疫）療法

Rosenbergらは，1990年前後から自己リンパ球移入療法を開始し，腫瘍内浸潤リンパ球（TIL）移入療法により，悪性黒色腫症例で高い奏効率を報告した[14]．また，TCR遺伝子導入T細胞移入療法や，抗体可変部位とT細胞シグナル伝達分子を結合させたキメラ抗原受容体を発現させたT細胞（CAR-T）移入療法も高い奏効率を示し，世界中での開発競争が現在行われている．

8. 免疫抑制経路阻害剤と臨床応用

　Allison はナイーブ T 細胞の TCR を介した活性化に共刺激分子 CD28 が必要であることを同定，次いで同様な活性化分子を探索中に，T 細胞の機能抑制因子として CTLA4 に気づいた[15]．1996年，マウスにおける抗腫瘍効果を報告した後，臨床応用が開始された．当初，ヒトへ投与すると強い抗腫瘍効果が観察されたが，副作用の制御が困難であるとして撤退する製薬会社もみられたなか，投与量・投与間隔・ステロイドの併用など副作用軽減の努力の末，2010年，進行悪性黒色腫患者に対して有意に生存期間を延長するはじめての薬剤として報告された．

　PD-1 はアポトーシス関連分子として Honjo らにより 1992年に同定され[16]，2002年にマウスでの抗腫瘍効果が報告されると，2006年より臨床応用がはじまった．PD-1 経路の阻害は T 細胞反応相に作用し，賦活相に作用する CTLA-4 経路の阻害よりも副作用が軽いと考えられている．その他多くの免疫チェックポイント分子に対する抗体医薬の開発が行われている．

9. 制御性 T 細胞と臨床応用

　制御性 T 細胞（Treg）は 1995年 Sakaguchi らにより自己免疫疾患を抑制する CD25 陽性細胞群として同定された[17]．マウス腫瘍拒絶反応の抑制にも関与していることが 1999年 Nakayama らによって明らかにされた[18]．がん免疫療法としての Treg 除去は，抗 CD25 抗体などを用いて臨床試験が行われたが，副作用などから開発は進まなかった．近年では，Treg に高発現する CCR4 や GITR などへの抗体医薬を用いた臨床開発が進んでいる[19]．

おわりに

　がん免疫療法は免疫賦活療法にはじまり，腫瘍抗原を標的とした特異的反応性 T 細胞の養子免疫療法，あるいはがんワクチン療法に理論的な根拠を与えた．近年免疫チェックポイント阻害剤が主流となっているが，その誘導される免疫の標的として新規抗原（ネオアンチゲン）が脚光を浴びていることも興味深い．免疫抑制因子には他にも，Treg，MDSC に代表される骨髄性抑制細胞，種々のサイトカインなどが複雑に関与していることも明らかとなっている．CAR-T 療法の発展も目覚ましい．一方，放射線療法や化学療法，あるいは，さまざまな分子標的薬など，これまで，免疫とは関係ないと思われていた治療も免疫が関与していることが明らかにされている（オフターゲット効果）．包括的かつ複合的な免疫療法の開発が今後さらに進むと考えられる[20]．

文献

1）Nauts HC, et al：Cancer Res, 6：205–216, 1946
2）Gross L：Cancer Res, 3：326–333, 1943
3）Klein G, et al：Cancer Res, 20：1561–1572, 1960
4）「Immunological surveillance」（Burnet FM）, Pergamon Press, 1970
5）Shankaran V, et al：Nature, 410：1107–1111, 2001
6）Matsushita H, et al：Nature, 482：400–404, 2012
7）van der Bruggen P, et al：Science, 254：1643–1647, 1991
8）Kawakami Y, et al：J Exp Med, 180：347–352, 1994

9） Sahin U, et al：Proc Natl Acad Sci U S A, 92：11810–11813, 1995
10） Mak TW：Eur J Immunol, 37 Suppl 1：S83–S93, 2007
11） Bjorkman PJ, et al：Nature, 329：512–518, 1987
12） Jäger D, et al：Oncology, 60：1–7, 2001
13） Wada H, et al：J Immunother, 37：84–92, 2014
14） Yang JC & Rosenberg SA：Adv Immunol, 130：279–294, 2016
15） Krummel MF & Allison JP：J Exp Med, 182：459–465, 1995
16） Ishida Y, et al：EMBO J, 11：3887–3895, 1992
17） Sakaguchi S, et al：J Immunol, 155：1151–1164, 1995
18） Onizuka S, et al：Cancer Res, 59：3128–3133, 1999
19） Kurose K, et al：Clin Cancer Res, 21：4327–4336, 2015
20） Hellmann MD, et al：Adv Immunol, 130：251–277, 2016

<著者プロフィール>
和田　尚：1985年大阪大学医学部卒業．消化器外科研修後，岡山大学免疫学教室で中山睿一教授に，Ludwigがん研究所でL. Old先生（CEO）にそれぞれ師事．帰国後は消化器外科と共同でNY–ESO–1がんワクチンなどの臨床研究に尽力．2014年より現職にて，抗CCR4抗体によるTreg除去を介したがん免疫療法医師主導治験を含め，免疫チェックポイント阻害薬の治験などを実施するとともに，新たな免疫療法の開発に取り組んでいる．

腫瘍免疫応答の基本とその制御メカニズム

概 論

がん免疫サイクルにかかわる免疫細胞と分子

長岡孝治，垣見和宏

複雑でダイナミックな腫瘍内免疫は，免疫系のシステムに応じた7つのステップからなるがん免疫サイクルを用いて理解することが重要である．がん免疫サイクルの各ステップはさまざまな細胞，分子，遺伝子異常から影響を受ける．抗腫瘍免疫応答が不十分ながん患者では，がん免疫サイクルに障害が生じていると考えられるが，個々のがん患者で，障害が起こっているステップ，障害の原因が異なる．これからのがん免疫治療では，個々の患者の腫瘍内免疫状態の全体を捉えて必要な治療を組合わせることが重要となると考えられる．

はじめに

　ダイナミックな抗腫瘍免疫応答を，7つのステップに分けて表現したがん免疫サイクル（Cancer–Immunity Cycle）を用いて理解することが提唱されている．第1章では，がん免疫サイクルのアクセル，ブレーキとなる細胞，遺伝子について紹介する．それに先立って，本稿の前半部分では，第1章で紹介する細胞や遺伝子に触れながら，がん免疫サイクルの全体像と正負に制御する因子を概説する．また，後半部分では，複雑ながん免疫応答を，がん免疫サイクルの各ステップの状態をスコア化しレーダーチャートで全体として表現するイムノグラム（Immunogram for Cancer Immunity Cycle）を紹介する．

[略語]
CAF：cancer–associated fibroblast（腫瘍関連線維芽細胞）
DC：dendritic cell（樹状細胞）
IFN：interferon（インターフェロン）
MDSC：myeloid–derived suppressor cell（骨髄由来抑制細胞）
MHC：major histocompatibility complex（主要組織適合遺伝子複合体）
NK細胞：natural killer cell（ナチュラルキラー細胞）
TAM：tumor–associated macrophage（腫瘍関連マクロファージ）
TLR：Toll–like receptor（Toll様受容体）

Immune cells and molecules in cancer immunity cycle
Koji Nagaoka[1] /Kazuhiro Kakimi[1] [2]：Department of Immunotherapeutics, The University of Tokyo Hospital[1] /Cancer Immunology Data Multi–level Integration Unit, Medical Science Innovation Hub Program, RIKEN[2]（東京大学医学部附属病院免疫細胞治療学講座[1] / 理化学研究所医科学イノベーションハブ推進プログラムがん免疫データ多層統合ユニット[2]）

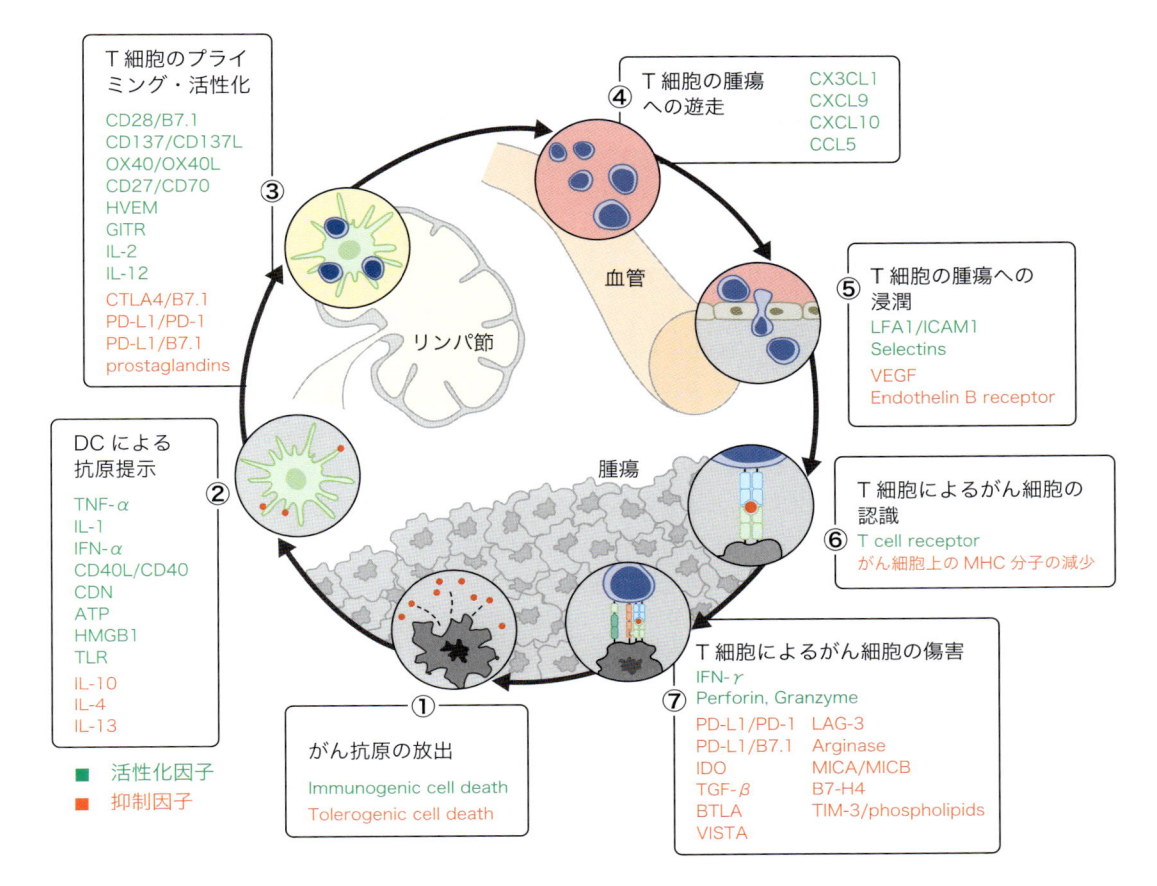

図1　がん免疫サイクル
　ダイナミックながん免疫応答を7つのステップに分けて一連のサイクルとして表現した．詳細は本文参照．図中の緑文字は各ステップを活性化させる因子，赤文字は抑制する因子を示した．文献1より引用．

1．がん免疫サイクル

1）がん免疫サイクルの概要

　がん免疫サイクルは，**図1**に示したように7つのステップからなる[1]．腫瘍内で細胞死などに陥ったがん細胞からがん抗原が放出され（ステップ1），それを樹状細胞（DC）が取り込み，成熟化すると同時にリンパ節へと遊走する（ステップ2）．リンパ節でDCは取り込んだがん抗原を主要組織適合遺伝子複合体（major histocompatibility complex：MHC）クラスⅠ分子に提示することにより，T細胞をプライミングし（ステップ3），活性化したT細胞は腫瘍へ遊走する（ステップ4）．活性化T細胞は腫瘍組織へ浸潤し（ステップ5），がん細胞を認識（ステップ6），傷害する（ステップ7）．ステップ7でT細胞が傷害したがん細胞から新たながん抗原が放出され再びステップ1へと進むため，がん免疫サイクルは回り続ける．多くのがん患者では，これらの一連のステップのうち，1つまたは複数で障害が生じており，効果的ながん免疫応答が誘導されなくなってしまっている．

2）がん免疫サイクルを正に制御する細胞，分子

　がん免疫サイクルを正に制御する因子を**図1**に緑文字で示した．ステップ1ではがん細胞の発現するネオアンチゲン（ネオ抗原）やがん精巣抗原の数が多いとより多くの種類のがん抗原特異的T細胞が誘導可能になると考えられる．また，がん細胞が，ネクローシスなどのimmunogenic cell death（免疫原性細胞死）を起こすと，抗原と同時に放出されるHMGB1がDC上のToll様受容体（Toll-like receptor：TLR）2やTLR4に作用して，成熟化が誘導されるので効率よく抗腫瘍免疫が誘導される．ステップ2に関しては，DCによるCCR7の発現がリンパ節への遊走を誘導し[2]，CD40/CD40Lシグナルや，TLRリガンドなどはDCの成熟化をもたらす．また腫瘍内に存在するDCサブセットのうち，cDC1が多いと予後がよいことが報告されている[2]～[5]．cDC1は腫瘍内でがん抗原を取り込み，リンパ節へ遊走してCD8$^+$T細胞をクロスプライミングすることが知られている[5]．また腫瘍内のナチュラルキラー（Natural killer：NK）細胞がXCL1やCCL5などのケモカインやFLT3リガンドを産生しcDC1を誘引することも明らかである[3][4]．ステップ4では，腫瘍や腫瘍内環境におけるCXCL9，CXCL10，CCL5などのケモカイン発現がT細胞の遊走をより強く誘導する．ステップ5では，T細胞の発現するLFA1と血管内皮上のICAM1の相互作用が，T細胞の腫瘍内浸潤を活性化させる．ステップ7では，T細胞やNK細胞が産生するインターフェロン（interferon：IFN）-γが腫瘍細胞の細胞増殖を抑制し，MHCクラスI抗原提示経路を増強する．また，腫瘍関連マクロファージ（TAM）のうちM1型のものが，抗腫瘍免疫を促進する．

3）がん免疫サイクルを負に制御する細胞，分子

　がん免疫サイクルを負に制御する因子を**図1**に赤文字で示した．がん免疫サイクルの進行の障害となる細胞や分子は数多く存在する．ステップ1では，がん細胞がアポトーシスなどトレランスを誘導する細胞死を起こした場合には，抗腫瘍免疫応答は抑制される．リンパ節の制御性T細胞がCTLA-4とDC上のCD80，CD86と相互作用して，T細胞プライミングを抑制する（ステップ3の障害）．ステップ5では，がん細胞の産生するVEGFがT細胞の腫瘍内への浸潤を抑制する．またβカテニンシグナルが活性化しているがん細胞は，CCL4産生が低く，CXCL10を産生するcDC1の腫瘍への集積が抑制されるため，結果として腫瘍内へのT細胞浸潤が少ない（ステップ2，5の障害）[6][7]．またがん細胞におけるPTENの欠失も腫瘍内へのT細胞浸潤を抑制する（ステップ5の障害）[8]．ステップ6ではがん細胞のMHCクラスI抗原提示経路にかかわるTAPやB2Mが欠損すると，がん細胞はT細胞による認識から逃れてしまう．ステップ7では，T細胞に発現されるPD-1，がん細胞に発現されるPD-L1をはじめとする免疫チェックポイント分子が重要な因子である．加えて，がんの周囲の微小環境にも影響を受ける．腫瘍内に存在する骨髄由来抑制細胞（myeloid-derived suppressor cell：MDSC）や制御性T細胞は抗腫瘍免疫応答を抑制する．腫瘍関連線維芽細胞（cancer-associated fibroblast：CAF）は，腫瘍内微小環境の細胞外マトリクスを再構築することにより，免疫抑制環境をつくり出す[9]．またM2型のTAMは免疫抑制に働くことが知られている．

　がん免疫サイクルの障害を生み出すメカニズムの1つとして，adaptive resistance[※1]があげられる[10]．免疫系は感染した病原体に対して免疫応答を起こすが，同時に過剰な免疫応答による組織傷害を防ぐためのネガティブフィードバック機構をもっている．がんはこのネガティブフィードバック機構を利用してがん免疫サイクルの障害をつくり出している．例えば，腫瘍内T細胞が腫瘍に反応して産生したIFN-γががん細胞や腫瘍内浸潤細胞に作用して，PD-L1や

IDOなどの抑制性分子の発現を誘導することにより，がん免疫サイクルが障害される[10].

2．がん免疫治療

このようにがん免疫サイクルには多くの障害が存在しており，それらを適切に取り除きがん免疫サイクルを再活性化させることががん免疫治療の目的である．例えば，ステップ1に障害がある場合には，放射線治療などにより，がん細胞にimmunogenic cell deathを誘導することで，がん抗原の放出を引き起こすことができる．ステップ3でT細胞のプライミングが障害されている場合には，抗CTLA-4抗体を用いることにより障害を取り除くことができ，他にもがん抗原特異的T細胞移入治療を行うことによりこのステップをバイパスすることができると考えられる．ステップ7において，PD-1/PD-L1を介した障害が存在する場合には，抗PD-1，抗PD-L1抗体治療による効果が期待される．また，M2型のTAMが存在する場合には，CSF1受容体阻害剤により抑制を取り除くことが期待されている[11].

しかしながら，実際にはこれまでの免疫チェックポイント阻害剤などの単剤での効果は限定的であり，治療効果が認められない患者も多い（primary resistance[※2][10]．原因として，がん免疫サイクルに生じている障害が単一でなく，残った障害によりがん免疫サイクルが動かないことが考えられる．がん免疫サイクルの全体を見据えて，必要な治療を組合わせることが必要である．一方で，適切に障害を取り除き，一過的にがんが縮小しても，治療に耐性のクローンが生じ，それがドミナントになった場合には治療効果がなくなることも起こりうる（acquired resistance[※3][10] [12].

がん免疫サイクルが障害されているステップ，障害にかかわる因子を個々の患者で明らかにして，それぞれに対して適切な組合わせで免疫治療を行い，また継続的に治療を行う場合には新たに誘導される障害のモニタリングを続けることが重要である．

3．患者個々のがん免疫サイクルの状態を評価するためのイムノグラム

がん免疫サイクルに表されるように，がん免疫は多ステップのダイナミックな応答であり，それぞれのステップに多くの因子が正負に作用するため，単一の因子で治療法の選択や予後の予測をすることは困難である．そこでわれわれは，腫瘍免疫の全体の状態を統合的に可視化す

※1 adaptive resistance

免疫治療の有無にかかわらず，免疫システムががん細胞を認識することで起こる免疫応答により，免疫抑制的な環境が誘導されること．例えば，腫瘍内にT細胞が浸潤し，がん細胞を認識することで産生されるIFN-γががん細胞や腫瘍内浸潤細胞に作用してPD-L1やIDOの発現を誘導する．

※2 primary resistance

がんに対する免疫治療において，全く反応が認められないこと．例えば，腫瘍内浸潤T細胞が少ない患者に対して抗PD-1抗体治療を行った際に，治療効果が認められない場合など．

※3 acquired resistance

がんに対する免疫治療において，最初はがんの縮小が認められたが，後に効果がなくなること．例えば，抗PD-1抗体治療が最初は効果が認められ腫瘍が縮小したが，継続投与することにより，JAK1/2機能欠損によるPD-L1発現のないクローンが生じ，ドミナントになったことで，治療効果が消失した症例など[12].

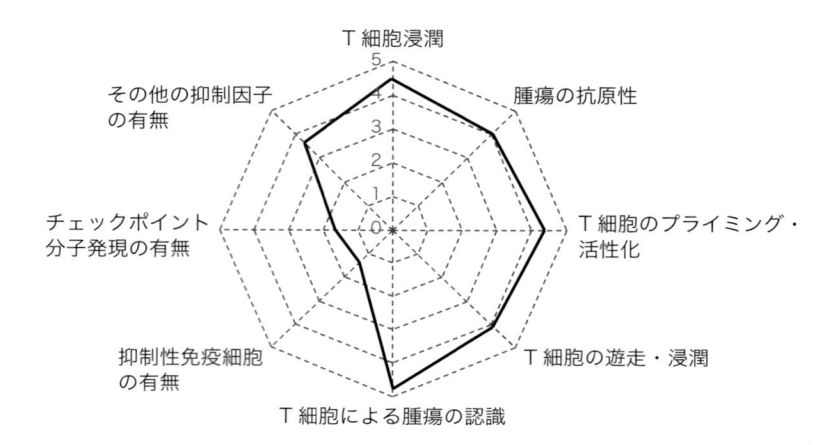

図2　がん免疫サイクルの状態を評価するイムノグラム

患者のがんの免疫状態をＴ細胞浸潤，腫瘍の抗原性，Ｔ細胞のプライミング・活性化，Ｔ細胞の遊走・浸潤，Ｔ細胞による腫瘍の認識，抑制性免疫細胞の有無，チェックポイント分子発現の有無，その他の抑制因子の有無の軸であらわした．詳細は本文参照．文献13をもとに作成．

るために，がん組織の網羅的遺伝子発現データのなかから，がん免疫サイクルの各ステップにかかわる免疫関連遺伝子群の発現をスコア化し，レーダーチャートとして表現したイムノグラム（Immunogram for Cancer Immunity Cycle）を考案した（**図2**)[13]．レーダーチャートの軸として，Ｔ細胞浸潤，腫瘍の抗原性，Ｔ細胞のプライミング・活性化，Ｔ細胞の遊走・浸潤，Ｔ細胞による腫瘍の認識，抑制性免疫細胞の有無，チェックポイント分子の発現の有無，その他の抑制性因子の有無の8つの軸を設定した．例えば，**図2**のようなイムノグラムを得られた場合，Ｔ細胞浸潤，腫瘍の抗原性，Ｔ細胞のプライミング・活性化，Ｔ細胞の遊走・浸潤，Ｔ細胞による腫瘍の認識は高いスコアを示しており，活性化Ｔ細胞は腫瘍内に浸潤して，がん細胞を認識していると考えられる．一方で抑制性免疫細胞の有無とチェックポイント分子発現の有無のスコアが低く，腫瘍内に制御性Ｔ細胞やMDSCなどの抑制性細胞の浸潤と，PD–1，PD–L1などの免疫チェックポイント分子の発現が認められる．この症例に対しては，免疫チェックポイント阻害剤による治療だけでは不十分で，同時に抑制性細胞を制御することが最適な治療法であると考えられる．

おわりに

　がん免疫サイクルには多くの免疫細胞や分子，遺伝子異常がかかわっており，障害が生じるステップやその原因は患者ごとに異なる．障害は単一とは限らず，その組合わせも多様である．効果的ながん免疫治療を行うためには，腫瘍内の免疫状態の全体を捉えて，合理的に治療を組合わせてがん免疫サイクルを再活性化し，抗腫瘍免疫応答を誘導することが重要であると考えられる．

文献

1） Chen DS & Mellman I：Immunity, 39：1–10, 2013
2） Böttcher JP & Reis E Sousa C：Trends Cancer, 4：784–792, 2018
3） Böttcher JP, et al：Cell, 172：1022–1037.e14, 2018
4） Barry KC, et al：Nat Med, 24：1178–1191, 2018
5） 泉　謙道, 垣見和宏：がん免疫療法, 1：53–54, 2017
6） Spranger S, et al：Nature, 523：231–235, 2015
7） Spranger S & Gajewski TF：Nat Rev Cancer, 18：139–147, 2018
8） Peng W, et al：Cancer Discov, 6：202–216, 2016
9） Chen X & Song E：Nat Rev Drug Discov, 18：99–115, 2019
10） Sharma P, et al：Cell, 168：707–723, 2017
11） Cannarile MA, et al：J Immunother Cancer, 5：53, 2017
12） Zaretsky JM, et al：N Engl J Med, 375：819–829, 2016
13） Karasaki T, et al：J Thorac Oncol, 12：791–803, 2017

＜筆頭著者プロフィール＞
長岡孝治：2010年京都大学大学院生命科学研究科博士課程修了．稲葉カヨ先生の指導の下，樹状細胞，マクロファージの機能，分化に関する研究に従事．株式会社メディネットの研究員を経て，2014年から東京大学医学部附属病院免疫細胞治療学講座で垣見和宏先生の指導の下，マウスモデルを使用した腫瘍内免疫環境の解析，がん免疫治療の研究に従事している．

1. がん抗原とT細胞による認識機構

高橋祐介，岡村文子，松下博和

T細胞に認識される「がん抗原」が存在するかどうかは議論の的であったが，1980年代以降マウスおよびヒトのがん抗原が次々と同定されていった．近年，ゲノムシークエンス技術の進化によって患者固有の遺伝子変異に基づくネオ抗原の同定が可能となった．免疫チェックポイント阻害剤の奏効とネオ抗原の相関が明らかとなり，ネオ抗原を認識する免疫応答ががん免疫の主体を成すことがわかってきた．ネオ抗原は強い免疫応答を引き起こすことが可能であり新たなワクチン療法などの標的として有望だが，認識するT細胞の疲弊や不応状態などの課題も残る．がん抗原のさらなる研究が免疫療法の次のbreakthroughの鍵になることが期待される．

はじめに

がん免疫療法はScience誌によるBreakthrough of the Year 2013に選出されて以来，臨床応用が急速に広がって脚光を浴びている．従来のがんワクチン療法をはじめとする免疫療法の効果が限定的であったため評価は低かったが，近年，免疫チェックポイント阻害剤がさまざまながん種において標準的な治療選択肢とされるに至っている．一方で新しいT細胞療法やワクチン療法の開発も進んでいて，その標的の「がん抗原」の研究がさかんに行われている．

細胞内のタンパク質はプロテアソームによってペプチドに分解され小胞体内でアミノ酸のトリミングを受けて腫瘍組織適合遺伝子複合体（MHC）クラスⅠ分子に結合し，MHCペプチド複合体として細胞表面に提示され，「がん抗原」としてT細胞に認識される．この「がん抗原」の性質が，文字通りがん細胞と正常細胞を見分ける鍵となり，免疫応答の様相を決定すると考えられている．

[略語]
CTL：cytotoxic T lymphocyte
（細胞傷害性T細胞）
HLA：human leukocyte antigen
（ヒト白血球抗原）
HPV：human papillomavirus（ヒトパピローマ
ウイルス）
MHC：major histocompatibility complex（腫瘍組織適合遺伝子複合体）
TCR：T cell receptor（T細胞受容体）
Treg：regulatory T cell（制御性T細胞）

Tumor antigens recognized by T cells
Yusuke Takahashi/Ayako Demachi–Okamura/Hirokazu Matsushita：Division of Translational Oncoimmunology, Aichi Cancer Center Research Institute（愛知県がんセンター研究所腫瘍免疫制御トランスレーショナルリサーチ分野）

1 がん抗原同定の歴史

がん免疫療法の試みは100年以上の歴史がある．1893年にNew York Hospitalの外科医William Coleyは，骨肉腫患者が皮膚のレンサ球菌感染症を発症したのち腫瘍が著明に縮小したことから，レンサ球菌とセラチア菌の死菌（Coley's toxin）を手術不能肉腫患者に投与して5年無病生存率50％以上という驚異的な成績を報告した[1]．これががん免疫療法の源流とされている．その後の追試では，非特異的なColey's toxinによる免疫療法は良好な成績が得られず忘れ去られていったが，免疫学の発展の中で自己由来のがん細胞が免疫系に認識されうるのかという問題は長年の議論の的となった．しだいにがん免疫に否定的な意見が主流となっていった．一方，がん免疫を肯定する立場からは，正常細胞には発現せずがん細胞で特異的に発現する非自己抗原があれば，これに対する特異的な免疫応答を治療に応用できるという期待が根強かった．1940～1950年代になると，同系マウスにおける腫瘍特異的移植拒絶反応の存在が明らかとなった[2][3]ことからがん免疫の存在が認識されていった．マウスの化学発がんモデルにおいては，同系統マウスに同じ方法で誘発した腫瘍間でも抗原性が異なり，ある腫瘍で免疫したマウスはその腫瘍のみを拒絶するが，ほかの腫瘍を移植しても拒絶できないことが明らかとなった[2][3]．抗原に着目すると，化学発がんによる腫瘍はそれぞれ特異的な固有抗原を発現している一方で，自然発生腫瘍は化学発がんによる腫瘍と比較して免疫原性がきわめて低いことが明らかとなった[4]．これを受けて免疫の治療への応用は困難という見方が広がった．その後，1980年代以降にマウス腫瘍においてT細胞が認識する抗原が分子レベルで同定され，それぞれの個体に固有の遺伝子変異から起こる抗原，いわゆるネオ抗原であることがわかった[4]~[7]．また，マウスにおいて共通抗原であるがん・精巣抗原P1Aが同定されたが，P1A発現細胞株で免疫されたマウスは他のP1A発現細胞株を拒絶できずcross-protectionが働かないことが報告された[8]．

ヒトにおいては1991年にはじめてBoonらがメラノーマ（悪性黒色腫）患者から樹立した腫瘍特異的な細胞傷害性T細胞（CTL）が認識する抗原として MAGE-1が同定され[9]，がん免疫の存在が証明された．のちにMAGE familyは精巣を除いて正常の成体組織には発現しないがん・精巣抗原であることが明らかとなった．当時はまだ個々の腫瘍に特異的なネオ抗原を同定するのに膨大な労力が必要であったため，主に多くの患者で共有される共通抗原が探索されていた．以後，発現クローニング法や質量分析を用いたMHC結合ペプチドの解析から抗原を同定する方法のほか，患者血清中の抗体が認識する抗原をスクリーニングし（SEREX法），そのなかからT細胞認識抗原を同定する方法などが開発された．2000年代にはシークエンス技術が著しく進歩し，2005年に発現クローニング法で同定したメラノーマ腫瘍抗原のなかから遺伝子変異に由来する変異ペプチドが同定され[10]，がん免疫の分野でネオ抗原が注目を浴びるようになった．

2 がん抗原の分類

T細胞に認識される「がん抗原」は必ずしも腫瘍特異的に発現するものとは限らず，がん細胞と一部の正常細胞に発現する抗原やがん細胞に過剰発現する抗原などが含まれる．一方，ネオ抗原のようにがん細胞のみに発現し正常細胞には発現しないものもある（図）．

1）分化抗原（tissue differentiation antigens）

特定の細胞や組織の分化に伴って発現する抗原であり，メラノーマで同定されたgp100，Melan A/MART-1，チロシナーゼなどはいずれも正常なメラノサイト内のメラノソームに特異的に発現する酵素で，メラノーマで発現が亢進している[12]．

2）過剰発現抗原（overexpressed antigens）

正常組織にも発現しているが，がん細胞での発現が非常に高い抗原であり，がん細胞の増殖や生存にかかわるものが多い．多くのがん種で発現が認められるWT-1やHer-2/neu，CEAなどがあげられる．臨床応用を考えるうえでは，抗原性がそれほど高くないこと，正常組織との間で発現に大きな差が必要であることが障害となりうる．

3）がん・精巣抗原（cancer-testis antigens）

正常組織では精巣および胎盤のみに発現し，多様ながん種の腫瘍組織で発現が認められ，患者間で発現が共有される共通抗原である．精巣にはHLAクラスⅠの

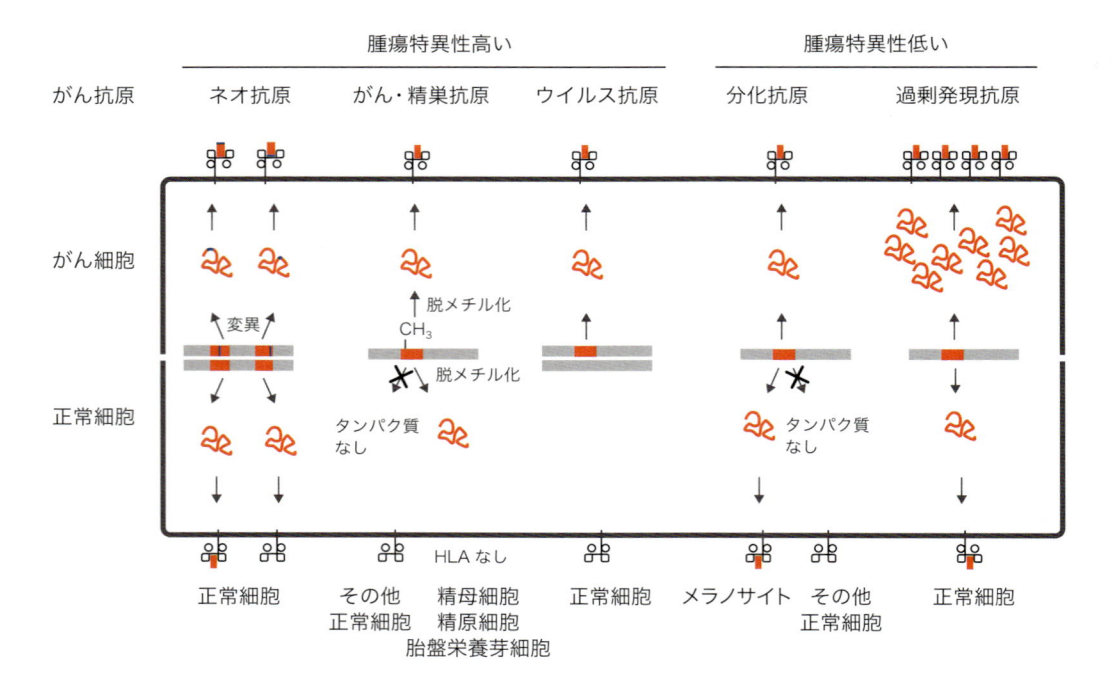

図　T細胞認識抗原の分類
文献11より引用.

発現がなくCTLの標的として認識されないため，実質的には腫瘍特異的に発現する抗原と考えられる．MAGE，NY-ESO-1，XAGE1をはじめ多数の分子が同定され，データベースとして公開されている[13]．抗原性が高いものが多くがん免疫療法の標的として期待されるが，胎生期の正常組織や一部の成人の組織に発現を認めるもののほか相同性の高いファミリー分子が正常細胞で発現するものもあるので注意を要する．

4）ウイルス抗原（viral antigens）

ウイルスのなかには発がんに関わるものがあり，約20％のがんの発生に寄与しているとされ[14]，ウイルス由来の遺伝子産物が腫瘍抗原ペプチドとして働くことがある．ヒトパピローマウイルス（HPV）は子宮頸がんの発生原因となり，HPVウイルスタンパク質（E6，E7）が発現し，CTLの標的抗原となりうる．

5）変異遺伝子由来抗原（neoantigens）

がん化の過程において，がんの発生，形質維持，増殖や生存にかかわる重要な遺伝子変異（ドライバー遺伝子変異）や，紫外線などのがん誘発因子やゲノム不安定性に起因する多くの随伴変異（パッセンジャー変異）などの体細胞遺伝子変異が蓄積される．がん特異的変異遺伝子に由来するタンパク質は正常の組織には存在しない非自己のタンパク質で，その多くは患者ごとに固有であり，ネオ抗原とよばれる．T細胞は胸腺における分化の過程でネオ抗原に対する免疫寛容を獲得しないため，ネオ抗原に対する強い免疫反応を引き起こしうる．一方で，この反応が正常細胞に対しては起こらず，腫瘍に特異的であることから，ネオ抗原はがん免疫療法における理想的な治療標的と考えられている．

3 がん抗原を用いたワクチン療法

がんワクチン療法とは，がん抗原を種々のかたちで患者に直接投与することによって患者の体内で腫瘍特異的免疫応答を誘導し，がんの進展の抑制やがんの排除をめざす治療法である．従来は一定数の患者で共通して発現しているがん抗原を標的として開発が進められてきたが，科学的に有効性が証明されたものはほとんどない．標的として分化抗原，過剰発現抗原，がん・精巣抗原などの共通抗原が用いられてきたために，体内に存在する特異的T細胞のT細胞受容体（TCR）は

表　がん抗原の比較

	がん抗原				
	分化抗原	過剰発現抗原	がん・精巣抗原	ウイルス抗原	ネオ抗原
抗原性	＋／−〜＋	＋／−〜＋	＋／＋＋	＋＋	＋＋
T細胞親和性	＋／−〜＋	＋／−〜＋	＋／＋＋	＋＋	＋＋
免疫寛容	＋／−	＋／−	− or ＋／−	−	−

胸腺におけるネガティブセレクションの結果として高親和性のものが取り除かれ，中〜低親和性のものが多いことが理由と考えられる（**表**）．抗原性が高いとされるがん・精巣抗原においても高親和性のTCRを患者体内にもつことは稀であるとされている[15]．また，ワクチン投与前からT細胞ががん抗原に暴露され続けていることによる疲弊や不応状態になっていた可能性も考えられる．自己抗原に由来するMART–1抗原に対するCTLは，免疫抑制性の制御性T細胞（Treg）に抑制されると抗原刺激に対して不応状態となることが報告されている[16]．自己抗原を標的とする免疫療法においてはTregのコントロールも重要である．

4 免疫チェックポイント阻害剤とがん抗原

免疫の過剰応答を抑制する免疫チェックポイント機構におけるPD–1/PD–L1などの分子を標的とした免疫チェックポイント阻害剤は臨床試験でその有効性が証明され[17)18]，標準治療としての地位を確立した．一方で奏効率がそれほど高くないため，効果予測のバイオマーカー探索が課題となっている．

前述のとおり次世代シークエンサーの発達によって個々のヒトのがんにおける遺伝子変異の解析が容易になったことでネオ抗原の研究が急速に進み，変異から生じる候補ネオ抗原を *in silico* のアルゴリズムを用いて同定することが可能となった．遺伝子変異の数および変異から予測されるネオ抗原の数が比較的多い非小細胞肺がんやメラノーマにおいて，遺伝子変異および予測ネオ抗原の数が奏効率と有意に相関することが報告された[19]．加えて，ミスマッチ修復遺伝子に異常のあるがんでは，抗PD–1抗体の奏効と相関があることが示されていて[20]，さらにその機序にマイクロサテラ

イト不安定性と遺伝子変異の数が関連していることが報告された[21]．他方，進行メルケル細胞がん患者における抗PD–1抗体の臨床試験において，発がん要因であるメルケル細胞ポリオーマウイルス（MCPyV）の陽性例と陰性例の間で奏効率に明らかな差異がないと報告された[22]．体細胞遺伝子変異がほかのがん種よりも多いMCPyV陽性メルケル細胞がん症例と遺伝子変異が少ない陰性症例[23]が同等の奏効率であったことは，ネオ抗原のみでなくウイルス抗原を認識するT細胞が免疫チェックポイント阻害剤の奏効にかかわっていることを示唆している．

Anagnostouらは免疫チェックポイント阻害剤に奏効を示した非小細胞肺がん患者のうち，病勢進行した4症例で合計41個（1例あたり7〜18個）のネオ抗原が消失していることを示した[24]．消失したネオ抗原に対する特異的T細胞が奏効時には検出されたが，病勢進行時には減少していたことから，免疫チェックポイント阻害剤による腫瘍の退縮がネオ抗原に対する免疫応答を介していること，ネオ抗原の消失が治療抵抗性の機序の1つとなりうることが示唆された．

5 ネオ抗原を標的とした免疫療法

上記のようにネオ抗原に対する免疫応答ががん免疫の主体であることがわかってきたことで，ネオ抗原を標的としたがんワクチン療法やT細胞輸注療法が注目されている．次世代シークエンサーによって検出された患者ごとの遺伝子異常に沿った免疫療法，つまり患者ごとに異なるネオ抗原を標的とする治療を行う環境が整いつつあるが，候補ネオ抗原に対する免疫応答については，同一患者の腫瘍浸潤リンパ球や末梢血リンパ球を用いて実際に検証することが必要である．

メラノーマや神経膠芽腫に対してネオ抗原を標的と

するペプチドワクチン治療の臨床試験が実施され，忍容性に加えて抗腫瘍効果および転移抑制効果が報告された[25][26]．heterogeneous な腫瘍に対して複数の抗原を標的とすることによって腫瘍の免疫逃避を防いだことが結果に寄与した可能性がある．また，がんワクチンの投与中に腫瘍の再増大が起こった症例に対して免疫チェックポイント阻害剤を投与したところ再び病勢コントロールが得られ，ワクチンに用いた抗原に対する特異的T細胞の反応性が増強していたことも確認されている．

ネオ抗原はほかのT細胞認識抗原と比していくつかの点で優位性があるものの，がんワクチン療法として用いる場合には，T細胞の長期にわたる抗原暴露による疲弊や免疫応答を抑制する免疫編集機構などの問題がほかの抗原と同様に存在する．作用点の異なる免疫療法との併用や複数のエピトープを選択することで克服できる可能性がある．また，シークエンスにかかる費用が劇的に下がったとはいえ個別化ワクチンの開発には莫大な費用がかかるため，コスト面も克服すべき課題の1つである．

おわりに

免疫チェックポイント阻害剤の登場によって再び脚光を浴びることとなった免疫療法のなかで，その奏効との関連からネオ抗原の重要性が認識されるに至った．ネオ抗原は高親和性のT細胞を誘導することが可能であり，正常細胞に全く発現していないことなど大きな利点がある．今後，ネオ抗原を標的とする治療開発が進むことが予想されるが，一方で特異的T細胞の疲弊や免疫編集機構をどう克服するかなどの課題も残されている．ネオ抗原のみならず共通抗原のなかにも治療標的として優位性をもつものもあり，T細胞認識抗原に対するさらなる研究が免疫療法の次の breakthrough の鍵になると期待される．

文献

1) Coley WB：Glasgow Med J, 126：128-164, 1936
2) Foley EJ：Cancer Res, 13：835-837, 1953
3) Prehn RT & Main JM：J Natl Cancer Inst, 18：769-778, 1957
4) Palmer WN, et al：Ann N Y Acad Sci, 277：412-427, 1976
5) De Plaen E, et al：Proc Natl Acad Sci U S A, 85：2274-2278, 1988
6) Ikeda H, et al：Proc Natl Acad Sci U S A, 94：6375-6379, 1997
7) Matsushita H, et al：Nature, 482：400-404, 2012
8) Ramarathinam L, et al：J Immunol, 155：5323-5329, 1995
9) van der Bruggen P, et al：Science, 254：1643-1647, 1991
10) Lennerz V, et al：Proc Natl Acad Sci U S A, 102：16013-16018, 2005
11) Bricard O, et al：Human tumor antigens recognized by T lymphocytes.「Cancer Immunotherapy Principles and Practice」(Butterfield LH, et al, eds), pp30-43, Springer Publishing Company, 2017
12) Kawakami Y, et al：J Exp Med, 180：347-352, 1994
13) Almeida LG, et al：Nucleic Acids Res, 37：D816-D819, 2009
14) Zur Hausen H：Virology, 392：1-10, 2009
15) Sommermeyer D, et al：Int J Cancer, 132：1360-1367, 2013
16) Maeda Y, et al：Science, 346：1536-1540, 2014
17) Motzer RJ, et al：N Engl J Med, 373：1803-1813, 2015
18) Reck M, et al：N Engl J Med, 375：1823-1833, 2016
19) Snyder A, et al：N Engl J Med, 371：2189-2199, 2014
20) Le DT, et al：Science, 357：409-413, 2017
21) Mandal R, et al：Science, 364：485-491, 2019
22) Nghiem PT, et al：N Engl J Med, 374：2542-2552, 2016
23) Lawrence MS, et al：Nature, 499：214-218, 2013
24) Anagnostou V, et al：Cancer Discov, 7：264-276, 2017
25) Keskin DB, et al：Nature, 565：234-239, 2019
26) Ott PA, et al：Nature, 547：217-221, 2017

＜筆頭著者プロフィール＞
高橋祐介：2003年慶應義塾大学医学部卒業，'10年慶應義塾大学大学院医学研究科博士課程卒業，'15年～'17年 Memorial Sloan-Kettering Cancer Center (Dr. Adusumilli) Visiting Resercher，'19年より現職．現在，ネオ抗原および免疫療法バイオマーカーと循環血中腫瘍細胞を中心に研究．

2. 免疫抑制・抵抗性にかかわる がん遺伝子異常

藤田征志，中川英刀

がんは，抗腫瘍免疫を抑制し免疫系からの攻撃に抵抗する特性を獲得しつつ発生，進展する．そうした免疫抑制・抵抗性メカニズムのいくつかは，がん細胞自体の遺伝子異常に駆動されていると推測される．次世代シークエンサーによるがんゲノム解読と，免疫チェックポイント療法の普及に伴い，免疫抑制・抵抗性にかかわる遺伝子異常が次々と見出されている．その結果，がんの免疫抑制・抵抗性にかかわる遺伝子異常も，がん化メカニズムと同様に多様性に富んでいることが明らかになってきた．

はじめに

　がんの免疫抑制・抵抗性の研究は，がん免疫療法と，次世代シークエンサーによるがんゲノム解析が両輪となって，近年急速に進展している．なかでも免疫抑制・抵抗性にかかわるがん遺伝子異常は，がん免疫療法の患者選択や新規標的などにつながる可能性があり，注目されている．免疫チェックポイント療法の奏効・非奏効症例のがんゲノムを比較解析することで，免疫抑制・抵抗性にかかわる遺伝子異常が発見されている．

> **[略語]**
> **ICGC**：International Cancer Genome Consortium（国際がんゲノムコンソーシアム）
> **LOH**：loss of heterozygosity（ヘテロ接合性の消失）
> **MDSC**：myeloid–derived suppressor cell（骨髄由来抑制細胞）
> **TCGA**：The Cancer Genome Atlas（がんゲノムアトラスプロジェクト）

　またTCGAに代表される大規模がんゲノム・トランスクリプトームのデータ解析によっても，免疫抑制と相関する遺伝子異常が報告されている．本稿では臨床がん研究によって近年明らかになった，免疫抑制・抵抗性にかかわる遺伝子異常を紹介する．ただし大きなトピックである抗原提示機構およびネオ抗原の喪失・発現抑制については，簡単に紹介するにとどめる．このトピックについての詳細は，第1章-1を参照いただきたい．

1 抗原提示機構およびネオ抗原の 喪失・発現抑制

　がん細胞の体細胞変異から生じたネオ抗原は，主要組織適合性複合体（ヒトの場合はHLA複合体）と結合して，がん細胞表面に提示される．提示されたネオ抗原は，T細胞受容体に結合・認識され，T細胞によるがん細胞への攻撃を引き起こす．しかし一部のがん細

Genetic alterations associated with immune suppression and immune resistance of cancer
Masashi Fujita/Hidewaki Nakagawa：Laboratory for Cancer Genomics, RIKEN Center for Integrative Medical Sciences（理化学研究所生命医科学研究センターがんゲノム研究チーム）

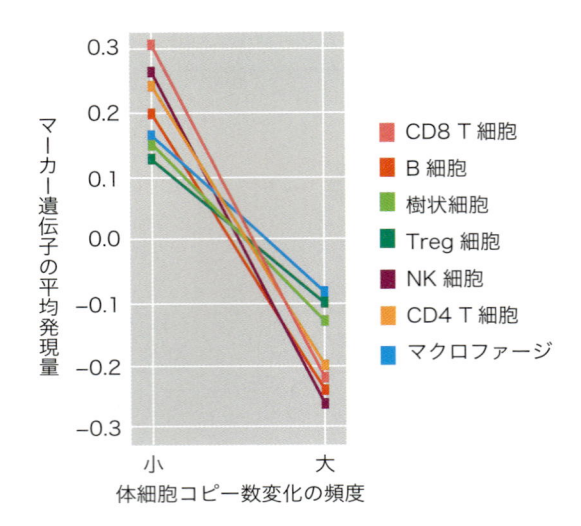

図1　体細胞コピー数変化に伴う腫瘍浸潤免疫細胞の減少
TCGAのがん種横断的解析によって，体細胞コピー数変化の多いがんでは，各種免疫細胞のマーカー遺伝子発現量が低いことが示された．文献1より引用．

胞は，HLA複合体を構成するHLA遺伝子やB2M（beta-2-microglobulin）遺伝子などに変異があり，一部または全部のネオ抗原を提示しなくなり，免疫細胞からの攻撃を回避する．またHLA遺伝子座は6番染色体短腕に密集しているが，一部のがんはこのHLA領域にloss of heterozygosity（LOH）を起こしており，ネオ抗原の提示を減少させて免疫回避を起こす．また別のメカニズムとして，免疫療法後に進行したがんで，ネオ抗原を含む染色体領域のLOHや，発現抑制が起きることが報告されている．こうした抗原提示機構およびネオ抗原の喪失・発現抑制は，がんの免疫抵抗性メカニズムのなかでも重要なものであり，注目されている．詳細は第1章-1を参照いただきたい．

2 染色体異数性

　TCGAのさまざまな固形腫瘍のデータで，体細胞コピー数変化が多い腫瘍では浸潤T細胞が少ない傾向があることが示された[1]（図1）．ただし脳腫瘍ではこの傾向がみられない．また局所的なコピー数変化よりも，長腕・短腕レベルのコピー数変化の方が，免疫細胞浸潤との負の相関が顕著である．肝細胞がんでも，腫瘍

浸潤リンパ球の少ない腫瘍では体細胞コピー数変化が多い[2]．悪性黒色腫の免疫チェックポイント療法では，奏効症例に比べて非奏効症例でコピー数減少が多い[3]．コピー数増加は有意な差がない．

　このように多様ながんで体細胞コピー数変化と免疫抑制に関連がみられるが，この関連が生まれるメカニズムは不明である．細胞傷害性T細胞との相互作用で腫瘍のコピー数変化が促進されることが，マウスモデルの研究で示された[4]．これは免疫系による選択圧（immunoediting）が，体細胞コピー数変化の一因であることを示唆する．肺がんではネオ抗原がコピー数減少によって失われる傾向があり，immunoeditingの帰結と考えられる[5]．したがって1つの仮説としてはimmunoeditingによるネオ抗原の欠失が，さまざまながんで体細胞コピー数変化と免疫抑制の関連を生んでいる可能性がある．

3 PD-L1

　PD-L1は，免疫チェックポイント分子PD-1のリガンドである．抗原提示細胞やがん細胞に発現しており，細胞傷害性T細胞上のPD-1と結合して，抗腫瘍免疫を抑制する．PD-L1の発現を増大させる遺伝子異常としては，PD-L1遺伝子座のコピー数増加，およびPD-L1遺伝子3′非翻訳領域の構造異常が知られている．ホジキンリンパ腫では97％の症例でPD-L1およびPD-L2遺伝子座のコピー数増加が存在する[6]．びまん性大細胞型B細胞リンパ腫では，25％の症例でPD-L1遺伝子座のコピー数増加が存在する[7]．さまざまな固形腫瘍でもPD-L1遺伝子座のコピー数増加が存在するが，頻度は平均すると0.7％程度であり高くない[8]．PD-L1の3′非翻訳領域における構造異常は，成人T細胞白血病/リンパ腫，びまん性大細胞型B細胞リンパ腫，胃がんなど，さまざまながんでみられ，PD-L1 mRNAを安定化させ発現量を増加させる[9]．

4 Wnt/β-catenin

　悪性黒色腫におけるβ-catenin活性化は，サイトカインの発現異常，樹状細胞の機能低下を介して，腫瘍内へのT細胞浸潤を阻害する[10][11]（図2）．肝細胞が

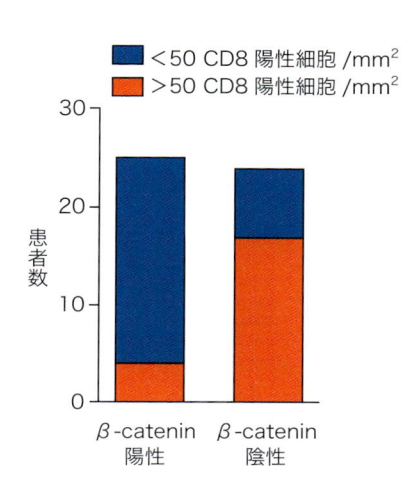

図2　β-catenin 活性化に伴う腫瘍浸潤 T 細胞の減少
悪性黒色腫生検の免疫組織染色によって，β-catenin と CD8 陽性細胞の負の相関が示された．文献 11 より引用．

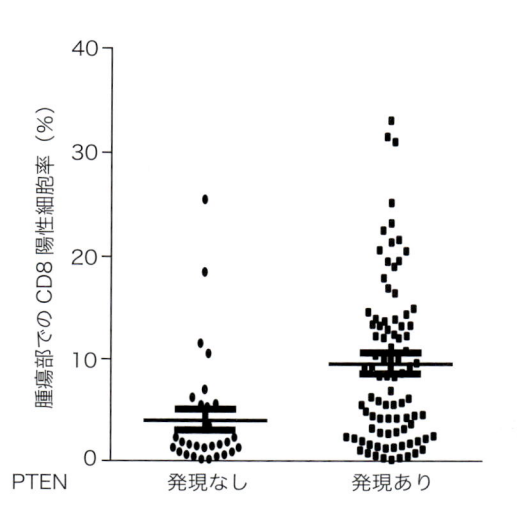

図3　PTEN 遺伝子喪失に伴う腫瘍浸潤 T 細胞の減少
悪性黒色腫の免疫組織染色によって，PTEN タンパク質の発現がみられないがんでは，CD8 陽性 T 細胞が少ないことが示された．文献 14 より引用．

ん，膀胱がん，副腎皮質がんにおいても，Wnt/β-catenin パスウェイが活性化した腫瘍では，腫瘍浸潤 T 細胞が少ない．

　肝細胞がんの臨床研究では，免疫チェックポイント阻害剤の奏効率が Wnt/β-catenin パスウェイ変異症例で低いことが示された[12]．また大腸がんにおける APC 遺伝子喪失は，Dickkopf-related protein 2（DKK2）の発現と細胞外分泌を促進し，CD8 陽性 T 細胞と NK 細胞の活性化を妨げる[13]．このように Wnt/β-catenin パスウェイによる免疫抑制は，下流のメカニズムががんごとに異なっているようである．

5 PTEN

　悪性黒色腫のうち PTEN 遺伝子を喪失した症例では，腫瘍浸潤 T 細胞が少なく，抗 PD-1 抗体が奏効しにくい[14]（**図3**）．子宮肉腫の抗 PD-1 療法抵抗性の転移では，原発巣にない PTEN 両アレル喪失が起きていた[15]．神経膠腫の PTEN 変異症例は，高 PD-L1 発現との報告がある一方で[16]，抗 PD-1 療法が奏効しにくいとの報告もある[17]．

6 STK11

　STK11（LKB1）は，セリン/スレオニンキナーゼをコードするがん抑制遺伝子で，肺腺がんでは高頻度に喪失がみられる．KRAS と STK11 の両方が変異した肺腺がんは，それ以外の KRAS 変異肺腺がんに比べて，腫瘍浸潤 T 細胞が少なく，PD-L1 発現量も低い[18] [19]（**図4**）．さらに抗 PD-1 療法の臨床研究において，客観的奏効率，無増悪生存率，および全生存率が低いことが示された[20]．KRAS と STK11 の両方が変異した肺腺がんでは，細胞質内 DNA を認識する自然免疫系遺伝子 STING が，メチル化によるサイレンシングを受けており，これが免疫抑制につながっていると思われる[21]．

7 PRKCI

　PRKCI はプロテインキナーゼ Cι をコードする遺伝子で，肺扁平上皮がん，卵巣がんでコピー数増幅がみられる．卵巣がんの PRKCI 増幅は，YAP1 活性化，TNF-α 発現増加，骨髄由来抑制細胞（MDSC）の動員を介して，細胞傷害性 T 細胞の浸潤を抑制する[22]．

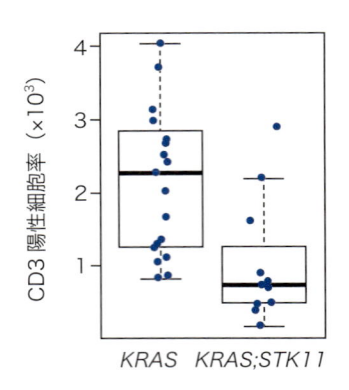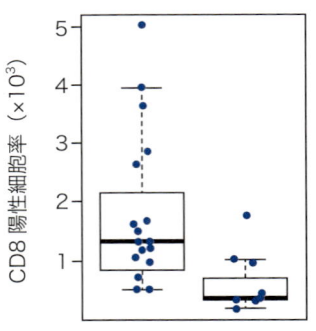

図4　STK11遺伝子変異に伴う腫瘍浸潤T細胞の減少
肺腺がんの免疫組織染色によって，KRAS遺伝子とSTK11遺伝子の両方に変異のあるがんは，KRAS変異のみのがんに比べて，腫瘍浸潤T細胞が少ないことが示された．文献19より引用．

8 SPOP

SPOPは，Cullin 3と結合してE3ユビキチンリガーゼを構成する．SPOP遺伝子は，前立腺がんの6〜15％の症例で変異がみられる．Cullin 3-SPOP E3リガーゼは，PD-L1タンパク質をユビキチン化し，プロテアソームによる分解に導く[23]．SPOP機能喪失変異のある前立腺がんはPD-L1発現量が高く，腫瘍浸潤T細胞が少ない．

9 JAK2

JAK2は抗原提示機構の発現を制御しており，JAK2欠失は免疫チェックポイント療法への抵抗性をもたらす．一方でJAK2にはがん原遺伝子としての側面もあり，骨髄増殖性腫瘍ではJAK2 V617F変異が高頻度に存在する．JAK2 V617F変異は，骨髄系細胞においてSTAT3/STAT5リン酸化，PD-L1プロモーター活性化を介して，PD-L1の発現を増加させる[24]．

おわりに

免疫抑制・抵抗性にかかわるがん遺伝子異常の研究は，免疫療法とクリニカルシークエンスの普及に伴って，今後ますます重要になると思われる．免疫療法の観点では，初期耐性と獲得耐性とを区別する必要がある．免疫チェックポイント療法への獲得耐性にかかわる遺伝子異常としては，抗原提示機構やネオ抗原の喪失・発現抑制が，悪性黒色腫と肺がんで報告されている．またCAR-T細胞療法への耐性を獲得した白血病でも，標的抗原の発現消失がみられる．獲得耐性をもたらす遺伝子異常は，比較的限られているのかもしれない．

一方で初期耐性にかかわる遺伝子異常は，本稿でみたように多種多様である．したがってがんごとに免疫療法の奏効・非奏効症例のゲノム比較を行い，初期耐性にかかわる遺伝子異常のカタログ化を進める必要がある．ここで中心的な役割を果たすのは，がん遺伝子パネル検査であろう．しかしこれと並行して，より網羅性の高い全エクソーム・全ゲノムシークエンスを用いた研究も進めることが望ましい．こうして得られた知見は患者層別化バイオマーカーとして，がん免疫療法の個別化医療促進につながるだろう．

また免疫抑制・抵抗性にかかわるがん遺伝子異常の知見は，バイオマーカーになるだけでなく，免疫療法の新規標的同定や併用療法開発に結びつく可能性がある．したがって上記のリバーストランスレーショナル研究だけでなく，TCGA/ICGCの大規模がんデータ解析や，ゲノム編集を用いたスクリーニング系など，多様なアイデアに基づいた裾野の広い研究が求められている．またネオ抗原のプロモーターメチル化による発現抑制が報告されており[5]，免疫抑制・抵抗性とエピジェネティクス異常のかかわりも今後の研究が待たれる．

文献

1) Davoli T, et al : Science, 355 : doi:10.1126/science.aaf8399, 2017
2) Sia D, et al : Gastroenterology, 153 : 812–826, 2017
3) Roh W, et al : Sci Transl Med, 9 : doi:10.1126/scitranslmed.aah3560, 2017
4) Takeda K, et al : Nat Commun, 8 : 14607, 2017
5) Rosenthal R, et al : Nature, 567 : 479–485, 2019
6) Roemer MG, et al : J Clin Oncol, 34 : 2690–2697, 2016
7) Godfrey J, et al : Blood, 133 : 2279–2290, 2019
8) Goodman AM, et al : JAMA Oncol, 4 : 1237–1244, 2018
9) Kataoka K, et al : Nature, 534 : 402–406, 2016
10) Yaguchi T, et al : J Immunol, 189 : 2110–2117, 2012
11) Spranger S, et al : Nature, 523 : 231–235, 2015
12) Harding JJ, et al : Clin Cancer Res, 25 : 2116–2126, 2019
13) Xiao Q, et al : Nat Med, 24 : 262–270, 2018
14) Peng W, et al : Cancer Discov, 6 : 202–216, 2016
15) George S, et al : Immunity, 46 : 197–204, 2017
16) Parsa AT, et al : Nat Med, 13 : 84–88, 2007
17) Zhao J, et al : Nat Med, 25 : 462–469, 2019
18) Skoulidis F, et al : Cancer Discov, 5 : 861–878, 2015
19) Koyama S, et al : Cancer Res, 76 : 999–1008, 2016
20) Skoulidis F, et al : Cancer Discov, 8 : 822–835, 2018
21) Kitajima S, et al : Cancer Discov, 9 : 34–45, 2019
22) Sarkar S, et al : Genes Dev, 31 : 1109–1121, 2017
23) Zhang J, et al : Nature, 553 : 91–95, 2018
24) Prestipino A, et al : Sci Transl Med, 10 : doi:10.1126/scitranslmed.aam7729, 2018

＜筆頭著者プロフィール＞
藤田征志：2001年，京都大学理学部卒業．'06年，京都大学大学院理学研究科博士課程研究指導認定退学．博士（理学）．'08年，理化学研究所入所．モデル生物のシステム生物学研究の後，がんゲノム研究に携わる．臨床がんサンプルのゲノム・トランスクリプトーム・プロテオームの，バイオインフォマティクスによる統合解析を行っている．

1章

腫瘍免疫応答の正負の調節機構

3. がん免疫における抗原提示細胞の役割と治療への発展

藤井眞一郎, 山崎　哲, 清水佳奈子

マクロファージと樹状細胞は, 異物を取り込む共通機能の点から単核球貪食系の代表として知られているが, がん免疫においては両者の抗原提示機能は明らかに異なる. 腫瘍微小環境において, マクロファージは抑制機能を発揮するのに対して, 樹状細胞は抗原提示能を有し, がん抗原特異的免疫応答に関与する. さらに樹状細胞には, いくつかのサブセットが存在し, これらのバランスにより腫瘍部位のT細胞機能を制御しているといえる. 本稿では特に樹状細胞を中心に生物学的機能を説明し, 樹状細胞を標的としたがんワクチン治療の現況について議論する.

はじめに

エリー・メチニコフは, 貪食する細胞を意味するギリシャ語からマクロファージとミクロファージ（現在の顆粒球）に分類し, 感染に対する宿主抵抗において重要な役割を果たすと主張し, 1908年にパウル・エールリッヒとともに食作用研究成果に対してノーベル賞が与えられた. 1970年代初期に, ラルフ・スタインマンとザンビル・コーンはマウス脾臓内にT細胞刺激能に優れている細胞集団を特定し, 樹状細胞（以下DC）と名付けた. マクロファージとDCは, 単核球貪食系（mononuclear phagocyte system：MPS）に分類され, リンパ組織, 非リンパ組織に存在することなど多くの共通点があるが, 起源や機能は異なっている. マクロファージは卵黄嚢, 胎児肝臓, 単球の少なくとも3種の前駆細胞に由来する. 特に組織マクロファージ

[略語]
α-GalCer：α-galactosylceramide
　（アルファ-ガラクトシルセラミド）
DAMP：danger associated molecular patterns
　（損傷関連分子パターン）
DC：dendritic cell（樹状細胞）
MHC：major histocompatibility complex
　（主要組織適合抗原複合体）
NKT cell：natural killer T cell（NKT細胞）

PAMP：pathogen associated molecular patterns（病原体関連分子パターン）
PRRs：pattern-recognition receptors
　（パターン認識受容体）
TLR：Toll-like receptor（Toll様受容体）
TME：tumor microenvironment
　（腫瘍微小環境）

A role of antigen presenting cells in cancer immunotherapy
Shin-ichiro Fujii/Satoru Yamasaki/Kanako Shimizu：Laboratory for Immunotherapy, RIKEN Center for Integrative Medical Sciences（IMS）/RIKEN Program for Drug Discovery and Medical Technology Platforms（DMP）（理化学研究所生命医科学研究センター免疫細胞治療研究チーム/理化学研究所創薬・医療技術基盤プログラム）

は免疫応答のみならず，死細胞の除去，組織の再構築，炎症後の組織修復など組織の恒常性の維持にも関与する．DCは，自己抗原に対する末梢性寛容を担う一方，組織におけるゲートキーパーとして，感染や異物の侵入に対して抗原情報をT細胞へ伝達し，獲得免疫へ連結する．スタインマンらのDCの発見から20年経過した1990年代はじめにマウス骨髄からのDCの誘導法，ヒトCD34陽性造血幹細胞，あるいは単球からのDCの培養誘導が報告され，この分野は大きく進んだ．

　マウスがんモデルによる免疫療法研究を経て，1990年代から現在に至るまで種々のDCサブセット，培養プロトコール，治療レジメンで臨床試験が行われてきた[1]．詳細は後述するが，2010年にFDA（米国食品医薬品局）が前立腺がんの治療薬であるsipuleucel-Tをはじめて免疫療法として承認したことは，がん治療における免疫療法の位置づけを変える大きなインパクトを与えた．100例以上のphase I〜III臨床試験のメタ解析では前立腺がんでの客観的効果は7.1％で，メラノーマ（悪性黒色腫）は8.5％，腎臓がんは11.5％，グリオーマでは15.6％と報告されている[1]．全体としては著効している結果といえないが，臨床効果が得られた症例のなかには効果が持続することがあるのも明らかで，DCワクチン療法の安全性と抗腫瘍免疫の誘導能については検証されたといえる[1]．免疫チェックポイント阻害剤の明らかな臨床効果が実証され，免疫療法はますます多様化，さらには単独療法から複合的免疫療法の時代を迎えている．最近のDC細胞の生物学的知見を踏まえ，これまでのDC療法による抗腫瘍免疫についての知見とDCを用いた新しい免疫療法について紹介する．

1 樹状細胞のサブセット・局在・機能

　DCは骨髄由来の細胞であり，体外から侵入したウイルスやがん細胞等の異物を取り込み，分解し，主要組織適合抗原複合体（MHC）分子上に異物由来の抗原ペプチドを発現させる．このことによって，異物を排除するキラーT細胞を誘導する最も強力な抗原提示細胞であり，自然免疫と獲得免疫を連結する重要な細胞である[2]．組織内のDCは未熟な状態で存在するので抗原を効率的に捕捉するが，共刺激分子の発現は低く，

サイトカインを産生しないため，免疫寛容を誘導する[3]．この未熟DCによるT細胞の免疫寛容は，T細胞の欠失および制御性T細胞の増幅などにより誘導される．一方，成熟化したDCはナイーブT細胞に抗原を提示し，サイトカイン産生機能を有するエフェクターT細胞へと分化させる[3]．

　DCのサブセットとしては，大きく骨髄系DC（cDC），形質細胞様DC（pDC）に分けられる（**表1**）[4] [5]．pDCはウイルスに対しI型インターフェロン（IFN）を大量に産生するため，ウイルス感染のコントロールに重要な役割を果たす．しかしながらがん免疫においてpDCは，外来抗原に対する取り込み能が低く，細胞頻度も少ないため，がん免疫におけるT細胞への抗原提示能という意味ではcDCの役割が大きい．T細胞への抗原提示能とがんの治療的手段としての役割の点から各種cDCサブセットの違いを次に説明する．

　マウスcDCは，転写制御因子と細胞表面発現分子の発現と機能によって2つのリネージに分類される．cDC1（CD8[+]またはCD103[+] DC）は転写制御因子IRF8，BATF3，あるいはID2依存性の細胞であり，ケモカイン受容体XCR1を発現しており，外因性抗原をMHC Iに交差提示[※1]させる．一方，対照的にcDC2（CD11b[+] DC）はIRF4依存性の細胞であり，表面にCD172aを発現し，MHC II上に抗原提示して特にCD4[+] T細胞を誘導する．

　ヒト骨髄系DCは，マウスのcDC1とcDC2に該当するCD141（BDCA-3）[+]DC，あるいはCD1c（BDCA-1）[+] DCの大きく2つの細胞群に分けられる．CD141[+] DCはIRF8，Batf3，Bcl6，Flt3などを発現し，CD1c[+] DCはIRF4，Notch2，Bbpj，Klf4などを発現している．末梢血においてはCD1c[+] DCの方がCD141[+] DCよりも数的に多いサブセットである．骨髄系DCの活性化にはTLRの発現は重要で，CD141[+] DCはTLR3，8を発現し，CD1c[+] DCはTLR1〜8を発現している．前者はリガンド刺激を受けると，炎症性サイトカイン（IL-6，IL-12，TNF-α）や大量のI型およびIII型IFN

※1　交差提示

一部の樹状細胞による取り込んだ異物の抗原をMHCクラスIに提示し，抗原特異的なCD8 T細胞を誘導する機構のこと．その他の細胞は，自分由来の抗原しかMHCクラスI上に提示できず交差提示は起こらない．

表1　樹状細胞のサブセット・局在・機能

	転写因子	表面発現分子			局在	機能	
		マウス	ヒト	マウス・ヒト共通		サイトカイン産生	免疫反応
pDC	TCF4 IRF8 Runx1 SpiB	Siglec-H$^+$ Bst2$^+$ Ly6C$^+$	BDCA-2/CD303$^+$ BDCA-4/CD304$^+$	CD14$^+$ XCR1$^-$ Sirp α^+ CD123$^+$	血液，リンパ節，扁桃腺	Ⅰ型IFN	ウイルスの複製を抑制，ウイルス感染細胞の除去
cDC1	ID2 IRF8 BATF3 NFIL3 Bcl6	CD8a$^+$ CD103$^+$ CD24$^+$ CD205$^+$ Langerin$^+$	BDCA-1/CD141$^+$	XCR1$^+$ CD14$^-$ Sirp α^- Clec9A$^+$ BTLA$^+$ Necl2$^+$	リンパ節，扁桃腺，脾臓 （非リンパ組織）肺，皮膚，肝臓，小腸	IL-6 IL-12 TNF-α	腫瘍やウイルス感染に対する細胞傷害性免疫応答
cDC2	IRF4 IRF2 NOTCH2 RelB	CD4$^+$ CD172a$^+$	BDCA-3/CD1c$^+$ CD1a$^+$	CD11b$^+$ XCR1$^-$ Sirp α^+	血液，リンパ節，脾臓 （非リンパ組織）肺，皮膚，肝臓	IL-1 IL-8 IL-10 IL-12 IL-23 TNF-α	Th（Th1, Th2, Th17）細胞の活性化

を産生する．一方，後者もリガンド刺激を受けるとさまざまなサイトカイン（IL-1, 8, 10, 12, TNF-α）を産生しうる．CD141$^+$ DCは特にネクローシスを起こした細胞を取り込み，T細胞へ抗原提示も可能である．このようにCD1c$^+$ DCおよびCD141$^+$ DCは，それぞれ抗原特異的なTh1タイプCD4$^+$ T細胞，およびCD8$^+$ キラーT細胞を誘導するがん免疫の鍵となる細胞である．

2 腫瘍微小環境における樹状細胞機能

腫瘍微小環境※2内（TME）の抗原提示細胞としては，F4/80陽性マクロファージやcDC1やcDC2が浸潤しているため，その割合の違いで抗腫瘍免疫が変化する[6]．すなわち，腫瘍内に存在する，あるいは腫瘍内に遊走してきたcDC1は抗原特異的T細胞刺激能を有するが，マクロファージは積極的にCD8$^+$ T細胞を活性化できず，むしろ抑制するため，TMEのcDC1の存在が免疫監視機構の鍵となる．cDC1は腫瘍抗原を取り込み，リンパ節へと遊走し，腫瘍抗原特異的T細

> ※2　腫瘍微小環境
> 腫瘍が形成される過程で形成される腫瘍および周辺の環境．腫瘍内には腫瘍細胞以外に，間質細胞，免疫細胞，血管細胞などのさまざまな細胞が腫瘍促進的な環境を形成するのに寄与している．

胞を誘導するとともに，活性化T細胞をTMEへと遊走させる．T細胞活性化の誘導には，シグナル1（TCR-MHC/ペプチド複合体），シグナル2（共刺激分子：CD80/CD86などの発現），シグナル3〔サイトカイン：IL-12，Ⅰ型インターフェロン（Ⅰ型IFN）：IFN-α あるいはIFN-β〕が重要であり，そのためにはDCの成熟化は必須である．DC活性化シグナルとしては，通常TLRなどのパターン認識受容体（PRRs）が病原体関連分子パターン（PAMPs）のシグナルを介するが，腫瘍内では死滅した腫瘍細胞表面あるいは放出された損傷関連分子パターン（DAMP）の認識が重要なステップになる[7]．アポトーシス細胞と対照的に，免疫原性細胞死（immunogenic cell death：ICD）により放出されたDAMPはDCを活性化し，炎症性サイトカインの産生や，MHC Ⅱ，CD40，CD80とCD86の発現を誘導する．

DCの活性化を誘導するDAMPを伴うICDは，アントラサイクリン系などの化学療法で治療されたがん細胞で認められる．例えば，①細胞内カルレティキュリンや他の小胞体タンパク質，②アポトーシス細胞からのATPの分泌，③染色体に結合しているHMGB1などである．ATPはプリン受容体P2RX7に結合して，骨髄性細胞の遊走，活性化，IL-1β の産生に働く．カルレティキュリンは貪食細胞上のCD91に結合し，死細胞のクリアランスに働く．HMGB1-TLR4による免疫

促進機序は不明であるが，少なくともDCの遊走や抗原プロセシングなどに関与する．一方で，ICDにおける抗腫瘍免疫応答にはⅠ型インターフェロンが少なくとも関与している[8]．抗がん剤処理で細胞死を起こしたがん細胞由来のDNAは，細胞質へ入り込んだ後，サイクリックGMP-AMP合成酵素（cGAS）によって認識され，その後STINGと転写制御因子IRF3のリン酸化が起こることによるⅠ型IFN産生が説明されている[8]．STING-KOマウスではこのような免疫は誘導できないことが裏付けである．このような抗腫瘍効果におけるⅠ型IFNの働きはcDC1の活性化，交差提示を促進することにある．

TMEは，免疫細胞の浸潤の度合い，そのバランスにより"Cold腫瘍"と"Hot腫瘍"に区別される[9]．Cold腫瘍は抑制性免疫細胞（TregやMDSC）が多く集積し，エフェクター細胞（Th1，NK，CD8T）やcDC1は少なく，抑制性のサイトカイン等が豊富な腫瘍であり，Hot腫瘍はその逆である．腫瘍自体のgenetic/epigeneticな要因，環境要因（肥満等），マイクロバイオーム，治療等の要因がこのようなTMEの形成に影響を与える．TMEで検出される多くの分子は，DC抑制機能として作用する[10]．例えば，血管内皮増殖因子（VEGF），プロスタグランジンE2（PGE2）とIL-10等である．実際，VEGF，IL-6，IL-10とCSF-1は骨髄幹細胞由来あるいは単球由来のDC成熟化を抑制し，一方で，単球の抑制性細胞への分化を促進する．他に腫瘍内でのDC抑制因子として，代謝性機能不全に関するものが多い．例えば，低酸素や乳酸はマクロファージの抑制性機能を促進し，DCの活性化を抑制する．この抑制メカニズムとして，ERストレス反応因子であるXBP1の活性化とその後に誘導される細胞内脂質の蓄積が原因であると考えられる．

3 樹状細胞療法

1）培養樹状細胞療法

自己末梢血あるいは造血幹細胞からDCを培養誘導し，抗原を付加し，活性化させて患者に投与する*ex vivo* DC療法が国内外で進められてきた（**図**，**表2**）[1]．われわれは，白血病由来の樹状細胞を用いた国内最初の臨床試験を行い，患者内で新しいレパトワーを有す

るキラーT細胞が誘導できることを確認している[11]．**表2**のように，がん抗原をさまざまな方法でDCに提示させたがんワクチン試験が行われ，安全であること，患者に腫瘍特異的CD4$^+$ T細胞およびCD8$^+$ T細胞が検出されることが検証された．また投与する際のDCの成熟化状態や投与法に関するマウス非臨床のデータから，培養条件が機能に強く影響することがわかってきた．効果的な免疫を誘導するためのDCレベルの条件として，①DCの誘導法（前駆細胞の選択，誘導サイトカインの組合わせ），②抗原形態（ペプチド・タンパク質・照射した腫瘍細胞・腫瘍ライセート，mRNAなど），③DCの刺激剤（TNF-α，IL-1β，IL-6，PGE2などのサイトカインカクテル，またTLRリガンドなど），④DC投与経路（皮内投与，静脈内投与，リンパ節内投与，腫瘍内投与）などのポイントがあげられる．

2）生体内樹状細胞への抗原輸送を利用した免疫療法の開発

ⅰ）無細胞系システムを利用する生体内DC標的療法

生体内DC標的免疫療法（*in vivo* DC標的療法）は，DCを*ex vivo*で誘導することなしに，薬物により生体内DCに抗原を効率よく発現させ，そのDCを活性化させる方法である（**図**）．

DCの細胞表面には，DC特異的なエンドサイトーシス受容体（特にCタイプレクチン受容体）が存在する．例えばDEC205に対する抗体に抗原を結合するとDCに効率よく抗原を輸送（デリバリー）することが可能である（**図**）[12]．このタンパク質を抗原結合させた抗DEC205抗体を投与すると抗原に対する免疫寛容が誘導され，実際に自己免疫疾患モデルでの有効性が報告されている．一方，抗原を結合させた抗DEC205抗体とTLR3，TLR7-8，CD40アゴニストなどのDC活性化因子を共投与するとDCの成熟が誘導され免疫が賦活化される．これまでこの方法を用いて抗DEC205抗体にさまざまな抗原を連結させ，さまざまな感染（マラリア，HIV）およびがんに対して防御的であることが示された．霊長類を用いた研究では，HIVのgag結合DEC205抗体を投与すると強いT細胞性免疫応答を誘導できる[13]．またNY-ESO-1抗原を結合させた抗DEC205抗体とTLR様リガンド（イミキモイド，あるいはpoly-ICLC）併用療法の臨床試験では，45名中13

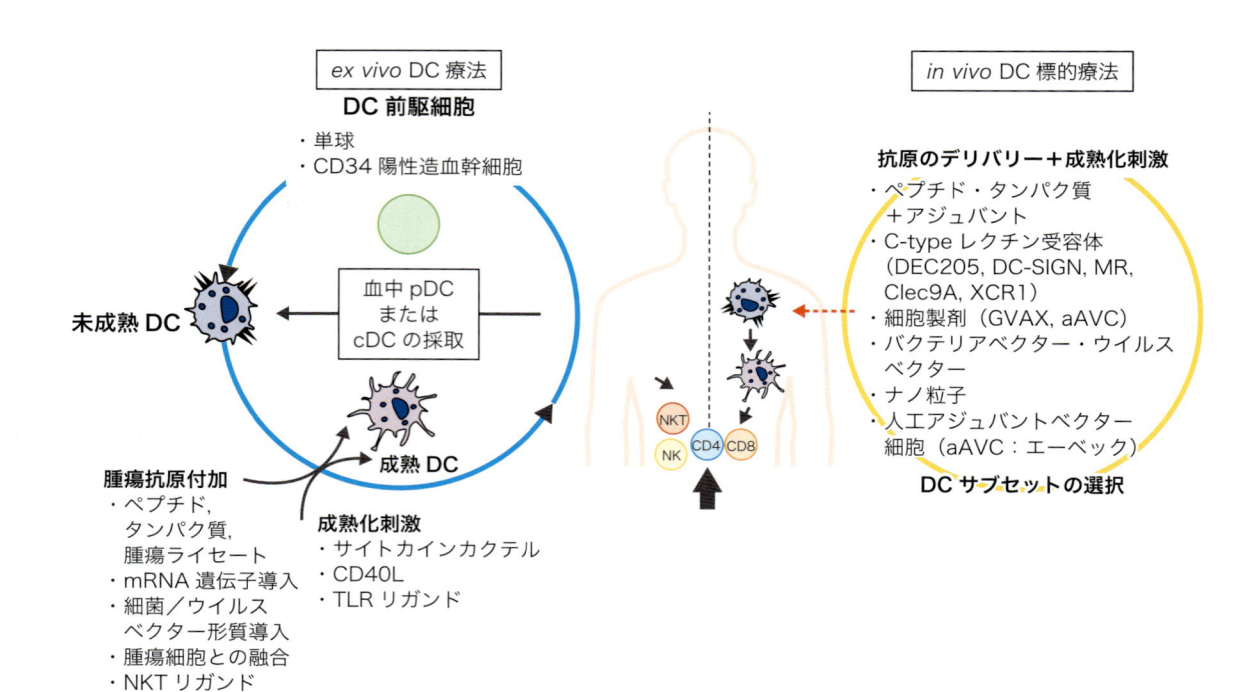

図　培養樹状細胞療法および生体内樹状細胞標的療法
培養樹状細胞療法（*ex vivo* DC療法）はDC前駆細胞または血中のDCを採取し，DCを培養誘導する過程で腫瘍抗原付加，成熟化刺激を加え，患者に投与する方法である．一方，生体内樹状細胞標的療法（*in vivo* DC標的療法）は抗原および成熟化刺激を生体内のDCにデリバリーするのが目的である．標的とするDCサブセットや成熟化刺激の種類により抗原特異的CD4T，CD8T細胞の誘導など免疫応答も異なってくる．

表2　培養樹状細胞ワクチンを用いたがん免疫の臨床試験

ワクチン	がん	がん抗原	併用療法など
がん抗原をアデノウイルスで導入したDC	小細胞肺がん 非小細胞肺がん 食道がん，胃がん	MUC1，Survivin，SOCS，CEAなど	サイトカイン誘導キラー細胞，CTLsなど
他家DC（Intuvax）	腎細胞がん	—	Sunitinib
自家DC	卵巣がん，非小細胞肺がん，濾胞性リンパ腫，小腸がん	—	Cisplatin，Celecoxib，IFN，Rintatolimod，Pemetrexed，Carboplatin，放射線照射，Rituximab，GM-CSFなど
がん細胞ライセートを取り込ませた自家DC	多発性骨髄腫，腎細胞がん，食道がん，悪性黒色腫，多形成膠芽腫	—	Cyclophosphamid，サイトカイン誘導キラー細胞，IL-2，GM-CSF，DTトキソイド，Nivolumab，Temazolomidなど
がん抗原mRNAを導入した自家DC	急性骨髄性白血病，神経芽腫，多形性膠芽腫，胸膜中皮腫，肝がん，悪性黒色腫	WT1，PRAME，pp65，HSP70，メラノーマ共通抗原など	GM-CSF，ジフテリア・破傷風トキソイド，Nivolumab，Temazolomid，Ipilimumabなど
がん抗原ペプチドをパルスした自家DC	前立腺がん，乳がん，悪性黒色腫，肝がん，腎細胞がん，膵臓がん，腺がん，グリオーマ，非小細胞肺がん他	TARP，NY-ESO-1，MAGE-3，HER2，MUC1，ネオ抗原	Gemcitabine，Cyclophosphamid，GM-CSF，Trastuzumab，Pertuzumab，CTLなど

名の腫瘍が縮小し，SD（stable disease）になることが報告された[14]．

ナノ粒子は，薬物輸送における薬物動態学的な限界を克服するための適切な媒体として開発されてきた（図）．抗原提示細胞の点から見ると金属ナノ粒子は，安定性が低くエンドサイトーシスも不十分である．その点，リポソームは，脂質二重層のため高いコロイド安定性とエンドサイトーシスにより取り込まれる．抗原を含むプロテオリポソームの有効性を評価する際，製剤のサイズ，表面電荷（アニオン性，カチオン性，中性），ラメラリティ，均一性を比較する必要がある．特に抗原提示細胞との関連において，エンドサイトーシスの評価が重要である．最近の報告ではカチオン性ナノ粒子が，中性またはアニオン性ナノ粒子よりも効果的にDC活性化を刺激するといわれている．実際，カチオン性リポソームにがん抗原由来のmRNAを取り込ませたリポソームRNA療法の臨床試験では，抗原特異的T細胞誘導と臨床的有効性が示されている[15]．われわれはリポソームのサイズと免疫応答について検討したところ，200 nmのナノ粒子に比べ1,000 nmナノ粒子によるワクチンの方がDCに効率よく取り込まれ，リンパ組織においても腫瘍局所においても強い細胞性免疫応答を誘導することを見出した[16]．今後は，より生体内DCサブセットを標的とするナノ粒子製剤が開発されるものと思われる．

ii）細胞死を利用した生体内DC標的療法：人工アジュバントベクター細胞（artificial Adjuvant vector cells：aAVC）

NKT細胞[※3]は，CD1d拘束性でT細胞受容体（TCR）のα鎖に可変性のないインバリアント鎖を有する．CD1d上の糖脂質を認識し，活性化する．NKT細胞は，活性化した後の一定時間内のみにDCを効率よく成熟化させうる[2) 10) 17]．ただしDCによる抗原を取り込むウインドウの時間が短いので，われわれはこの免疫機構を利用した効率のよいがんワクチンの開発に取り組んできた．その結果，CD1d発現細胞に腫瘍抗原とNKTリガンド（α-GalCer）を同時に発現させた細胞を作製することにより，NK細胞，NKT細胞などの自然リンパ球の活性化と抗原特異的なT細胞を最も効率よく誘導し，抗腫瘍効果を示すことを明らかにした．特にアロの細胞に抗原をコードするDNAやRNAを導入した細胞を人工アジュバントベクター細胞（artificial Adjuvant Vector Cells）（以下aAVC：エーベック）とわれわれは提唱している（図）[2) 17]．

エーベックの免疫応答は，エーベック表面上のCD1d上に提示されているリガンドによりNKT細胞が活性化される．次に誘導された活性化NKT細胞は反対にエーベックを殺傷し細胞死を起こさせる．生体内のDCは死細胞をよく取り込む性質があるため，死細胞化したエーベックを捕捉し，がん抗原をT細胞に抗原提示する．このように抗原を生体内DCへ運ぶベクターとして機能し，DCを成熟化するアジュバントとして作用することからアジュバントベクター細胞と名付けた．すなわち，このストラテジーは生体内DCの標的療法といえる．ex vivoで誘導したDCにNKTリガンドとペプチドを同時に添加して免疫してもエーベックの効果には及ばない[2]．

近年，臨床的にさまざまな疾患で免疫チェックポイント阻害剤の有効性が証明されているが，その奏効率にも限界があり複合的免疫療法の可能性が模索されている．そこで，エーベックと免疫チェックポイント阻害剤との併用療法の可能性の探索研究を行った．マウスOVA発現MO4悪性黒色腫細胞を皮下接種後，十分大きくなった時期にエーベックで治療すると腫瘍は壊死を起こし縮小する[17]．MO4は抗PD-1抗体に抵抗性であることは知られているが，抗PD-1抗体とエーベックとの併用を試みたところ，腫瘍内T細胞の数は，2倍以上に増加していた．つまり，抗PD-1抗体に抵抗性の腫瘍の場合でも相乗効果があることを示す．

おわりに

担がん状態の免疫応答において，DCやマクロファージなど骨髄由来の抗原提示細胞は正，負の役割を果たすため重要な細胞である．特にDCのサブセットと成熟度の違いにより，DCのサイトカイン産生能や遊走能などが異なるため，その後のリンパ球の免疫応答に

> **※3　NKT細胞**
> NK細胞マーカーとT細胞抗原受容体（TCR）の両方発現している細胞．T細胞のTCRはMHCクラスIに提示されたペプチド抗原を認識するが，NKT細胞のTCRはCD1dに提示された糖脂質抗原を認識する．

大きな影響を与える．がん免疫におけるDC療法の開発には，DCサブセットとその機能に留意することが重要である．

文献

1）Anguille S, et al：Lancet Oncol, 15：e257–e267, 2014
2）Fujii SI & Shimizu K：Front Immunol, 8：886, 2017
3）Steinman RM & Banchereau J：Nature, 449：419–426, 2007
4）Hashimoto D, et al：Immunity, 35：323–335, 2011
5）Gardner A & Ruffell B：Trends Immunol, 37：855–865, 2016
6）Broz ML & Krummel MF：Cancer Immunol Res, 3：313–319, 2015
7）Galluzzi L, et al：Nat Rev Immunol, 17：97–111, 2017
8）Corrales L, et al：J Clin Invest, 126：2404–2411, 2016
9）Nagarsheth N, et al：Nat Rev Immunol, 17：559–572, 2017
10）Shimizu K, et al：Int Immunol, 30：445–454, 2018
11）Fujii S, et al：Jpn J Cancer Res, 90：1117–1129, 1999
12）Trumpfheller C, et al：J Intern Med, 271：183–192, 2012
13）Flynn BJ, et al：Proc Natl Acad Sci U S A, 108：7131–7136, 2011
14）Dhodapkar MV, et al：Sci Transl Med, 6：232ra51, 2014
15）Kranz LM, et al：Nature, 534：396–401, 2016
16）Iyoda T, et al：Cancer Sci, 110：875–887, 2019
17）Shimizu K, et al：Cancer Res, 76：3756–3766, 2016

＜筆頭著者プロフィール＞
藤井眞一郎：卒業後，1999年よりピッツバーグ大学・Michael T Lotze教授のもとで「樹状細胞による免疫制御」に関する研究を進め，その後2000年よりロックフェラー大学・Ralph M Steinman教授のもとで「NKT細胞と樹状細胞の関連に関する研究」を進めた．'04年より理研・リーダーに就き現在に至る．NKT細胞と樹状細胞の基礎研究と医療に貢献できる橋渡し研究をめざしている．

4. NK細胞，NKT細胞，γδT細胞の腫瘍免疫応答における役割

早川芳弘

NK細胞，NKT細胞，γδT細胞は腫瘍免疫応答において，がん細胞や腫瘍微小環境における異常や変化を素早く認識し応答するという共通した特徴をもつリンパ球である．発がんプロセスやがん進展の過程において，獲得免疫系が駆動する以前の早期の腫瘍免疫応答や，さらにその後の獲得免疫系による腫瘍免疫応答の方向性を調節する役割を担っていると考えられている．本稿ではこのようなNK細胞，NKT細胞，γδT細胞のそれぞれの特徴や腫瘍免疫応答における役割について概説する．

はじめに

NK細胞，NKT細胞，γδT細胞は腫瘍免疫応答においてそれぞれの細胞が互いに協調して働き合うことや，負に制御し合うことなどが示唆されている．またNK細胞，NKT細胞，γδT細胞それぞれに，他の免疫担当細胞と同様に機能サブセットが存在し，それを区別するマーカー群や分化メカニズムについても近年の研究成果から明らかになっている．これらNK細胞，NKT細胞，γδT細胞の腫瘍免疫応答における役割について共通する点は，がん細胞や腫瘍微小環境におけ

る異常や変化を素早く認識し応答することである．つまり，発がんプロセスやがん進展の過程において，獲得免疫系が駆動する以前の早期の腫瘍免疫応答にかかわること，さらにその後の獲得免疫系による腫瘍免疫応答の方向性を調節する役割を担っていると考えられる．本稿ではこのようなNK細胞，NKT細胞，γδT細胞のそれぞれの特徴や腫瘍免疫応答における役割について概説する．

[略語]

Blimp-1：B lymphocyte-induced maturation protein-1

EAE：experimental autoimmune encephalomyelitis

Eomes：Eomesodermin

FasL：Fas ligand

PLZF：promyelocytic leukemia zinc finger protein

ROR γt：retinoic acid receptor-related orphan receptor-γt

SOX13：SRY-box 13

TRAIL：tumor necrosis factor-related apoptosis inducing ligand

---

Role of NK, NKT and γδT cells in the immune response against cancer

Yoshihiro Hayakawa：Division of Pathogenic Biochemistry, Institute of Natural Medicine, University of Toyama（富山大学和漢医薬学総合研究所病態生化学分野）

1 NK細胞

NK（natural killer）細胞は自然免疫系に属するリンパ球で，初期の感染制御や腫瘍に対する生体防御機構において重要な役割を担っていることが知られている[1][2]．NK細胞はT細胞やB細胞などの獲得免疫系において特徴的な抗原特異的レセプターを発現しないが，immunoglobulin様レセプターファミリーやC-type lectinレセプターファミリーに属するレセプター群を用いて活性化シグナルと抑制性シグナルのバランスを調節することでその反応性を制御している[3]．NK細胞はそれらの認識機構により活性化され，IFN-γに代表されるサイトカインの産生，perforin/granzymeやFasL/TRAILを介した細胞傷害活性によってがん細胞やウイルス感染細胞などの異物排除を行う[4]．NK細胞の発生・分化の過程においてはIL-2やIL-15といったcommon γ-chainファミリーに属するサイトカインや骨髄間質細胞との相互作用が重要である．さらに，それらサイトカインや細胞相互作用により引き起こされるシグナル伝達の下流でNK細胞分化を制御している転写因子群（E4BP4，T-bet，Eomes，Blimp-1，Aiolosなど）や[5]，NK細胞における分化・成熟化の異なるサブセットや機能サブセットを区別するマーカー群についても明らかになっている[6]．ヒトNK細胞ではCD56抗原の発現レベルにより区別されるサブセットが異なる機能性を示すことが知られており，そのうちCD56^{bright} NK細胞は比較的サイトカイン産生に偏った機能を示す特徴をもつNK細胞サブセット[※1]であり，リンパ節などの二次リンパ組織に分布することで免疫調節細胞としての機能を担うと考えられている．一方，CD56^{dim} NK細胞は非常に高い細胞傷害活性を示すことで直接の抗腫瘍エフェクター細胞としてがん細胞の排除に重要と考えられ，末梢血中に存在するヒトNK細胞のほとんどはCD56^{dim} NK細胞である．マウスではCD56がリンパ球に発現しないため同様の解析が困難であったが，マウスNK細胞にもCD27の発現によって区別できる同様の機能サブセットが存在することが明らかになっている（図1）[7][8]．CD27^{hi}サブセットは二次リンパ組織（リンパ節など）に，CD27^{lo}サブセットは非リンパ組織（末梢組織，末梢血中など）への選択的な分布がみられ，CD27^{lo} NK細胞はCD27^{hi} NK細胞と比較してその応答性がより厳密に制御されている．がん組織や炎症条件下においてはCXCR3を発現するCD27^{hi} NK細胞が腫瘍に集積するが[9][10]，一方で組織常在NK細胞の抗腫瘍免疫応答における重要性も指摘されており[11]，腫瘍免疫応答におけるそれぞれのNK細胞サブセットの役割についてはいまだ明確でない．

近年，NK細胞と同様に抗原特異的受容体をもたない自然リンパ球（innate lymphoid cell：ILC）[※2]が多数存在することが明らかとなり，これらILCは免疫応答の早期における主要なサイトカイン産生源としてさまざまな免疫応答において重要な役割を果たしていると考えられている[12]．NK細胞と同様の特徴をもつILCとして，腸管などに分布するNK細胞マーカー（NK1.1，NKp46など）を発現するILC1が同定されている（図1）．ILC1は他のILCとは異なりT-betを発現し，その機能としてNK細胞の特徴である細胞傷害活性にかかわるperforinやgranzymeは発現しないが，IFN-γ産生能を有することが示されている．加えて，ILC1はNK細胞と比較すると分化経路が異なる細胞系列であること，Eomesの発現やCD49a/CD49bマーカーの発現が異なることから，NK細胞とは異なる系列のILCであると現在では認識されている．ILC1が産生するIFN-γは細胞内寄生虫感染防御やクローン病における炎症病態の形成に関連することが示唆されているが，一方で腫瘍免疫応答における役割は明確ではない[13][14]．興味深いことに，腫瘍微小環境でTGF-β依

※1　NK細胞サブセット

TNF receptor superfamilyのCD27の発現パターンによって，マウスCD11b^{hi} mature NK細胞はCD27^{hi} NK細胞とCD27^{lo} NK細胞に区別できる．CD27はヒトNK細胞上にも発現し，ヒトCD27^{hi}またはCD27^{lo} NK細胞サブセットはそれぞれCD56^{bright}またはCD56^{dim} NK細胞サブセットとほぼ同様の細胞集団をカバーする．マウスの移植がん組織においてはCD27^{hi} NK細胞が主に腫瘍浸潤リンパ球中のNK細胞として存在する．

※2　自然リンパ球（ILC）

主に粘膜組織において発見された抗原受容体をもたない（必要としない）リンパ球であり，粘膜バリア機能の維持や感染初期応答などの粘膜免疫における役割が報告されている．リンパ球系共通前駆細胞（common lymphoid progenitor：CLP）を起源とし，さまざまな転写制御によって分化する．現在，ILCは機能的な観点からILC1，ILC2，ILC3に分類されている．NK細胞はILCであるが，細胞傷害活性をもつ点でILC1〜3とは区別されている．

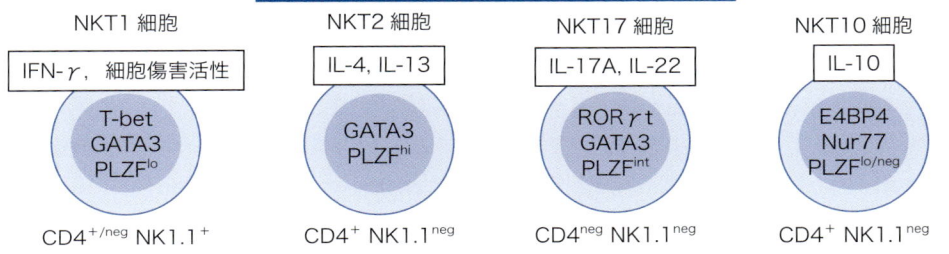

図1　腫瘍免疫応答にかかわるNK細胞，NKT細胞，γδT細胞の特徴
　NK細胞，NKT細胞，γδT細胞それぞれの機能サブセットを区別する細胞表面マーカー，ならびに転写因子の発現について特徴をまとめる．マーカーについてはNK1.1を発現するマウスNK細胞，NKT細胞，γδT細胞をあらわす．NK細胞，NKT細胞，γδT細胞は直接の抗腫瘍エフェクター機能のみならず，サイトカイン産生や異なる組織分布，浸潤メカニズムによって腫瘍免疫応答において多様な役割を担うと考えられる．

存性にNK細胞がILC1様の細胞へと転換することで，がん細胞が免疫逃避している可能性が最近報告されている[15]．

2 NKT細胞

　NKT細胞は当初はNK細胞マーカー（NK1.1：マウス，CD56：ヒト）を発現するT細胞として通常のT細胞とは異なるリンパ球として発見され，機能分化を伴わずにT細胞受容体刺激に対してIL-4やIFN-γを産生できる特徴をもつことが知られている．現在ではこれらのサイトカインに加えてIL-17AやIL-10を産生するタイプのNKT細胞も報告されている．NKT細胞のサブタイプに関して，これまでMHC class I 様分子であるCD1dに拘束性を示すtype I NKT細胞とtype II NKT細胞について主に研究が進められてきた[16]．CD1d拘束性semi-invariant TCRを発現する

invariant NKT（iNKT）細胞は，主にIFN-γを産生し抗腫瘍免疫応答にかかわるtype I NKT細胞と，反対に抗腫瘍免疫応答に対して抑制性に働くtype II NKT細胞が存在することが知られている．また，マウスNKT細胞ではそのサイトカイン産生パターンと転写因子による分化制御，組織分布などによる違いから，これまでに少なくとも4つのサブセットが知られている（**図1**）．NKT1細胞は先に述べたtype I NKT細胞の特徴でもあるIFN-γやTNF-αを産生し，perforinやgranzymeを発現する抗腫瘍エフェクター細胞であり，T-betを発現する．NKT2細胞はIL-4やIL-13といったTh2タイプのサイトカイン産生細胞であり，気道炎症にかかわることが報告されている．NKT17はRORγtを発現しIL-17AやIL-22を産生するNKT細胞であり，感染応答や急性肝炎，EAEなどに関与することが報告されている．3つのサブセットは共通してPLZFとGATA3を発現する．一方，NKT10の分化は

PLZFに依存せず，代わりにE4BP4やNur77を発現し，IL-10を産生するNKT細胞であり，脂肪組織での免疫調節にかかわることが報告されている．これらのさまざまなNKT細胞サブセットの腫瘍免疫応答への関与について，多くのエビデンスが報告されているNKT1以外のサブセットについてはまだ十分な知見が得られていないのが現状である[17]．

❸ γδT細胞

γδT細胞はT細胞受容体鎖としてγ鎖ならびにδ鎖を発現するT細胞群であり，その分化・成熟化過程はαβ型のT細胞受容体を発現するT細胞とは異なることが明らかになっている．γδT細胞は末梢血中においてはCD3陽性T細胞のなかで約5％以下とマイナーな存在だが，粘膜組織（消化管や皮膚など）で優位に存在し，先に述べたNKT細胞や一部の胸腺外分化CD8 T細胞なども同様に自然免疫細胞様の特徴をもつT細胞として知られている．γδT細胞の生体内における機能として特に感染症に対する宿主免疫応答での重要性が示されているが，近年では腫瘍免疫応答においてもその関与が数多く報告されている．γδT細胞においても多様な機能サブセットが存在し，それらサブセットが免疫応答において異なる役割を果たしている（**図1**）．多くのγδT細胞は胸腺でαβT細胞と共通のリンパ球前駆細胞から分化する．γδT細胞受容体を発現した細胞は転写因子SOX13発現により，いわゆるdouble negative 2 stage以降でγδT細胞系列への分化が誘導された後，胸腺内で「機能プログラミング」[※3]を受けるとされている[18]〜[20]．この機能プログラミングされたIFN-γ産生γδT細胞（γδT1）とIL-17産生γδT細胞（γδT17）を区別する細胞表面マーカーとしてCD27が知られており，CD27陽性γδT細胞はγδT1，CD27陰性γδT細胞はγδT17に区別でき

> **※3　機能プログラミング**
> 胸腺内での選択過程においてTCR（またはその他の経路）を介し強い刺激を受けたγδT細胞は，SOX13の発現が低下し，NFAT，NF-κB，EGR3，T-betといった転写因子の発現増強によってIFN-γ産生細胞へとプログラミングされる．一方，弱い刺激で選択されたγδT細胞はSOX13の発現が維持されることでその後にRORγtの発現が誘導され，IL-17産生細胞へとプログラミングされる．

る．マウスγδT1細胞はNK細胞マーカーであるNK1.1の発現やIL-2 receptor β chain（CD122）の発現がみられ，またその維持・活性化にIL-12やIL-15が重要であり，機能的にNK細胞とオーバーラップする点が多い．一方，γδT17細胞ではCCR6やarylhydrocarbon receptor（AHR）を発現し，IL-7 receptor α chain（CD127）やIL-23 receptorを発現するため，その維持・活性化にIL-7ならびにIL-23が重要である．

❹ がん進展における免疫応答の二面性とNK細胞，NKT細胞，γδT細胞の役割

がん病態の形成過程においては免疫応答が腫瘍を監視することで抑制的に働く，いわゆる腫瘍免疫監視機構（cancer immune surveillance：がん免疫サーベイランス）が存在する．さらに，このような免疫監視機構によってがん細胞が免疫学的な選択・編集を受けるプロセスは，がん免疫エディティング（cancer immune editing）という概念で捉えられている[21]．つまり，正常細胞からがん細胞が発生し，病態としてのがんへと至る過程は免疫担当細胞による監視下にあり，病態としてのがんの成立にはがん細胞が免疫監視を逃れて増殖・転移能を獲得することが必要であるという概念である．一方，がん細胞が悪性化・進展するためには免疫逃避だけでなく，逆にがん細胞が免疫応答を逆手にとって，炎症性シグナルや炎症性腫瘍微小環境を自身の生存や悪性化に利用しているとも考えられている[22]．つまり宿主免疫応答はがん病態において抑制的に働くのみならず，反対にがん病態の形成に寄与する二面性を持ち合わせることが広く認識されている．特に慢性炎症はがんのみならずさまざまな疾患の発生・増悪にかかわることが注目されている．腫瘍免疫監視に重要な抗腫瘍免疫応答（anti-tumor immunity）においてはNK細胞，NKT1細胞，γδT1細胞がIFN-γの産生やperforin/granzymeなどの細胞傷害性顆粒，Fas ligandやTRAILといったdeath ligandを介したエフェクター機能によって直接がん細胞を傷害したり，CD8[+] T細胞による抗原特異的な免疫応答と協働したりすることによってがん細胞の排除に働く．一方，腫

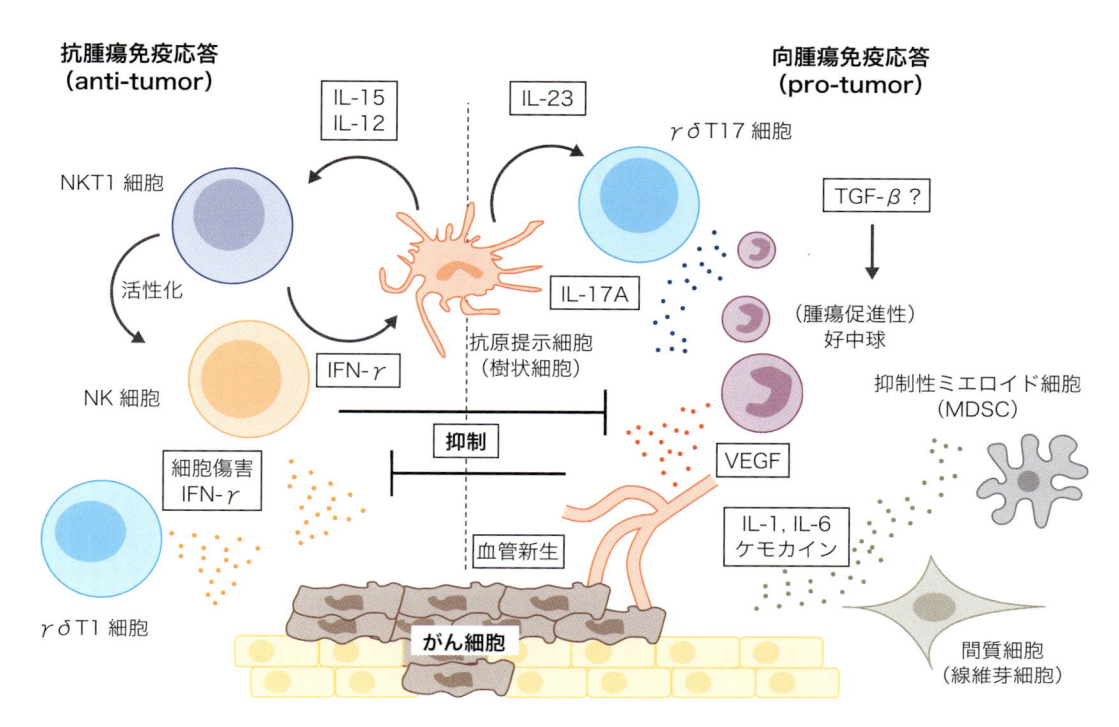

図2　腫瘍免疫応答におけるNK細胞，NKT細胞，γδT細胞の役割
抗腫瘍免疫応答（anti-tumor immunity）おいてはNK細胞，NKT1細胞，γδT1細胞がIFN-γの産生や細胞傷害によって直接がん細胞を傷害し，抗原提示細胞を介して抗原特異的免疫応答と協働する．一方，腫瘍促進的な向腫瘍免疫応答（pro-tumor immunity）では，γδT17細胞の産生するIL-17Aによって誘導される炎症や腫瘍血管新生，間質細胞（線維芽細胞など）からの炎症性サイトカイン/ケモカイン産生，抑制性ミエロイド細胞などの誘導などによってがん進展を促進する．

瘍促進的に働く向腫瘍免疫応答（pro-tumor immunity）について，IL-17Aはがん関連炎症の起点として重要なサイトカインであることがこれまでに報告されており，γδT17細胞はTGF-βによって誘導される炎症やそれに伴うがんの発生に重要であることや[23]，γδT17細胞が産生するIL-17Aが腫瘍悪性化進展を促進することなどが報告されている[24]．またtype II NKT細胞は腫瘍免疫応答においてIL-13を産生することで，TGF-βを産生するGr1+CD11b+抑制性ミエロイド細胞（myeloid derived suppressor cells：MDSCs）を誘導し，抗腫瘍免疫応答に対して抑制的に働くことが報告されている[25]．このように複雑なサブポピュレーションとそれぞれの細胞の機能によって，NK細胞，NKT細胞，γδT細胞はがん進展過程を制御していると考えられる（**図2**）．
　実際に，NK細胞は直接のエフェクター細胞としてのみならず，他の腫瘍間質細胞との相互作用によって

がん細胞の増殖制御にかかわることが明らかになっている．腫瘍免疫応答においては，樹状細胞による抗原提示の際にNK細胞がリンパ節に集積し，さらにはIFN-γ依存性にヘルパーT細胞のTh1への分化を補助しうることが報告されている[10]．またNK細胞が腫瘍局所へのcDC1の集積とそれに続くCD8+T細胞応答の制御をしていることが最近報告された[26]．一方，γδT17細胞が産生するIL-17Aはマクロファージや組織間質細胞（上皮細胞，血管内皮細胞，ケラチノサイト，線維芽細胞など）からの炎症性サイトカイン（IL-1，IL-6，IL-12，TNF-α，G-CSF）やケモカイン（CXCL1，CXCL2），各種因子（VEGF，MMPs）の産生誘導によって好中球浸潤や組織破壊・修復，血管新生を引き起こすことで炎症へと導くとされている[27]．これら腫瘍内における炎症性免疫応答は，発がんプロセスにおいてはDNA損傷などを引き起こすことで促進因子として働いたり，炎症性シグナルの活性化によっ

てがん進展・転移に寄与したりすると考えられる．また
このような炎症性微小環境での増殖因子の産生や血
管新生の誘導，炎症に伴い産生されるプロテアーゼに
よる周辺組織の破壊は，がん細胞の増殖や転移を促進
する方向に働くと考えられる．最近筆者らはNK細胞
が好中球の悪性化を阻害することでがん悪性化を抑制
していることを示す知見を得た[28]．NK細胞除去マウ
スの腫瘍局所に浸潤する好中球は，血管内皮細胞増殖
因子VEGF-Aの産生にみられる悪性化形質を獲得し，
血管新生とがん細胞増殖を促進することを明らかにし
た．この腫瘍促進的に働く好中球炎症の誘導には
IL-17Aが必須であり，γδT17はがん悪性化進展にか
かわる好中球性炎症の起点となる細胞として重要であ
ることも明らかにした．

おわりに

　腫瘍免疫応答においてNK細胞，NKT細胞，γδT
細胞は当初はエフェクター細胞としてその役割が期待
されてきたが，これまでの研究成果からサイトカイン
産生や抗原提示細胞との相互作用を介して自然免疫応
答のコーディネーターとして機能することで，がん抗
原特異的な免疫応答をより効率よく誘導したり，逆に
炎症の起点となることでがん進展を促進したりする役
割をもつと考えられる．近年の多くのILCに関する発
見は，複雑な自然免疫系の全容を理解するうえで非常
に重要であることは間違いなく，これまで主に異物認
識機構の解明とそれに関連する受容体探索を中心に進
められてきたNK細胞，NKT細胞，γδT細胞の研究
に新しい観点や知見をもたらしてくれると期待してい
る．さらなるNK細胞，NKT細胞，γδT細胞，ILCの
バイオロジーの理解によって今後の新たながん治療戦
略へと発展する可能性に期待したい．

文献

1) Sun JC & Lanier LL：Nat Rev Immunol, 11：645-657, 2011
2) De Obaldia ME & Bhandoola A：Annu Rev Immunol, 33：607-642, 2015
3) Martinet L & Smyth MJ：Nat Rev Immunol, 15：243-254, 2015
4) Smyth MJ, et al：Nat Rev Cancer, 2：850-861, 2002
5) Hesslein DG & Lanier LL：Adv Immunol, 109：45-85, 2011
6) Hayakawa Y, et al：Immunol Rev, 214：47-55, 2006
7) Hayakawa Y & Smyth MJ：J Immunol, 176：1517-1524, 2006
8) Silva A, et al：Int Immunol, 20：625-630, 2008
9) Hayakawa Y, et al：Cancer Sci, 102：1967-1971, 2011
10) Martín-Fontecha A, et al：Nat Immunol, 5：1260-1265, 2004
11) Yamamoto Y, et al：Cancer Sci, 109：2670-2676, 2018
12) Eberl G, et al：Nat Immunol, 16：1-5, 2015
13) Spits H, et al：Nat Immunol, 17：758-764, 2016
14) Chiossone L, et al：Nat Rev Immunol, 18：671-688, 2018
15) Gao Y, et al：Nat Immunol, 18：1004-1015, 2017
16) Kumar A, et al：Front Immunol, 8：1858, 2017
17) Godfrey DI, et al：Immunity, 48：453-473, 2018
18) Bonneville M, et al：Nat Rev Immunol, 10：467-478, 2010
19) Muñoz-Ruiz M, et al：Trends Immunol, 38：336-344, 2017
20) Sumaria N, et al：Cell Rep, 19：2469-2476, 2017
21) Swann JB & Smyth MJ：J Clin Invest, 117：1137-1146, 2007
22) Grivennikov SI, et al：Cell, 140：883-899, 2010
23) Mohammed J, et al：J Invest Dermatol, 130：2295-2303, 2010
24) Kimura Y, et al：Cancer Sci, 107：1206-1214, 2016
25) Kato S, et al：Front Immunol, 9：314, 2018
26) Böttcher JP, et al：Cell, 172：1022-1037.e14, 2018
27) Papotto PH, et al：Nat Immunol, 18：604-611, 2017
28) Ogura K, et al：Cancer Immunol Res, 6：348-357, 2018

＜著者プロフィール＞
早川芳弘：1996年富山医科薬科大学薬学部卒業．同大学
院薬学系研究科，済木育夫教授のもとでがん転移研究に従
事．博士課程では国内留学にて順天堂大学医学部免疫学，
奥村康教授・竹田和由准教授のもとNK細胞，NKT細胞研
究に従事．2001年学位取得後オーストラリア・メルボル
ン，ピーターマッカラムがんセンター上級研究員．Dr. Mark
SmythとNK細胞のがん免疫監視における役割や機能サブ
セットについて研究．'07年メルク・万有製薬つくば研究所
リサーチフェローを経て'09年東京大学大学院薬学系研究
科生体異物学教室（入村達郎教授）特任講師，'11年同特任
准教授．'12年に富山大学和漢医薬学総合研究所准教
授，'17年から現職．自然免疫系のがん・免疫病態における
役割について研究を進めている．

5. がん免疫におけるマクロファージの役割
—病態形成における存在意義と標的細胞としての可能性

菰原義弘，塚本博丈

腫瘍，特に悪性腫瘍には多数の正常細胞が存在しており，腫瘍細胞も含め多種類の細胞により腫瘤が形成されている．腫瘍内微小環境には免疫細胞も多数浸潤しており，そのなかでもマクロファージは主要な細胞である．腫瘍内のマクロファージの機能や意義については多数の研究が報告されており，免疫細胞として腫瘍と闘う細胞ではなく，むしろ腫瘍を助ける細胞であることが示唆されている．いまだに解明されていない部分も多いが，腫瘍微小環境におけるマクロファージの役割や治療標的としての可能性について，最近の研究などを踏まえて解説したい．

はじめに

がん・悪性腫瘍の組織間質内には多数の免疫細胞や線維芽細胞，血管内皮細胞などの正常細胞が存在する．それぞれの間質細胞の重要性は臓器あるいは組織型により異なるが，多くの場合，マクロファージ（腫瘍随伴マクロファージ，TAM：tumor-associated macro-phage）はがん組織に浸潤する免疫細胞のなかでも主要な細胞である．この腫瘍内微小環境（tumor micro-environment：TME）※において，TAM はさまざまな液性因子を産生し，がん細胞の増殖や転移，浸潤，あ

> ※ 免疫細胞に注目して腫瘍内免疫微小環境（tumor immune microenvironment：TIME）と呼称する場合もある．

[略語]

Arg1：arginase 1
CCR：C-C motif chemokine receptor
CSF-1：colony stimulating factor 1
CTL：cytotoxic T lymphocytes
GM-CSF：granulocyte macrophage colony-stimulating factor
HIF：hypoxia-inducible factor
IDO：indoleamine 2,3-diocygenase
IFN：interferon
iNOS：inducible nitric oxide synthase

MCP：monocyte chemoattractant protein-1
M-CSF：macrophage colony stimulating factor
MDSC：myeloid-derived suppressor cells
NF-κB：nuclear factor kappa B
Stat：signal transducer and activator of transcription
TAM：tumor-associated macrophages
TLS：tertiary lymphoid structure
TME：tumor microenvironment
VEGF：vascular endothelial growth factor

The role of macrophages in anti-tumor immune responses
Yoshihiro Komohara[1] /Hirotake Tsukamoto[2]：Department of Cell Pathology, Graduate School of Medical Sciences, Kumamoto University[1] /Department of Immunology, Graduate School of Medical Sciences, Kumamoto University[2]（熊本大学大学院生命科学研究部細胞病理学[1] / 熊本大学大学院生命科学研究部免疫学[2]）

るいは免疫抑制・免疫逃避にかかわる．マクロファージの類縁細胞である免疫抑制性ミエロイド細胞（MDSC：myeloid derived suppressor cells）も抗腫瘍免疫応答を抑制する細胞として注目されている．抗腫瘍免疫応答に密接にかかわる所属リンパ節においても，樹状細胞とともにマクロファージが多数存在しており，がんの発生初期段階にはリンパ節洞マクロファージが抗原提示細胞として抗腫瘍免疫応答誘導にかかわることが示唆されている．本項では，TMEにおけるマクロファージの役割や治療標的としての可能性について，最近の研究などを踏まえて解説したい．

🔢 マクロファージの由来・活性化

マクロファージはその由来から，大きく2つに分類される．1つは，組織常在マクロファージ（tissue-resident macrophages）とよばれ，肝臓のクッパー細胞，肺胞マクロファージ，脳実質に存在するミクログリア，ほかにも腸，膵臓，腹腔などさまざまな全身臓器に分布する．組織常在マクロファージは，胎児期の卵黄嚢あるいは胎児肝臓における造血に由来することが証明され，それらは個々の組織で自己複製をすることで自身を維持し，組織の修復・再生などの恒常性維持を担っていると考えられている[1][2]．

さらに，微生物感染などにより局所において炎症が引き起こされると，末梢血単球が炎症局所へ遊走し，マクロファージへと分化する．これらは活性化刺激を受けることで種々の因子を産生し，病原菌の殺傷，貪食や死細胞の処理，炎症反応のさらなる増幅を行うとともに，抗原を分解し，ペプチドとしてMHC分子を介してT細胞へ抗原提示を行うことにより生体防御に寄与する．この血液を循環する単球に由来するマクロファージは滲出性マクロファージとよばれる．これらのマクロファージも，状況に応じて組織修復に働き，加齢とともに減少する組織常在マクロファージと置き換わっていく[2]（**図1A，B**）．これらのマクロファージの多岐にわたる機能的多様性は，この細胞系譜が可塑性を有することに起因すると考えられる．さらに，担がん個体特有の，あるいは組織特異的なシグナル（環境因子）によりマクロファージの形質を規定する主要転写因子の発現が制御され，その機能が変化す

る[1]〜[3]．ヒト腎細胞がんでは17種類もの異なるTAMの亜群が存在し，それぞれ遺伝子発現プロファイル，免疫抑制との関連性，臨床予後に対する影響に違いがあることが報告されている[4]．

滲出/組織常在という分類に加えて，1990年代後半からマクロファージの活性化状態には，*in vitro* にてToll様受容体（TLR）リガンドやTh1応答の指標となるIFN-α/β，あるいはIFN-γで活性化されたもの（classical activation，M1）と，IL-4，IL-10などTh2タイプまたは抗炎症性因子によって活性化されたもの（alternative activation，M2）に分類されるというM1/M2バランス理論が提唱されている．一般に，Th1応答の傾向が強い場合には抗腫瘍免疫応答が強く働いている一方，Th2応答が起こっている場合，がんを排除する免疫反応は抑えられており免疫抑制傾向にあると考えられている[1][5]．M1/M2バランス理論はこの傾向を *in vivo* にて反映する，あるいはその状況を引き起こすマクロファージの性質を大まかにとらえることができるとして，多くの研究者に引用されてきた．しかし，実際のがん患者ではさらに複雑な亜群が存在し，明瞭に2つのパターンに分かれるというものではなく，双方の性質を有している場合が多いことから，現在ではあくまで概念的なものとされている[4][6]．実際には生体内でそれぞれのマーカーの強弱によりM1-likeあるいはM2-like（M1/M2寄り，優位といった表現もできる）といった表現のしかたが妥当であると思われる．

🔢 腫瘍随伴マクロファージの役割

腫瘍内に存在するマクロファージは通常とは異なる活性化状態にあることから，腫瘍随伴マクロファージ（TAM）とよばれ，実際は組織常在マクロファージと滲出性マクロファージが混在しており，その割合は腫瘍の種類や場所（組織），病期によってさまざまである（**図1C**）．例えば，実験的脳腫瘍や，膵管腺がんモデルでは組織常在TAMが多くを占めることがマウスの解析により明らかになっているが[1]，一般的には，進行がんのようにサイズが大きくなると滲出性TAMが主体になるようである[6]．これは，がん細胞やTAMが産生するMCP-1（CCL2），GM-CSF，M-CSFなど微小環境のさまざまな因子が，腫瘍間質への末梢血単球

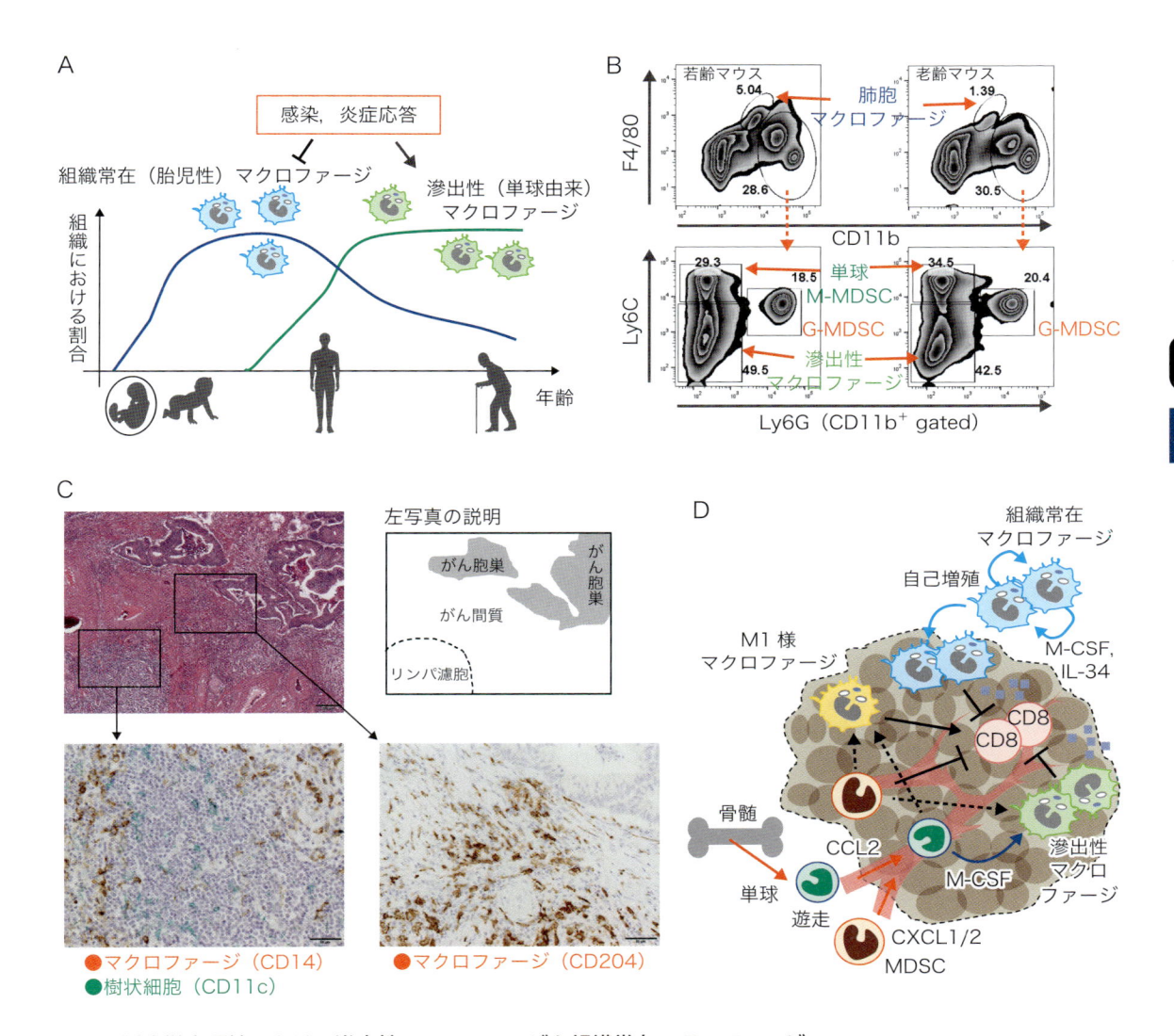

図1 腫瘍微小環境における滲出性マクロファージと組織常在マクロファージ

A) マクロファージは胎児期からすでに存在する原始的な細胞の1つであり，卵黄嚢/胎児肝臓由来の組織常在マクロファージが全身臓器に分布するとともに，微生物感染，炎症に伴い，単球由来の滲出性マクロファージが誘導され，局所におけるマクロファージを構成している．**B)** 悪性黒色腫（メラノーマ）が肺転移したマウス肺におけるミエロイド系細胞の割合をフローサイトメーターにより解析した結果を示す．TMEにおいては，組織常在マクロファージである肺胞マクロファージや，滲出性マクロファージ，その他のミエロイド系細胞が混在する．しかし，加齢とともに組織常在マクロファージの割合は減少し，相対的に他の細胞の割合が増加する．**C)** 大腸がんの一症例を示す．がん胞巣とがん間質，リンパ濾胞（三次リンパ装置TLS：tertiary lymphoid structureとも呼称されるが，正確には病巣辺縁のリンパ濾胞はTLSに含まれない）がみられる．TAMは主にがん間質，樹状細胞はリンパ濾胞内に存在する．腎がんやリンパ腫，膠芽腫など腫瘍の組織型によってはがん胞巣内にも多数のTAMが存在する．**D)** TMEでは，自己複製する組織常在マクロファージに加えて，CCL2，CXCL1/2により，それぞれ単球，MDSCが腫瘍局所に動員される．これらはM-CSFの刺激により滲出性マクロファージへと分化し，T細胞の機能を抑制する一方，抗腫瘍免疫応答が働く環境下では，M1様マクロファージへ分化し，T細胞の活性化に寄与する．

の遊走，TAMへの分化を誘導するためである（**図1D**）[1)7)]．

M1/M2バランスに関しても，腫瘍の種類や場所に

よってさまざまである．一般に，M1様細胞はMHC分子，CD80/86分子の発現が高いため，そのT細胞刺激活性を介して抗腫瘍免疫反応を惹起し，TNF-α，I

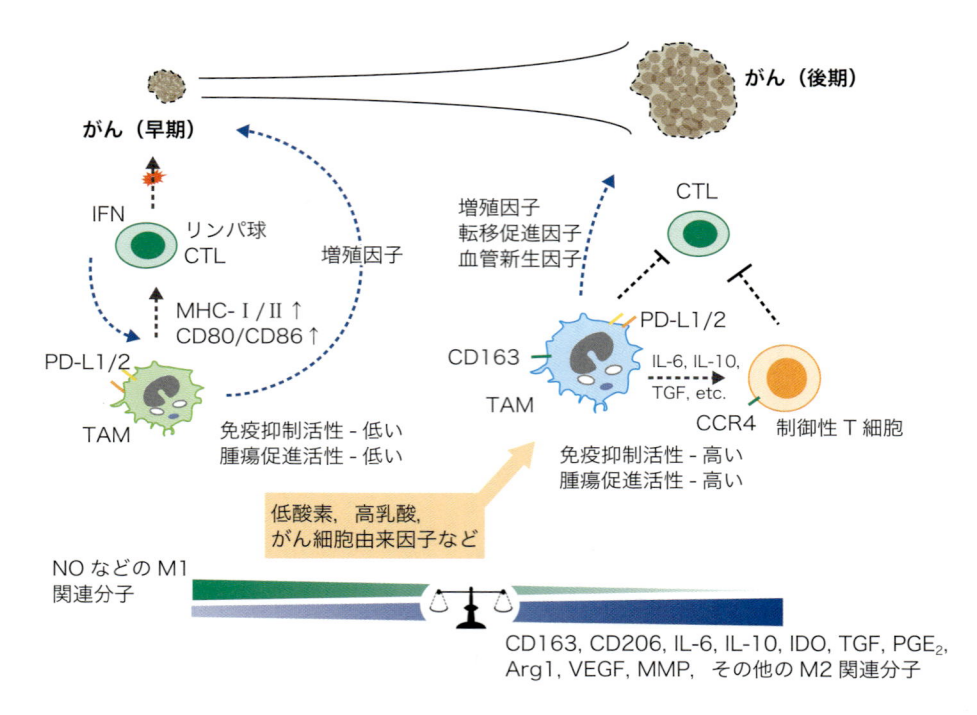

図2　腫瘍内微小環境におけるマクロファージとがん免疫のかかわり
TAMの性質はがんのステージにも依存すると考えられる．早期がんの時期はM2寄りとM1寄り双方の性格を有しており，がんの増殖因子を産生すると同時に，抗原提示能を有しがん免疫を誘導する機能も併せもっている．後期（進行がん）の時期にはM2寄りになり，がん細胞への増殖因子のみならず血管新生や浸潤・転移，制御性T細胞の遊走・維持にかかわる因子を産生する．

型IFN，NOなど抗腫瘍性因子を産生することで腫瘍抑制的に働く．これに対し，M2様細胞はがん細胞に対しIL-6等の増殖因子を産生するのみならず，VEGF等の血管新生因子やArg1，IL-10，TGF-β，IDOなどの免疫抑制因子を産生する．これらの因子は，直接T細胞の活性化抑制に寄与するとともに，制御性T細胞の免疫抑制活性を維持するように働き，間接的にも腫瘍促進性に働いていると考えられている[5]（**図2**）．多くの場合，TAMがM2マーカーを高発現している症例ほど組織学的悪性度が高い，あるいは臨床予後が悪いことから，やはりM2様TAMは腫瘍促進性（pro-tumor）の性質を有しているようである．ただし，がんの発生初期には，両者TAMにおいても抗原提示能が備わっており，がん細胞を貪食し，T細胞を活性化することが示されており[8]，がん免疫に関してはTAM＝免疫抑制という単純なストーリーでもなさそうである．実際にTAMを電子顕微鏡で観察すると死細胞や赤血球を貪食しており，腫瘍間質の清掃にも関与

していると思われる．滲出/常在という観点からは，組織常在マクロファージは元来M2様の性質を有し，恒常性維持，損傷修復に働くことから，がんに促進的に働き，抗腫瘍T細胞応答を抑制する[9]．一方，滲出性TAMの腫瘍促進あるいはM2様活性は，IL-6やM-CSFなどの腫瘍由来因子やTMEの酸素・乳酸濃度などに強く依存するが，ヒトの場合は遺伝学的な要素（個人差）も関与するかもしれない．これらのTAMに関する知見の多くは，マウスを用いた研究に基づくものであるが，マウスとヒトにおいてはマーカーや活性化メカニズムが必ずしも一致しないこともある．前述したM1/M2マーカーにおいては，ヒトではマウスに比べてArg1やNO合成酵素iNOSの発現が顕著に低い．ヒトではTAMにおけるM2マーカーとしてCD206ではなくCD163が使用されているが，マウスTAMにおいては基本的にCD163が陰性でありCD206が信頼性の高いM2マーカーとして多用されていることなどがあげられる[1,5,6,10]．これらのTAMは，免疫抑制

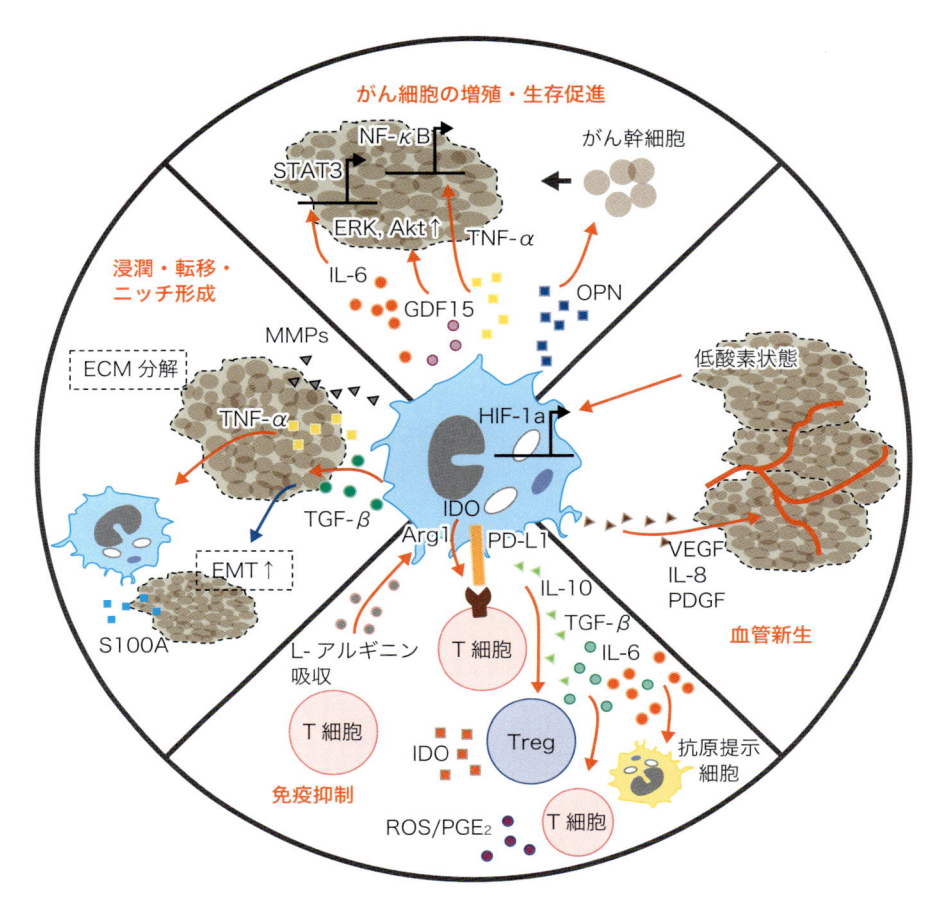

図3　TAMのがん進展促進における多彩な機能

上）TAMはIL-6, OPNなどの液性因子の産生を介して，がん細胞の増殖，生存を促すSTAT3やNF-κBによる転写活性化を誘導する．また，がん幹細胞の維持に寄与する．**下**）がん細胞傷害活性の抑制を含めたT細胞の機能低下は，Arg1によるL-アルギニンの代謝，抑制性サイトカインやPGE$_2$等を介した液性因子，PD-L1・L2との相互作用による直接的抑制，また制御性T細胞の誘導，抗原提示能の低下を介した間接的抑制により引き起こされる．**左**）TAMは，MMP等の産生を介したECMのリモデリングによるがんの浸潤促進，TGF-βを介したEMT促進と，それに続く転移，転移先のニッチ形成にも寄与している．**右**）腫瘍微小環境における低酸素状態はTAMにおけるHIF-1αの発現を誘導し，血管新生を促す因子の産生を促進する．ECM：extracellular matrix，EMT：epithelial-mesenchymal transition，GDF15：growth/differentiation factor 15，MMPs：matrix metalloproteinases，OPN：osteopontin，PDGF：platelet-derived growth factor．

機能を介してがん進展を促進するだけでなく，さまざまな因子を介して，がん細胞自身の増殖・生存を直接促すとともに，局所の血管新生を助けることにより間接的にもがん進展に寄与する（**図3**）．

3 所属リンパ節における　マクロファージ

　リンパ節は感染防御における重要な免疫組織である

と同時に，特異的がん免疫反応の誘導にかかわる重要な免疫器官である．末梢組織からさまざまな抗原が流入してくるリンパ節においては，抗原提示細胞として樹状細胞とマクロファージが存在するが，特にリンパ洞に存在するマクロファージは流入してくる物質を貪食する．そこで外来病原菌やがん細胞に由来する抗原を取り込んだ抗原提示細胞が，T細胞へ抗原を提示し，免疫応答が効率よく惹起される．マクロファージをすり抜けた物質は，リンパ濾胞あるいは副皮質へ流入し

樹状細胞による抗原提示に利用される．マウスにおける研究により，マクロファージと樹状細胞いずれも抗腫瘍免疫において重要な役割を担うことが明らかとなった[11)12]．リンパ節洞マクロファージのマーカーとしてCD169（Sialoadhesin）が知られており，複数の固形がんにおいてCD169が高発現している症例では予後が良いことが知られており，がん免疫との関連性が指摘されている．リンパ節におけるマクロファージとがん免疫との関連性については，未解明な部分が多く今後の研究の進展が望まれる．

4 MDSC

　TAMの類縁細胞と考えられているMDSCも宿主の抗腫瘍免疫応答を阻害する重要な細胞である．MDSCは元来，マウスで提唱された細胞群である．MDSCは成熟した好中球やマクロファージとは異なる細胞であり，好中球に類似した多形核を有するgranulocytic（G）-MDSCと単球に由来するmonocytic（M）-MDSCに分類される．TMEにおいて，単球，成熟したマクロファージ（TAM）とMDSCが混在しており，がん組織の種類，進行度によってその割合はまちまちであり，担がん個体では直接M-MDSCが転写因子Rbの発現抑制を介してG-MDSCへと分化したり，MDSCがTAMへと分化することが明らかになっている[13]．このことは，マクロファージをはじめとするミエロイド系細胞の不均一性と，可塑性をよくあらわしている現象である．さらに，ヒトにおいてもマウスと同様の機能をもつ未分化な細胞（Lin⁻HLA-DR^{low}CD33⁺CD11b⁺，さらに単球系ではCD14⁺，顆粒球系ではCD15⁺）がMDSCと考えられているが，マウスMDSC（CD11b⁺Gr-1⁺共陽性）のようなはっきりしたマーカーはなく，これらの細胞群の相違がより曖昧である．近年はこの共通性，違いが遺伝子発現プロファイルによりさらに明らかになっている[4)13]．

5 マクロファージを標的とした　がん治療

　これまで述べてきたように，TAM/MDSCが免疫抑制をはじめ，さまざまな機序でがんの進展にかかわっ

ていることは明白である．特に，M2様の性質を有するTAMは腫瘍促進活性が強いため，TMEでTAMを増やさない，つまりマクロファージの供給源である末梢血単球の腫瘍組織への遊走を誘導するCCL2-CCR2相互作用を阻害するという目的で，CCR2阻害剤が開発されている（**図1D**）．このCCR2阻害剤は，単剤での抗腫瘍効果は弱いものの，抗がん剤との併用により強い抗腫瘍効果があったと報告されている[14]．一方で，滲出性TAMではなく，組織常在マクロファージによる免疫抑制効果，腫瘍促進効果の改善は期待できず，組織常在マクロファージが多いがんでは効果が低いという問題点も考えられる．

　TAMを阻害あるいは除去する，またはTAMをM2様ではなくM1様細胞へ分化させるという治療戦略も効果が期待される選択肢の1つである．その代表的なものがCSF-1R阻害剤・阻害抗体の投与である．これは，マクロファージの生存・分化因子であるM-CSF（CSF-1）のシグナルを阻害することによりTAMを除去する戦略として開発されたが，やはり単剤では劇的な抗腫瘍効果が認められていない．この理由として，TAMが除去された際に，代償的にMDSCが誘導され，それによる免疫抑制が強く働いてしまうことが示唆されている[15]．しかし，抗がん剤や免疫チェックポイント阻害剤，さらにMDSCのTMEへの遊走を抑えるCXCR2阻害と併用することにより，TAMを除去することによる抗腫瘍免疫応答の増強が可能であることがマウス実験モデルでは実証され，現在ヒトでも臨床試験が進行中である．特にM-CSFにより自己複製する組織常在TAMが多い場合は免疫抑制状態の改善が期待される[16]．

　NF-κBやStat3を介したシグナル伝達経路はM2様細胞への分化に重要であり，がん細胞の増殖にも強くかかわるため，これらの分子を標的とした薬剤が現在開発中である．これらの分子標的薬はがん細胞に直接的に作用するのと同時に，がん局所におけるM2様細胞への分化を促進することによる抗腫瘍効果も期待できる[17]．また，抗CD40アゴニスト抗体，PI3Kγ阻害，あるいはヒストン脱アセチル化酵素阻害剤も同様にTAMの免疫抑制活性の制御，特にM1様細胞への分化を促進し，抗腫瘍免疫の賦活化を通してがん治療に有用な薬剤として注目されている[1]．Cyclosporin A

やTrabectedinはがん細胞の増殖を直接抑える他，TAMの活性化や遊走も抑制する．Bisphosphonateは破骨細胞だけでなく，TAMのM2様細胞への分化も抑制する．このように，現在使用されている薬剤のなかにもTAMの性質を変化させるものがある．筆者らは，天然化合物のライブラリーを用いてマクロファージをM1様細胞へ誘導する化合物を数種類同定し，マウスでの抗腫瘍効果を確認している．同定された化合物はTAMのみならずMDSCの活性化を制御し，抗腫瘍免疫を賦活化させる作用があった．このような免疫抑制型（pro-tumorigenic）のTAMを含めたミエロイド系細胞を免疫活性化型（anti-tumorigenic）の細胞へと形質転換させるアプローチは，ミエロイド系細胞の可塑性をうまく利用した理にかなった戦略であると考えられる．

マクロファージの貪食能を再活性化する治療法も，TAMの形質変化を標的としたアプローチである．CD47阻害抗体は，マクロファージによるがん細胞の貪食を亢進させることで腫瘍の縮小をめざすものであるが，貪食による腫瘍関連抗原の提示の促進を介して抗腫瘍免疫を増強させることも期待されている．実際，悪性リンパ腫症例での臨床試験では，抗CD20抗体との併用で約半数の症例で治療効果がみられている[18]．

このようにTAMを標的とした薬剤は，抗腫瘍免疫応答の活性化を通して既存の化学療法や放射線療法の効果を改善させると期待され，さらに現在一部のがんで奏効するT細胞を介したがん免疫療法の効果を増強することで，応答性が低い患者へ汎用性を拡大できる可能性が大いに期待できる．

6 免疫チェックポイント阻害剤とTAM

近年，抗PD-1/PD-L1抗体投与による免疫チェックポイント阻害療法がさまざまな固形がんに対して認可されている．一般的にはがん細胞におけるPD-L1発現が注目されているが，PD-L1・L2，およびPD-1はTAMにも発現しており，がん免疫療法におけるTAMの重要性がさらに注目されている．例えば，がん細胞にPD-L1が発現していない症例においてもPD-1/PD-L1阻害療法の治療効果がみられる場合も多く，この際にTAMが発現するPD-L1・L2がTMEにおける

免疫抑制にかかわることが示唆されている[19]（**図2**）．また，PD-1/PD-L1阻害療法に対する応答性の低下にもTAMが関与することが近年明らかになりつつある（**図4**）．第一に，抗PD-1/PD-L1抗体投与によりT細胞上のPD-1からのシグナルが阻害され再活性化が起こる際に，TAMによる免疫抑制が強く作用することによりT細胞が十分に再活性化することができない，という単純な作用が考えられる．また，PD-L1・L2以外のTAM由来の免疫抑制因子がT細胞に作用するという単純な作用に加え，TAMが発現するFc受容体によりT細胞に結合した抗PD-1抗体がT細胞から引きはがされ，再びPD-1/PD-L1の会合が起こりT細胞の再活性化が妨げられる，という機序も報告されている[20]．これらの現象から，TAMのPD-1/PD-L1を介した免疫抑制以外の作用の重要性が示唆される．実際にTAMの免疫抑制活性を調節するアプローチは，PD-1阻害療法との併用にて，その効果を増強することが多い[1][21][22]．

PD-1/PD-L1阻害療法によるTAMの性質変化が，T細胞の抗腫瘍効果に影響することも示唆されている．これには，がんにとって促進的に働く場合と抑制的に働く場合が報告されており，前者はPD-1阻害療法により活性化したT細胞がTMEをIFN-γ（Th1応答）優位な状況へと変化させた結果，M2様TAMからM1様TAMへ変化したことに起因する．さらに，ヒトおよびマウスのTAMはPD-L1・L2のみならずPD-1を発現し，そのPD-1シグナルにより抑制されていた貪食活性がPD-1阻害療法により活性化されるとTAMによるがん細胞貪食が誘導されるという報告がなされた[23]．このことから，抗PD-1抗体が直接TAMに作用しその活性，機能を変化させるという可能性も考えられている（**図4**）．一方，われわれは，抗PD-L1抗体投与によるTAMでのPD-1シグナルの解除がIL-6の産生能を増強し，その結果，IL-6を介したT細胞への免疫抑制が引き起こされてしまい，最終的にPD-1/PD-L1阻害療法への耐性が誘導されることを観察している[20]．つまり，このような場合には，PD-1/PD-L1阻害療法がTAMに直接作用し，がん進展を促進する後者のメカニズムとして働くと示唆される．興味深いことに，このようなIL-6の産生抑制は腫瘍浸潤樹状細胞においても観察され，PD-1シグナルはTAMの貪食

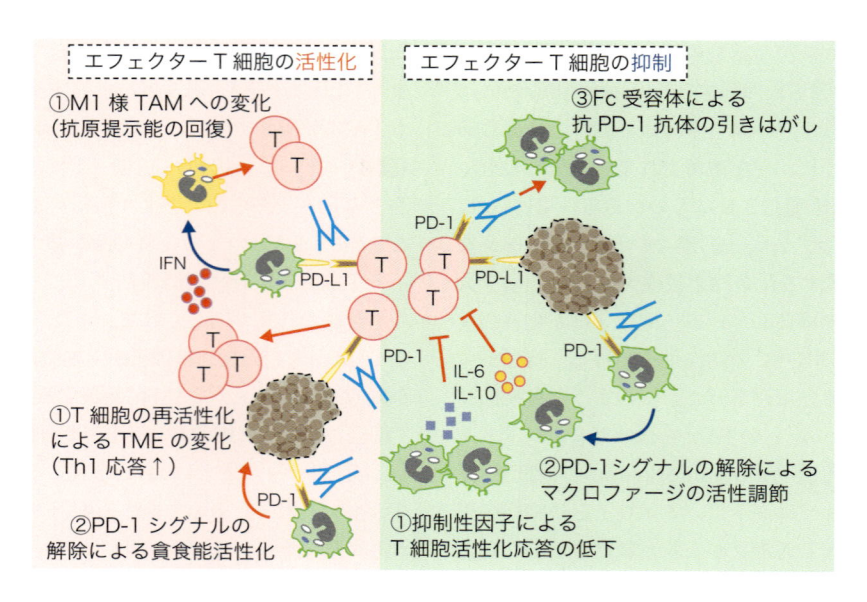

図4　PD-1/PD-L1 阻害療法におけるマクロファージのかかわり

PD-1/PD-L1 阻害療法において，TAM は T 細胞を介した抗腫瘍免疫応答誘導に対して促進的に働く場合と，抑制的に働く場合がある．T 細胞の活性化を促す場合（左）として，①PD-1/PD-L1 阻害により T 細胞の Th1 応答が促進され，TME が M1 様 TAM 分化を促す環境へと変化することが考えられる．また，②TAM に発現する PD-1 を介した抑制シグナルが PD-1 阻害療法により解除されることで，TAM の貪食能が活性化される．このような M1 様 TAM の誘導，あるいはがん細胞の貪食による腫瘍関連抗原の提示はさらなる T 細胞活性化を惹起することにより抗腫瘍効果をもたらす．一方，PD-1 阻害療法における TAM の抑制的な効果（右）として，①TME において TAM から産生される IL-6 や IL-10 などの抑制性因子が，そもそものT 細胞活性化応答を妨げることに加え，②PD-1 を発現する TAM において，PD-1 阻害療法により PD-1 シグナルを介した IL-6 や IL-10 の産生抑制が解除され，それらを介した T 細胞に対する免疫抑制が増強してしまうことが考えられる．さらに，③マクロファージが発現する Fc 受容体が，T 細胞の PD-1 に結合していた抗 PD-1 抗体を引きはがして，再び T 細胞が PD-L1 による免疫抑制を受けてしまう場合もある．

能だけでなく，腫瘍局所では IL-6 や IL-10 などの免疫抑制性サイトカインの産生を抑制している可能性も考えられた[21) 24)]．

CTLA-4/CD80・86，PD-1/PD-L1・L2 に代表される免疫チェックポイントに加え，TAM には TIM3 や VISTA，Siglec-15 など抑制性の免疫チェックポイント分子が発現しており，TAM の免疫抑制活性の一部を担っていると考えられる．これらの新たな免疫チェックポイントの制御とマクロファージの制御の併用が新たな治療の選択肢の拡大につながることが望まれる．

おわりに

ヒトがん組織内におけるマクロファージ TAM は腫瘍促進性の性質を有しており，腫瘍細胞が産生する因子や低酸素などの微小環境によって，マクロファージの腫瘍促進性の度合いが変化するようである．TAM においては CD163 や CD204 が腫瘍促進性の性質を反映するマーカー，リンパ節マクロファージにおいては CD169 が抗原提示能を反映するマーカーとしてあげられる．マクロファージを含むミエロイド細胞の関係性は大変複雑であるが，これらのマーカー，さらに gene signature のプロファイリングを用いてがん病態におけるマクロファージの量的・質的な違い，治療による変化をとらえ，M1/M2 様形質に加えて，その不均一性を役割や機能の面から，TAM を理解するためのさらなる研究が必要である．そして，どのような性質・機能をもつか，という観点から個々のがん，あるいは患者でマクロファージをモニターできるようになれば，治療応答性を予測でき，より適切な治療戦略を選択する指標としてマクロファージの臨床応用につながるはずである．

文献

1) Guerriero JL : Trends Mol Med, 24 : 472-489, 2018
2) Bain CC, et al : Nat Commun, 7 : ncomms11852, 2016
3) Cassetta L, et al : Cancer Cell, 35 : 588-602.e10, 2019
4) Chevrier S, et al : Cell, 169 : 736-749.e18, 2017
5) Noy R & Pollard JW : Immunity, 41 : 49-61, 2014
6) Komohara Y, et al : Cancer Sci, 105 : 1-8, 2014
7) Lin EY, et al : J Exp Med, 193 : 727-740, 2001
8) Singhal S, et al : Sci Transl Med, 11 : doi:10.1126/scitranslmed.aat1500, 2019
9) Sharma SK, et al : J Immunol, 194 : 5529-5538, 2015
10) Komohara Y, et al : J Atheroscler Thromb, 23 : 10-17, 2016
11) Komohara Y, et al : Cancer Sci, 108 : 290-295, 2017
12) Moran I, et al : Trends Immunol, 40 : 35-48, 2019
13) Bronte V, et al : Nat Commun, 7 : 12150, 2016
14) Nywening TM, et al : Lancet Oncol, 17 : 651-662, 2016
15) Kumar V, et al : Cancer Cell, 32 : 654-668.e5, 2017
16) Soncin I, et al : Nat Commun, 9 : 582, 2018
17) Komohara Y, et al : Adv Drug Deliv Rev, 99 : 180-185, 2016
18) Advani R, et al : N Engl J Med, 379 : 1711-1721, 2018
19) Lin H, et al : J Clin Invest, 128 : 805-815, 2018
20) Arlauckas SP, et al : Sci Transl Med, 9 : doi:10.1126/scitranslmed.aal3604, 2017
21) Tsukamoto H, et al : Cancer Res, 78 : 5011-5022, 2018
22) Zhu Y, et al : Cancer Res, 74 : 5057-5069, 2014
23) Gordon SR, et al : Nature, 545 : 495-499, 2017
24) Karyampudi L, et al : Cancer Res, 76 : 239-250, 2016

＜著者プロフィール＞

菰原義弘：2000年熊本大学医学部卒業，'05年熊本大学大学院博士課程修了（病理学）．'06～'07年久留米大学免疫学．'07年～熊本大学細胞病理学でマクロファージとがんに関する研究を遂行．主にヒトがん組織や細胞株，ヒトマクロファージを用いて研究を進めている．

塚本博丈：2006年熊本大学大学院博士課程修了，'06年～'09年米国Trudeau研究所ポスドク，'09年～'15年熊本大学大学院生命科学研究部免疫識別学分野，'16年より同大学免疫学講座に所属．担がんおよび老齢個体における免疫機能低下の分子メカニズムの解明を目的とした研究を行っている．

I

1章

腫瘍免疫応答の正負の調節機構

6. 制御性T細胞
—これまでとこれから

前田優香，西川博嘉

1990年代後半に生体の恒常性を維持し，過剰な免疫応答を抑制する細胞として同定された制御性T細胞であるが，腫瘍の局所に多く浸潤していることや腫瘍局所において抗腫瘍免疫応答を抑制していることが明らかになった．近年注目されるがん免疫療法においては，効果や予後に制御性T細胞の存在が大きく関与している．発見から詳細な分類と制御性T細胞の新たな意義について紹介する．

はじめに

制御性T細胞（regulatory T cell：Treg）はCD4$^+$T細胞のサブセットの1つであり，転写因子であるFoxP3やCD25が陽性の分画で健康人末梢血中に10％ほど存在している．主に自己免疫寛容や生体の恒常性の維持に重要な働きをしている．ゆえに，Tregの分化・機能不全は自己免疫疾患（Ⅰ型糖尿病など）・アレルギー・炎症性腸疾患などを惹起することが知られている．また，最近ではがん免疫治療を用いた前臨床試験・臨床試験から，Tregによりがん免疫監視機構が阻害され有効な抗腫瘍免疫応答の誘導を惹起できず腫瘍が進行することが示唆されている．Tregをコントロールすることががん免疫療法の治療成績を向上させるうえできわめて重要なファクターの1つである．

[略語]
IPEX：immune dysregulation, polyendocrinopathy, enteropathy, and X–linked
Treg：regulatory T cell（制御性T細胞）

1 Tregの分類

Tregは抑制活性をもつCD4$^+$T細胞のサブセットである．1995年に坂口志文博士らにより正常マウスの脾臓から分離したT細胞からCD25を発現しているCD4$^+$T細胞を除去し，この細胞群を同系のT細胞欠損マウスに移入すると2〜3カ月の間に自己免疫性甲状腺炎，自己免疫性胃炎，Ⅰ型糖尿病などの自己免疫疾患が高頻度に自然発生することを見出した[1]．また，少量のCD25$^+$CD4$^+$T細胞の同時移入によりこれらの自己免疫疾患の発症が抑制された．そこで，この細胞分画は自己に対する免疫応答を制御する制御性T細胞と名付けられた．2009年には，FoxP3陽性の分画内に抑制活性をもたないポピュレーションが存在することが明らかになった[2]．これまでのCD25に代わりCD45RAを用いてTreg分画を展開した場合FoxP3$^+$CD45RA$^-$（Fraction Ⅲ：non–Treg）はFoxP3陽性にもかかわらず抑制活性を有さず，FoxP3^{++}CD45RA$^-$（Fraction Ⅱ：エフェクターTreg）が強い抑制活性をもつことが

Regulatory T cells – now and then
Yuka Maeda[1] /Hiroyoshi Nishikawa[1][2]：Div. of Cancer Immunology, National Cancer Center Research Institute, Japan[1] /Dep. of Immunology, Nagoya University Graduate School of Medicine[2]（国立がん研究センター研究所腫瘍免疫研究分野[1] / 名古屋大学大学院医学系研究科分子細胞免疫学分野[2]）

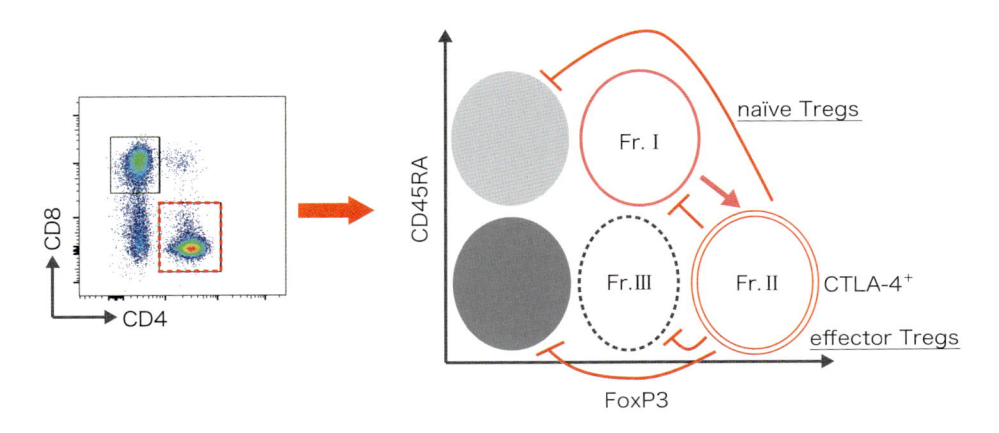

図1 Tregの分類

わかった（**図1**）．全く異なる臨床病態を示すが同様にFoxP3陽性細胞が亢進するとされていたサルコイドーシスと全身性エリテマトーデスの病態を反映する分類が報告された．また，悪性黒色腫（メラノーマ）など多くのがん種の腫瘍局所には強い抑制活性をもつエフェクターTreg（Fr. II）が多く浸潤している．そのため，腫瘍局所における抗腫瘍免疫応答が抑制されていると考えられている．

2 マスター遺伝子*FOXP3*の同定

*FOXP3*は重篤な自己免疫疾患を引き起こすIPEX（immune dysregulation, polyendocrinopathy, enteropathy, and X-linked）症候群の原因遺伝子として同定されていた[3][4]．IPEX症候群と同様に*FOXP3*の異常から自己免疫により生後3〜4週で死亡するScurfyマウスを用いた検討などから，①*FOXP3*がTregに選択的に発現していること，②conventional T細胞に*FOXP3*を強制発現させるとTregに性質転換すること，③Scurfyマウスでは機能的Tregの発生・分化が行われないこと，④Scurfyマウスの自己免疫は機能的Tregの欠損であることなどが明らかにされた[5]．これらのデータに基づいて，2003年に堀昌平博士らによりTregのマスター遺伝子（マスター転写因子）が*FOXP3*であることが同定された[6]．

3 Tregの免疫抑制メカニズム

Tregは細胞表面にCD25：IL-2受容体α鎖が高発現している．Treg上のCD25はIL-2との親和性が高いため，TregによりIL-2が消費されることにより抗原提示細胞の活性化・増殖が阻害される．また，同時にTregはCTLA-4を発現しCD80/86といった共刺激分子の発現を抑制する．樹状細胞の成熟が抑制されることからT細胞へのシグナルが不十分となりT細胞の免疫不応答を誘導する（**図2**）．また，Tregの維持に重要なIL-10/TGF-β/IL-35などの抑制性サイトカインの分泌によりT細胞を直接抑制し，パーフォリン・グランザイムといった細胞傷害性物質の産生によりT細胞の活性化の抑制・破壊を引き起こす[7][8]．

4 Tregによる自己反応性CD8⁺T細胞の不応答性制御

Tregの分化・機能不全はヒトにおいても自己免疫疾患（I型糖尿病など），アレルギー，炎症性腸疾患などを惹起する[1][9]．しかしながら，Tregがどのようにして生体に傷害性のある自己抗原特異的CD8⁺T細胞を長期間かつ安定的にコントロールし自己免疫疾患の発症を抑制しているかは不明であった．2014年に筆者らは健康人末梢血を用いた検討により，Tregにより抑制されている末梢血中の自己（がん）抗原特異的CD8⁺T細胞のユニークな特徴を報告した（**図3**）[10]．悪性黒色腫や正常なメラノサイトにも発現し，皮膚の自己免

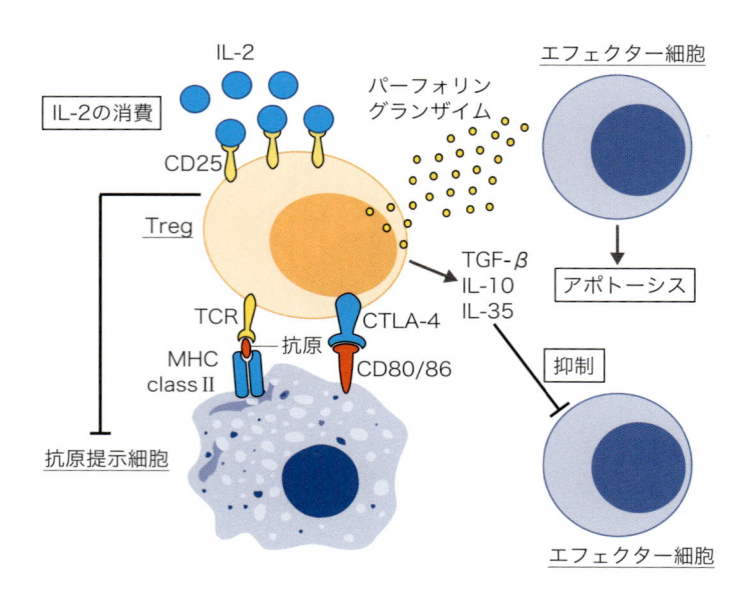

図2　Tregによる免疫抑制メカニズム

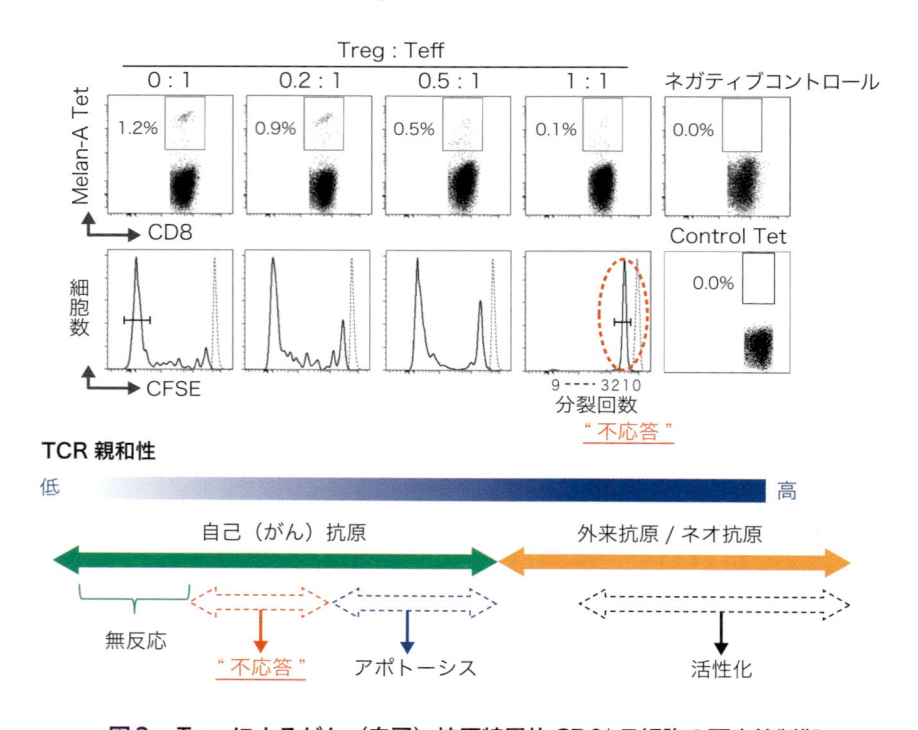

図3　Tregによるがん（自己）抗原特異的CD8⁺ T細胞の不応答制御

疫疾患である白斑症の標的抗原であるMelan–A（MART–1）[11) 12)]特異的CD8⁺T細胞をTreg存在下・非存在下で誘導を行った．誘導効率・誘導された自己抗原特異的CD8⁺T細胞の機能を解析したところ，Tregの存在比率依存的に誘導される自己抗原特異的

CD8⁺T細胞は①細胞分裂（増殖）が一度で停止する，②CCR7⁺CTLA–4⁺というフェノタイプを有している，③サイトカインの産性能が低下している免疫不応答状態であることが明らかになった．しかし，誘導された細胞群のTCRアフィニティーは変化しておらず，自己

抗原であるMelan-Aに対してのアフィニティーのみが低下していた．さらに，興味深いことに同一の健康人ドナーから誘導された非自己抗原（CMV）特異的CD8[+]T細胞は細胞分裂し，細胞傷害性サイトカインの産生能を有していた．CCR7はnaïve細胞に特徴的なマーカーであり，CTLA-4は活性化にかかわるマーカーである．活性化しつつナイーブであるという非常にユニークな特徴を有し，Tregの存在下で抗原刺激を受けた自己抗原特異的なCD8[+]T細胞は二次抗原刺激に対しても免疫不応答状態に陥っていた．健康人においては，CCR7[+]CTLA-4[+]の不応答性抗原特異的CD8[+]T細胞は，自己抗原に対する末梢性の免疫寛容の機構として重要であることが明らかになった．

5 Tregを標的としたがん免疫療法

がん免疫療法のなかで近年とりわけ注目をされているものの1つに免疫チェックポイント阻害剤がある．CTLA-4やPD-1といった免疫チェックポイント分子からのネガティブシグナルを遮断することにより，がん抗原特異的CD8[+]T細胞を活性化させがんを拒絶する．一部の患者においては進行したがんに対しても有効性を示している．しかしながら，長期間の追跡調査においてがん免疫療法の長期生存は20％に留まることがわかっている[8]．半数以上の患者で有効な臨床効果が得られていないため，効果予測（バイオマーカー）や免疫抑制メカニズムの解明が希求されている．免疫を抑制するTregを除去し，有効な抗腫瘍免疫応答を得ようとする試みはすでに1999年マウスモデルを用いて行われている[13]～[15]．抗CD25抗体によりTregを除去したマウスは腫瘍を拒絶し，Tregの抑制活性を活性化させると発がんが促進することが報告されている．このことからも，Tregは抗腫瘍免疫応答を抑制し，腫瘍の増殖を促進していることが明らかである．また，TregにはCTLA-4やPD-1といった免疫チェックポイント分子の他にCCR4やOX40，GITRなど免疫療法のターゲットとなる分子が発現している．しかしながら，全身性にTregを除去した場合自己免疫疾患へのリスクが高まる．事実，抗CTLA-4抗体や抗PD-1抗体投与後にさまざまな臓器に自己免疫が生じるケースが数多く報告されている[16]．自己免疫のコントロールにはス

テロイドなどの免疫抑制剤が使用されている．免疫チェックポイント阻害剤により賦活化された免疫を免疫抑制剤で抑制するという矛盾が生じている．免疫抑制機能を有するTregの選択的除去などの新たなレジュメを構築する必要がある．

おわりに

がん免疫療法ががん治療領域において大きなブレークスルーを達成した．これまでの抗がん剤とは全く異なるメカニズム・アプローチによりがんが拒絶されるが，生体内の緻密な免疫バランスを人為的にコントロール・制御することは非常に困難である．Tregについても，腫瘍側からみた場合と恒常性維持の立場から考える場合では全く異なる形相を呈する．宿主の免疫機構を十分に理解することが新たな戦略を考えるうえで重要である．

文献

1) Sakaguchi S, et al：J Immunol, 155：1151-1164, 1995
2) Miyara M, et al：Immunity, 30：899-911, 2009
3) Wildin RS, et al：Nat Genet, 27：18-20, 2001
4) Ziegler SF：Annu Rev Immunol, 24：209-226, 2006
5) Fontenot JD, et al：Nat Immunol, 4：330-336, 2003
6) Hori S, et al：Science, 299：1057-1061, 2003
7) 榎田智弘，西川博嘉：日本臨牀，75：181-187, 2017
8) Shitara K & Nishikawa H：Ann N Y Acad Sci, 1417：104-115, 2018
9) Sakaguchi S, et al：Nat Rev Immunol, 10：490-500, 2010
10) Maeda Y, et al：Science, 346：1536-1540, 2014
11) Coulie PG, et al：J Exp Med, 180：35-42, 1994
12) Kawakami Y, et al：Proc Natl Acad Sci U S A, 91：6458-6462, 1994
13) Shimizu J, et al：J Immunol, 163：5211-5218, 1999
14) Onizuka S, et al：Cancer Res, 59：3128-3133, 1999
15) Itoh M, et al：J Immunol, 162：5317-5326, 1999
16) June CH, et al：Nat Med, 23：540-547, 2017

＜筆頭著者プロフィール＞
前田優香：2010年三重大学大学院医学系研究科修士課程修了（珠玖洋教授），'13年大阪大学大学院医学系研究科博士課程修了（坂口志文教授），同年Memorial Sloan Kettering Cancer Center（Dr. Jedd Wolchok），'15年より国立がん研究センター腫瘍免疫研究分野（西川博嘉分野長），修士課程より一貫して腫瘍免疫学に従事．現在は，がん免疫療法の予後予測とともに，免疫応答とともに変化する代謝様式など抗腫瘍免疫応答の本態解明をめざしている．

7. 免疫抑制性微小環境構築における がん関連線維芽細胞の役割

青木一教

がん組織が多様な免疫抑制環境を構築して宿主の免疫系から逃避していることは，がんの生物学的特徴の1つであり，免疫療法に対する治療抵抗性・耐性獲得の原因となっている．がん組織には，がん細胞だけでなく，それを支える間質も多く存在する．がんの免疫学的多様性は，これらがん細胞・間質細胞および免疫細胞が相互に影響しあうことにより構築される．本稿では，間質のなかでも特にがん関連線維芽細胞と免疫細胞のネットワーク機構に注目し，これまでの知見と最新の研究成果を紹介する．

はじめに

抗CTLA-4抗体やPD-1抗体などの免疫チェックポイント阻害剤は，悪性黒色腫，肺がん，胃がんなど多くのがん種に有効性を示し，がんの治療体系を大きく変えている．しかし，20〜30％の症例に長期的な治療効果をもたらすものの，依然として半数以上の患者では効果が認められない．また，獲得耐性例の出現も臨床腫瘍学上の克服すべき新たな課題となっている[1)2)]．

がん組織が多様な免疫抑制環境を構築して宿主の免疫系から逃避していることは，がんの生物学的特徴の1つである．がん組織には，がん細胞だけでなく，それを支える間質も多く存在する．この間質は，線維芽細胞，血管内皮細胞やリンパ管内皮細胞，間葉系細胞，これらの細胞間に存在する細胞外マトリクスおよびそれに結合する生理活性物質（増殖因子，サイトカインなど）からできている[3)]．がんの免疫学的多様性は，がん組織の微小環境において，これらがん細胞・間質細胞および免疫細胞が相互に影響しあうことにより構築されると考えられる．そこで，これら細胞間のネットワーク機構の解明に基づいた，新たなバイオマーカー開発や免疫抑制ネットワークを遮断する阻害剤を創薬に結び付ける試みが求められている[4)]．

これまで，がん組織での免疫細胞自身の性状解析や，腫瘍微小環境でのがん細胞と免疫細胞二者の関係の研究は世界的にさかんに進められてきた[5)]．しかし，この関係だけではがんの免疫抑制微小環境がどのように構築されるかを十分に説明できず，近年，間質の重要性が認識されるようになってきた[6)]．本稿では，間質

> **［略語］**
> **CAF**：cancer-associated fibroblast
> **FAP**：fibroblast activating protein
> **MDSC**：myeloid derived suppressor cell
> **SMA**：smooth muscle actin
> **Treg**：regulatory T cell

The role of cancer-associated fibroblasts to construct immune suppressive tumor microenvironment
Kazunori Aoki：Department of Immune Medicine, National Cancer Center Research Institute（国立がん研究センター研究所免疫創薬部門）

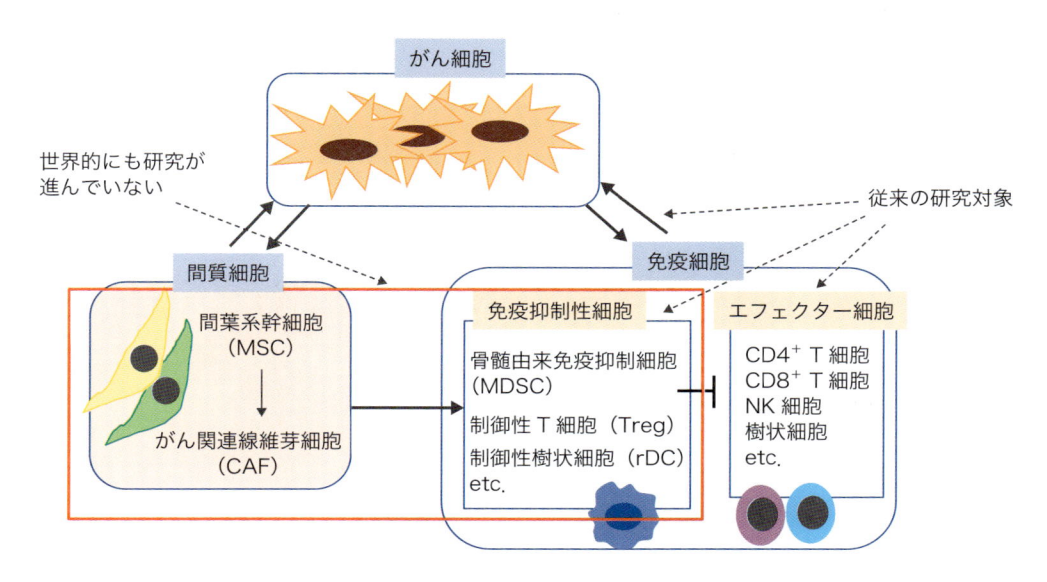

図1 がん微小環境における免疫抑制ネットワーク機構の解明

のなかでも，特にがん関連線維芽細胞※1 と免疫細胞の
ネットワーク機構に注目し概説する（**図1**）．

1 がん関連線維芽細胞の不均一性について

がん関連線維芽細胞（cancer-associated fibro-
blasts：CAF）は，多くの固形がんのがん組織に存在
している活性化した線維芽細胞であり，がんの進展・
悪性化に寄与する．がん細胞と同様に，がん組織中の
CAFも不均一であり，さまざまな活性をもつCAFのサ
ブタイプが存在すると考えられている．実際に，CAF
は，fibroblast activation protein（FAP），
α-smooth muscle actin（SMA），fibroblast-spe-
cific protein（FSP）1などのマーカー遺伝子を発現す
るが，乳がん組織においてはこれら遺伝子の発現状況
によりCAFは4つのタイプに分かれることが明らかと
なった[7]．また，肺がん組織においてもシングルセル

> **※1　がん関連線維芽細胞**
>
> がん関連線維芽細胞（cancer-associated fibroblasts：
> CAF）は，多くの固形がんのがん組織に存在している活性化
> した線維芽細胞である．がん細胞の増殖促進や血管新生に働
> くさまざまな増殖因子を産生することにより，がんの進展・
> 悪性化に寄与している．

レベルでの網羅的遺伝子発現解析により7つのクラス
ターに分かれることが報告されている[8]．しかし，ど
のサブタイプが免疫抑制性環境を構築するのに重要で
あるかなど，CAFの役割は十分には解明されていない．

2 がん関連線維芽細胞が免疫細胞に及ぼす作用について

CAFが免疫細胞に及ぼす作用に関しては，①免疫抑
制性細胞に対する作用，②エフェクター細胞に対する
作用，③サイトカインに対するがん細胞の反応性への
作用，④細胞外マトリクスを介した作用，などがある
（**図2**）．

1）免疫抑制性細胞に対する作用

CAFは，免疫抑制性の細胞に対して，腫瘍内へのリ
クルートや増殖・活性化といったさまざまな作用を有
している．制御性T細胞（regulatory T cell：Treg）
に対しては，乳がん組織において，SMA[+]間質細胞が
CCL5を産生して，その受容体CCR1を発現するTreg
をエフェクターT細胞よりも優先的に腫瘍内に遊走さ
せ，TregからのRANKL産生によりがんの転移が促進
されることが示されている[9]．また，やはり乳がんで，
CAFの特定のサブタイプがCXCL12を産生することに
よりTregを腫瘍内にリクルートし，OX40LやPD-L2

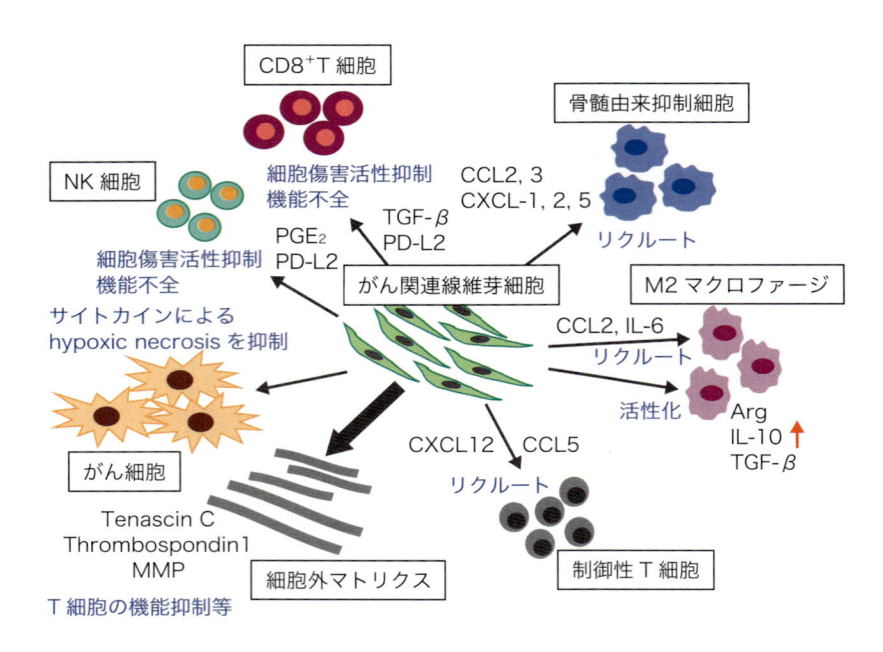

図2　がん関連線維芽細胞の免疫細胞に対する作用

や JAM2 の発現によって Treg を局所に留め，B7H3 や DPP4 や CD73 により Treg を増殖させて，腫瘍の免疫抑制性微小環境を構築していることも明らかとされた[7]．

　ミエロイド系細胞に関しては，CAF が CCL2 や IL-6 を産生することにより腫瘍内に M2 マクロファージをリクルートすることや[10]，CAF により M2 マクロファージでの Arg，IL-10，TGF-β の発現が亢進しその免疫抑制活性が高まることが報告されている[11]．骨髄由来抑制細胞（myeloid derived suppressor cells：MDSC）[※2]に対しては，膵がんの CAF の培養液で末梢血単核リンパ球を培養すると STAT3 経路の活性化により MDSC が誘導されることや[12]，CAF が CCL2，3 や CXCL-1，2，5 等を産生し顆粒球系 MDSC を腫瘍内にリクルートする主因であることが明らかとなっている[13)14)]．

※2　骨髄由来抑制細胞

骨髄由来抑制細胞（myeloid-derived suppressor cells：MDSC）は，担がん状態で腫瘍組織，リンパ節，末梢血に増加する未熟な骨髄由来細胞であり，腫瘍内に浸潤しエフェクター T 細胞等の活性を阻害することにより強力な免疫抑制活性を発揮する．

2）エフェクター細胞に対する作用

　CAF のエフェクター細胞に対する作用に関しては，CAF の産生する TGF-β や PGE$_2$ が，細胞傷害性 T 細胞や NK 細胞の細胞傷害活性を抑制することが知られている[6]．また，肺がん組織において CAF は PD-L2 を強く発現しており，この PD-L2 と FasL を介して抗原特異的に CD8$^+$T 細胞を除去することが報告されている[15]．

3）サイトカインに対するがん細胞の反応性への作用

　腫瘍微小環境においては抗腫瘍免疫反応として免疫細胞により IFN-γ や TNF が産生され，血栓形成促進などによりがん細胞と CAF の両者に対して hypoxic necrosis を誘導する．しかし，FAP 産生 CAF はその反応性を減弱させてがん細胞を護る作用をもっている[16]．

4）細胞外マトリクスを介した作用

　CAF は細胞外マトリクス等を産生するが，そのなかでも Tenascin C が T 細胞の fibronectin への接着を阻害することや，Thrombospondin 1（TSP1）が樹状細胞での MHC class II 抗原等の発現低下や T 細胞の増殖を抑制することなどがわかっている．また，matrix metalloproteinase もサイトカインの活性を調整している[6]．

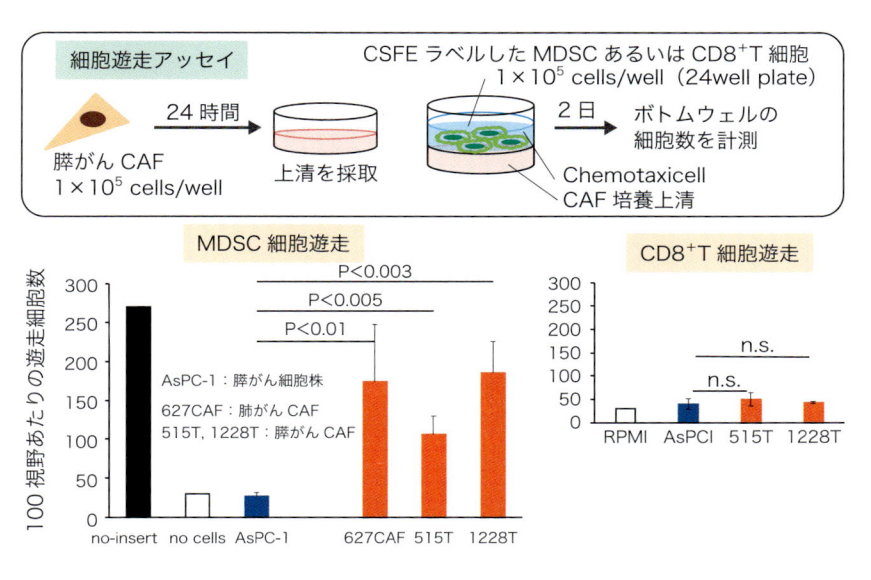

図3　CAFの培養上清によるMDSC遊走能の亢進

このようにCAFはさまざまな作用を介して免疫抑制性微小環境を構築する役割を担っていると考えられ，CAFを抑制することにより腫瘍の進展が抑制されるという報告が多いが[16) 17)]，CAFを除去することによりむしろ免疫抑制が誘導されてがんが進展するといったマウスでの実験結果もあり[18)]，CAFの免疫環境構築における役割は不明な点が多い．また，免疫抑制環境構築に関しても，がん種ごとにCAFのどのような免疫抑制機序が主体であるのか，免疫微小環境におけるCAFとがん細胞など他の細胞との相互作用はどうなっているかなども，いまだ明らかとなっていない．

③ 膵がんでのがん関連線維芽細胞の免疫学的役割

われわれは，難治固形がんである膵がんを対象に，がん組織において，免疫抑制性環境を構築する免疫抑制ネットワーク機構を明らかにしようとしている．膵がんは，間質が豊富で線維化が顕著な組織構造をとり，この間質が免疫抑制環境の構築に大きな役割を担っていると考えられる．CAFの特性を解析する目的で，膵がんや肺がん外科切除標本からCAF株を樹立し，これらのCAFを用いてCAFと免疫細胞との相互作用の検討を行った．これまでに，大腸がん・胃がん・膵がん

の臨床検体等を用いて，免疫抑制性細胞のなかでもMDSCが免疫療法や化学療法に対する抵抗性および耐性獲得に重要な役割を果たしていること[19) 20)]，および動物モデルでMDSCを除去することにより抗腫瘍免疫を増強できることを明らかとしてきた．MDSCは，担がん状態で増加する未熟な骨髄由来細胞であり，腫瘍内に浸潤し強力な免疫抑制活性を発揮することが知られている[21)]．そこで，われわれはCAFとMDSCの相互作用を検討した．

MDSCは血液中では数が少なく実験に必要な細胞数を採取することが難しいため，まず健常人の末梢血単核球をGM-CSFとIL-6存在下に培養し，MDSCを誘導した[22)]．次いで，CAFおよびがん細胞の培養上清を用いてこの誘導MDSCの遊走能の変化を検討すると，CAFの培養上清は，膵がん細胞の培養上清と比べて明らかにMDSCの遊走能を促進した．一方で，CAFの培養上清も膵がん細胞の培養上清も，CD8⁺T細胞に対しては遊走能の促進効果は認められなかった（**図3**）．また，CAFが産生するサイトカインのうちMDSCの増殖・活性化にかかわっていることが報告されているHGF（hepatocyte growth factor）に関して[23)]，13種類の膵がんCAF株を用いて検討したところ10株において HGF が産生されているが，膵がん細胞株2株中2株とも HGF の産生は認められず，膵がん免疫微小環境

においてはCAFが主としてHGFを産生していることが示唆された.

これらの結果は，CAFが免疫抑制性細胞を腫瘍内にリクルートさせて増殖・活性化し，膵がんの免疫抑制環境の構築に中心的な役割を果たしている可能性を示している.

おわりに

ヒトがん組織におけるCAFも不均一でさまざまな特徴を有している．今後，ヒトがん組織を用いて，シングルセルレベルでの網羅的な発現解析を行うことにより，CAFの不均一性の機序と免疫学的機能に基づくCAFサブタイプを明らかにすることが必要であろう．さらに，CAFを含めて，がん微小環境において免疫抑制ネットワークを司る責任分子や発現遺伝子群を探索・同定することが，がん組織の特徴的な免疫パスウェイに基づく分類とそれを標的とした創薬（免疫抑制ネットワーク阻害剤）の開発につながるものと考えている.

文献

1）Topalian SL, et al：Nat Rev Cancer, 16：275–287, 2016
2）Pitt JM, et al：Immunity, 44：1255–1269, 2016
3）Kalluri R：Nat Rev Cancer, 16：582–598, 2016
4）Chen F, et al：BMC Med, 13：45, 2015
5）Binnewies M, et al：Nat Med, 24：541–550, 2018
6）Turley SJ, et al：Nat Rev Immunol, 15：669–682, 2015
7）Costa A, et al：Cancer Cell, 33：463–479.e10, 2018
8）Lambrechts D, et al：Nat Med, 24：1277–1289, 2018
9）Tan W, et al：Nature, 470：548–553, 2011
10）Higashino N, et al：Lab Invest, 99：777–792, 2019
11）Takahashi H, et al：Oncotarget, 8：8633–8647, 2017
12）Mace TA, et al：Cancer Res, 73：3007–3018, 2013
13）Yang X, et al：Cancer Res, 76：4124–4135, 2016
14）Kumar V, et al：Cancer Cell, 32：654–668.e5, 2017
15）Lakins MA, et al：Nat Commun, 9：948, 2018
16）Kraman M, et al：Science, 330：827–830, 2010
17）Loeffler M, et al：J Clin Invest, 116：1955–1962, 2006
18）Özdemir BC, et al：Cancer Cell, 25：719–734, 2014
19）Tada K, et al：Cancer Immunol Res, 4：592–599, 2016
20）Shoji H, et al：Oncotarget, 8：95083–95094, 2017
21）Veglia F, et al：Nat Immunol, 19：108–119, 2018
22）Lechner MG, et al：J Immunol, 185：2273–2284, 2010
23）Yen BL, et al：Stem Cell Reports, 1：139–151, 2013

＜著者プロフィール＞
青木一教：1987年信州大学医学部卒業，国立がんセンター病院レジデント修了後，研究所分子腫瘍学部研究員．ミシガン大学医学部ハワードヒューズ医学研究所に留学後，'99年より国立がんセンター（現・国立がん研究センター）研究所がん宿主免疫研究室長，2010年より遺伝子免疫細胞医学研究分野長，'16年より免疫創薬部門長，'18年より研究所副所長．がん免疫微小環境の分子基盤の解明および免疫抑制ネットワーク機構の解明に基づくバイマーカー・治療法開発を行っている.

8. シングルセル解析技術の腫瘍免疫研究への応用
—T細胞の解析を中心に

冨樫庸介，西川博嘉

がん免疫療法の有効性が多くのがん種で証明されたが，治療効果が限定的であることから抗腫瘍免疫応答の本質に迫るための免疫細胞の解析が注目されている．免疫細胞は不均一な集団であり，塊（バルク）での解析では限界がありシングルセルレベルでの解析が必要である．タンパク質レベルの解析では従来から利用されてきた抗体に蛍光色素をラベルして解析するフローサイトメトリーを代表に，さらにマーカーを増やすために金属をラベルした抗体を用いるマスサイトメトリーも使用され，40分子程度までシングルセルレベルでの解析が可能になっている．また網羅的な遺伝子発現をシングルセルレベルで解析できるようにもなり（シングルセルRNAシークエンス），最大で10,000遺伝子程度まで解析可能になっている．また，抗体やMHCマルチマーにオリゴヌクレオチドをラベルしてシークエンスする技術や，T細胞・B細胞受容体配列，オープンクロマチン領域も解析することがシングルセルレベルで可能となっている．さらには位置情報も含めた解析技術も登場してきて，次々と新たな知見が明らかになっている．

はじめに

がん免疫療法の1つである抗PD-1/PD-L1抗体を含む免疫チェックポイント阻害剤はさまざまながん種で効果が証明されている．しかしながら，全く無効で免疫療法特有の副作用だけが出てしまうような症例や，年単位で再発のない完治したかのような症例も存在し，その詳細な機序は明らかではなく効果予測バイオマーカーやさらに効果を高める治療方法の開発が求められている[1)2)]．そこで，がん患者における抗腫瘍免疫応

[略語]
BCR：B cell receptor（B細胞受容体）
DC：dendritic cell（樹状細胞）
MDSC：myeloid-derived suppressor cell（骨髄由来抑制細胞）
Mφ：macrophage（マクロファージ）

scRNA-seq：single cell RNA sequencing（シングルセルRNAシークエンス）
TCR：T cell receptor（T細胞受容体）
Treg cell：regulatory T cell（制御性T細胞）

Single-cell analyses to explore cancer immunology
Yosuke Togashi/Hiroyoshi Nishikawa：Division of Cancer Immunology, Research Institute/Exploratory Oncology Research & Clinical Trial Center, National Cancer Center（国立がん研究センター研究所腫瘍免疫研究分野/先端医療開発センター免疫TR分野）

答の本態を明らかにする研究がさかんに進められており、末梢血だけでなく直接腫瘍と対峙している腫瘍浸潤リンパ球の解析が特に注目されている。腫瘍を攻撃していると考えられている CD8 陽性 T 細胞の浸潤が多い腫瘍では一般的に PD-L1 の発現や免疫応答にかかわるような遺伝子発現も高く、がん免疫療法臨床効果が高いという報告がなされているが、残念ながらそれらで完璧に治療効果が予測できるわけではない[3][4]。免疫細胞は不均一な集団であり、腫瘍に浸潤している CD8 陽性 T 細胞にも抗腫瘍免疫応答には無関係な細胞が含まれていることや[5]、塊（バルク）の平均値で見た「免疫応答にかかわる遺伝子の発現が高い」ではエフェクター T 細胞や制御性 T 細胞、骨髄系細胞などもすべてまとめて解析して「発現が高い」としてしまっているため、真の「抗腫瘍免疫応答」を反映しているとは限らないことなどが原因となり精度の高い解析にはなっていない。特に微小なフラクションは他の集団に隠れてしまい無視されてしまう。こういった問題を解決する技術としてシングルセルレベルでの解析が注目されている[6][7]。本稿ではシングルセルレベルの解析技術について、従来から用いられているフローサイトメトリーだけでなく、マスサイトメトリーやさらにはシングルセルシークエンスも含めた最新の技術を用いた報告について、特に抗腫瘍免疫応答の主役である T 細胞についてがん免疫療法にかかわるデータを中心に紹介する。

1 T細胞の分化と疲弊状態[8][9]

　胸腺で選択を受けた T 細胞は末梢に流出し、リンパ節へのホーミング受容体である CCR7 や CD62L を発現し、CD45RA 陽性 CD45RO 陰性 CD44 低発現の naïve T 細胞として存在している。この naïve T 細胞が抗原と出会うと CD69、CD25、CD38 といった活性化マーカーを発現して活性化し、その後大部分は 1〜2 週間でアポトーシスに陥るが、一部は memory T 細胞になる。Memory T 細胞には CCR7 陽性 CD62L 陽性 CD45RA 陽性 CD45RO 陰性で naïve に近い表現型をしているが CD95 や CD122 を発現し、長期生存可能でかつ自己複製能や多分化能をもち naïve T 細胞との中間に位置するような stem cell memory T 細胞、CCR7

陽性 CD62L 陽性 CD45RA 陰性 CD45RO 陽性のリンパ節で維持される central memory T 細胞、CCR7 陰性 CD62L 陰性 CD45RA 陰性 CD45RO 陽性のいち早く再活性化できる effector memory T 細胞などが含まれている。さらに活性化が進んでしまうと CCR7 陰性 CD62L 陰性 CD45RA 陽性 CD45RO 陰性の terminal differentiated T 細胞とよばれるような状態になる。terminal differentiated T 細胞に加えて、慢性感染症や腫瘍形成のような病態では強い慢性抗原刺激により T 細胞が疲弊してしまう exhausted T 細胞の状態に陥り、PD-1 といった分子を発現し機能が低下してしまう。Exhausted T 細胞も不均一な集団とされており、早期の TCF1 高発現 CXCR5 陽性 T-bet 高発現 PD-1 低発現の memory-like exhausted T 細胞は免疫チェックポイント阻害剤による再活性化が期待できるとされているが、後期の TCF1 低発現 CXCR5 陰性 T-bet 低発現 Eomes 高発現 PD-1 高発現の differentiated exhausted T 細胞は機能不全状態で再活性化が期待できないとされている[8][9]。

2 解析技術総論（図1）

　タンパク質発現をシングルセルレベルで解析する方法としては、標的分子に対する特異的抗体を用いる方法が汎用されている。以前から免疫研究にさかんに用いられてきた蛍光色素をラベルした抗体を用いるフローサイトメトリーを筆頭に[10]、金属をラベルした抗体を用いるマスサイトメトリー[11]、さらにユニーク配列のオリゴヌクレオチドをラベルした抗体を用いてシークエンスして検出する方法（CITE-seq, REAP-seq）などが行われている[12][13]。特に CITE-seq や REAP-seq ではシングルセル RNA シークエンス（scRNA-seq）といった技術と組合わせることで遺伝子発現もタンパク質発現も同時に解析できるようになった（図1）。

　遺伝子発現をシングルセルレベルで解析する scRNA-seq についてさまざまなモダリティが登場している。当初は 1 細胞ずつソートしてシークエンスしていたが[14]〜[16]、マイクロ流路に流して 1 細胞ずつ分ける方法や、限界希釈法で行う方法、ドロップレットで 1 細胞ずつ分離して行う方法なども行われている（図2）[17][18]。また遺伝子発現だけでなく non-coding RNA

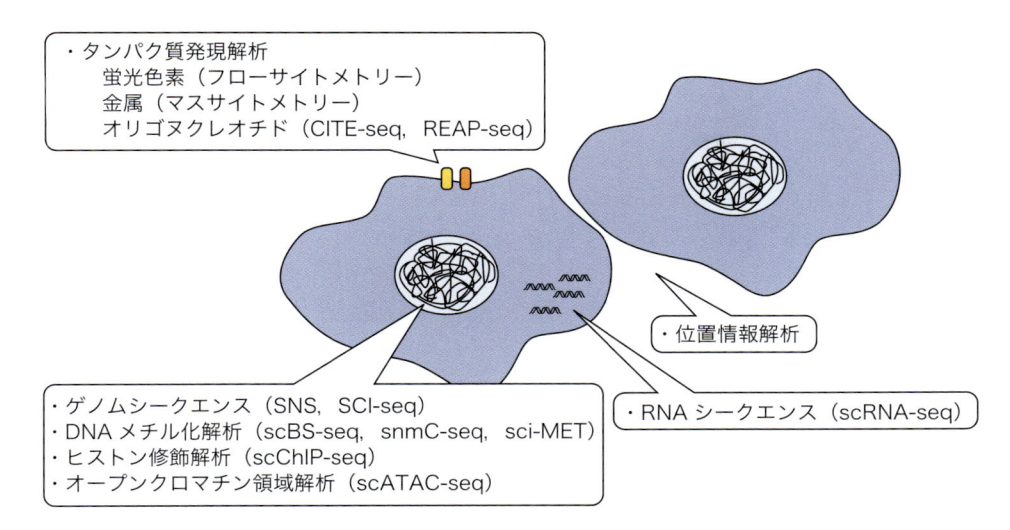

図1　シングルセル解析技術
文献7をもとに作成.

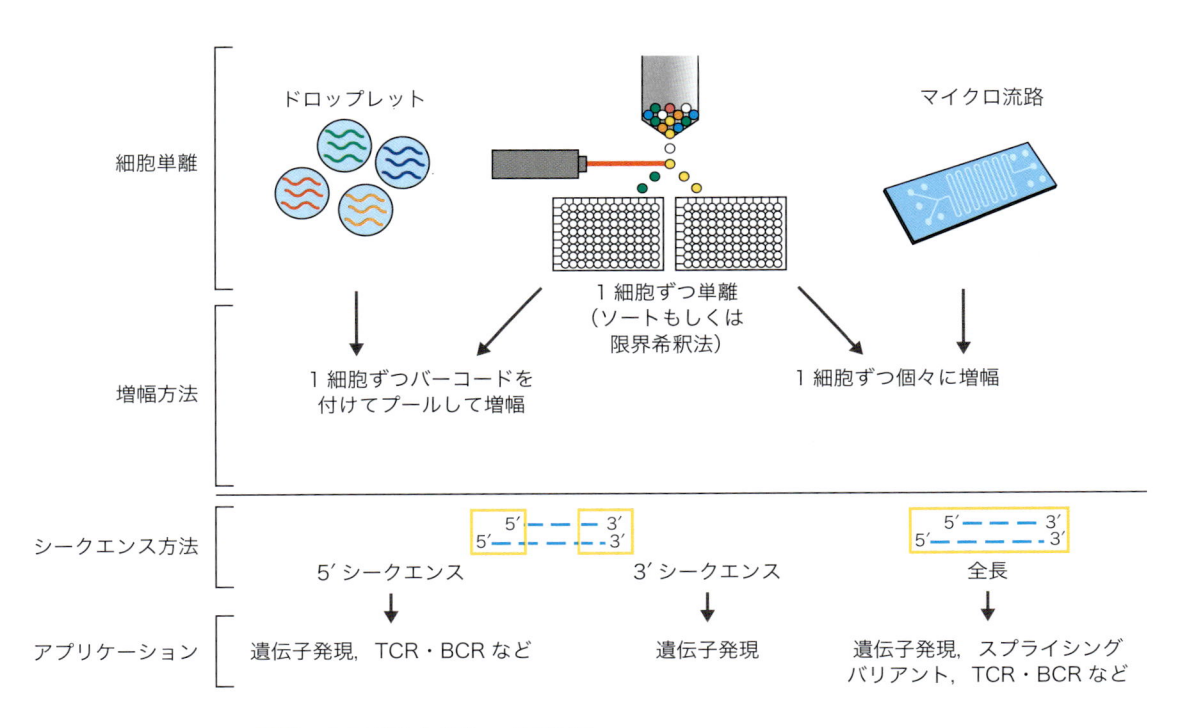

図2　シングルセルシークエンス
TCR：T細胞受容体，BCR：B細胞受容体.　文献6をもとに作成.

やT細胞受容体（T cell receptor：TCR）やB細胞受容体（B cell receptor：BCR）配列も解析することが可能である．ゲノムそのものをシングルセルレベルでシークエンスすることも可能で（SNS，SCI–seq），さ

らにはメチル化の解析，オープンクロマチン領域のシークエンス（ATAC–seq），ChIP–seqもシングルセルレベルで可能になっている（**図1**）.

　これらの方法では組織（細胞塊）をバラバラにして

から解析しているため位置情報が失われてしまう．そこで位置情報を保つような形での解析も報告されている（**図1**）．病理切片を蛍光や金属ラベルした抗体で多重免疫染色を行うことで，シングルセルレベルの解析が可能となり，さらには組織透明化技術を用いた三次元での免疫染色もシングルセルレベルで可能になりつつある．また，スライドにユニーク配列のオリゴヌクレオチドバーコードを貼り付けて位置情報を配列に紐付けて，シングルセルレベルに近いようなRNA-seqができるようになりつつある[19) 20)]．さらには，mRNAにハイブリダイズさせる方法で数百遺伝子以上の発現解析を組織切片でシングルセルレベルに行うような方法も登場しており，驚くべきことに三次元でも解析できる方法も報告されている[21) 22)]．

❸ フローサイトメトリー・マスサイトメトリー

抗体を用いてタンパク質発現をシングルセルレベルで解析する方法としては，従来からフローサイトメトリーがよく用いられてきた．蛍光色素をラベルした標的タンパク質に特異的な抗体を用いてレーザー光により得られる蛍光強度を解析し，1細胞ずつの情報を得ることができる．細胞表面タンパク質だけでなく，細胞内タンパク質も解析可能である．レーザーの数も増え蛍光色素もタンデム色素といったさまざまな色素が登場して20色以上測定できるような機器も登場している．消耗品が安価で大量の細胞を一度に速く解析でき，機器自体も安定しているというメリットがある一方で，蛍光色素の漏れこみにより補正が必要になってくるという問題点や，蛍光色素が実験の間に少しずつ減弱していき実験内誤差や実験間誤差が大きくなってしまうような問題点もある．

また抗体を使用するという原理は同様であるが，蛍光色素ではなく金属をラベルした抗体を用いて質量分析の原理により質量の違いから1細胞ずつのデータを得るマスサイトメトリーも使用されている．理論上は金属の数（100以上）同時に解析できるが，実際には抗体や金属の問題で40種類くらいの分子が一度に解析されている場合が多い．蛍光色素と異なり漏れこみが少ないことが大きな利点であるが，100％ピュアな金属を精製することは困難であり不純物による隣のチャネルへの漏れこみや（**図3A**），酸化による他チャネルへの漏れこみが存在するため（**図3B**），最近ではフローサイトメトリー同様に補正を行う場合もある（**図3C**）[23)]．また蛍光色素で起こるような蛍光強度の減弱は起きず，さらに標準化ビーズをサンプルに混ぜて解析することでビーズ内の金属の測定値をもとに標準化するため実験内・実験間誤差を最小化することが可能である．ただし，フローサイトメトリーに比較すると高価で，機器も大型で，サンプル測定時間が長く流路に詰まりやすいといった欠点もある．

がん免疫療法を受けた患者の末梢血や腫瘍浸潤リンパ球を用いたこのような解析データがいくつか報告されている．末梢血のマスサイトメトリーによる解析では，抗PD-1抗体使用後のKi-67陽性CD8陽性T細胞が増加している症例で効果が高いという報告や[24)]，CD14陽性CD16陰性HLA-DR強陽性単球が多い症例では有効性が高いという報告が存在する[25)]．われわれもCD4陽性T細胞のcentral memory様な分画の変化が抗PD-1抗体の効果にかかわることを報告しているが[26)]，他の報告ではCD4陽性およびCD8陽性T細胞のmemory分画が抗PD-1抗体ではなく抗CTLA-4抗体の効果にかかわり，抗PD-1抗体ではむしろNK細胞の分画が効果にかかわることが報告されている[27)]．これらの報告では同じようなマーカーを用いているにもかかわらず，同一の傾向が得られていない．われわれはシングルセルシークエンスのデータから腫瘍を直接攻撃しているような腫瘍浸潤T細胞クローンが末梢血にどの程度存在しているかを解析しているが，腫瘍局所と比較するとその比率はきわめて低く，しかも末梢血では全く異なる表現型を呈していることから，末梢血を用いた解析では，腫瘍サンプルと同時に解析するなど，さらなる検討の必要性が示唆される．

われわれはマスサイトメトリーでの解析を腫瘍組織生検由来の小さな検体に応用し（**図3D**），腫瘍浸潤リンパ球での解析を可能とした．それによりPD-1陽性CD8陽性T細胞の浸潤が多い患者では抗PD-1抗体の治療効果が高いことを見出している（論文投稿中）．フローサイトメトリーや免疫染色での解析データでも同様の傾向が報告されており，再現性が高いと考えられる[28)〜30)]．また抗PD-1抗体や抗CTLA-4抗体使用前

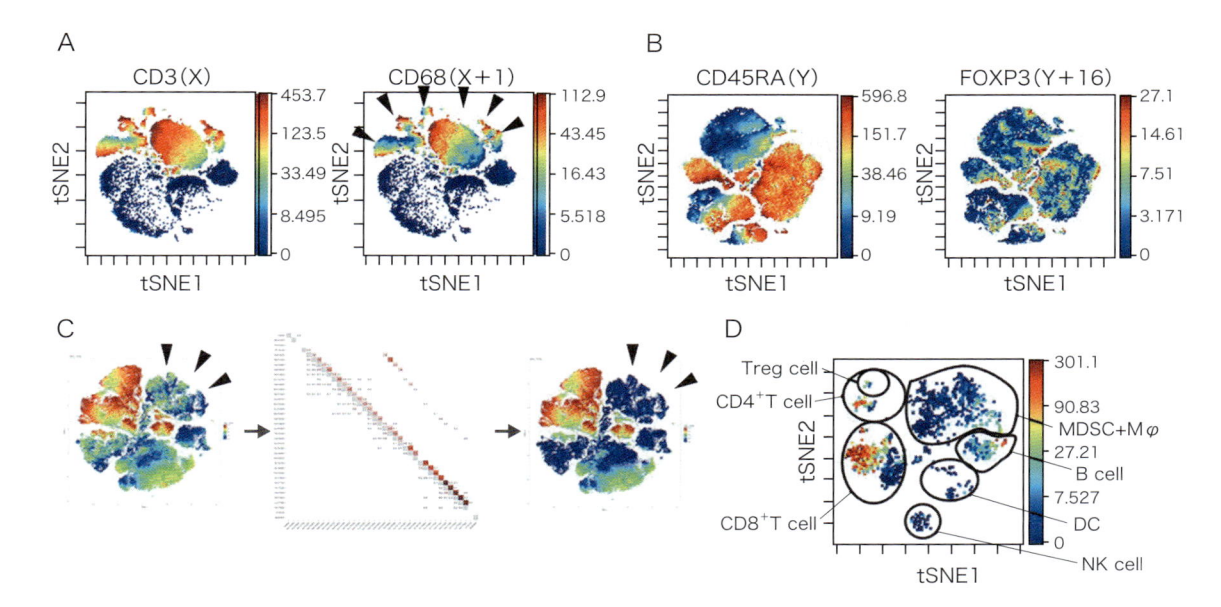

図3　マスサイトメトリー

A) 隣のチャネルへの漏れこみの一例．CD3陽性細胞がCD68陽性のように見えてしまっているが（矢尻），隣のチャネルであることが原因と思われた．B) 酸化による漏れこみの一例．FOXP3陽性細胞がさまざまな細胞分画に存在しており，「新たな細胞の発見か？」と大学院生と一緒に盛り上がったが，よく観察すると−16チャネルに置いたCD45RAで強く染まっている部分と分布が非常に似ており，金属酸化による影響が疑われた．C) 補正の一例．文献23を参考に単染色を作製し補正を行ったところ矢尻の集団が陰性になり，妥当な結果と思われた．D) 生検検体を使用した腫瘍浸潤リンパ球のマスサイトメトリー解析．手術検体に比較すると細胞数は少ないものの，解析に耐えうる結果であった．Treg cell：制御性T細胞，MDSC：骨髄由来抑制細胞，Mφ：マクロファージ，DC：樹状細胞．

後の腫瘍浸潤リンパ球をヒトやマウス検体でマスサイトメトリーを用いて解析した研究では，抗PD-1抗体では腫瘍浸潤 exhausted CD8陽性T細胞の増加，抗CTLA-4抗体ではICOS陽性Th1様CD4陽性T細胞の増加が認められることが報告されている[31]．

筆者らはがん抗原，特に体細胞変異由来のネオ抗原特異的 effector T細胞が抗腫瘍免疫応答にかかわる細胞のなかで最も重要な細胞の1つであると考えているが，こういった細胞を同定する研究もさかんに行われている．ネオ抗原のMHCマルチマーに金属をラベルしてマスサイトメトリーで抗原特異的T細胞を腫瘍浸潤T細胞で解析する研究では，同じ抗原特異的T細胞であっても不均一な表現型を呈しており，例えばPD-1陽性といった既報のマーカーだけでは同定困難で，CD39がネオ抗原特異的T細胞のマーカーとしては最も有望であったことが報告されている[5) 32]．

4 シングルセルRNAシークエンス（図2）

図2のように1細胞ずつソートする方法，限界希釈法，マイクロ流路に流す方法，さらには最近ではドロップレットを用いた方法などで細胞を単離しているが，特にドロップレット法が登場してスループットが非常に上がってきている．また，1細胞ずつユニーク配列でバーコーディングをしてシークエンスすることで，シークエンスコストを下げノイズを大幅に低減させることも可能になった．理論上は遺伝子の数だけマーカーを解析可能だが，実際には100細胞以下の少ない細胞を深く読むことで最大で1細胞あたり10,000遺伝子程度，ハイスループットな方法では10,000細胞以上も解析可能だが1細胞あたりは1,000～2,000遺伝子程度である（**図2**）[6) 7]．ただし抗体を使用する技術とは異なり，ターゲットにしていないような分子まで解析できるため，未知の分子や解析に適した抗体がないような分子にまでアプローチできる．同時にさまざまな

機能にかかわるような遺伝子発現も解析できるため，シークエンスするだけでその細胞の機能が予測できる．ただし高コストで解析に時間もかかり，かつ細胞数を増やせば増やすほど1細胞あたりのデータの質は落ちてしまい，例えばCD4陽性T細胞をシークエンスしたはずなのにCD4遺伝子リード数が0ということも起こってしまう．そこで遺伝子のターゲットを絞ってシークエンスする方法や，細胞集団を推測するような解析をする方法，さらにはより正確に解析するために代表的なマーカーについては抗体にユニーク配列のオリゴヌクレオチドをラベルして一緒にシークエンスしてタンパク質発現を同時に見るような方法を用いている場合もある[10][11]．

マスサイトメトリー同様にがん免疫療法による変化や効果予測バイオマーカーを探索する目的で腫瘍浸潤リンパ球を解析した報告がいくつか存在する．マウスでは抗PD-1抗体投与により腫瘍浸潤樹状細胞由来のIFN-γやIL-12によって腫瘍浸潤T細胞が活性化し抗腫瘍効果を発揮しているという報告や[33]，抗PD-1抗体や抗CTLA-4抗体により腫瘍浸潤effector T細胞の活性化，制御性T細胞の抑制，さらにはCD206やCX3CR1，iNOSといった分子の発現で特徴づけられるマクロファージ/単球系細胞のダイナミックな変化が腫瘍局所で起きているという報告もある[34]．またヒトのメラノーマ（悪性黒色腫）検体では腫瘍細胞も一緒に解析することで，抗PD-1抗体耐性時のT細胞の排除や免疫逃避機構に腫瘍細胞のCDK4/6シグナルがかかわり，その阻害剤とがん免疫療法との併用効果がマウスモデルで認められたという報告や[35]，メラノーマ浸潤免疫細胞にフォーカスしTCF1陽性CD8陽性T細胞（いわゆる**1**で述べたmemory-like exhausted T細胞）浸潤が抗PD-1抗体の効果にかかわり，耐性時にはCD39陽性Tim-3陽性CD8陽性T細胞浸潤が増加し，マウスでのそれらの抗体との併用効果を示している報告も存在する[36]．またメラノーマで同様の解析をしているものの，Eomes陽性CD69陽性CD45RO陽性effector memory T細胞浸潤が抗PD-1抗体や抗PD-1抗体/抗CTLA-4抗体併用療法の効果にかかわることをマスサイトメトリーと併せて報告している研究もある[37]．この研究のなかでは，TIGIT，LAG-3，IDOといった他の免疫チェックポイントを含む免疫関連分子が発現している場合には耐性を示すことも同時に報告している[37]．われわれも抗PD-1抗体使用患者の生検での小さな検体でのシングルセルシークエンスの方法を確立し（投稿準備中），腫瘍浸潤リンパ球や腫瘍細胞の変化，さらには線維芽細胞といった間質細胞まで解析を進めている．

5 その他のシングルセルシークエンス技術を用いた解析

mRNAを全長もしくは5′からシークエンスすることでシングルセルレベルのTCR配列やBCR配列をシークエンスする技術も登場している．遺伝子発現と同時に解析できるため，クローンごとに細胞の表現型が詳細にわかるようになってきている（**図2**）[38]．メラノーマ浸潤T細胞について遺伝子発現とTCR配列を同時にシークエンスした報告では，腫瘍に反応して増殖しているようなT細胞クローンが実際には腫瘍局所ではexhaustedな機能不全状態になっており，そういったクローンではCD39やCD103といった分子の発現が高いことが報告されている[39]．われわれも抗PD-1抗体が著効した症例や無効であった症例で同様の検証を行っており，腫瘍に応答するようなT細胞クローンを遺伝子発現から推測し，ネオ抗原特異的かどうかを実際に検証している．そういったネオ抗原特異的T細胞クローンの末梢血での状態も解析しているが，頻度がきわめて少なく腫瘍局所とは全く異なる表現型を呈している．一方で，腫瘍局所で増殖しているが，腫瘍細胞に応答していないようなクローンも存在していることや，抗PD-1抗体無効例では腫瘍に反応するT細胞クローン自体がほとんど増殖していないこと，抗PD-1抗体治療後のT細胞クローンの予想外な変化も見出すとともに，ネオ抗原特異的T細胞クローンでの特異的な分子マーカーも同定し，さらなる解析，臨床展開を進めている．

抗体にユニークな配列のオリゴヌクレオチドをラベルし，同時にシングルセルシークエンスすることで，そのユニーク配列のリード数のカウントによりシングルセルレベルでのタンパク質発現量を解析することができる（CITE-seq，REAP-seq）[10][11]．主にlineageマーカーについて使用することで，scRNA-seqの問題

点であるリード数の少なさによる細胞分類の問題を解決できる可能性がある．同様にMHCマルチマーにオリゴヌクレオチドをラベルすることで抗原特異的なT細胞の同定，同時にTCRや遺伝子発現も解析することが可能となり，理論上は個々のネオ抗原特異的なT細胞の網羅的な遺伝子発現に加えてTCR配列まで同定できる．

おわりに

　2016年のScience誌に掲載されたメラノーマのscRNA-seqの論文に驚愕させられたことがつい先日のように感じるが[12]，この数年でscRNA-seqの論文が多数報告されている．CITE-seqの原理を用いることで，オリゴヌクレオチドをMHCマルチマーにラベルしてTCRと一緒にシークエンスしてしまえば究極の個別化細胞療法になるのではないか？と考えたが，すでにその技術による臨床展開も海外では進んでいるようである．位置情報の重要性についても思案していると，位置情報を含めたシングルセルシークエンスの論文が報告され，商業ベースで使用できるようになる時期も近いといわれている．さらにシングルセルシークエンスでさまざまな臓器や疾患に対して1細胞レベルでのアトラスを作成するHuman Cell Atlasというプロジェクトがアメリカを中心にはじまり，チャン・ザッカーバーグ・イニシアチヴが莫大な資金を提供したことが報道された．グローバルでの機器・技術開発・それを用いた研究の速さを目の当たりにすると，すでに取り組まれていることを後追いしてもあまり意味はなく独自の取り組みが必要だが，かといって同じこともできないようではその土俵にも立てない…などと葛藤してしまう．グローバルの研究の速さからは機器・技術開発の段階から臨床検体を用いたような共同研究をしていると思われ，やはり本邦での機器・技術開発，そして開発段階からの臨床検体を用いた共同研究が必要であると考えている．

謝辞
シークエンス解析で協力いただいている東京大学の鈴木穣先生，鈴木絢子先生，KOTAIバイオテクノロジーズの山下先生，臨床検体を提供いただいている国立がん研究センター東病院消化管内科の中村先生，川添先生，設楽先生，土井先生，小澤さん，解析・研究を担当している入江先生，大学院生・技官の皆様，臨床検体解析に同意・協力してくださった患者様・ご家族様にこの場を借りて深謝申し上げます．

文献

1）Topalian SL, et al：N Engl J Med, 366：2443-2454, 2012
2）Brahmer JR, et al：N Engl J Med, 366：2455-2465, 2012
3）Herbst RS, et al：Nature, 515：563-567, 2014
4）Tumeh PC, et al：Nature, 515：568-571, 2014
5）Simoni Y, et al：Nature, 557：575-579, 2018
6）Papalexi E & Satija R：Nat Rev Immunol, 18：35-45, 2018
7）Stuart T & Satija R：Nat Rev Genet, 20：257-272, 2019
8）Henning AN, et al：Nat Rev Immunol, 18：340-356, 2018
9）Philip M & Schietinger A：Curr Opin Immunol, 58：98-103, 2019
10）Cossarizza A, et al：Eur J Immunol, 47：1584-1797, 2017
11）Spitzer MH & Nolan GP：Cell, 165：780-791, 2016
12）Peterson VM, et al：Nat Biotechnol, 35：936-939, 2017
13）Stoeckius M, et al：Nat Methods, 14：865-868, 2017
14）Tirosh I, et al：Science, 352：189-196, 2016
15）Hashimshony T, et al：Cell Rep, 2：666-673, 2012
16）Jaitin DA, et al：Science, 343：776-779, 2014
17）Klein AM, et al：Cell, 161：1187-1201, 2015
18）Macosko EZ, et al：Cell, 161：1202-1214, 2015
19）Berglund E, et al：Nat Commun, 9：2419, 2018
20）Ståhl PL, et al：Science, 353：78-82, 2016
21）Chen KH, et al：Science, 348：aaa6090, 2015
22）Wang X, et al：Science, 361：doi:10.1126/science.aat5691, 2018
23）Chevrier S, et al：Cell Syst, 6：612-620.e5, 2018
24）Huang AC, et al：Nature, 545：60-65, 2017
25）Krieg C, et al：Nat Med, 24：144-153, 2018
26）Takeuchi Y, et al：Int Immunol, 30：13-22, 2018
27）Subrahmanyam PB, et al：J Immunother Cancer, 6：18, 2018
28）Kansy BA, et al：Cancer Res, 77：6353-6364, 2017
29）Daud AI, et al：J Clin Invest, 126：3447-3452, 2016
30）Thommen DS, et al：Nat Med, 24：994-1004, 2018
31）Wei SC, et al：Cell, 170：1120-1133.e17, 2017
32）Fehlings M, et al：Nat Commun, 8：562, 2017
33）Garris CS, et al：Immunity, 49：1148-1161.e7, 2018
34）Gubin MM, et al：Cell, 175：1014-1030.e19, 2018
35）Jerby-Arnon L, et al：Cell, 175：984-997.e24, 2018
36）Sade-Feldman M, et al：Cell, 176：404, 2019
37）Gide TN, et al：Cancer Cell, 35：238-255.e6, 2019
38）Azizi E, et al：Cell, 174：1293-1308.e36, 2018
39）Li H, et al：Cell, 176：775-789.e18, 2019

I

1章

腫瘍免疫応答の正負の調節機構

＜筆頭著者プロフィール＞

冨樫庸介：2006年京都大学医学部医学科卒業，呼吸器内科医として肺がんの分子標的薬開発を目の当たりにし，臨床検体の解析，translational researchが重要だと思い，'12年〜'15年近畿大学大学院医学研究科に進学し医学博士を取得した（西尾和人教授）．在学中に免疫チェックポイント阻害剤のデータが報告され，「これはがん免疫について勉強しなくては…」と強く思い現在に至る．'14年日本学術振興会特別研究員（DC2），'17年日本学術振興会特別研究員（PD）を取得．臨床検体が一番ヒトの病気の真実に近いと思い研究に取り組んでいる．

9. 免疫チェックポイント分子の分子作用機序

横須賀 忠，若松 英，秦 喜久美，竹原朋宏，西 航，矢那瀬紀子，町山裕亮

T細胞の活性化にはT細胞受容体と副刺激受容体とからの2つの活性化シグナルが必要である．受容体は活性化と抑制性に分けられ，抑制性受容体はネガティブフィードバック機構として過剰なT細胞応答を制御している．この抑制性副刺激受容体が「免疫チェックポイント分子」であり，さまざまな受容体がそれぞれに異なる抑制機構を介して，時相・細胞・場所・環境の違いなど多元的にT細胞応答を制御している．本稿では代表的な6つの受容体，PD-1，CTLA-4，LAG3，TIGIT，CD96，Tim-3につき，主にシグナル伝達機構に関する知見を紹介する．

はじめに

ヒト型抗PD-1（CD279）/PD-L1（B7-H1，CD274）抗体による予想以上の抗腫瘍効果によって，がん治療における免疫療法の地位は確固たるものとなり，標準療法すら変わろうとしている．実臨床からの疫学研究の報告は増えているものの，その一方で免疫チェックポイント阻害療法がなぜT細胞の疲弊を解除できるのか，分子メカニズムの詳細は不明な点が多い．患者選択のためのバイオマーカーの同定，投与量・期間・タイミング，複合免疫療法の可能性など多くの課題が残っている．これらの疑問点を解決するためにも，チェックポイント分子の基礎研究，ここではシグナル伝達に関する知見を概説する．

1 免疫チェックポイント分子

T細胞がエフェクター細胞に分化するためには，①T細胞受容体（T cell receptor：TCR）と②副刺激（補助刺激，共刺激）受容体，両方の活性化シグナルが必要であり，それぞれ抑制性シグナルも存在する．副刺激受容体はTCRからの抗原特異的なシグナルを増減

[略語]
CTLA-4：cytotoxic T cell antigen-4
DNAM-1：DNAX accessory molecule 1
LAG3：lymphocyte activation gene 3
PD-1：programmed cell death-1
TACTILE：T cell-activated increased late expression
TIGIT：T-cell immunoreceptor with Ig and ITIM domains
Tim-3：T-cell immunoglobulin and mucin-containing domain 3

Molecular mechanisms of immunecheckpoint receptors
Tadashi Yokosuka[1] /Ei Wakamatsu[1] /Kikumi Hata[1] /Tomohiro Takehara[1] [2] /Wataru Nishi[1] [3] /Noriko Yanase[1] /Hiroaki Machiyama[1]：Department of Immunology, Tokyo Medical University[1] /Division of Pulmonary Medicine, Department of Medicine, Keio University[2] /Department of Thoracic Surgery, School of Medicine, Kumamoto University[3]（東京医科大学免疫学分野[1] /慶應義塾大学医学部呼吸器内科[2] /熊本大学医学部呼吸器外科[3]）

させる増幅装置であり，そのなかでも抑制性の一群がT細胞活性化のON/OFF運命決定因子「免疫チェックポイント分子」である．T細胞の副刺激受容体は免疫グロブリンスーパーファミリー（IgSF）と腫瘍壊死因子SFとに分類され，前者には活性型のCD28やICOS（inducible T cell costimulator, CD278），抑制性のCTLA-4（CD152）やPD-1（CD279），LAG3（CD223），TIGIT，Tim-3などがある[1]．免疫チェックポイント阻害剤ががん治療において確固たる地位を築くにつれ，実臨床からの疫学的研究成果は増えているものの，分子メカニズムの詳細は不明な点が多い．その理由として，副刺激受容体シグナルが，①完全にTCRの主のシグナルに依存する，よって②TCRとオーバーラップしない独自の分子機構が不明瞭，③受容体とリガンドとの組合わせが複数存在し，④それぞれの発現が細胞種や細胞の活性化状態，環境によって流動的に変化することなどがあげられる．以下それぞれの免疫チェックポイント分子に関する抑制性シグナル伝達機構を紹介する．

２ PD-1

PD-1は，活性化したT細胞・B細胞・単球・樹状細胞や，疲弊T細胞，濾胞ヘルパーT細胞，制御性T細胞などのT細胞サブセットに発現している．ナイーブT細胞ではTCR刺激後2〜6時間から1週間以上続けて発現するため，PD-1はプライミングからエフェクター・メモリー分化のすべての段階でT細胞抑制に寄与する[2]．PD-1リガンドにはPD-L1（PD-1 ligand-1，H7-H1，CD274）[3]とより結合力の強いPD-L2（B7-DC，CD273）[4][5]の2つがある（**図1**）．PD-L1はリンパ球系細胞以外にも血管内皮や上皮細胞など広く恒常的に発現しており，インターフェロンや炎症性サイトカイン，低酸素誘導因子HIF1αによってさらに上昇する[6]．PD-L2はプロフェッショナル抗原提示細胞を中心に，共通γ鎖サイトカインや腫瘍壊死因子（tumor necrosis factor α：TNFα）などによって発現誘導される．このような発現パターンから，PD-1による免疫抑制は，炎症性サイトカインが局所的に増加するような環境，つまり慢性感染や炎症に対するフィードバック機構と考えられる．PD-L1はCD28

のリガンドCD80とtransに結合し，細胞内領域を介してリガンド同士が双方向性に抑制性シグナルを伝えるとも報告されている[7]．一方，岡崎らは抗原提示細胞上でCD80がPD-L1とcisに結合し，PD-L1のPD-1結合部位をマスクすることでT細胞のPD-1抑制シグナルが減弱するという新しいメカニズムを報告している[8]．

PD-1の細胞内領域には，シグナル伝達に重要な2つのチロシン残基モチーフITIMとITSM※があり，PD-L1/2との結合を機にSrcファミリーキナーゼによってリン酸化され，ホスファターゼSH2-containing tyrosine phosphatase 2（SHP2）がリクルートする（**図1**）．SHP1がITSMに会合するという報告もあるが弱く，またSHP2の会合はITIMよりもITSMに寄与するところが大きい．SHP2のリクルートの結果，T細胞ではCD3ζ鎖，zeta-associated protein of 70 kD（Zap70），protein kinase Cθ（PKCθ），リパーゼphospholipase Cγ1（PLCγ1），グアニンヌクレオチド交換因子Vav1，extracellular signal-regulated kinase（Erk）[9][10]，B細胞ではIgβ鎖，spleen tyrosine kinase gene（Syk），PLCγ2，Erkのリン酸化が低下し[11]，TCR/BCRからの活性化シグナルは減弱する．

T細胞が抗原提示細胞や標的細胞と接着する際，TCRと抗原ペプチドを載せた主要組織適合遺伝子複合体（major histocompatibility complex：MHC）は接着分子とともに2つの細胞の境界面に集まり「免疫シナプス」を形成する．筆者らは，免疫シナプスが数十

※ ITIM と ITSM

免疫受容体に共通してみられる活性化モチーフ：免疫受容体チロシン活性化モチーフ（immunoreceptor tyrosine-based activation motif：ITAM，YxxL/Ix$_{(6-8)}$YxxL/I）が受容体のリガンド結合によってチロシンリン酸化を受け活性化分子をリクルートするのに対し，抑制性モチーフである免疫受容体チロシン抑制モチーフ（immunoreceptor tyrosine-based inhibitor motif：ITIM，S/I/LxYxxI/V/L）と免疫受容体チロシンスイッチモチーフ（immunoreceptor tyrosine-switch motif：ITSM，TxYxxL/I）が知られている．リン酸化されたITIMには一般的にSHP1，SHP2，SHIPなどのホスファターゼがリクルートする．ITSMのswitchという言葉は，それが最初に発見されたsignaling lymphocytic activation molecule（SLAM，CD150）において，アダプタータンパク質SLAM-associated protein（SAP，SH2D1A）があるときはSrcファミリーキナーゼをリクルートし活性化シグナルを，ないときはホスファターゼをリクルートし抑制性シグナルを伝えることに由来する．

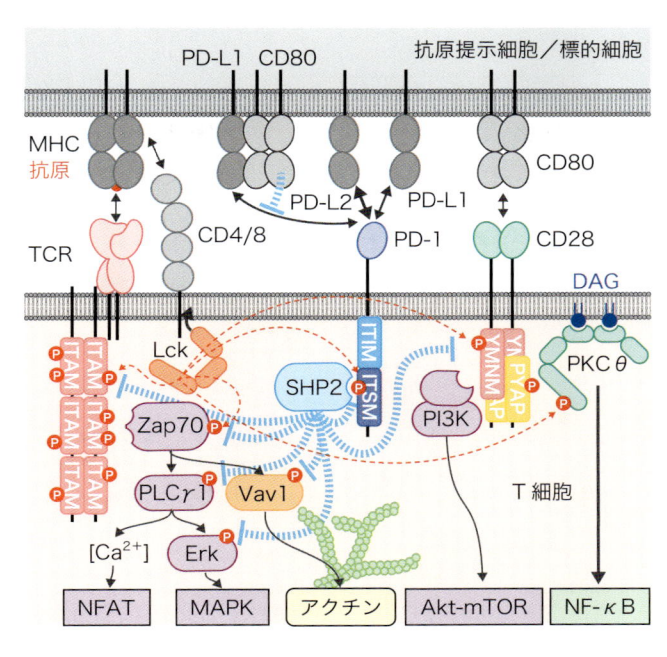

図1 PD-1―SHP2を介する抑制性シグナル

個のTCRとZap70やPLCγ1など下流のシグナル伝達分子の集合体「TCRマイクロクラスター」によって構成され、これがT細胞の抗原認識と活性化を担うシグナロソームとして機能することを発見した[12]．PD-L1と結合したPD-1はSHP2とともにTCRマイクロクラスターに移動し、そこに局在する活性化シグナル伝達分子を脱リン酸化する[10]（**図1**）．最近Valeらは、人工小胞を用いたin vitro assay系でPD-1の直接の標的がTCRシグナルではなくCD28であることを報告している[13]．大過剰発現したPD-1とCD28の観察、時間スケールのずれ、細胞外領域と細胞内ドメインを別々の実験系で解析している点など再考すべき問題が残されているが、リガンド結合がない静止期のT細胞では、PD-1による主な抑制機序はCD28細胞内ドメインの脱リン酸化であるといえる．

3 CTLA-4

CTLA-4はPD-1と異なりT細胞のみに発現する抑制性副刺激受容体であり、TCR刺激後にPD-1と同じようなキネティクスで発現誘導される（**図2**）．細胞内のチロシンモチーフ（YMVM）はリン酸化されないと

クラスリン被覆小胞アダプターadaptor protein 2（AP-2）がリクルートし活発にインターナリゼーションが起こるため、細胞表面に発現しているCTLA-4はわずか10％である[14]．残り90％のCTLA-4は分泌型リソソームに蓄積されており、エフェクターT細胞が標的細胞に出会うと細胞内カルシウムの上昇とともに分泌型リソソームから免疫シナプス面に表出される．リガンドには活性型副刺激受容体CD28と共通したCD80（B7-1）とCD86（B7-2）との2つがあり、CD28より約50倍強く結合する．CD80/CD86は樹状細胞、マクロファージ、活性化したB細胞やT細胞などのリンパ球系細胞に発現しているが、CD80はホモ二量体であり、CD86は単量体で活性化により特にプロフェッショナル抗原提示細胞に発現誘導される．

現在CTLA-4による抑制機構には、①CD28とCD80/CD86との結合を競合阻害する内因性抑制、②トランスエンドサイトーシス（trans-endocytosis）/トロゴサイトーシス（trogocytosis）を介して抗原提示細胞からCD80/CD86を奪取する外因性抑制の2つが考えられている[15][16]．CTLA-4の発見当時、細胞内領域のYMVMはITIM様モチーフとよばれ、Lckによってリン酸化されSHP1/2やセリン/スレオニンホスファ

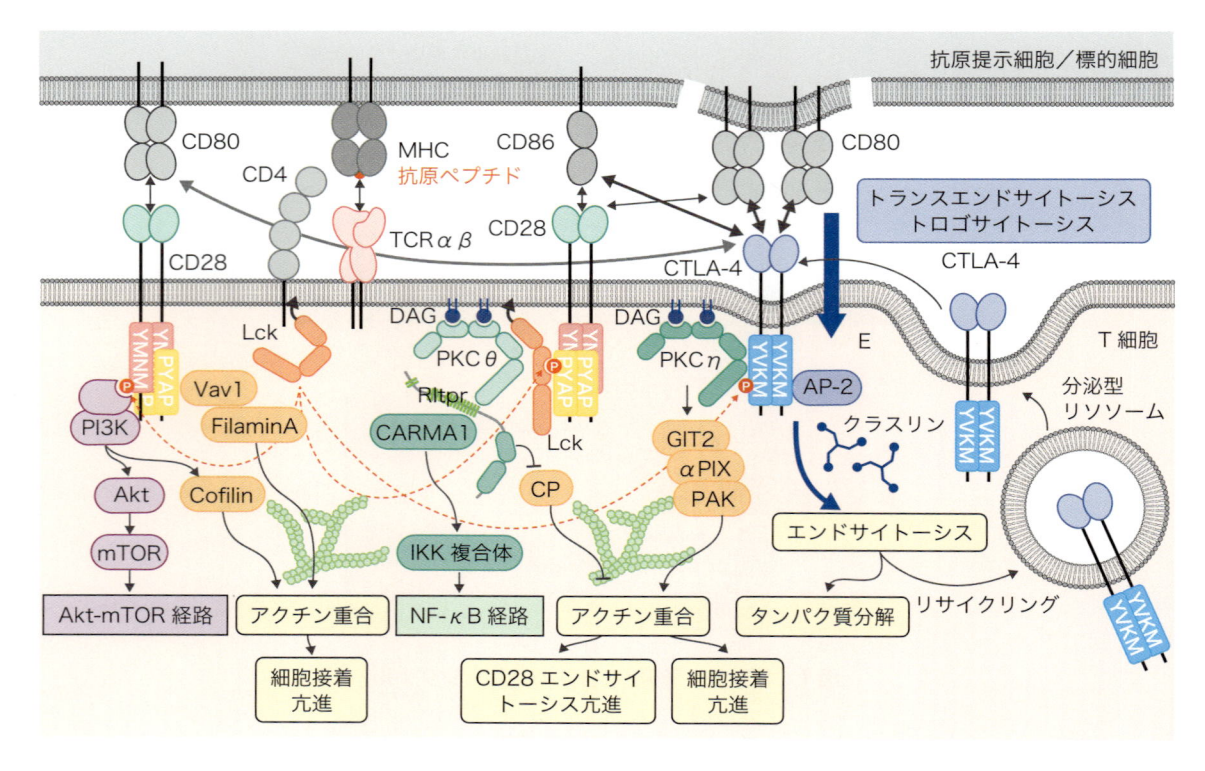

図2　CTLA-4による内因性および外因性抑制機構

ターゼ protein phosphatase 2A（PP2A）が会合すると報告された．しかし，後の実験では再現できず，また細胞外領域のみでも CTLA-4 の抑制機能が十分認められたことから，CTLA-4 の主な機能は CD28―CD80/CD86 結合に対する拮抗阻害であると考えられるようになった．

　CD28 からの活性化シグナルには，①ホスファチジルイノシトール 3 リン酸（phosphatidyl inositol 3 kinase：PI3K）―Akt―mammalian target of rapamycin（mTOR）経路，②Vav1―Filamin を介したアクチン重合，③分裂促進因子活性化タンパク質キナーゼ（mitogen-activated protein kinase：MAPK）―activator protein-1（AP-1）経路，④nuclear factor kappa B（NF-κB）経路が知られている（**図2**）．分泌型リソソーム中の CTLA-4 は細胞内カルシウムイオン濃度の上昇に伴い，ジアシルグリセロール濃度勾配の高い免疫シナプスへと小胞輸送されその中心部に表出する．CTLA-4 が集まる免疫シナプスには①〜④のなかでも CD28 と NF-κB 経路の上流分子である非典

型プロテインキナーゼ PKCθ，その下流の足場タンパク質 CARD-containing MAGUK protein 1（CARMA-1）がクラスターを形成しており[17]，このクラスター形成に不可欠なアクチン脱キャッピングタンパク質 Rltpr も局在する[18]．CTLA-4 はこの CD28 をコアとした NF-κB のシグナロソームを破壊することから，CTLA-4 抑制の標的は CD28―NF-κB 経路であると考えられる[19]．それを裏付けるように，CD28 欠損マウス，PKCθ欠損マウス，CARMA-1 欠損マウス，Rltpr 欠損マウスの表現型は酷似している．

　トロゴサイトーシスは，接着した細胞間で片方の細胞上のタンパク質が別の細胞に移動する現象であり，エンドサイトーシスを強調した表現としてトランスエンドサイトーシスともいわれる．エフェクター細胞や恒常的に CTLA-4 発現の高い制御性 T 細胞が抗原提示細胞上の CD80/CD86 を奪取し，抗原提示機能を低下させる現象が知られており[15][20][21]，CTLA-4 を介した外因性の抑制機構と考えられている（**図2**）．筆者らの研究では CTLA-4 が強力なエンドサイトーシス機構

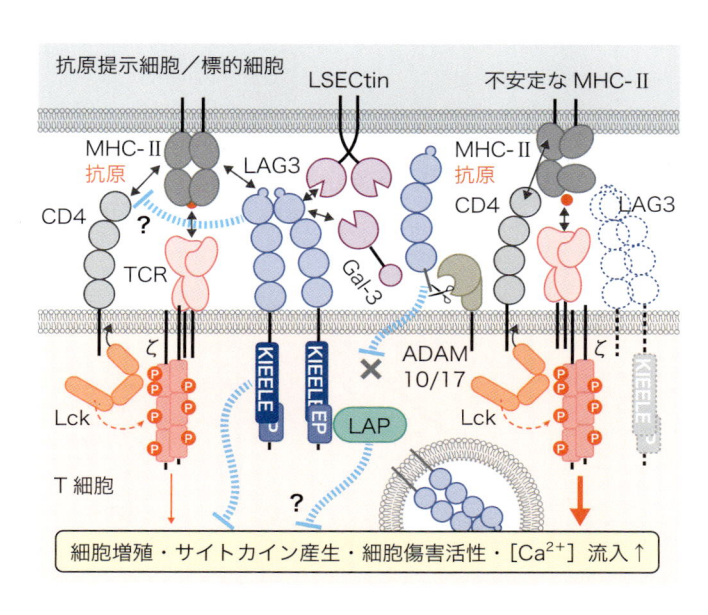

図3　LAG3とCD4のMHC-II分子への結合とT細胞抑制

をもっている理由として，CTLA-4の細胞内にある KxxKKR配列にPKC θ のアイソフォームPKC η が会合すること，PKC η の下流ではfocal adhesion complexを形成するシグナル伝達分子群PAK-PIX-GIT2が活性化しT細胞の細胞接着性が増加することが明らかになっている[22]．

4 LAG3

LAG3は20％のアミノ酸ホモロジーをもつCD4の相同体として同定された抑制性副刺激受容体であり，PD-1やCTLA-4と同じキネティクスで活性化T細胞に発現する．また胸腺制御性T細胞，腫瘍浸潤制御性T細胞，一部のγ δ T細胞，CD8 α α 腸管 α β T細胞，インバリアントNKT細胞，一部の形質細胞様樹状細胞には恒常的に発現しており，また活性化したNK細胞やB細胞にもみられる．4つのIgドメインをもち，N末端のD1ドメインを介してホモ二量体を形成し，CD4の100倍も強い親和性でMHCクラスII分子（MHC-II）と結合する[23]（**図3**）．T細胞では活性化によって発現上昇したメタロプロテアーゼa disintegrin and metalloproteinase（ADAM）10やADMA17によってシェディングされ単量体の可溶性LAG3が放出される[24]（**図3**）．この切断によってT細胞のIL-2および

IFN γ 産生は上昇するが，可溶化したLAG3の機能はわかっておらず，結核の活動性や乳がん予後のバイオマーカーとして知られる．MHC-IIの他にも，CD8[+] T細胞からのIFN γ 産生低下を誘導するGalectin-3，同様の機能をもつメラノーマ発現分子liver sinusoidal endothelial cell lectin（LSECtin，DC-SIGNファミリー），パーキンソン病モデルマウスで知られる α-synucleinなどがリガンドとして報告されている[25]（**図3**）．

LAG3遺伝子欠損マウスの最初の論文では，T細胞機能に差はなくNK細胞の細胞傷害活性を賦活化する分子と報告されたが[26]，抗LAG3抗体を用いたLAG3—MHC-II結合阻害によるCD4[+] T細胞の活性化上昇や[27]，LAG3の架橋刺激によるT細胞のアナジー誘導の結果などから，抑制性受容体として知られるようになった．T細胞抑制機能には，①MHCクラスIIとの結合におけるCD4との競合阻害と，②細胞内ドメインを介した能動的な抑制シグナルの誘導が報告されているが，細胞内領域を欠損しても抑制効果があること，またITIMやITSMなどの代表的な抑制モチーフがないことゆえに，その機序は明確にされていない．最近岡崎らは，LAG3が直接的にMHC-II—CD4結合やMHC-II—TCR結合を阻害することはなく，安定的に抗原ペプチドを提示しているMHC-IIと選択的に結合し

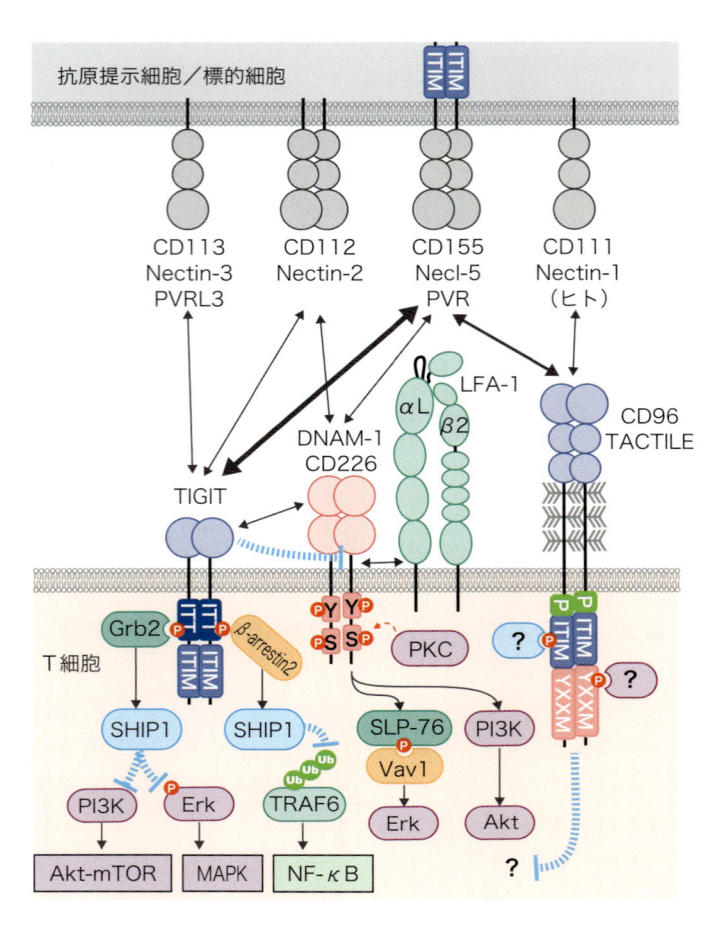

図4　TIGITとCD96を介する抑制性シグナル

LAG3の細胞内領域を介してT細胞機能を抑制することを，LAG3–Ig融合タンパク質とLAG3中和抗体を用いて示した[28]．LAG3には細胞内領域の配列として，①PKCの基質となるセリン残基，②グルタミン酸プロリンリピート（EPモチーフ），ヒトとマウスで70％のタンパク質の相同性が維持されている③KIEELEモチーフが知られている[29]．EPモチーフにはyeast two hybridによってLag3–associated protein（LAP）との会合が示されたがその機能は不明であり，一方KIEELEモチーフは欠損により抑制機能は低下するものの会合分子は不明である（**図3**）．LAG3がトランスゴルジ小胞やRab11b[+]リソソームに蓄積しTCR刺激によって細胞表面に表出することも知られており，小胞輸送シグナルとしての細胞内領域の必要性も報告されている[30]．LAG3欠損によりSTAT5の活性化が上昇することから，LAG3によるIL-7受容体下流のSTAT5の抑制も報告されている[31]．

5 TIGITとCD96

　TIGITとCD96（TACTILE）は同じCD155をリガンドとする抑制性副刺激受容体として，また活性型受容体DNAM-1（CD226）のカウンターパートとして紹介される（**図4**）．TIGITは細胞外領域に1つのIgドメインを有するホモ二量体で，NK細胞および活性化したαβT細胞に，また記憶T細胞，胸腺制御性T細胞，濾胞ヘルパーT細胞，濾胞制御性T細胞，NKT細胞，腫瘍浸潤制御性T細胞，腫瘍浸潤CD8[+]T細胞などに発現している．TIGIT[+]制御性T細胞はエフェクター分子の1つfibrinogen–like protein 2（Fgl2）の産生能

が高く制御性T細胞の機能的マーカーとしても報告されており[32]，一方TIGIT⁺NK細胞はIFNγ産生が低い相関性がある．細胞内には①ITIMと②Ig tail-tyrosine（ITT）様モチーフがあり，ITT様モチーフはチロシンリン酸化後Grb2と会合しSHIP1を介してPI3KとMAPK経路を抑制するとともに，β-arrestin2とも会合し，SHIP1を介してTNF receptor-associated factor 6（TRAF6）の自己ユビキチン化の抑制とNF-κB経路の抑制に寄与する[33]（図4）．腫瘍浸潤CD8⁺T細胞ではTIGITによるDNAM-1のホモ二量体形成の阻害やDNAM-1の発現低下が報告されている．

CD96はαβT細胞，γδT細胞，NK細胞，NKT細胞などの免疫細胞に発現し，活性化によりさらに上昇する．細胞外領域にはIgドメイン3個とセリン・スレオニン・プロリンが多くO-グリコシル化された長いストークがあり，短い細胞内領域には①塩基/プロリンリッチモチーフ，②シングルITIM様モチーフがある．ヒトCD96にはさらにCD28やICOSと同じ③YXXMモチーフがあり，活性化受容体としての機能も示唆されている（図4）．

TIGITとCD96の受容体とリガンドの組合わせは複雑である（図4）．TIGITのリガンドにはCD155［Necl-5, poliovirus receptor（PVR）］，CD112（Nectin-2），CD133［Nectin-3, poliovirus receptor-related protein 3（PVRL3）］が，CD96にはCD155とヒトでのみCD111が報告されている[34]．また活性型受容体DNAM-1はTIGITのリガンドのうちCD155とCD112に結合する．CD155とCD112の発現は樹状細胞，T細胞，腫瘍細胞など広範囲で，特にヒトでは傍濾胞T細胞領域の樹状細胞で発現しているものが多く，二次リンパ組織でのT細胞抑制に寄与している．CD111も広く発現し，神経組織では細胞接着に寄与するという報告もあるが，CD96のリガンドとしての機能は不明である．CD155の受容体との親和性は，ヒトではTIGIT ＞ CD96 ＞ DNAM-1の順に強く，CTLA-4対CD28のようにリガンド結合における拮抗阻害も考えられている．細胞種や活性化状態によって，DNAM-1はαLβ2インテグリン（LFA-1）やTIGITとcisにも結合し，TIGITはDNAM-1のホモダイマー形成を阻害すると報告されている[35]．筆者らのイメージング研究からもTIGITとCD96はクラスター形成や

TCRマイクロクラスターとの局在において明らかに異なり，細胞や環境の違いで抑制の標的分子が異なることが予想される．

6 Tim-3

Tim-3（T cell immunoglobulin mucin 3）はIL-4遺伝子クラスターと同じ遺伝子座にあるI型膜タンパク質TIMファミリーの1つである．Tim-3のシグナルを阻害すると実験的自己免疫性脳脊髄炎（experimental autoimmune encephalomyelitis：EAE）が悪化することから，IFNγ産生を抑える分子としてTh1細胞やTc1細胞から同定された[36]．活性化T細胞だけでなく，Foxp3⁺制御性T細胞，NK細胞，NKT細胞，樹状細胞，マクロファージにも発現し他の抑制分子と協調的に働く．多発性神経炎，I型糖尿病，クローン病，関節リウマチなどの自己免疫疾患との関連はもとより，慢性ウイルス感染や担がん状態においてTim-3⁺PD-1⁺腫瘍特異的CD8⁺T細胞は"超疲弊"として予後不良の指標となっている．

TIMファミリーに共通した特徴は，ジスルフィド結合によって溝ができたIg可変ドメイン1つとムチンドメイン1つからなる細胞外領域である．ヒトではADAM10/17/2によるシェディングによって可溶性Tim-3が放出されるが機能は不明であり，むしろTim-3発現細胞のTim-3を介した抑制機能が減少すると考えられている．Tim-3の細胞内領域にはITIMやITSMはなく，保存されたチロシン残基（マウスでY256/Y263，ヒトでY265/Y272）があり，TCR刺激後のFynやLckによるリン酸化と，SH2ドメインを介したFyn, Itk, PI3K, PLCγ1の直接会合が確認されている[37]（図5）．Zap70やSLP-76がTim-3に会合しNFATやNF-κB経路の活性化につながるという報告もある．このTCR下流の活性化シグナル伝達分子の会合は，HIV患者でみられるTim-3⁺T細胞でのSTAT5，Erk1/2, p38の刺激前からの活性化亢進や[38]，Tim-3を強制発現させたT細胞でのNFAT，AP-1，NF-κBのレポーター活性上昇の理由と考えられている[37]．このチロシン残基は，Tim-3がリガンドフリーでリン酸化を受けないときにはHLA-B associated transcript 3（Bat3）が会合し，Bat3は活性型Lckをリクルートす

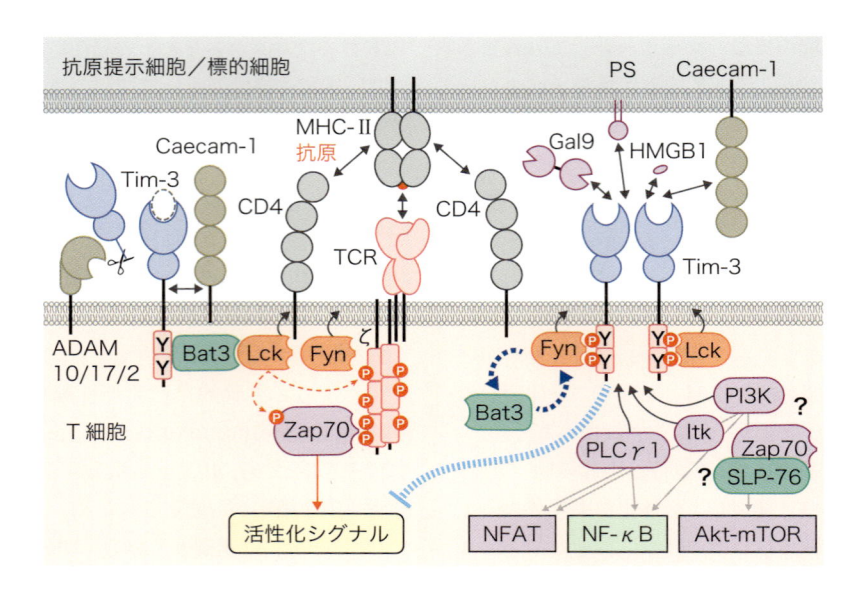

図5　Tim-3と会合するBat3とFynのシグナルスイッチ機構

る．一方Tim-3がリガンドと結合するとTim-3の細胞内領域のチロシン残基がリン酸化されBat3が遊離し，その代わりにLckやFynなどのSH2ドメインをもったSrcファミリーキナーゼがTim-3にリクルートしTCRシグナルは抑制される．FynとBat3のTim-3会合部位は同じであり，この2つの分子の切り替えがT細胞活性化のスイッチ機構を担っている[39]（**図5**）．これとは逆に，Tim-3シグナルがTCRシグナルとともにフィードフォワードループとして強力な刺激を伝え疲弊T細胞を誘導すること，Tim-3の発現によってTregの機能が増強することも，Tim-3を介した別の免疫抑制機序と考えられている．

　Tim-3には①Galectin-9，②carcinoembryonic antigen cell adhesion molecule 1（Ceacam1），③high mobility group box 1（HMGB1），④phosphatidylserine（PS）など多数のリガンドが報告されている（**図5**）．Galectin-9は糖鎖認識ドメインが2つつながった可溶性タンパク質であり，Tim-2やTim-4とは結合せず，Tim-3も他のGalectin-1/3/4には結合しないという特異性をもつ．Th1エフェクター細胞の細胞死を誘導しEAEを抑制したり，Tim-3⁺ CD8⁺腫瘍浸潤T細胞の細胞死を誘導する働きもある．Tim-3—Galextin-9には双方向性のリバースシグナルもあると考えられ，マウスの結核菌感染モデルではTim-3-Fc

融合タンパク質でマクロファージを刺激するとIL-1βの誘導と結核菌数の減少が起こり，Galectin-9欠損マクロファージやTim-3欠損マウスでは解消される．Ceacam1はcisでTim-3に結合しTim-3の糖修飾とタンパク質安定化に寄与し，またtransの結合の結果Bat3はTim-3から解離しT細胞抑制が誘導される．またT細胞活性抑制だけでなく，がん組織内のDCに高発現しているTim-3は，内在性危険信号である核酸DNAのセンサーHMGB1と結合し，HMGB1のエンドソームへの輸送を妨げることで自然免疫細胞の抗腫瘍効果を低下させると報告されている[40]．PSはTim-3以外のTimファミリー分子とも結合し，死細胞を捕食しDAMPsを清掃することが目的と考えられている．

おわりに

　1960〜70年代の丸山ワクチンやピシバニールに代表される免疫賦活化療法も免疫チェックポイント阻害療法と方向性は似ていた．T細胞の抗腫瘍応答は，理論上10^{16}ともいわれる既存のTCRレパトアに依存しており，養子免疫療法やがんペプチドワクチンの開発がT細胞のクローナリティーや抗原特異性へと進化を遂げていたのとは真逆である．TCRの特異性とがんゲノム変異とのイタチごっこを内在性TCRレパトアの可能

性に任せたこと，また疲弊状態がわずか数種類の抑制性副刺激受容体の発現に起因し，その他のT細胞機能は正常に保たれていたという偶然が鍵になったと考える．いわゆる「がん微小環境」に埋没している疲弊エフェクター細胞にピンポイントに作用できる点が免疫賦活療法にはなかった秀逸性である．がんペプチドワクチンやがん特異的TCRを追い求めていた研究者にとっては逆転の発想だったかもしれないが，次々に計画される免疫チェックポイント阻害剤との併用療法を見ると，がん免疫研究全体を賦活化する，まさにチェックポイントとなっていると感じる．

文献

1) Sharpe AH：Immunol Rev, 276：5-8, 2017
2) Chikuma S, et al：J Immunol, 182：6682-6689, 2009
3) Freeman GJ, et al：J Exp Med, 192：1027-1034, 2000
4) Latchman Y, et al：Nat Immunol, 2：261-268, 2001
5) Tseng SY, et al：J Exp Med, 193：839-846, 2001
6) Noman MZ, et al：J Exp Med, 211：781-790, 2014
7) Butte MJ, et al：Immunity, 27：111-122, 2007
8) Sugiura D, et al：Science, 364：558-566, 2019
9) Sheppard KA, et al：FEBS Lett, 574：37-41, 2004
10) Yokosuka T, et al：J Exp Med, 209：1201-1217, 2012
11) Okazaki T, et al：Proc Natl Acad Sci U S A, 98：13866-13871, 2001
12) Yokosuka T, et al：Nat Immunol, 6：1253-1262, 2005
13) Hui E, et al：Science, 355：1428-1433, 2017
14) Shiratori T, et al：Immunity, 6：583-589, 1997
15) Qureshi OS, et al：Science, 332：600-603, 2011
16) 横須賀 忠, 他：実験医学, 36：1445-1451, 2018
17) Yokosuka T, et al：Immunity, 29：589-601, 2008
18) Liang Y, et al：Nat Immunol, 14：858-866, 2013
19) Yokosuka T, et al：Immunity, 33：326-339, 2010
20) Onishi Y, et al：Proc Natl Acad Sci U S A, 105：10113-10118, 2008
21) Gu P, et al：Cell Mol Immunol, 9：136-146, 2012
22) Kong KF, et al：Nat Immunol, 15：465-472, 2014
23) Triebel F, et al：J Exp Med, 171：1393-1405, 1990
24) Li N, et al：EMBO J, 26：494-504, 2007
25) Mao X, et al：Science, 353：doi:10.1126/science.aah3374, 2016
26) Miyazaki T, et al：Science, 272：405-408, 1996
27) Huard B, et al：Eur J Immunol, 24：3216-3221, 1994
28) Maruhashi T, et al：Nat Immunol, 19：1415-1426, 2018
29) Andrews LP, et al：Immunol Rev, 276：80-96, 2017
30) Huang RY, et al：Oncotarget, 6：27359-27377, 2015
31) Previte DM, et al：Cell Rep, 27：129-141.e4, 2019
32) Joller N, et al：Immunity, 40：569-581, 2014
33) Li M, et al：J Biol Chem, 289：17647-17657, 2014
34) Martinet L & Smyth MJ：Nat Rev Immunol, 15：243-254, 2015
35) Stengel KF, et al：Proc Natl Acad Sci U S A, 109：5399-5404, 2012
36) Monney L, et al：Nature, 415：536-541, 2002
37) Lee J, et al：Mol Cell Biol, 31：3963-3974, 2011
38) Jones RB, et al：J Exp Med, 205：2763-2779, 2008
39) Rangachari M, et al：Nat Med, 18：1394-1400, 2012
40) Chiba S, et al：Nat Immunol, 13：832-842, 2012

＜筆頭著者プロフィール＞
横須賀 忠：1993年，千葉大学医学部卒業，同呼吸器外科入局，2004年，理化学研究所免疫・アレルギー科学総合研究センター研究員，'07年，同上級研究員，'11年〜'14年，日本学術振興機構さきがけ「慢性炎症」研究員兼任，'15年より現職．専門分野はT細胞シグナル研究．先端的イメージングと生化学の融合研究領域を立ち上げ，腫瘍免疫とチェックポイント，自己認識と寛容など，T細胞応答を"シグナロソーム"という視点から研究している．

10. がん免疫応答にかかわるサイトカイン・ケモカインの応用研究

遠田悦子，寺島裕也，松島綱治

がん微小環境は免疫細胞，がん細胞，上皮細胞などから産生される多様なサイトカインで満たされている．サイトカインには直接的ながん殺傷作用をもつもの，がん免疫応答を活性化あるいは抑制する作用をもつものと，実に多岐にわたる作用があり，それぞれの活性に応じたさまざまな抗がん薬開発が進められてきた．近年では免疫チェックポイント阻害薬との併用という新たな可能性が見出され，古くて新しいがん免疫療法としてその重要性が再認識されてきた．本稿では，この歴史と現在治療応用が進められているサイトカイン・ケモカインを中心に筆者らの研究とあわせて紹介する．

はじめに

サイトカインは発見当初から，がん治療に向けた応用研究がなされてきたという特徴がある．1980年代，インターフェロンのがん細胞を直接殺傷する活性が注目され，がん治療薬としてサイトカイン療法が開発され，現在も一部のがん種に適応されている．IL-2はリンパ球活性化因子として，はじめてがん免疫を活性化する目的でがん治療に応用された．一方で同じサイトカインでもがんに対して促進的にも抑制的にも働く二面性があることから，サイトカインの治療応用にあたっては，そのサイトカインの働きを十分に理解し，生体応答に及ぼす影響を多面的に捉えることが重要である．サイトカインの多様な働きに基づき，免疫チェックポイント阻害との相乗効果をめざした臨床研究が進められている（**図1**）．

［略語］
CSF：colony stimulating factor
　（コロニー刺激因子）
EMT：epithelial-mesenchymal transition
　（上皮間葉転換）
GM-CSF：granulocyte macrophage colony-
　stimulating factor（顆粒球マクロファージ
　コロニー刺激因子）
IFN：interferon（インターフェロン）
IL：interleukin（インターロイキン）
TGF：transforming growth factor
　（トランスフォーミング増殖因子）
TNF：tumor necrosis factor（腫瘍壊死因子）

Divergent roles of cytokines and chemokines in anti-tumor immunity
Etsuko Toda[1] [2] /Yuya Terashima[1] /Kouji Matsushima[1]：Division of Molecular Regulation of Inflammatory and Immune Diseases, Research Institute for Biomedical Sciences（RIBS）, Tokyo University of Science[1]/Department of Analytic Human Pathology, Nippon Medical School[2]（東京理科大学生命医科学研究所免疫・難病炎症制御部門[1] / 日本医科大学解析人体病理学教室[2]）

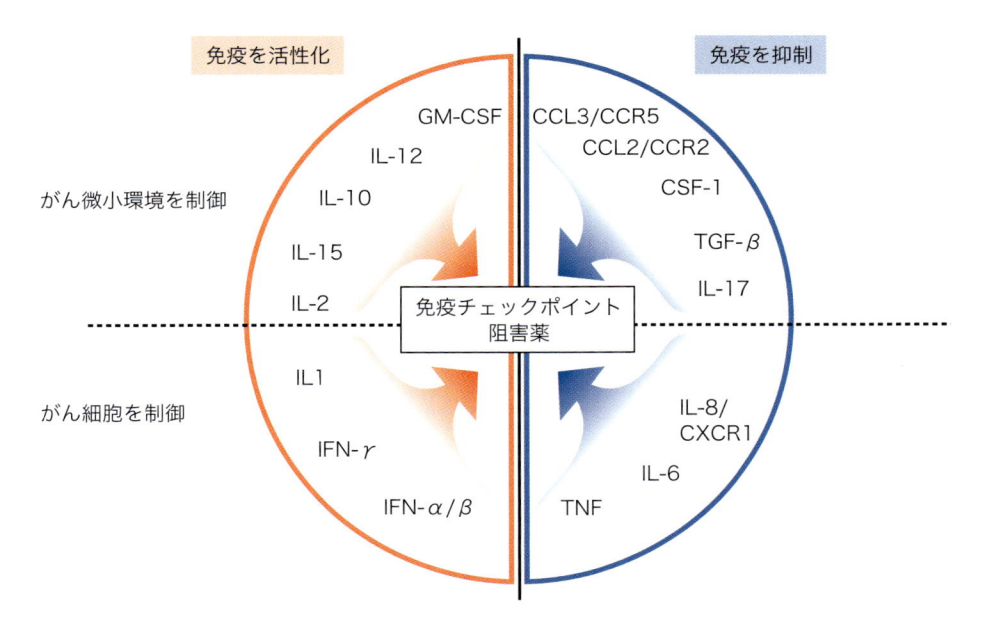

図1　サイトカイン・ケモカインの作用分類
サイトカイン・ケモカインにはがん免疫応答に対して活性化に働くもの，抑制に働くものがある．一部のサイトカインはがん細胞に対して直接的な殺傷作用をもつ．作用に二面性があることが判明しているサイトカインもあるが，ここでは治療応用の対象となっている作用をもとに分類している．

1 サイトカインでがんを直接殺傷する

　はじめてサイトカインとがんとのかかわりが示されたのが，もともと抗ウイルス作用のある液性因子として同定されたインターフェロンである．インターフェロンによる抗腫瘍効果が明らかとなり，「サイトカインを用いてがんを殺傷する」という考えのもと，抗がん剤の開発をめざしたサイトカイン研究が次々と開始されることとなった．

1）インターフェロン（IFN）

　1969年，インターフェロンに抗腫瘍効果があることがマウスで示され，その後，移植腫瘍に対するLPS依存的な抗腫瘍作用がIFN γ の中和抗体により消失するという現象が見出され，がん免疫応答におけるIFN γ の重要性が明らかとなった．現在ではIFNファミリー分子が20種ほど報告され，複数のIFN製剤が，腎がん，白血病，悪性脳腫瘍などで承認されている．一方で，近年ではIFN γ は腫瘍細胞やマクロファージのPD–L1発現を促進し，がん免疫応答へ抑制的に働くことも見出され[1]，がんの抑制だけではないパラドキシカルな作用があることもわかってきた．

2）TNF

　1975年，細菌感染およびエンドトキシンを投与することによりマウス肉腫に壊死をもたらす因子として同定され，細菌によるがん治療"コーリー毒素"の分子機序として推測された．TNF α は悪液質の原因分子としても同定され，副作用の大きさから全身投与による開発は中断されたが，局所的な投与条件で組換えTNF α 製剤が肉腫治療薬として海外で認可されている．TNFスーパーファミリーはこれまでに20種ほど同定され，FasL，TRAIL，TWEAKなどはがん細胞に直接細胞死を誘導し，4–1BBL，OX40L，GITRLなどは免疫チェックポイントタンパク質としてがん免疫応答にかかわっている．

3）IL-1

　それまで内因性発熱因子や急性期相タンパク質誘導因子などとして報告されてきた分子として1980年初頭にクローニングされ，細胞から分泌され細胞へ作用し機能を調節する因子，インターロイキン–1（IL–1 α / β）として同定された．しかし全長の組換えタンパク質には生理活性を確認できず，筆者らがIL–1をはじめて精製し[2]，プロテアーゼによる切断により成熟活性

体となること，およびがん細胞に対する直接・間接的な殺傷作用を見出した．これをもとに臨床研究が進められるとともに，新たなサイトカインの探索競争が激化することになった．一方で，IL-1による炎症環境の誘導はがんの促進にも働き，現在，IL-1βの肺がん悪化への関与をもとに抗IL-1β抗体の第III相治験が進められている［ClinicalTrials.gov ID：NCT03626545］．

2 がん免疫を促進するサイトカイン補充療法

サイトカインの免疫細胞に対する多様な働きが明らかとなるにつれ，がんを排除する免疫細胞の働きを制御しようとする試みがなされるようになった．

1）IL-2

リンパ球を活性化させる働きから，免疫調節作用のあるサイトカインとしてはじめて存在が捉えられたサイトカインである．IL-2は細胞傷害性T細胞やNK細胞の活性化や増殖促進を促し，免疫を活性化させる薬剤として1992年に日本で承認された，がん免疫療法の先駆けといえる製剤である．現在でも血管肉腫や腎がんで適応になっている．

2）IL-15

IL-15は膜型のサイトカインであり，サイトカイン受容体を構成するα，β，γ鎖のうち，IL-15の受容体はIL-2受容体と同じβ鎖およびγ鎖を有する．NK細胞やT細胞を活性化するという点でIL-2と共通の働きをするが，IL-2がT細胞に対して活性化誘導型細胞死の誘導や制御性T細胞の誘導を介して反応を終結させる活性ももつのに対して，IL-15にはそれらの活性がないことから，近年では免疫賦活化に有効なサイトカインとして注目されている．IL-15およびその受容体変異体複合体からなるIL-15スーパーアゴニストALT-803は現在，免疫チェックポイント阻害薬等との併用による臨床研究が進められている［NCT03228667］[3]．

3）IL-10

IL-10は腫瘍関連マクロファージより産生され，抗原提示細胞の成熟とTh1応答を促すIL-12産生の抑制作用がある．一方，IL-10は慢性炎症において抗原特異的CD8[+]T細胞のアポトーシスを抑制し，エフェク

ター活性を維持する役割という全く逆の作用も示されており，ペグ化IL-10（pegildecakin）による抗腫瘍効果に基づき，臨床研究が進められている[4]．Pegildecakinには Th1型サイトカインを誘導するのみならず，Th17サイトカインを減少させる働きも示唆されている．

4）GM-CSF

GM-CSFはミエロイド系細胞の造血を促進し，骨髄抑制の治療薬として用いられている．樹状細胞などの抗原提示細胞の増殖・活性化を促すことから，がん治療においてはがんワクチンのアジュバントとして，またGM-CSFを発現させたがん細胞として投与することで抗腫瘍免疫応答を促進する．一方でGM-CSFは慢性炎症においてミエロイド系サプレッサー（MDSC）の増殖を誘導し，炎症を収束し，組織修復を促進する役割をもつが，がん微小環境においては抗腫瘍免疫応答の阻害に働いてしまう[5]．GM-CSFによる抗腫瘍効果が臨床研究において得られない例については，こうした相反するGM-CSFの機能に起因すると考えられる．

5）IL-12

IL-12は抗原提示細胞から産生され，抗腫瘍免疫応答に寄与するTh1細胞の分化を誘導し，T細胞や形質細胞様樹状細胞からのIFNγ産生を促進する．またIL-2と同様にNK細胞および細胞傷害性T細胞を活性化，血管新生を阻害する働きから，抗腫瘍効果が期待され治験が行われたものの副作用が大きく中断されている．現在はIL-12発現プラスミドと樹状細胞ワクチンとのコンビネーションや，免疫チェックポイント阻害薬との併用が試みられている[6]．

3 がんを促進するがん微小環境を形成するサイトカイン

サイトカインの免疫細胞の増殖・分化・活性化や，血管新生などにおける多様な役割が明らかになるにつれて，がんの増悪に直接的あるいは間接的に働いているサイトカインに対しては，中和や受容体の阻害が試みられるようになった．

1）IL-17

IL-17ファミリーは慢性炎症で発現がみられるサイトカインであり，Th17関連遺伝子の発現は多くのが

ん種で悪性度と関連し，免疫チェックポイント阻害薬の不応答性とも関係している[7]．腸内細菌叢の構成により抗腫瘍免疫を誘導するTh1型と腫瘍促進性のTh17型が影響を受けることが示唆されている[8]．一方でIL-17は血管増殖因子であるVEGFを誘導することから，抗血管新生阻害薬に耐性となった症例に対する血管新生阻害薬として抗IL-17抗体が期待される[9]．

2）TGF-β

腫瘍細胞にアポトーシス，増殖抑制をもたらすことや，多くのがんでTGF-βシグナルの変異が認められることからがん抑制因子として考えられていた．しかし，TGF-βはがん細胞に対して上皮間葉転換（EMT）を誘導し，最近では腫瘍環境内でTGF-βレベルが高いことががん免疫に働くT細胞の腫瘍からの排除と関連していることが報告されており[10]，TGF-β阻害と免疫チェックポイント抗体との併用の治験が行われている．

3）IL-6

IL-6は直接的な腫瘍増殖促進活性に加えて，がん免疫応答の抑制作用を示すことから，IL-6に対する中和抗体の治験が行われている．動物実験レベルでは著効を示したものの，治験での効果は得られておらず，IL-6−抗IL-6抗体の複合体が生体内で安定的に存在することが問題であると考えられている[11]．

4）CSF-1/M-CSF

腫瘍関連マクロファージはがん微小環境における主要な構成細胞であり，がん増生を促進する性質を獲得している（分極化）．CSF-1受容体は腫瘍関連マクロファージに発現し，これらの細胞の維持・増殖にかかわっている．マウスではCSF-1受容体の阻害によりがん会合マクロファージの分極化の修飾作用によって腫瘍の増生を抑制するものの，悪性腫瘍の再発にかかわるという報告もある[12]．多数の制御薬開発が進むなかで，CSF-1受容体阻害薬（PLX3397）は第1相および第2相臨床試験にて有望な結果が得られ[13]［NCT02452424]，第3相臨床試験にて肝機能障害は出たものの有効性が確認され，現在は承認申請の審査段階にある．

4 ケモカインとがん免疫応答

サイトカインのなかでも特異的白血球を遊走させる活性をもつのがケモカインである．筆者らによるケモカインのプロトタイプIL-8/CXCL8およびMCAF/MCP-1/CCL2の発見により，免疫細胞の遊走と活性化を制御する新たなサイトカインファミリー，ケモカインの存在とさまざまな疾患における重要性が顕在化され，特定の免疫細胞サブセットを制御する抗がん剤開発というコンセプトが認知されることになった．

1）IL-8/CXCL8

IL-8は好中球の遊走因子であり，多くのがん細胞で発現が認められ血清中に検出される．IL-8-CXCR2経路は，MDSCのがん組織への遊走，がん細胞におけるEMT，血管新生促進，細胞老化[14][15]に関与していることから，IL-8抗体（BMS-986253）やIL-8受容体阻害剤（Reparixin）は免疫チェックポイント阻害薬との併用による臨床研究が行われている[16]［NCT03689699]．

2）CCR4

ケモカイン受容体の発現は細胞種によって特異的な発現パターンを示すことから，ケモカイン受容体を標的とした抗体で，抗体依存性細胞傷害活性を用いて特定の細胞種を除去する抗体医薬も開発されている．なかでも筆者らが現・協和キリンとともに開発したケモカイン受容体CCR4抗体医薬，モガムリズマブは日本発最初のがん治療抗体として，CCR4陽性の成人T細胞白血病リンパ腫治療薬として承認された．また，CCR4は制御性T細胞にも発現していることから，現在は制御性T細胞除去をコンセプトとして固形がんを対象とした治験も進められている［NCT02946671]．

3）CCL2

CCR2はCCL2の受容体であり，腫瘍促進性単球・マクロファージの遊走・活性化を制御している[17][18]．筆者らは三和化学研究所とともに肝炎治療薬のプロパゲルマニウムがCCR2阻害薬であることを見出した[19]．その後マウス腫瘍モデルにおいて抗腫瘍効果が確認され，抗がん剤としての適応拡大をめざした治験が行われている．またCCR2は腫瘍関連線維芽細胞，間葉系幹細胞などにも発現し，腫瘍促進性のがん微小環境の形成に働くことから，この経路を創薬標的とした抗が

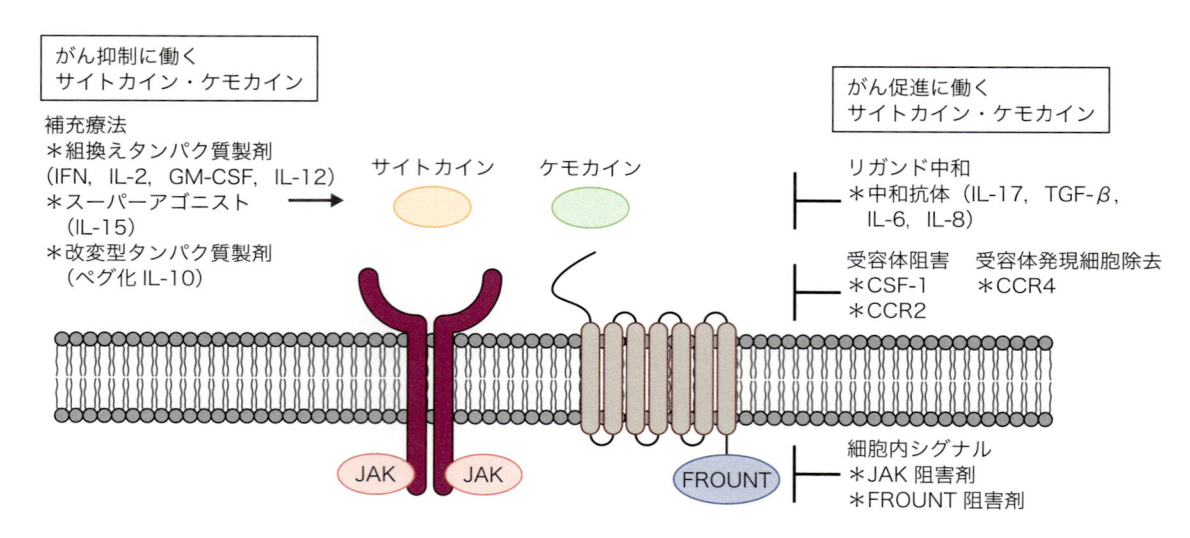

図2　サイトカイン・ケモカインの標的カテゴリー
サイトカイン・ケモカイン経路をがん治療に応用する際には，その機能に応じて，細胞外でリガンドを補充あるいは中和する，受容体を阻害する，さらには細胞内のシグナルを標的とするといった方法がある．

ん剤開発も治験が進められている．また，ケモカイン受容体CCR5も腫瘍関連マクロファージや間葉系幹細胞[20] に発現しておりがん悪性化にかかわることから，CCR5阻害薬と免疫チェックポイント阻害薬との併用治験が進められている [NCT03631407]．

ケモカイン–ケモカイン受容体の関係は重複性があるため，CCL2 – CCR2経路の単独阻害では十分な薬効が得られないことが考えられ，複数のケモカイン，ケモカイン受容体経路の同時制御が試みられている．ケモカイン受容体CCR2，CCR5はいずれも腫瘍関連マクロファージの集積と分極化にかかわっており，これらをデュアルに阻害する薬剤（BMS–813160）が開発され臨床研究が進められている [NCT03767582]．

5 細胞内シグナル制御

サイトカインやその受容体を阻害するがん治療薬はさまざまな治験が行われているものの，いまだ承認まで至った薬剤はない．一方でサイトカインシグナルの細胞内制御に注目した開発も行われており（**図2**），JAK阻害剤はサイトカイン自体の阻害剤に先んじて承認されている．

1）FROUNT：フロント

筆者らはCCR2およびCCR5の細胞内シグナルに着目し，受容体へ結合し腫瘍促進型マクロファージの集積，分極化シグナルを担う制御分子FROUNT（フロントと命名[21]）を見出し，機能解析を行ってきた．FROUNTの機能を阻害する化合物としてジスルフィラムを同定し，免疫チェックポイント阻害薬との併用による臨床研究を開始した [jRCT ID：031180183]．

2）JAK/STAT

JAKはサイトカイン受容体の下流で活性化するキナーゼで，JAK1，JAK2，JAK3の3種類がある．がんにおけるJAKシグナルの過剰な活性化が報告されていることから，JAK阻害剤が炎症性疾患に加えてがんの治療薬としても開発が進み，骨髄線維症（進行性の血液がん）でJAK1/2選択性阻害剤ルキソリチニブが適応となっている．現在はJAK2阻害による副作用（造血障害に起因する感染症など）を回避するためJAK2を阻害しない選択的JAK阻害剤が開発され，免疫チェックポイント阻害薬との併用治験が進められている [NCT02646748]．

おわりに

　以上のように，サイトカイン・ケモカインはがん免疫応答における重要な役割が多くの研究者により見出されてきた．そしてサイトカイン分野におけるがん治療薬の開発は，サイトカインのがん促進と抑制の機能二面性および副作用との闘いの歴史であった．今後はサイトカインネットワークの全貌を明らかにし，その中枢にて，がん免疫応答の方向性のかじ取りを担う新たな標的分子の探索およびこの制御が次世代の課題である．

文献

1) Mimura K, et al：Cancer Sci, 109：43-53, 2018
2) Matsushima K, et al：Cell Immunol, 92：290-301, 1985
3) Wrangle JM, et al：Lancet Oncol, 19：694-704, 2018
4) Naing A, et al：Cancer Cell, 34：775-791.e3, 2018
5) Khanna S, et al：Clin Cancer Res, 24：2859-2872, 2018
6) Lasek W, et al：Cancer Immunol Immunother, 63：419-435, 2014
7) Tosolini M, et al：Cancer Res, 71：1263-1271, 2011
8) Gopalakrishnan V, et al：Science, 359：97-103, 2018
9) McGeachy MJ, et al：Immunity, 50：892-906, 2019
10) Tauriello DVF, et al：Nature, 554：538-543, 2018
11) Rossi JF, et al：Clin Cancer Res, 21：1248-1257, 2015
12) Quail DF, et al：Science, 352：aad3018, 2016
13) Tap WD, et al：N Engl J Med, 373：428-437, 2015
14) Acosta JC, et al：Cell, 133：1006-1018, 2008
15) Kuilman T, et al：Cell, 133：1019-1031, 2008
16) David JM, et al：Vaccines (Basel), 4：doi:10.3390/vaccines4030022, 2016
17) Qian BZ, et al：Nature, 475：222-225, 2011
18) Bonapace L, et al：Nature, 515：130-133, 2014
19) Yokochi S, et al：J Interferon Cytokine Res, 21：389-398, 2001
20) Karnoub AE, et al：Nature, 449：557-563, 2007
21) Terashima Y, et al：Nat Immunol, 6：827-835, 2005

＜著者プロフィール＞

遠田悦子：2001年東京大学農学部卒業，2007年東京大学大学院医学系研究科博士課程修了（松島綱治教授）．松島研博士研究員・助教を経て現在，日本医科大学解析人体病理学教室助教．ケモカイン受容体シグナルを中心に，分子・細胞・組織学的視点から生体内の免疫現象の理解と治療応用をめざす．

寺島裕也：1997年より東京大学松島研にてケモカイン受容体シグナル制御分子を探索しFROUNTを発見，その後ベンチャー企業，東京大学松島研を経て東京理科大学松島研にて研究を進める．

松島綱治：1978年金沢大学医学部卒業後，NIHにてIL-1精製，ケモカインのプロトタイプIL-8およびMCAF/MCP-1を発見し，1990年より金沢大学教授，1996年より東京大学教授，2018年より東京理科大学教授として炎症・免疫反応の機序解明と治療への応用研究／開発を進めている．

I

1章

腫瘍免疫応答の正負の調節機構

11. 腫瘍微小環境の代謝改変による腫瘍免疫の向上
—代謝で読み解く免疫細胞と腫瘍細胞の攻防

西田充香子，鵜殿平一郎

腫瘍微小環境では免疫細胞と腫瘍細胞の間で栄養素，特にグルコースをめぐる激しい攻防を繰り広げており，代謝競合に負けた免疫エフェクター細胞は本来の機能を失い，その結果，腫瘍は増大へと向かう．これは腫瘍微小環境下の細胞の代謝が腫瘍の運命を決定することを示唆している．このような背景から近年，腫瘍を制圧するために代謝制御を視野に入れた治療が重要であるとの概念が広がってきた．本稿では腫瘍微小環境に存在する免疫細胞そして腫瘍細胞の代謝についての理解を深め，腫瘍免疫における代謝制御による治療法について解説する．

はじめに

2013年にMellmanらが「Cancer-Immunity Cycle」[※1]という概念を提唱し，免疫によって腫瘍が排除される過程を7つのステップに分けた[1]．そのなかの1つでも障害されると腫瘍免疫の破綻が生じ，腫瘍は増大へと向かう．ステップ5,6,7に示されているように腫瘍局所にT細胞が浸潤し，その場で機能を発揮し続けることが肝要であるが，実際の腫瘍組織を見るとinflamed型腫瘍というT細胞が浸潤しているにもかかわらず，腫瘍免疫が破綻している例があることがわかってきた[2]．何らかの理由によってT細胞による腫瘍細胞への殺傷能力が低下していることを示唆しており，その1つの原因として「免疫疲弊」[※2]によるT細胞の機能不全があげられる[3][4]．この免疫疲弊を解除するため免疫チェックポイント阻害剤が開発された．

> **※1　Cancer-Immunity Cycle**
> ①がん抗原の放出，②T細胞への抗原提示，③T細胞のプライミングおよび活性化，④腫瘍への活性化T細胞の遊走，⑤腫瘍内への活性化T細胞の浸潤，⑥活性化T細胞による腫瘍細胞の認識，⑦活性化T細胞による腫瘍細胞の殺傷の7ステップからなる．

[略語]

FAO：fatty acid oxidation
GAPDH：glyceraldehyde 3-phosphate dehydrogenase
Glut-1：glucose transporter-1
HIF1α：hypoxia inducible factor 1α
mTOR：mammalian target of rapamycin

NADPH：nicotinamide adenine dinucleotide phosphate
NFAT：nuclear factor of activated T cells
OXPHOS：oxidative phosphorylation
PD-1：programmed death-1
TCR：T cell receptor
VHL：von Hippel-Lindau

Improvement of immunotherapy by metabolic reprogramming of tumor microenvironment
Mikako Nishida/Heiichiro Udono：Department of Immunology, Okayama University Graduate School of Medicine, Dentistry and Pharmaceutical Sciences（岡山大学大学院医歯薬学総合研究科病態制御科学専攻腫瘍制御学講座免疫学）

しかし，なぜ，腫瘍局所でT細胞は疲弊状態に陥るのか．本稿ではこの原因を腫瘍微小環境に存在する免疫細胞と腫瘍細胞の代謝に焦点を当て明らかにし，その制御法そして代謝制御が腫瘍免疫の向上に寄与できるのかという点も踏まえて解説したい．

1 免疫細胞の代謝

2015年にPearceらがT細胞の代謝が免疫系を駆動させるという概念を報告し[5]，免疫細胞の種類や状態によって代謝が異なることがわかってきた[6] [7]．ここでは腫瘍免疫で特に重要な細胞群の代謝について紹介する．

1）エフェクターCD8 T細胞

CD8 T細胞は腫瘍局所で抗原刺激を受けるとTCR/CD28–PI3K–Akt経路を介して解糖系を駆動させる．解糖系の中間代謝産物であるホスホエノールピルビン酸（PEP）は小胞体内へのカルシウムの再流入を抑制し，細胞外からのカルシウムの流入を亢進させ，転写因子NFATを核内へと移行させてサイトカイン産生を誘導する[8]．さらに3-ホスホグリセリン酸（3–PG）はアミノ酸であるセリンへ変換され，核酸合成に使われる[9]．そして解糖系から派生するペントースリン酸化経路は，核酸合成に必要なリボース5リン酸，NADPHを合成する．NADPHは抗酸化物質であるグルタチオン（GSH）を還元状態に保つ働きがあり，抗酸化効果の維持に寄与している．さらにGSHはNFAT，mTOR活性化の維持に関与しMycを介して解糖系を誘導するとの報告もある[10]．また，解糖系酵素であるGAPDHはグルコース非存在下すなわち解糖系が抑制された状況ではIFN γ の翻訳を抑制する[11]．このようにエフェクターCD8 T細胞は解糖系に依存して機能し，増殖する．

2）制御性T細胞（Treg）

免疫抑制にかかわるTregはミトコンドリアにおける酸化的リン酸化（OXPHOS），脂肪酸酸化（FAO）によってエネルギーを得ている．Tregのマスター転写遺伝子であるFoxp3がミトコンドリアの電子伝達系を活性化しミトコンドリア機能を高め，Tregの代謝をOXPHOS，FAOの方向へとシフトさせる[12]．逆にTregの解糖系が亢進すると，mTOR経路の活性化依存的にFoxp3の発現は低下し，腫瘍内での数も減少する．さらにミトコンドリア膜電位，活性酸素の産生量も低下し，機能が抑制される[13]．このように代謝とマスター転写因子Foxp3には密接な関係が存在する．

3）骨髄球性細胞（マクロファージ，MDSC）

炎症型のM1マクロファージはTNF α，IL-12の産生を介した抗腫瘍効果の発揮に重要な細胞であり，LPSやIFNの刺激によって代謝をOXPHOS，FAOから解糖系へとシフトさせる．その一方で非炎症型（創傷治癒型）のM2マクロファージはOXPHOS，FAOに依存しており，免疫抑制性サイトカインであるIL-4，IL-10を産生する[14]．さらに腫瘍局所に存在し，免疫抑制に働くM2型腫瘍関連マクロファージ（M2-like TAM）や骨髄由来抑制細胞（MDSC）はOXPHOS，FAOに依存しており，それぞれの代謝が解糖系優位になるとM2-like TAMはM1-like TAMに分化し，MDSCはその数が減少し，それぞれ本来の機能を失う[15]．

このように免疫細胞を代謝で大きく分類すると抗腫瘍効果に必要な細胞（エフェクター細胞）は解糖系，免疫抑制すなわち免疫寛容を起こさせる細胞はOXPHOS，FAOに依存していることがわかる（**図1**）．

しかし皮肉なことに腫瘍細胞はワールブルグ効果[※3]で知られるように解糖系に依存しており[16]，抗腫瘍効果に必要なエフェクター細胞と腫瘍微小環境下においては必然的にグルコースをめぐる代謝競合が起こっており，これがエフェクター細胞の機能を抑制している原因と考えられる．

※2　免疫疲弊

一般的に持続的な抗原刺激によってT細胞膜表面に免疫チェックポイント分子（疲弊分子）といわれる免疫機能を負に制御するタンパク質（PD-1，Tim-3，CTLA-4など）が発現し，T細胞の増殖や機能が低下すること．

※3　ワールブルグ効果

腫瘍細胞やエフェクター細胞でみられる，有酸素下でもミトコンドリアの酸化的リン酸化ではなく解糖系によってエネルギーを得る代謝形式のこと（好気的解糖）．取り込んだグルコースは最終的に乳酸に変換される．

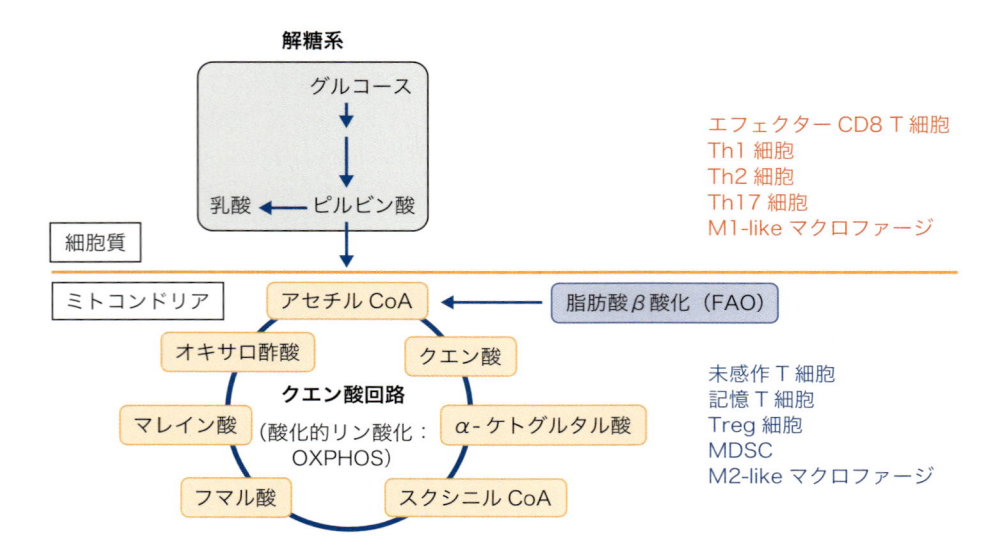

図1　免疫細胞の種類と代謝経路
　エフェクター細胞とよばれる種々の細胞集団は解糖系に依存する．その一方，免疫寛容や創傷治癒に関係する細胞集団は脂肪酸酸化（FAO），クエン酸回路と酸化的リン酸化（OXPHOS）に依存する．

2 腫瘍微小環境における免疫細胞と腫瘍細胞の代謝競合

　腫瘍細胞が解糖系により大量のグルコースを消費するため，腫瘍微小環境は他の組織と比較してグルコース濃度が極端に低い[8]．Rathmell らの報告によるとがん抑制遺伝子であるVHL遺伝子に変異のある腎細胞がんではHIF1αが過剰発現し，腫瘍細胞の解糖系を亢進させるが，その一方で腫瘍に浸潤するCD8 T細胞の解糖系は抑制され，さらにPD-1の発現が上昇し，増殖や機能が低下していることを見出した[17]．さらにChang らは主要な拒絶抗原を有する腫瘍（regressor：R腫瘍）と拒絶抗原を有さない腫瘍（progressor：P腫瘍）を用いてCD8 T細胞とP腫瘍を共培養するとCD8 T細胞のIFNγの産生量が低下し，この作用はグルコースを添加すると解消されることを明らかにした．グルコース消費速度は，P腫瘍の方がR腫瘍より高いことも証明している[18]．これらの報告から，悪性度の高い腫瘍は解糖系がより亢進しており，低グルコースの腫瘍微小環境下ではエフェクター細胞が十分にグルコースを利用できず，解糖系が抑制され，疲弊状態に陥っていることが示唆されている（**図2**）．

3 腫瘍細胞の代謝制御による治療

　これまで述べてきた背景から，腫瘍細胞の解糖系を阻害するため2-デオキシグルコース（2-DG）などの解糖系阻害剤を用いたがん治療研究も行われてきた[19]．しかしエフェクター細胞も解糖系を利用しており，腫瘍だけでなくエフェクター細胞の解糖系も低下させてしまう可能性があり，その選択性が問題となった．そのようななか，2018年に単糖類のD-マンノースがホスホマンノースイソメラーゼ（PMI）の発現が高い腫瘍で解糖系を抑制するといった報告がなされ，ある特徴をもつ腫瘍に特異的な治療法も出てきた[20]．

　しかし，免疫細胞の解糖系を上昇させ，その一方で腫瘍細胞の解糖系を同時に抑制し，腫瘍微小環境全体の代謝を改変させるような代謝制御法はいまだ確立されていない．われわれはこれまでに2型糖尿病治療薬メトホルミンの誘導する抗腫瘍効果の研究から，メトホルミンによる解糖系の亢進が腫瘍局所のCD8 T細胞の機能を高め[21]，Treg, MDSC においては数，機能を低下させ，さらにM2-like TAM をM1-likeTAM へとシフトさせることを明らかにしてきた[13] [15]（**図3**）．しかしメトホルミンが腫瘍細胞の代謝に及ぼす影響についてはまだ不明な点が多く，現在検討中であるが，こ

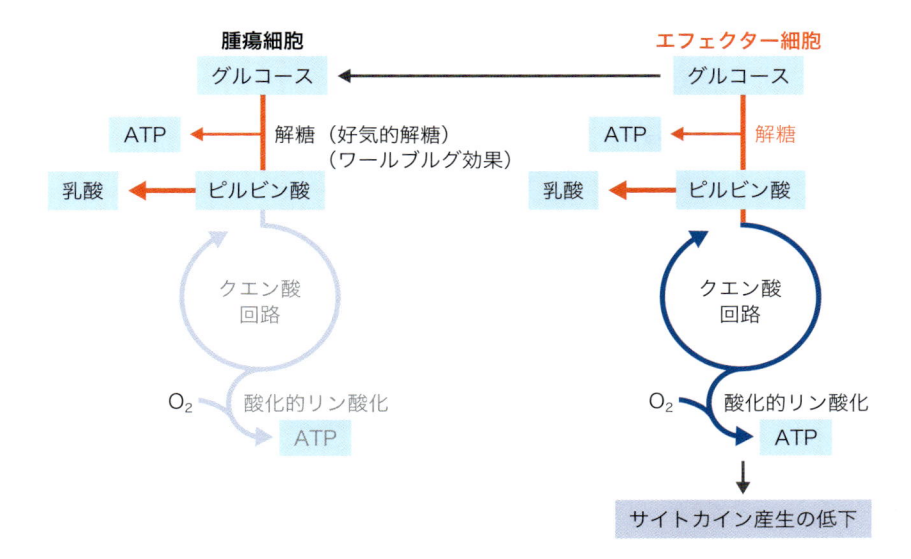

図2　エフェクター細胞と腫瘍細胞における代謝競合
腫瘍微小環境下は低グルコースに加え，腫瘍細胞のワールブルグ効果によってグルコースを奪われ，腫瘍内のエフェクター細胞はしだいにその機能を失い，疲弊状態に陥る．

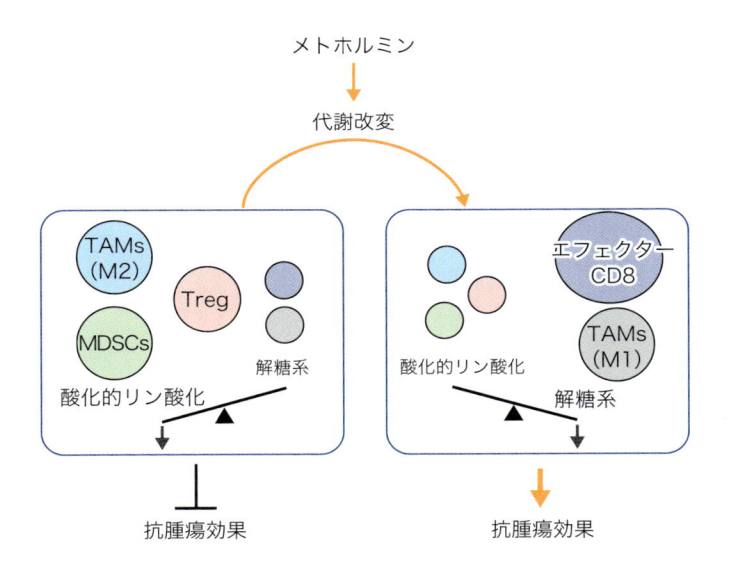

図3　メトホルミンによる腫瘍微小環境の代謝改変と抗腫瘍免疫の活性化
メトホルミンは腫瘍微小環境に存在する免疫細胞の代謝を解糖系へと変化させ，抗腫瘍効果の発揮に優位な方向へ導く．

れまでに明らかになってきたことを一部，紹介したい．

4 メトホルミンによる免疫細胞と腫瘍細胞の代謝改変

　メトホルミンを処置したマウスの腫瘍塊からCD8 T

細胞と腫瘍細胞を回収し，解糖能を評価するためグルコースのトランスポーターであるGlut-1の発現そしてグルコースのアナログである2-NBDGの取り込み能を検討したところ，興味深いことにメトホルミン処置によってCD8 T細胞のGlut-1，2-NBDGの取り込みは上昇していたが，腫瘍細胞においてはGlut-1,

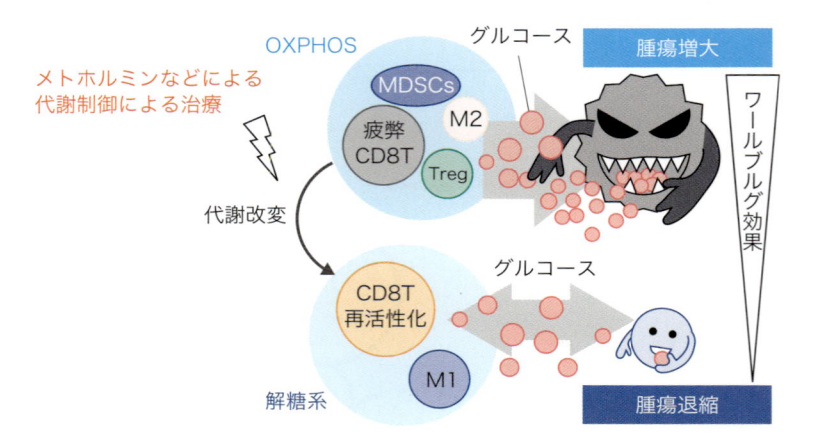

図4　腫瘍微小環境の代謝制御による抗腫瘍効果の向上
代謝制御による治療によって腫瘍微小環境に存在する免疫細胞の代謝を改変することで腫瘍免疫を向上させることができる.

2-NBDGの取り込みはむしろ低下するということがわかった. さらにメトホルミンと抗PD-1抗体併用治療においてはさらにその傾向が強く, 驚くべきことにメトホルミンは免疫不全マウスに移植した腫瘍細胞の解糖能には影響を及ぼさないことも明らかとなってきた. すなわちメトホルミンによる腫瘍細胞の代謝改変には免疫系が必要であることを示唆しており, そのメカニズムについては検討中であるが, メトホルミンがいかにして免疫細胞と腫瘍細胞において代謝を逆に制御することが可能なのか, この謎を解明できれば, 代謝改変で腫瘍を制圧する方法を見出すことができるのではないかと考えている.

おわりに

　腫瘍局所における免疫細胞の機能不全は従来, 慢性的な抗原刺激によるものとされていたが, それに加え, 腫瘍微小環境での免疫細胞と腫瘍細胞の代謝競合もその1つの理由と考えられる. 腫瘍微小環境に存在する異なる細胞集団の代謝を腫瘍退縮に優位な方向へ制御できれば腫瘍免疫の向上にもつながり (**図4**), さらに細胞の代謝状態を評価することで免疫療法の効果判定や予後予測にも応用できる可能性があり, 今後も腫瘍免疫と代謝を絡めた分野は重要な位置を占めてくると考えられる.

文献

1) Chen DS & Mellman I：Immunity, 39：1–10, 2013
2) Kim JM & Chen DS：Ann Oncol, 27：1492–1504, 2016
3) Wherry EJ：Nat Immunol, 12：492–499, 2011
4) McLane LM, et al：Annu Rev Immunol, 37：457–495, 2019
5) Buck MD, et al：J Exp Med, 212：1345–1360, 2015
6) Pearce EL & Pearce EJ：Immunity, 38：633–643, 2013
7) Pearce EL, et al：Science, 342：1242454, 2013
8) Ho PC, et al：Cell, 162：1217–1228, 2015
9) Ma EH, et al：Cell Metab, 25：345–357, 2017
10) Mak TW, et al：Immunity, 46：1089–1090, 2017
11) Chang CH, et al：Cell, 153：1239–1251, 2013
12) Howie D, et al：JCI Insight, 2：e89160, 2017
13) Kunisada Y, et al：EBioMedicine, 25：154–164, 2017
14) Galván-Peña S & O'Neill LA：Front Immunol, 5：420, 2014
15) Uehara T, et al：Int Immunol, 31：187–198, 2019
16) Vander Heiden MG, et al：Science, 324：1029–1033, 2009
17) Siska PJ, et al：JCI Insight, 2：doi:10.1172/jci.insight.93411, 2017
18) Chang CH, et al：Cell, 162：1229–1241, 2015
19) Pelicano H, et al：Oncogene, 25：4633–4646, 2006
20) Gonzalez PS, et al：Nature, 563：719–723, 2018
21) Eikawa S, et al：Proc Natl Acad Sci U S A, 112：1809–1814, 2015

＜著者プロフィール＞
西田充香子：2016年3月, 岡山大学大学院医歯薬学総合研究科 病態制御科学専攻 腫瘍制御学講座 免疫学博士課程修了. 在学中は鵜殿平一郎教授指導の下, メトホルミンによる免疫疲弊解除に関する研究に従事, '16年4月より同研究室で博士後研究員として勤務し, 現在は免疫チェックポイント分子阻害剤とメトホルミンの併用による抗腫瘍効果の分子メカニズムを免疫代謝の観点から研究を進めている.

鵜殿平一郎：1985年長崎大学医学部卒業. 内科研修医を経て'91年長崎大学大学院卒業, ニューヨークマウントサイナイ医科大学留学, '94年岡山大学医学部助手, '98年長崎大学講師, 准教授, 2003年3月より理化学研究所RCAIチームリーダー, '11年4月より現職. '12年4月からメトホルミンによる新しい概念のがん免疫治療に取り組む.

12. 腸内細菌叢によるがん免疫応答調節

田之上 大，本田賢也

マイクロバイオームの研究領域では，次世代シークエンスによる国際的な大規模プロジェクトの進行に伴い，免疫チェックポイント阻害（immune checkpoint inhibitor：ICI）療法における奏効者ならびに非奏効者の腸内細菌叢解析が複数進行し，相関する腸内細菌種が次々と報告されている．しかしその多くが相関性のある細菌種の報告にとどまり，宿主がん免疫応答への直接的な因果関係を示していないことから，実際に腸内細菌を臨床応用できたケースはまだ少ない．直近では非奏効患者に対して奏効者の便移植が議論され海外ではすでに臨床試験が始まっているが[1]，感染症などさまざまな副作用のリスクが懸念されることから，実際には抗腫瘍効果の発序に直結する特定腸内細菌種を用いた医療介入が望ましい．

はじめに

われわれの消化管に棲みつく細菌のなかには発がんに深く影響する細菌が含まれ，有名な *Helicobacter pylori* は胃がん発症の原因となることが分子レベルで詳細に解明されている[2]ほか，ヒトおよびマウスにおける *Fusobacterium nucleatum* は大腸がん[3]～[6]，マウスの *Clostidium* cluster ⅩⅣa に属する一部の細菌は肝がん[7][8]の発症と強く相関する．さらには肺の常在

[略語]
ICI：immune checkpoint inhibitor
IEL：intraepithelial lymphocyte
　　　（上皮間リンパ球）
IFN：interferon
IL：interleukin
T$_H$：T helper cells
T$_{REG}$：regulatory T cells

細菌の一部は肺がんをプロモートすることも報告されている[9]．一方，ここ十数年で腸内細菌が宿主免疫系の成熟・活性化にきわめて重要な役割を担うことが数多く報告され，現在では抗がん免疫応答へも大きな影響をもたらすことがわかってきた[10]～[13]．本稿では抗がん免疫応答を増強する腸内細菌についての報告を紹介し，臨床応用への発展も見据えて議論したい．

1 腸内細菌

ヒトの消化管には一人あたり数百〜数千種，計100兆細胞に及ぶ腸内細菌が定着していて，それらが保有する遺伝子数の総計は宿主（ヒト）遺伝子数の少なくとも約27倍になることが知られる[14]．それらは主にFirmucutes門（Clostridia, Ruminococcaceae, Eubacterium など），Bacteroidetes門（Bacteroi-

Gut microbiota modulate anti-cancer immune response
Takeshi Tanoue[1][2] /Kenya Honda[1][2]：Department of Microbiology and Immunology, Keio University School of Medicine[1] /RIKEN Center for Integrative Medical Sciences, Laboratory of Gut Homeostasis[2]（慶應義塾大学医学部微生物学・免疫学教室[1] / 理化学研究所生命医科学研究センター消化管恒常性研究チーム[2]）

dalesなど），Actinobacteria門（Bifidobacteralesなど），Verrucomicrobia門（Akkermansiaなど），Fusobacteria門（Fusobacteriumなど），Proteobacteria門（大腸菌など）に属し，個々人の消化管に定着する細菌種は宿主遺伝背景・生活環境により大きく異なっていてその多様性は5,000種近くに上るとされる[15]．腸内細菌は食餌成分[16]や薬物代謝・分解[17][18]，免疫系の成熟[19]などの宿主生理作用に密接に関与する．そのため腸内細菌叢の構成異常（Dysbiosisとよばれる）は炎症性腸疾患[20]，がん，自閉症[21][22]，心血管病[23]，肥満[24][25]，糖尿病[26]などさまざまな病気と関連することがこの十数年で次々とわかってきた．この常在細菌叢のすぐそばには宿主腸管免疫系が構築されているが，それらは言うまでもなく細菌叢に影響を受けており，実際にさまざまな免疫細胞の集積・性質に腸内細菌が関与している[19]．その先駆的報告となったのが，Littman・HondaらによるT_H17細胞誘導性セグメント細菌の同定である[27]．彼らは，無菌およびノトバイオート※1マウスを使用してセグメント細菌がきわめて特異的に小腸T_H17細胞を誘導することを見出し，それには上皮細胞への強い接着が深くかかわること[28][29]，腸病原性Citrobacter rodentium※2感染に対する抵抗性を高めること[27]を報告した．一方，制御性T（T_{REG}）細胞もまた消化管に多く局在する免疫細胞の1つであり，マウス由来Clostridium46菌株やヒト由来Clostridia17菌株などの定着がその集積を強く誘導することが知られる[30][31]．これらClostridiaの投与はマウス腸炎モデルの症状を緩和することから炎症性腸疾患治療への応用が期待されている．さらには消化管に局在するIFNγ産生CD8T細胞もまた腸内細菌に深く影響を受けており，健常者から単離された11菌株がその集積を強く誘導し，腫瘍部における免疫応答をも増強する（後述[32]）．小腸粘液叢に局在するAkkermansia muciniphilaはパイエル板でT_{FH}細胞の誘導を介してB細胞から自身に特異的なIgG1産生を促す[33]ほか，抗がん免疫応答も促進する（後述[34]）．面白いことに消化管から離れた組織の免疫系も腸内細菌により修飾されることがわかっていて，例えばセグメント細菌の定着はT_H17細胞やおそらくはそれ以外の免疫細胞を主に介して実験的脳脊髄炎[35]や関節炎[36]の発症を促進するし，前述のヒト由来11菌株は鼠径部リンパ組織や肺などにおいてもIFNγ産生CD8T細胞を誘導する．また胆汁酸代謝能をもつことが有名なClostridium scindensをはじめとする腸内細菌種は，ω−ムリコール酸などの二次胆汁酸の腸肝循環を介して，腫瘍発症に伴う肝臓へのNKT細胞集積を負に制御する[7]．このように腸内細菌は消化管および遠位組織の免疫応答を調節することが明らかとなり，がん免疫研究分野からも注目を浴びることとなった．

2 抗がん免疫応答を増強するマウス常在細菌

　実際，2013年ごろからいくつかの抗がん治療に対して，無菌マウスや抗生剤投与マウスが効きにくいことが報告されはじめ，現在では特定の腸内細菌種が腫瘍免疫応答を増強することがおおむねコンセンサスとなっている[10]〜[13]（表）．GoldszmidらはCpG（TLR9アゴニスト）と抗IL10Rブロッキング抗体による腫瘍抑制効果が腸内細菌に支持され，なかでもAlistipes shahiやRuminococcus属菌の存在量が抗腫瘍効果と相関することを報告した[37]．その連報で掲載されたZitovogelらの仕事により，cyclophosphamideの抗腫瘍効果もまた腸内細菌叢に依存し[38]，後にEnterococcus hiraeとBarnesiella intestinihominisがその中心的な役割を担うことが明らかとなった[39]．すなわちcyclophosphamideの投与により，①小腸粘膜の透過性が高まりE. hiraeが脾臓へtranslocationする，②大腸のBarnesiella intestinihominisの定着量が増加するというイベントが起きる結果，これら2菌種がNOD2シグナルを介してγδ T細胞，CD8 T細胞，T_H1細胞を活性化し抗腫瘍効果を及ぼす[39]．続く2015年ごろからは腸内細菌とICI療法に関する報告が増えはじめ，その1つである抗CTLA4抗体の治療効果がBacteroides the-

表　抗がん免疫応答増強効果が示されている腸内細菌種

菌種	投与マウス	腫瘍モデル	治療	免疫細胞への影響	文献
Bacteroides thetaiotaomicron *Bacteroides fragilis*	SPFマウス （抗生剤投与） 無菌マウス	MCA205 皮下腫瘍モデル	抗CTLA4抗体	腫瘍所属リンパ節における Th1細胞の増加	40
Bifidobacterium longum *Bifidobacterium breve*	SPFマウス	B16.SIY 皮下腫瘍モデル	抗PDL1抗体	脾臓におけるIFNγ産生細胞の増加 腫瘍部への腫瘍特異的CD8T細胞の集積	41
Enterococcus hirae *Barnesiella intestinihominis*	SPFマウス （抗生剤投与）	MCA205 皮下腫瘍モデル	cyclophos- phamide	腫瘍部でのIFNγ産生γδT細胞の集積	39
Akkermansia muciniphila	SPFマウス （抗生剤投与） 無菌マウス	MCA205 皮下腫瘍モデル	抗PD1抗体	腫瘍部へのCD4T細胞の集積	34
Fusobacterium ulcerans *Phascolarcobacterium faecium* *Ruminococcaceae bacterium* cv2 *Eubacterium limosum* *Bacteroides uniformis, B. dorei* *Praprevotella xylaniphila* *Parabacteroides johnsonii* *P. gordonii, P. distasonis* *Alistipes senegalensis*	SPFマウス （抗生剤投与） 無菌マウス ヒト便定着マウス	MC38 およびBRAF^V600E PTEN^-/- 皮下腫瘍モデル	抗PD1抗体 抗CTLA4抗体	腫瘍部へのIFNγ CD8T細胞および樹状細胞の集積	32
undefined species （抗PD1mAb療法responder便）	無菌マウス	B16.SIY 皮下腫瘍モデル	抗PDL1抗体	腫瘍部への腫瘍特異的CD8T細胞の集積 （抗PDL1mAb非投与条件）	44
undefined species （抗PD1mAb療法responder便）	無菌マウス	BRAF^V600E PTEN^-/- 皮下腫瘍モデル	抗PDL1抗体	腫瘍部へのCD8T細胞の集積	45

詳細は本文参照.

taiotaomicron や *B. fragilis* などの *Bacteroides* spp. に大きく影響するという報告がなされた[40]. この論文の著者らは抗CTLA4抗体投与マウスでは腸内細菌叢の構成変化が起こり *Bacteroides* spp. の割合が増加する結果，IFNγ産生CD4T細胞応答の活性化を招き抗腫瘍効果を促すと考察している[40]. 一方，抗PDL1抗体の抗腫瘍効果もまた腸内細菌に依存し，Gajewskiらのグループは異なる動物生産業者から同じ遺伝背景をもつC57BL/6マウスを購入し，抗PDL1抗体の抗腫瘍効果を比べた結果，Taconic社マウスにくらべJackson Laboratory社マウスがより奏効を示した[41]. この結果は両社で飼育されたマウスの腸内細菌叢の違いを反映していると感じた彼らは両マウスの腸内細菌叢を詳しく比較し，存在量に差があった腸内細菌種のうち *Bifidobacterium* spp. が抗PDL1抗体の抗腫瘍効果を

増強することを特定した. 実際，Taconic社SPFマウスに *Bifidobacterium bifidum*，*B. longum*，*B. lactis* および *B. breve* の混合液を投与すると樹状細胞の活性化を介して抗PDL1抗体の抗がん免疫応答を増強することを示した[41].

3 がん患者の腸内細菌叢研究

では実際のがん治療患者の腸内細菌叢はどうなっているのか？ これまでに次世代シークエンスを用いた腸内細菌叢調査が複数実施され，その奏効・非奏効群間の細菌組成が大きく異なることが報告されているがその菌種は各報告間で必ずしも一貫していない. 例えばCarbonnelらのグループは26名のメラノーマ（悪性黒色腫）患者について抗CTLA4抗体投与前の腸内細菌

叢を解析し，治療後の奏効と副作用である大腸炎の発症を調べたところ，非奏効群では*Bacteroides*種が多いのに対し，奏効群では*Faecalibacterium prausnitzii* L2-6，*Gemmiger formicilis*および butyrate producing bacterium SS2-1 などが多く検出されたが，これらの患者は同時に大腸炎を発症するケースも多かった[42]（ただし，炎症抑制性の免疫応答に寄与することが知られる*Faecalibacterium*がなぜ大腸炎発症と正相関するかは考察されていない）．Frankel らのグループは 39 名のメラノーマ患者を対象に，抗 PD1 抗体ならびに抗 CTLA4 抗体を投与する前の腸内細菌叢を調べた．その結果 Ipilumimab（抗 CTLA4 抗体）と Nivolmab（抗 PD1 抗体）の併用療法の奏効群は*Faecalibacterium prausnitzii*，*Holdemania filiformis*，*Bacteroides thetaiotaomicron*が多い傾向であった[43]．Gajewski らは抗 PD1 抗体療法を受けたメラノーマ患者の腸内細菌叢を解析しており，その奏効群に*Bifidobacterium longum*，*Collinsella aerofaciens*および*Enterococcus faecium*などが多く存在していた[44]．このうち*Bifidobacterium* spp. については，彼らがマウスで抗がん免疫応答促進効果を報告している（上述[41]）．Zitovogel らは肺がんと腎がんの患者を対象に腸内細菌叢を解析し，その奏効群には*Akkermansia muciniphila*や Firmcutes 門に属する*Eubacterium*属菌や Lachnosperaceae 科菌などが多いことを報告した[34]．このうち*A. muciniphila*については，マウスを使って因果関係を示している（後述[34]）．一方，同じ時期に Wargo らのグループもまた抗 PD1 抗体療法を受けた 43 名のメラノーマ患者の腸内細菌叢を調べ，奏効群には*Faecalibacterium prausnitzii*，*Ruminococcus bromii*，*Porphyromonas pasteri*，*Clostridium hungati*および*Phascolarctobacterium faecium*が多いことを報告した[45]．また，血液がんの大規模スタディを van den Brink らのグループが実施し，血液系腫瘍患者 541 名を対象に造血幹細胞移植後 2 年間にわたり病状進行（relapse/progression）と腸内細菌叢を追跡した結果，*Eubacterium limosum*が属する OTU（operational taxonomic unit）が多い患者は致死化しにくいことを報告している[46]．

４ 抗がん免疫応答を増強する ヒト常在細菌─治療応用を見据えて

これらのコホート研究を受けて，現在ではがん治療に有用なヒト腸内細菌叢の研究に注目が集まっている．実際，複数の研究グループが ICI 療法で奏効を示した患者の便サンプルを無菌マウスへ定着させたマウスが，非奏効群便定着マウスに比べて強い抗がん免疫応答促進効果を示すことを報告している[34][44][45]．臨床的にもこの便移植（*Clostridium difficile* 感染による偽膜性腸炎の治療としてすでに有効性が実証されている）に注目が集まり，すでに米国やイスラエルでは臨床試験がはじまっていて，いずれも 3 名の被験者を対象にした小規模な試験ではあるが，便移植が抗 PD1 抗体の奏効を改善したことが速報された[1]．この便移植治験は大変貴重な成果であるが，実際の医療応用にはさらなる臨床試験と作用機序解明が必要であり，さらには，無関係な細菌種や上述の腫瘍促進細菌および病原性微生物の定着などの多大なリスクを含んでいる．実際に米国 FDA は偽膜性腸炎治療で便移植を受けた免疫不全患者が多剤耐性大腸菌に感染し死亡した事実を報告している[47]．そのため，実際の医療介入としては抗がん免疫応答と因果関係がありかつ副作用のリスクが少ないヒト由来特定細菌種を用いることが望ましい[48]．このことを想定した研究は数少なく，例えば Zitovogel らのグループらが*Akkermansia muciniphila*の臨床分離株を投与したマウスに抗 PD1 抗体とともに投与すると腫瘍の成長が抑制されることを報告している[34]（**表**）．この効果は T_H1 サイトカインである IL12 依存的な免疫応答を介し，実際に腫瘍部への CCR9$^+$CXCR3$^+$CD4T 細胞の集積を伴う[34]．Honda らのグループは，前述の IFNγ産生 CD8T 細胞誘導性健常者由来 11 菌株が抗 PD1 抗体および抗 CTLA4 抗体による抗がん免疫応答を CD8T 細胞依存的に増強することを複数の皮下腫瘍モデルで示した[32]．これら 11 菌株は ICI 療法の副作用である大腸炎を発症させることはなく，腫瘍部において樹状細胞や IFNγ産生 CD8T 細胞の集積を誘導する[32]．おそらくは 11 菌株により誘導されたエフェクター分子が血液循環を経て腫瘍における CD8T 細胞を誘導すると考えられるが，今後さらなる作用機序の検証が必要である．

おわりに

　本稿で見てきたように，抗がん治療，特にICI療法の奏効に関与する腸内細菌種が示唆されはじめているが，その菌種は各報告によりさまざまである．その理由の1つは，それら複数の細菌種が免疫系に影響して抗腫瘍免疫の活性化を促すためだと考えられる．それとは別に考えられる理由として，真のeffectorとなる細菌種が細菌叢全体のなかでminor populationであり，真のeffector菌種の補助役を担っている仮説も考えられる．そういったマイナー菌種の存在は従来の一般的なシークエンス（メタ16S解析，メタゲノム解析）に基づいた解析では検出されないため見落とされうる．例えば，IFNγ産生CD8T細胞を誘導する11菌株はノトバイオート技術を使って健常者便中から同定・単離された．その存在量は単離元の健常者便菌叢においてでさえ稀少であり，その他のヒトにおいてもほとんど検出されない．このようなマイナー菌種が真に抗腫瘍免疫応答の中心的な役割を担っている可能性は高く，細菌叢解析精度のさらなる向上およびノトバイオート技術を駆使した有用菌単離技術に期待されるところが大きい．

文献

1）Kaiser J：Science：doi:10.1126/science.aax5960, 2019
2）Peek RM Jr & Blaser MJ：Nat Rev Cancer, 2：28–37, 2002
3）Brennan CA & Garrett WS：Nat Rev Microbiol, 17：156–166, 2019
4）Mima K, et al：Gut, 65：1973–1980, 2016
5）Thomas AM, et al：Nat Med, 25：667–678, 2019
6）Wirbel J, et al：Nat Med, 25：679–689, 2019
7）Ma C, et al：Science, 360：doi:10.1126/science.aan5931, 2018
8）Yoshimoto S, et al：Nature, 499：97–101, 2013
9）Jin C, et al：Cell, 176：998–1013.e16, 2019
10）Fessler J, et al：J Immunother Cancer, 7：108, 2019
11）Frankel AE, et al ：Integr Cancer Ther, 18：1534735419846379, 2019
12）Helmink BA, et al：Nat Med, 25：377–388, 2019
13）Zitvogel L, et al：Science, 359：1366–1370, 2018
14）Qin J, et al：Nature, 464：59–65, 2010
15）Pasolli E, et al：Cell, 176：649–662.e20, 2019
16）Gentile CL & Weir TL：Science, 362：776–780, 2018
17）Maini Rekdal V, et al：Science, 364：doi:10.1126/science.aau6323, 2019
18）Zimmermann M, et al：Nature, 570：462–467, 2019
19）Skelly AN, et al：Nat Rev Immunol, 19：305–323, 2019
20）Lloyd-Price J, et al：Nature, 569：655–662, 2019
21）Kang DW, et al：Sci Rep, 9：5821, 2019
22）Sharon G, et al：Cell, 177：1600–1618.e17, 2019
23）Karlsson FH, et al：Nat Commun, 3：1245, 2012
24）Ley RE, et al：Nature, 444：1022–1023, 2006
25）Turnbaugh PJ, et al：Nature, 444：1027–1031, 2006
26）Zhou W, et al：Nature, 569：663–671, 2019
27）Ivanov II, et al：Cell, 139：485–498, 2009
28）Atarashi K, et al：Cell, 163：367–380, 2015
29）Ladinsky MS, et al：Science, 363：doi:10.1126/science.aat4042, 2019
30）Atarashi K, et al：Nature, 500：232–236, 2013
31）Atarashi K, et al：Science, 331：337–341, 2011
32）Tanoue T, et al：Nature, 565：600–605, 2019
33）Ansaldo E, et al：Science, 364：1179–1184, 2019
34）Routy B, et al：Science, 359：91–97, 2018
35）Lee YK, et al：Proc Natl Acad Sci U S A, 108 Suppl 1：4615–4622, 2011
36）Wu HJ, et al：Immunity, 32：815–827, 2010
37）Iida N, et al：Science, 342：967–970, 2013
38）Viaud S, et al：Science, 342：971–976, 2013
39）Daillère R, et al：Immunity, 45：931–943, 2016
40）Vétizou M, et al：Science, 350：1079–1084, 2015
41）Sivan A, et al：Science, 350：1084–1089, 2015
42）Chaput N, et al：Ann Oncol, 28：1368–1379, 2017
43）Frankel AE, et al：Neoplasia, 19：848–855, 2017
44）Matson V, et al：Science, 359：104–108, 2018
45）Gopalakrishnan V, et al：Science, 359：97–103, 2018
46）Peled JU, et al：J Clin Oncol, 35：1650–1659, 2017
47）https://www.fda.gov/vaccines-blood-biologics/safety-availability-biologics/important-safety-alert-regarding-use-fecal-microbiota-transplantation-and-risk-serious-adverse
48）Elinav E, et al：Nat Rev Cancer, 19：371–376, 2019

＜筆頭著者プロフィール＞
田之上 大：2009年神戸大学大学院農学研究科博士課程前期課程修了．'13年東京大学大学院医学系研究科博士課程修了（医学博士）．慶應義塾大学医学部微生物学・免疫学教室専任講師．常在菌と宿主生理機能との関係について興味をもち研究を行っている．

1章
腫瘍免疫応答の正負の調節機構

13. がん免疫療法の効果と有害事象の発症に影響を与える宿主の遺伝要因

西村泰治

免疫チェックポイント阻害療法が，多様な進行性悪性腫瘍に有効で標準治療として急速に普及している．しかし奏効率は10〜40％であり有害事象の発症にも個体差があり，その宿主の遺伝要因として，以下の遺伝子多型の関与が報告されている．①抗原提示にかかわるHLA，②免疫グロブリンの定常領域（Fc）に結合してNK細胞やマクロファージなどによるADCCを誘導するFcレセプター，③NK細胞の細胞傷害活性を正負に調節するKIRとそのリガンド，ならびに④GWASにより同定されたマーカー遺伝子など．今後の遺伝要因の解明は，効果予測マーカーや新しい免疫療法の標的の探索に有用であると期待される．

はじめに

近年がん免疫療法は目覚ましい発展を遂げ，従来の手術療法，化学療法，放射線療法に次ぐ，第4のがん標準治療として確固たる地位を占めつつある[1]．免疫チェックポイント阻害療法（ICB-Tx）は，2011年にFDAに認可されて以来，多様な進行性の悪性腫瘍の標準療法として多数の患者に使用され，その臨床効果は揺るぎないものとなっているが，奏効率はおおむね10〜40％に留まっている．このため，本治療への感受性を推定できるバイオマーカーの同定が急がれている．本稿では主にICB-Txについて，その効果や免疫

[略語]
ADCC：antibody-dependent cell-mediated cytotoxicity
CTLA-4：cytotoxic T-lymphocyte-associated protein 4
FASL：Fas-ligand
FcγR：Fcγ receptor
GWAS：genome wide association study
HLA：human histocompatibility leukocyte antigen
HLA-I：class I HLA

ICB-Tx：immune checkpoint blockade therapy
KIR：killer-cell immunoglobulin-like receptors
NSCLC：non-small cell lung cancer
OS：overall survival
PD-1：programmed cell death-1
PD-L1：programmed death-ligand 1
PFS：progression-free survival
QTL：quantitative trait locus
SNP：single nucleotide polymorphism

The genetic factors controlling susceptibility or resistance to cancer immunotherapy and immune-related adverse events
Yasuharu Nishimura：Department of Immunogenetics, Graduate School of Medical Sciences, Kumamoto University
（熊本大学 大学院生命科学研究部 免疫識別学分野）

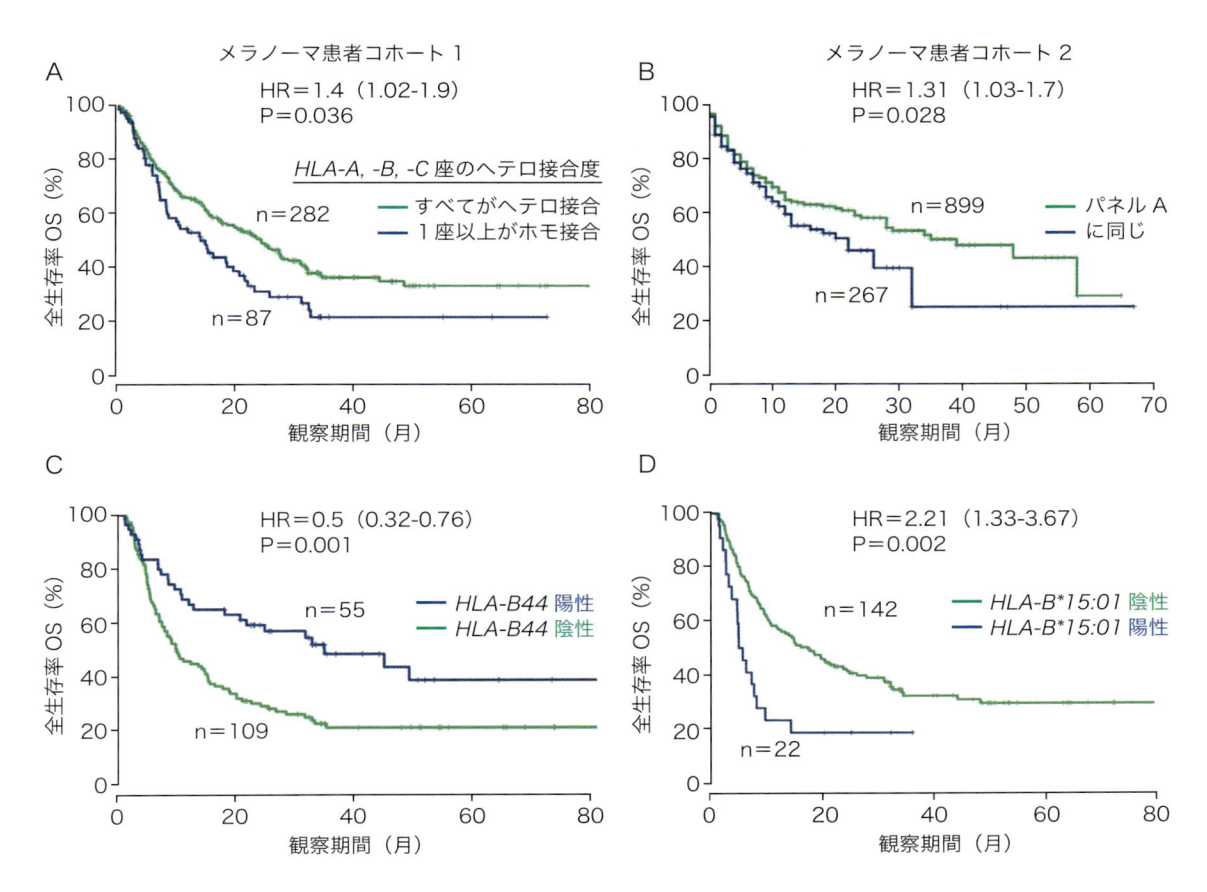

図1 *HLA-I*遺伝子の多型は，ICB-Txの効果に影響を及ぼす[2]

Chowellら[2]によれば，抗PD-1抗体または抗CTLA-4抗体療法を受けた進行性がん患者における全生存率（OS）は，*HLA-A, -B, -C*遺伝子座の1座でもホモ接合の患者では，すべてがヘテロ接合の患者と比較して有意に短縮していた（**A**：コホート1，**B**：コホート2，詳細は**表**参照）．また*HLA-B44*スーパータイプ陽性患者ではOSが延長していたが（**C**），*HLA-B62*（*HLA-B*15:01*を含む）スーパータイプ陽性患者では，OSは有意に短縮していた（**D**）．文献2より引用．

関連有害事象の発症と関連する遺伝子多型を中心に概説する．

1 ICB-Txの効果と*HLA*遺伝子多型との相関（図1，表）

Chowellらは，抗PD-1抗体または抗CTLA-4抗体で治療を受けた1,535例のメラノーマ（悪性黒色腫）あるいはNSCLC（非小細胞性肺がん）の進行性がん患者の解析により，*HLA-A*，*-B*および*-C*のすべての遺伝子座に関して完全なヘテロ接合で，6種類のHLAクラスⅠ（HLA-I）分子を発現する患者では，これら3つの*HLA*遺伝子座のいずれか1つでもホモ接合になっ

ている患者群と比較して，全生存期間（OS）が有意に延長していることを観察した[2]．さらに，この傾向は*HLA-A*と比較して，*HLA-B*と*-C*座において，またがんに遺伝子変異が多い患者で顕著であった．また*HLA-DP*ヘテロ接合体についても，HLA-Iとは独立して同様の奏効との相関が認められた．抗CTLA-4抗体の単独療法を受けた*HLA-B44*スーパータイプ[3]（**※1**参照）陽性患者では，陰性患者よりOSが良好であっ

> **※1 HLAスーパータイプ**
>
> HLA-I分子のペプチド収容溝のポケットの性状の共通性から，結合するペプチドのアミノ酸配列の構造モチーフに共通性が生じうる．このように結合ペプチドに共通性がある*HLA-I*対立遺伝子産物のグループを，HLAスーパータイプとよぶ[3]．

表 免疫チェックポイント阻害療法の効果に影響を及ぼす宿主の遺伝子多型

進行がんの種類	免疫療法の内容	コホート	患者数	人種
メラノーマ	抗CTLA-4または抗PD-1抗体	1	269症例	米国人 (混合人種)
非小細胞性肺がん	主に抗PD-1抗体		100症例	
多様（メラノーマと非小細胞性肺がんを含む）	抗CTLA-4，抗PD-1，抗体PD-L1抗体の単独または併用療法	2	1,166症例	米国人 (混合人種)
メラノーマ	抗CTLA-4または抗PD-1抗体	1＋2	1,535症例 （上記の2つのコホートの合計）	米国人 (混合人種)
非小細胞性肺がん	主に抗PD-1抗体			
多様（メラノーマと非小細胞性肺がんを含む）	抗CTLA-4，抗PD-1，抗体PD-L1抗体の単独または併用療法			
メラノーマ	抗CTLA-4または抗PD-1抗体	1＋3	269症例	米国人 (混合人種)
非小細胞性肺がん	主に抗PD-1抗体		34症例	
メラノーマ	抗CTLA-4抗体		164症例	米国人 (混合人種)
			150症例	
メラノーマ	抗CTLA-4抗体		164症例	米国人 (混合人種)
非小細胞性肺がん	抗PD-1抗体（Nivolumab）		77症例	フランス人 (混合人種)
非小細胞性肺がん	抗PD-1抗体（Nivolumab）	1＋2＋3	646症例 （3コホート合計）	米国人 (混合人種)
膀胱がん (luminal subtype)	抗PD-L1抗体（Atezolizumab）	1	195症例	米国人 (混合人種)
メラノーマ	①抗CTLA-4，②抗PD-1抗体の単独または③併用療法	1＋2＋3	それぞれ①215，②176，③45症例（合計436症例）	米国人 (混合人種)
メラノーマ	抗CTLA-4抗体（Ipilimumab）		51症例	英国人 (混合人種)
非小細胞性肺がん	抗PD-1抗体（Nivolumab）		34症例	スイス人 (混合人種)
			122症例（3コホート合計）	

[a]HR：hazard ratio，OR：odds ratio．

た．一方，*HLA-B62*（*HLA-B*15:01* を含む）スーパータイプ陽性患者，*HLA*ホモ接合患者ならびにがん細胞が*HLA-A, B, C*座のいずれか，あるいは複数座について遺伝子を欠損した（LOH：loss of heterozygosity）患者では，OSが有意に短縮していた．さらに*HLA-B*15:01* がコードする分子の立体構造の推定により，このHLA-I分子のαヘリックス構造が，結合するペプチドに覆い被さるように位置しており，CD8[+]T細胞のT細胞受容体（TCR）による認識に支障をきたしている可能性が示された．

これらの現象は，良好な奏効と相関するHLA-I分子は，効率よくCTLに腫瘍抗原ペプチドを提示して，より強い抗腫瘍免疫を誘導できる可能性を示唆する．一方，CTLへの抗原提示能が低い，あるいは免疫抑制

性応答を誘導するHLA-I分子を有する個体は，ICB-Txに抵抗性となると想定される．ただし，特にネオ抗原ペプチドについては，同一患者内でも多様性に富んでおり，他の患者のがんと共有されるものは希であるため，上記の現象が生じる機序については説明が容易ではない．今後とも多様かつ多数のがん患者を対象とする研究の継続が重要である．

さらにNivolmabを投与された77例のNSCLC患者において，*HLA-A1* とOS延長の相関が報告された[4]．一方，3つのコホートでICB-Txを受けた646例のNSCLC患者の解析では，ICB-Txの効果と*HLA-I*ホモ・ヘテロ接合度，あるいは特定の*HLA-I*対立遺伝子やHLAスーパータイプとの間には，相関関係は認められなかった[5]．このように，*HLA*多型とICB-Txの

遺伝子	対立遺伝子	臨床効果	HR, OR[a]	p値	文献
HLA-I	*HLA-A, -B, -C* の1座以上がホモ接合となっている.	OS短縮	HR = 1.40	0.036	
HLA-I		OS短縮	HR = 1.31	0.028	
HLA-I	*HLA-A, -B, -C* の1座のみがホモ接合となっている.	OS短縮	HR = 1.38	0.003	2
HLA-II	*HLA-DP* (*DPB1*) ホモ接合体	OS短縮	HR = 1.45 (1.37)	0.018 (0.04)	
HLA-I	*HLA-B44* スーパータイプ	OS延長	HR = 0.5	0.001	
			HR = 0.32	0.05	
HLA-I	*HLA-B62* スーパータイプ (*B*15:01*)	OS短縮	HR = 2.21	0.002	
HLA-I	*HLA-A1*	OS延長	HR = 約0.4	記載なし	4
HLA-I	ホモ/ヘテロ接合,特定の対立遺伝子	有意な相関なし	有意な相関なし	有意な相関なし	5
GWAS	ERAP2 eQTL *rs2927608* 多型と相関するERAP2発現低下	OS短縮	HR = 1.5	0.02	6
自己免疫関連SNPs 25種類	*rs17388568* 多型(アレルギー,大腸炎,1型糖尿病に感受性でIL2とIL21近傍にマップ)	抗PD-1抗体の奏効率増大	OR = 0.26	0.0002	7
FCGR (FcγR)	CD16a-V158F (Fc高親和性)	ネオ抗原多い患者でOS延長	HR = 0.247	0.014	9
KIR	*KIR3DS1* (NK活性化能低下)	PFS短縮	HR = 2.64	0.013	10
			HR = 1.72	0.017	

奏効との関連については,腫瘍の種類により異なるようである.

2 ゲノムワイド関連解析(GWAS)によるICB-Tx感受性遺伝子の同定 （表）

ヒトの24種類の腫瘍について,TCGAデータベースとeQTL(遺伝子発現レベルの変化を伴うSNPs)を用いて,18,210遺伝子に由来する64,094 QTLsが解析された.小胞体内でHLA-I分子に結合するペプチドのアミノ(N)末端のアミノ酸を分解するERAP2のQTLが,Atezolizumab(抗PD-L1抗体)療法を受けた膀胱がん患者におけるOSの向上と相関した[6].さらに103遺伝子のQTLsパターンが,腫瘍微小環境に

おける免疫細胞の集積に関連していた.今後のがん免疫療法における,SNPsおよびQTLsの解析は重要である.

進行性メラノーマ患者で単一あるいは複合ICB-Txを受けた436症例について,自己免疫疾患感受性と相関する25種類のSNPsが解析された.*IL2* と *IL21* 遺伝子座の近傍で,アレルギー性疾患,炎症性大腸炎や1型糖尿病への感受性と相関を示すSNPsである *rs17388568-a* 陽性者は,抗PD-1抗体療法に有意に良好な奏効を示した[7].

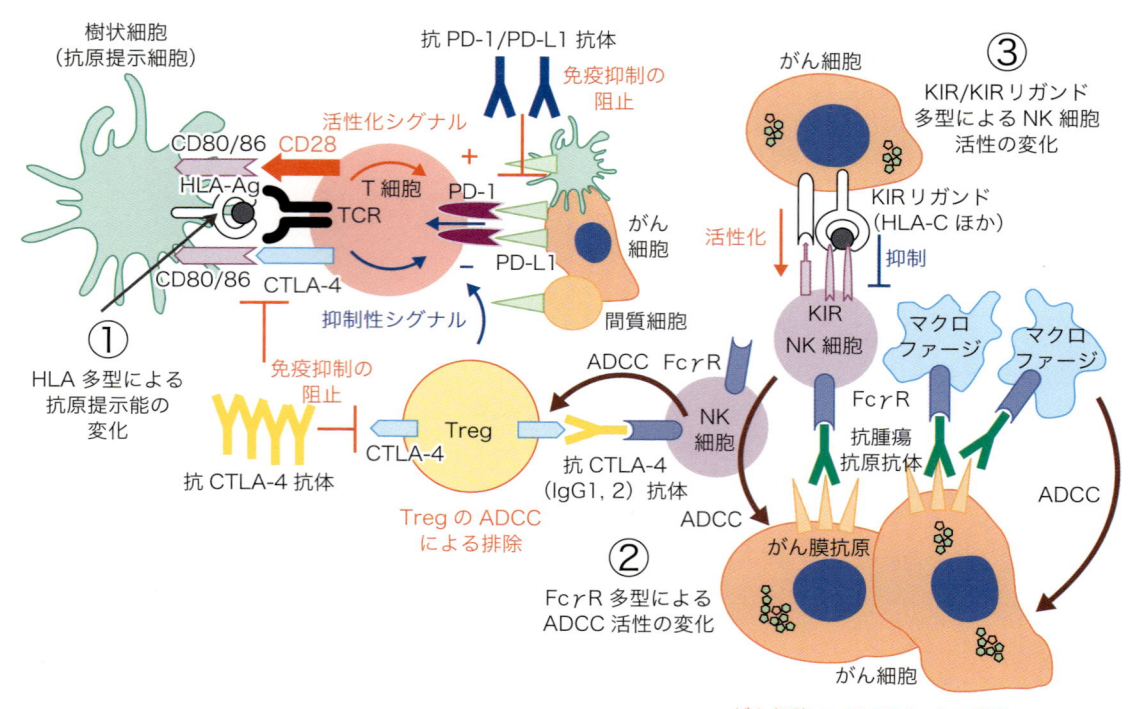

図2　遺伝子の多型ががん免疫療法の効果に影響を与える，HLA，FcγR，KIR/KIR リガンドの機能
①おそらく HLA–I による腫瘍抗原ペプチドの T 細胞への提示能の差に起因して，HLA–I の多型やヘテロ接合の程度により ICB–Tx への感受性が変化する．②がん細胞表面の腫瘍関連抗原に対する IgG 抗体が，がん細胞に結合して抗体の定常領域（Fcγ）が NK 細胞やマクロファージの FcγR に結合すると，両細胞は活性化されてがん細胞を傷害する（ADCC）．抗 CTLA–4 抗体は CTLA–4 分子を介した T 細胞の免疫抑制を解除するのみならず，CTLA–4 を高発現する Treg に結合して ADCC により Treg を排除することにより，T 細胞による抗腫瘍免疫を増強する．FcγR の多型によりこのような ADCC に強弱が生じるため，抗体療法の効果は FcγR 多型の影響を受ける．③NK 細胞表面に発現する KIR に，がん細胞などの細胞表面に発現する KIR リガンドが結合すると，KIR 分子の細胞質内のシグナル伝達ドメインの違いにより，NK 細胞の細胞傷害活性は抑制あるいは活性化される．KIR リガンドとしては，*HLA–C*，*–E*，*–G* や *HLA–A*，*–B* 対立遺伝子産物のある群に共通する Bw4 エピトープほかがある．KIR と KIR リガンドの多型により，NK 細胞による腫瘍の傷害活性や ADCC 活性が変化し，抗体療法への感受性の個人差が生じる場合がある．

3 免疫グロブリン Fcγ 受容体（FcγR，*FCGR*）※2 の多型とがん抗体療法の効果との相関（図2，表）

　好中球の ADCC は主に FcγRⅡa により担われており，FcγRⅡa–131H 多型は好中球による，Trastu-

> **※2　免疫グロブリン Fcγ 受容体（FcγR）**
> マクロファージや NK 細胞などの表面に発現する受容体であり，免疫グロブリン IgG の定常領域（Fcγ）に結合する．腫瘍細胞上の腫瘍膜抗原に特異的な IgG 抗体が結合し，その Fcγ が上記細胞の FcγR に結合すると同細胞に，腫瘍細胞に対する抗体依存性細胞傷害（ADCC）活性が誘導される．

zumab でコートとした Her2/Neu– 陽性の SKBR–3 乳がん細胞株に対する ADCC を増強する[8]．一方，SIRPα 多型は ADCC には影響を与えないが，SIRPα–CD47 シグナルの阻害により ADCC は増強される．

　ヒト FcγR 遺伝子（*FCGR*）を発現させたマウスを用いて，Ipilimumab（IgG1）や Tremerimumab（IgG2）と同様のアイソタイプに属する抗 CTLA–4 抗体は，*in vivo* において Treg を欠失させることにより，CD8/Treg 比を増加させ腫瘍免疫を増強することが報告されている[9]．また IgG 抗体の Fc 部分にアミノ酸変異を導入して FcγR への親和性を増大させることにより，Treg への ADCC 活性が増強され抗腫瘍効果は増大

する．さらにメラノーマ患者で高親和性FcγRである CD16a-V158F多型を有し，腫瘍の遺伝子変異が多い患者ではOSが延長していた．*FCGR*多型とADCCの関連については，優れた総説[10][11]があるので参照されたい．

4 KIRとKIRリガンド※3の多型とICB-Tx効果との相関 (図2, 表)

Nivolmab療法を受けた35例のNSCLC患者について，奏効群と非奏効群におけるKIRの多型を比較したところ，NK細胞の活性化受容体をコードする*KIR3DS1*対立遺伝子を有する患者は治療に抵抗性を示した[12]．この相関は別の肺がん患者コホートでも観察されプールされた135名の患者において，*KIR3DS1*陽性はPFS短縮と相関を示した．一方，免疫療法を受けていない患者群では，このような相関は観察されなかった．また*KIR3DS1*陽性者では，*KIR3DL1*陽性者と比較してNK細胞活性が弱いことが示された．今後より多くの患者を対象とした研究結果が待たれる．

小児のハイリスク神経芽細胞腫患者に対する，① Dinutuximab（抗GD2抗体）＋GM-CSF＋IL-2＋ Isotretinoinと②Isotretinoin単独投与群のランダム化比較試験，ならびに成人の小濾胞性リンパ腫でRituximab（抗CD20抗体）の誘導療法に反応した患者に対する，Rituximabの維持療法の有り無し患者群に関するランダム化比較試験において，*KIR3DL1*＋/*HLA-Bw4*＋遺伝子型を有する患者は予後良好であった[13]．

さらにKIR3DL1のリガンドであるBw4を3群に分類すると，KIR3DL1＋/A-Bw4＋とKIR3DL1＋/B-Bw4-T80＋群において，免疫療法を実施しなかった対照群と比較して予後が良好であった．一方，KIR3DL1＋/B-Bw4-I80＋群では，免疫療法の有無による差はなかった．おそらくADCC活性を発現するNK細胞の細胞傷害活性の抑制が弱い，*KIR3DL1*＋/*HLA-Bw4*＋遺伝子型を有する患者でのみ，免疫療法の有効性が観察されたものと思われる．

KIRとそのリガンドの多型が，がんの抗体免疫療法に及ぼす影響[14]，ならびにゲノム情報と免疫療法に関する包括的な優れた総説[15][16]があるので参照されたい．

5 ICB-Txにより発生する免疫関連有害事象への感受性と関連する遺伝要因

ICB-Txを受けた進行がん患者で炎症性関節炎を発症した26名について*HLA*対立遺伝子を解析したところ，関節リウマチに感受性を示す，いわゆる "shared epitope"※4陽性の*HLA-DRB1*対立遺伝子を有するものが61.5％で，健常者集団の41.2％と比較して有意に増加していた[17]．特に日本人で関節リウマチに最も強い感受性を示す*HLA-DRB1*0405*は，単一の対立遺伝子として炎症性関節炎発症と正の相関を示した．ただし，これらの患者は関節リウマチ患者と異なり，リウマチ因子やシトルリン化ペプチドに対する自己抗体が陰性である傾向が強かった．症例数が少ないので断定はできないが，両疾患の間に共通した遺伝要因が存在するが，疾患の表現型が異なる点は興味深い．

抗PD-1抗体と抗CTLA-4抗体の併用療法を受けた102例の進行性NSCLCとメラノーマ患者のうち，免疫関連有害事象を発症した59症例について*HLA*対立遺伝子との相関が解析された．このうち最も高頻度の32症例に発生した掻痒症では*HLA-DRB1*11:01*が，また炎症性大腸炎では*HLA-DQB1*03:01*が正の相関を示した[18]．

またIpilimumab療法を受けた進行性メラノーマ患者173例において，下垂体・甲状腺関連の内分泌異常症の発症と，CTLA-4の-1661A＞G SNV（*rs4553808*）対立遺伝子との相関が報告されている[19]．

※3 KIRとKIRリガンド

KIRはNK細胞表面に発現する受容体であり，細胞質内のシグナル伝達ドメインの違いにより，NK細胞を抑制するものと活性化するものがある．KIRのリガンドとしては，*HLA-C，-E，-G*や*HLA-A，-B*対立遺伝子産物のある群に共通するBw4エピトープほかがある．

※4 shared epitope

健常対照群と比較して関節リウマチ患者群で頻度が増加し，疾患感受性と相関を示すHLA-DR4，DR1やDR10のサブタイプのβ鎖群には，ペプチド収容溝の外縁を形成するαヘリックス構造内の第67〜74アミノ酸残基に共通性があり，この部分をshared epitopeとよぶ．

6 膀胱がんのBCG療法に対する感受性と関連する遺伝要因

　膀胱がんに対するBCG療法は歴史も古く，かつ有効性も高いが個体差がある．125症例を対象とした研究で，*FASL-844 CC*遺伝子型陽性者では，無再発生存期間が有意に短縮し，BCG療法が無効となるリスクが増加していた[20]．また膀胱がんにおける*FASL* mRNAの高発現は，BCG療法後のがん再発と有意に相関した．

　BCG療法を受けた膀胱がん患者204例を対象とした解析では，従来の報告と同様に性別，年齢，腫瘍の数，治療計画がBCG療法の予後と相関した．さらに多変量Cox比例ハザードモデル解析により，tumour necrosis factor α（*TNFA*）-1031T/C（*rs1799964*），interleukin 2 receptor α（*IL2RA*）*rs2104286* T/C，*IL17A*-197G/A（*rs2275913*），*IL17RA*-809A/G（*rs4819554*），*IL18R1* rs3771171 T/C，intercellular adhesion molecule 1（*ICAM-1*）K469E（*rs5498*），Fas ligand（*FASL*）-844T/C（*rs763110*）およびTNF-related apoptosis-inducing ligand receptor 1（*TRAILR1*）-397T/G（*rs79037040*）などのSNPsと臨床病理学的データをパラメーターとして，BCG療法の奏効を予測できると報告されている[21]．これを利用して低リスク群患者では90％の確率で奏効し，高リスク群では75％の確率でがんが再発することが示された．

　また563例の膀胱がん症例を対象として，aldehyde dehydrogenase 2（*ALDH2*）の特定の対立遺伝子を有するものは，初回再発までの期間が有意に短いことが示された[22]．さらに非筋層浸潤型膀胱がん患者において，DNA repair X-ray repair cross-complementing protein 4（*XRCC4*）のヘテロ接合体患者は，野生型*XRCC4*ホモ接合体患者と比較して，生存期間が有意に長かった．さらに免疫療法を受けた患者において，vascular cellular adhesion molecule 1（*VCAM1*）変異対立遺伝子を有する患者は，再発までの期間が有意に短いと報告されている．

おわりに

　がん免疫療法の効果と免疫関連有害事象の発症にかかわる遺伝要因の解明は，治療の奏効予測による免疫療法の適応の可否を決める手段を提供する可能性がある．まだ，このような研究は先駆的なテーマであり，今後の多数の患者を対象とした研究の成果を待つ必要がある．将来的には環境および遺伝の両要因の解析により，より個々の患者に有効ながん治療法の選択がなされることが期待される．

文献

1 ）Couzin-Frankel J：Science, 342：1432-1433, 2013
2 ）Chowell D, et al：Science, 359：582-587, 2018
3 ）Sidney J, et al：BMC Immunol, 9：1, 2008
4 ）Richard C, et al：Clin Cancer Res, 25：957-966, 2019
5 ）Negrao MV, et al：J Thorac Oncol, 14：1021-1031, 2019
6 ）Lim YW, et al：Proc Natl Acad Sci U S A, 115：E11701-E11710, 2018
7 ）Chat V, et al：Cancer Immunol Immunother, 68：897-905, 2019
8 ）Treffers LW, et al：Eur J Immunol, 48：344-354, 2018
9 ）Arce Vargas F, et al：Cancer Cell, 33：649-663.e4, 2018
10）Wang W, et al：Front Immunol, 6：368, 2015
11）Kaifu T & Nakamura A：Int Immunol, 29：319-325, 2017
12）Trefny MP, et al：Clin Cancer Res, 25：3026-3034, 2019
13）Erbe AK, et al：Front Immunol, 8：675, 2017
14）Zuo J, et al：Front Immunol, 9：1820, 2018
15）Keenan TE, et al：Nat Med, 25：389-402, 2019
16）Conway JR, et al：Genome Med, 10：93, 2018
17）Cappelli LC, et al：Rheumatology（Oxford）, 58：476-480, 2019
18）Hasan Ali O, et al：Eur J Cancer, 107：8-14, 2019
19）Queirolo P, et al：Eur J Cancer, 97：59-61, 2018
20）Lima L, et al：Urologic Oncology: Seminars and Original Investigations, 32：44.e1-44.e7, 2014
21）Lima L, et al：BJU Int, 116：753-763, 2015
22）Andrew AS, et al：BJU Int, 115：238-247, 2015

＜著者プロフィール＞
西村泰治：1976年九州大学医学部卒，'82年同大学院医学研究科修了．'85年より米国Dana-Farberがん研究所に留学．'92年熊本大学教授就任，部局長等の要職を歴任．HLA多型による疾患感受性と免疫応答の個体差の形成に関する研究と，ゲノムワイド解析により同定されたがん抗原の，がんの診断と免疫療法への臨床応用に関する研究に従事している．また担がん個体における免疫抑制機序と，その解除による抗腫瘍免疫の増強法を開発している．詳細は，「西村泰治 Researchmap」をWeb検索．

概　論

複合免疫療法のあり方

安達圭志，玉田耕治

2018年のノーベル生理学・医学賞の対象となった免疫チェックポイント阻害療法や，2019年3月にわが国でも承認されたキメラ抗原受容体T細胞療法は，がん免疫療法の有効性を科学的に証明してがん治療に大きなインパクトを与えた．現在では，免疫チェックポイント阻害療法やキメラ抗原受容体T細胞療法のみならず，さまざまな免疫療法の臨床開発が精力的に行われている．また，より治療効果を高めるべく，作用点や作用機序の異なる複数の治療法を組合わせる複合がん免疫療法の研究，開発も進行している．本稿では複合がん免疫療法に関する論理的背景を中心に概説する．

はじめに—がん免疫療法の臨床開発

　わが国では1981年にがんが死亡原因の1位となって以降，現在でもその上昇傾向に歯止めがかかっていない．厚生労働省の統計によれば，2017年の死亡総数に占める悪性腫瘍の割合は27.8％であり，全死亡者のうち約3.6人に1人が悪性腫瘍で死亡した計算になる．当然ながら，がんに対する効果的な診断法，治療法および再発予防法の開発が急務となっている．

　がん免疫療法は，従来の3大標準治療である外科療法，化学療法，放射線療法の適用が困難な難治性，進行性のがんに対する治療法として研究が進められてきた．近年，免疫チェックポイント阻害薬（immune checkpoint inhibitor：ICI）の臨床開発が急速に進展し，抗CTLA-4（cytotoxic T-lymphocyte-associated protein-4，CD152）抗体であるイピリムマブが根治切除不能な進行性メラノーマに対する治療薬として，ICIとしては世界ではじめて2011年に米国

［略語］
CAR：chimeric antigen receptor（キメラ抗原受容体）
CTLA-4：cytotoxic T-lymphocyte-associated protein-4
ICD：immunogenic cell death（免疫原性細胞死，免疫応答誘導性細胞死）
ICI：immune checkpoint inhibitor（免疫チェックポイント阻害薬）
PD-1：programmed cell death 1
TCR：T cell receptor（T細胞受容体）

Current view of combined immunotherapy against cancers
Keishi Adachi/Koji Tamada：Department of Immunology, Yamaguchi University Graduate School of Medicine（山口大学大学院医学系研究科免疫学分野）

食品医薬品局（FDA）に承認された[1]．また抗PD–1（programmed cell death 1, CD279）抗体であるニボルマブは，2014年にわが国の厚生労働省に根治切除不能なメラノーマに対する治療薬として承認されたのを皮切りに[2]，世界各国で適応拡大が続いている（第2章-5参照）．さらに，ICIに続く免疫療法として，がんに特異的なキメラ抗原受容体（chimeric antigen receptor：CAR）やT細胞受容体（T cell receptor：TCR）を遺伝子導入し，がんに対する反応性を高めたT細胞を輸注する遺伝子改変T細胞療法が開発されている[3] [4]．その第一号として，患者自身のT細胞を利用した抗CD19 CAR–T細胞療法が白血病やリンパ腫などのB細胞性血液悪性腫瘍を対象として2017年にFDAに承認され，わが国においても2019年に承認された（第2章-8, 9参照）．現在承認されている遺伝子改変T細胞は，患者末梢血から分離した自家T細胞から誘導されるが，採取から投与までに5〜6週間程度の時間を要するうえ，作製された遺伝子改変T細胞は増殖能や腫瘍傷害活性などの品質の面でバラツキが生じる可能性がある．また，患者の状態によっては投与に必要な細胞数を製造することができず，治療が行えないケースも存在する．このような問題点に対し，京都大学などを中心に研究が進められているiPS細胞ストックを用いた他家移植は，品質の均一化や供給の安定化・迅速化の点で優れており，遺伝子改変T細胞療法の有望な新戦略として期待されている（第2章-10参照）[5] [6]．

1．がんの免疫抑制機構

　正常細胞に形質転換が起こり，がんとして顕在化する過程における免疫システムとの相互作用に関して，がん免疫編集（cancer immunoediting）とよばれるコンセプトが提唱されている[7]〜[9]．細胞内ではさまざまな内的および外的要因により遺伝子変異が持続的に生じており，がん化の可能性を有する変異細胞が生体内で発生し続けているものの，変異細胞は免疫監視システム（immunosurveillance）によって検知され，排除されると考えられている[7] [9] [10]．ところがimmunosurveillanceを回避しうる形質を有する変異細胞が発生した場合，そのような細胞は免疫系による攻撃・排除から逃避して増殖し，最終的にはがんとして顕在化する．したがって，がん細胞はその発生段階からimmunosurveillanceによる選択圧を受けており，顕在化したがんにとって免疫抵抗性は本来の性質であるともいえる．顕在化したがんの微小環境における主要な免疫抑制メカニズムは以下のように3つに大別され，これらは相加的，相乗的に作用することで免疫抑制効果を増強すると考えられている．

　　i．免疫チェックポイント分子の発現：がん細胞やがん局所のMDSC, TAM, ストローマ細胞等ではPD–1のリガンドであるPD–L1（B7–H1, CD274）やPD–L2（B7–DC, CD273）が発現している（第2章-5参照）[11]．また，PD–1以外にも，LAG–3やTIM–3, TIGITなど，他の免疫チェックポイント分子を介した免疫抑制メカニズムが作用している．

　　ii．免疫抑制性液性因子の産生：がん細胞や周囲のストローマ細胞によって，TGF–β, IL–10等の抑制性サイトカインやPGE–2，免疫抑制性代謝関連酵素であるIDO（indoleamine 2,3–dioxygenase）などが産生される（第2章-7参照）[12] [13]．

　　iii．免疫抑制性細胞群の存在：がん微小環境中には，制御性T細胞（regulatory T cell：Treg），骨髄由来抑制細胞（myeloid–derived suppressor cells：MDSC），腫瘍関連マクロファージ（tumor–associated macrophage：TAM）などの免疫抑制細胞群が存在する（第2章-7参照）[13]〜[16]．

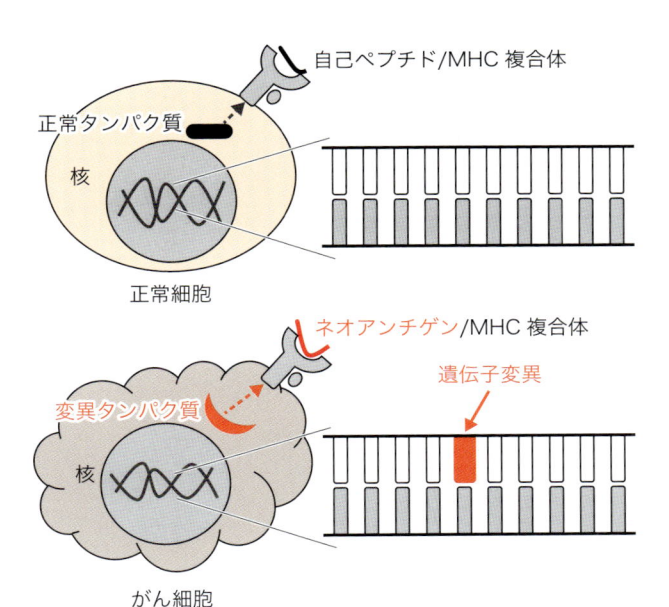

図1　がん細胞特異的かつ免疫原性を有するネオアンチゲンの発現
がん細胞ではがん化をもたらす遺伝子変異が生じた結果，変異タンパク質が産生される．それらは細胞内でのプロセスを経て，MHC（ヒトではHLAとよばれる）上に抗原提示されることでT細胞により認識される場合がある．そのような変異タンパク質由来で免疫原性を有する抗原は，がん新生抗原，あるいはネオアンチゲンとよばれる．

図中ラベル：自己ペプチド/MHC複合体　正常タンパク質　核　正常細胞　ネオアンチゲン/MHC複合体　遺伝子変異　変異タンパク質　核　がん細胞

2．がんに対する免疫応答の誘導戦略

　がん細胞は元来正常細胞から発生したものであり，病原体などの非自己抗原と比較して，一般的にその免疫原性は乏しいと考えられる．一方でがん形成に至る遺伝子変異の結果，がん新生抗原（ネオアンチゲン）とよばれる変異タンパク質が発現することが知られており，そのなかにはT細胞に認識されるものが存在する（**図1**）[17]．しかし，上記のように，顕在化したがんにとって免疫抑制能や免疫抵抗性は本来の特性であり，それを上回るような抗腫瘍応答が治療介入なしに患者体内で誘導されることは一般的に困難である．そこで抗腫瘍免疫応答を誘導するための戦略として，PD-1/PD-L1をはじめとする免疫抑制メカニズムの解除（第2章-5参照）や免疫活性を増強するさまざまな方法（第2章-1〜4, 6参照）が検討され，さらにそれらを組合わせた複合がん免疫療法が開発されている．

3．複合がん免疫療法による治療アプローチ

1）　現在のがん免疫療法が直面する問題点とその原因

　現時点におけるICI単剤での奏効率は，がん種によって違いはあるもののおおむね20〜40％程度であり，十分に高いものとはいえない[18]．ICIの有効性が認められない場合の原因として以下のようなメカニズムが想定される：①がんの抗原性の低さや抗原提示の機能低下などにより，がん特異的T細胞が充分に誘導されていない（**図2A**），②がん特異的T細胞が誘導されたとしても，免疫チェックポイント分子などの抑制メカニズムによりがん組織内で不可逆的な疲弊状態に陥っている（**図2B**），③投与されたICIの標的以外の免疫チェックポイント分子により免疫抑制が誘導されている，あるいは免疫抑制性の液性因子や免疫抑制性細胞が存在する（**図2C**）．したがって，ICIとの複合がん免疫療法においては，これらの問題点を克服しうるような

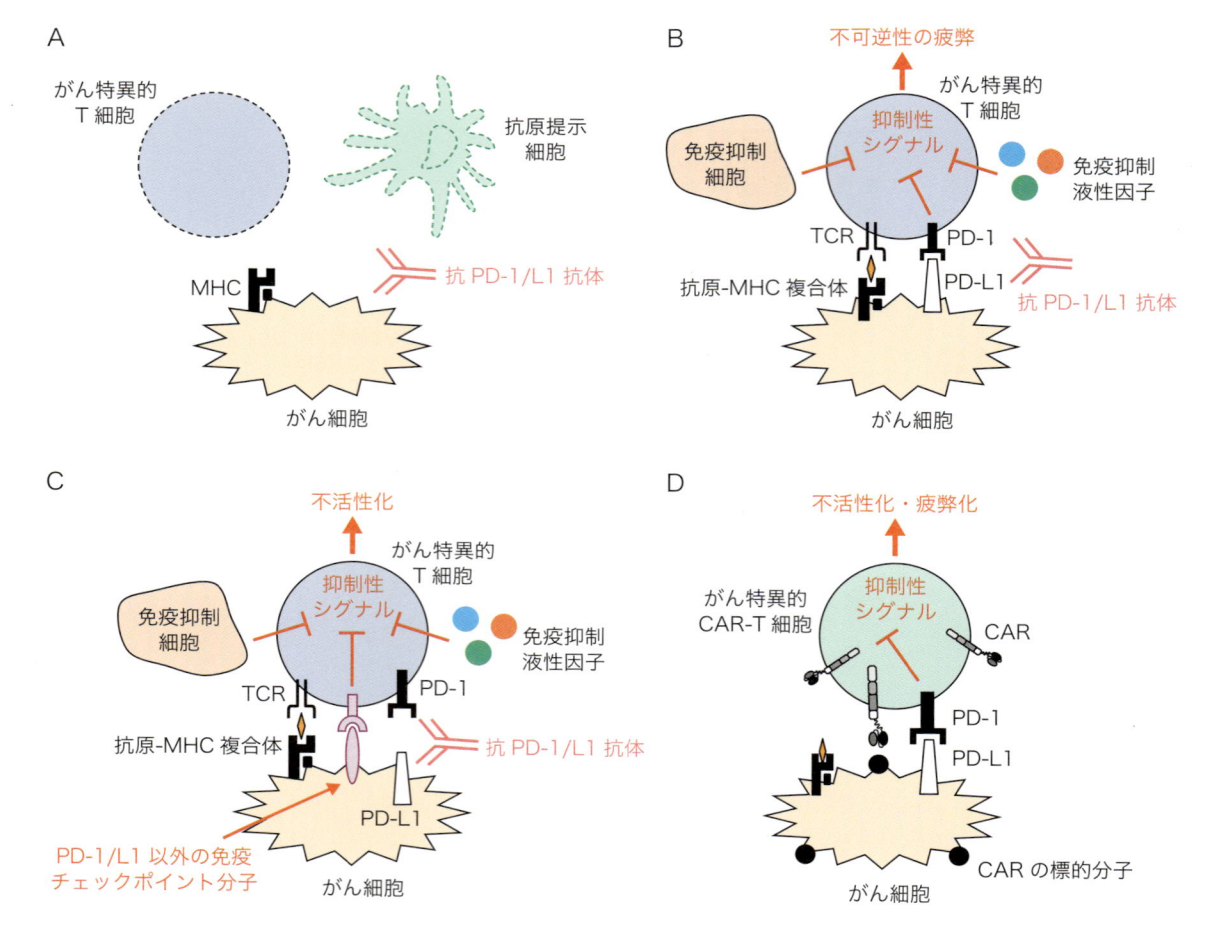

図2　現在のがん免疫療法が直面する問題点とその原因

A） がんの免疫原性の低さや抗原提示細胞の機能低下などにより，がん特異的T細胞が十分に誘導されておらず，ICIの効果が限定的となる．**B）** 免疫チェックポイント分子や液性因子，細胞性因子などの免疫抑制機構によってがん組織内に浸潤しているT細胞がすでに不可逆的な疲弊状態に陥っているため，ICIの効果が得られない．**C）** 投与されたICIの標的分子（図ではPD-1/PD-L1を例示）とは異なる免疫抑制機構が作動しているため，がん特異的T細胞が不活性化してしまう．**D）** がん組織内における免疫チェックポイント分子（図ではPD-1/PD-L1系を例示）などの免疫抑制機構によりがん特異的遺伝子改変T細胞（図ではCAR-T細胞を例示）が疲弊状態となり，抗腫瘍活性が無力化・減弱化される．

治療戦略と組合わせることが重要である．

　遺伝子改変T細胞療法では，抗CD19 CAR-T細胞療法がB細胞性血液悪性腫瘍に対して高い治療効果を発揮しているものの，ある一定の割合で再発が認められるといった臨床的課題も存在する[19]．さらに，悪性腫瘍の大部分を占める固形がんに対するCAR-T細胞療法の有効性は現在の技術では非常に低い状況である[20]．また，TCR-T細胞療法では20〜50％の奏効率が認められた報告はあるものの，有効性を発揮できる固形がんの種類は限定されている[21]．遺伝子改変T細胞療法が固形がんに対して十分な効果を発揮できない原因の1つとして，固形がん組織内に強力な免疫抑制環境が形成されているため，投与したCAR-T細胞やTCR-T細胞が疲弊し，その抗腫瘍活性が無力化，減弱化してしまう状況が想定される（**図2D**）．

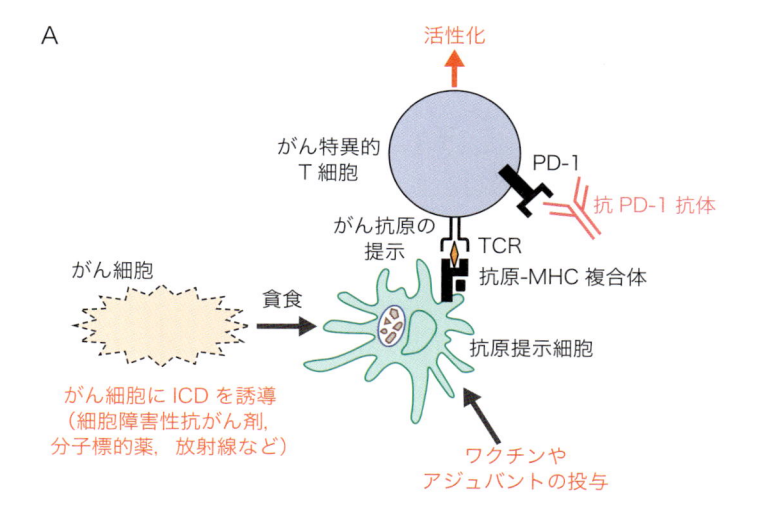

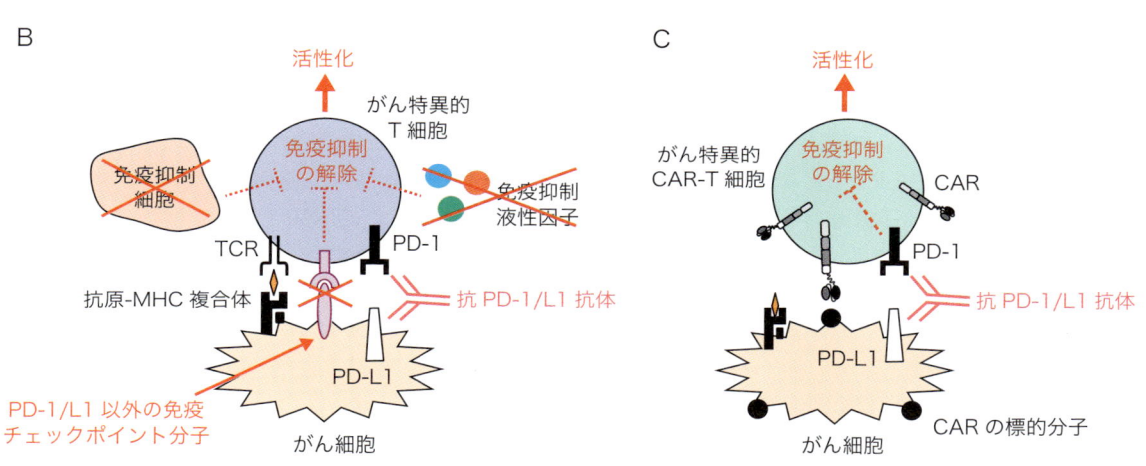

図3 複合がん免疫療法による治療戦略とメカニズム

A）ICDの誘導やワクチン，アジュバントの投与によって，免疫原性の低いがんに対してがん特異的T細胞を効率的に誘導，浸潤させる．ICI投与（図では抗PD-1抗体を例示）と組合わせることにより，誘導されたがん特異的T細胞が疲弊することなく，がん細胞を攻撃することが可能となる．**B**）複数の免疫抑制メカニズムが存在し，ICIのみ（図では抗PD-1/L1抗体を例示）では免疫抑制メカニズムを十分に解除できない場合，他の免疫抑制メカニズムを阻害する薬剤と組合わせることにより腫瘍特異的T細胞の活性化を誘導する．**C**）投与した遺伝子改変T細胞（図ではCAR-T細胞を例示）が免疫抑制メカニズムにより疲弊状態に陥っている場合，ICI（図では抗PD-1/L1抗体を例示）や免疫抑制性の液性因子および細胞に対する阻害剤の投与によりCAR-T細胞の疲弊を解除し，がん細胞を攻撃することが可能となる．

2）複合免疫療法による問題点の克服

　　上述の課題を克服するためには，がん組織のバイオプシーやリキッドバイオプシーにより組織学的，遺伝学的，免疫学的な解析を行い，がん組織内や全身における免疫環境をモニタリングすることが重要であり，そのうえで，個々の症例の免疫環境に応じた複合がん免疫療法の戦略を検討することが望ましい．具体的な戦略としては，以下のようなものが想定される：①ICI投与時にがん特異的T細胞が十分に誘導されていない状況であれば，がん微小環境におけるがんの免疫原性を高めることをめざした治療戦略が必要である（**図3A**）．そのアプローチとして，

細胞障害性抗がん剤や分子標的薬，抗腫瘍抗体などの薬剤投与や放射線照射によりがん細胞に免疫原性細胞死（immunogenic cell death：ICD）を誘導し，抗原提示を増強する方法が考えられる[22) 23)]．また，腫瘍溶解ウイルス療法によりがん細胞が破壊される際にもICDが誘導されると考えられている[24)]．また，がん特異的T細胞の誘導方法としてがん関連抗原やネオアンチゲンなどを用いたがんワクチンも考えられるが，その際には併用すべきアジュバントの選択も重要となる．②ICI単剤では免疫抑制シグナルが解除されず，T細胞の活性化が誘導されていない状態であれば，標的の異なる複数のICIを組合わせる，免疫抑制性の液性因子あるいは細胞に対する阻害薬をICIと組合わせる，などのアプローチが合理的な治療戦略となる（**図3B**）．また，ICIと共刺激分子に対するアゴニスト薬剤を組合わせることも効果的な方法と考えられる．③投与した遺伝子改変T細胞が，がん組織内で疲弊状態に陥っている場合は，ICIやその他の免疫抑制阻害薬と併用することにより，免疫抑制メカニズムを解除することが重要な治療戦略となる（**図3C**）．

おわりに

　複合免疫療法が効果的に行われるためには，本章の各論で述べられる各治療法の進展だけではなく，それらを合理的に選択し，組合わせるための戦略が必要である．そのためには，患者ごとに異なる全身性およびがん局所の免疫環境を迅速かつ的確に把握するモニタリング技術の発展も欠かすことができない．今後もがん免疫療法に関する基礎研究，技術開発，臨床研究の間での相互フィードバックがさらに加速し，特に現状では治療が困難とされる固形がんに対して，高い臨床効果をもたらす治療法の開発が強く望まれる．

文献

1 ）Hodi FS, et al：N Engl J Med, 363：711–723, 2010
2 ）Topalian SL, et al：N Engl J Med, 366：2443–2454, 2012
3 ）Porter DL, et al：N Engl J Med, 365：725–733, 2011
4 ）Grupp SA, et al：N Engl J Med, 368：1509–1518, 2013
5 ）Minagawa A, et al：Cell Stem Cell, 23：850–858.e4, 2018
6 ）Maeda T, et al：Cancer Res, 76：6839–6850, 2016
7 ）Shankaran V, et al：Nature, 410：1107–1111, 2001
8 ）Schreiber RD, et al：Science, 331：1565–1570, 2011
9 ）Dunn GP, et al：Immunity, 21：137–148, 2004
10）Dighe AS, et al：Immunity, 1：447–456, 1994
11）Zou W, et al：Sci Transl Med, 8：328rv4, 2016
12）Whiteside TL：Cancer Immunol Immunother, 61：283–288, 2012
13）Binnewies M, et al：Nat Med, 24：541–550, 2018
14）Shimizu J, et al：J Immunol, 163：5211–5218, 1999
15）Ugel S, et al：J Clin Invest, 125：3365–3376, 2015
16）Franklin RA, et al：Science, 344：921–925, 2014
17）Schumacher TN & Schreiber RD：Science, 348：69–74, 2015
18）Gong J, et al：J Immunother Cancer, 6：8, 2018
19）Shah NN & Fry TJ：Nat Rev Clin Oncol, 16：372–385, 2019
20）Newick K, et al：Annu Rev Med, 68：139–152, 2017
21）Ikeda H：Int Immunol, 28：349–353, 2016
22）Wu J & Waxman DJ：Cancer Lett, 419：210–221, 2018
23）Golden EB & Apetoh L：Semin Radiat Oncol, 25：11–17, 2015
24）van Vloten JP, et al：J Immunol, 200：450–458, 2018

＜筆頭著者プロフィール＞

安達圭志：1999年，東京大学農学部獣医学科卒業後，兵庫医科大学大学院，免疫学・医動物学教室に入学し，中西憲司教授の指導のもと免疫学研究を開始した．学位取得後，2005年よりStanford大学，Professor Mark M. Davis の研究室に留学して，ヒト末梢血T細胞の細胞内シグナルに関する研究に従事した．'10年に長崎大学熱帯医学研究所，寄生虫学分野（濱野真二郎教授）の特任助教として帰国．'12年，現研究室に助教として異動し，次世代型CAR-T細胞に関する研究を開始した．'18年より現職．

概論

Ⅰ

2章　腫瘍免疫応答の制御法

1. 化学療法剤や分子標的薬による抗がん免疫の増強
—老化がん細胞を標的とした集学的がん治療

原田　守

免疫療法ががん治療の選択肢の1つとして認められつつあるが，さらに治療効果を高めるためには他のがん治療との併用が必要と考えられる．ある種の抗がん化学療法剤は免疫抑制を軽減し，免疫応答誘導性がん細胞死を誘導することができる．しかし，一部のがん細胞は治療後に老化状態で生き残り，がんの再発を促す．一方，分子標的薬CDK4/6阻害剤は，がん細胞の増殖を抑制するとともに老化も誘導する．また，CDK4/6阻害剤はさまざまな機序で抗がん免疫を増強できる．がん治療の最終目的であるがんの根治のためには，複数のがん治療法を作用機序に基づいて組合わせた集学的がん治療が有効であろう．

はじめに

　免疫療法，特に，免疫チェックポイント阻害抗体療法が有効ながん治療法の1つとして広く認知されたが，単独での治療効果は十分ではない．そのため，他のがん治療との併用が必要と考えられるが，実臨床で併用しやすいのが化学療法である．一部の抗がん化学療法剤は担がん宿主の免疫抑制を軽減し，抗がん免疫応答の誘導を惹起するようながん細胞死を誘導する．しか

し，抗がん化学療法剤でがん細胞を完全に駆逐できるわけではなく，治療抵抗性を獲得した一部のがん細胞が生き残り，細胞増殖を停止させてsenescenceとよばれる老化状態になる．がん治療の結果生じる細胞老化[※1]（therapy-induced senescence）である[1)2)]．がん細胞の増殖の停止・低下はがん抑制的であるが，問題はこの老化がん細胞がその後のがんの再発を促すことである[3)]．一方，分子標的薬CDK4/6阻害剤は乳がんの治療薬として臨床で使用されているが，この薬剤

[略語]

5-FU：5-fluorouracil

ADCC：antibody-dependent cell-mediated cytotoxicity

CALR：calreticulin

CSF-1：colony-stimulating factor 1

CTL：cytotoxic T lymphocyte

DC：dendritic cell

DXR：doxorubicin

FPR1：formyl peptide receptor 1

HMGB1：high mobility group box 1

MDSC：myeloid-derived suppressor cell

NK：natural killer

SASP：senescence-associated secretary phenotype

TLR4：toll-like receptor-4

Treg：regulatory T

Enhancement of anti-cancer immunity by chemotherapeutic or molecular-targeting drugs
—Multimodal cancer therapy targeting senescent cancer cells
Mamoru Harada：Department of Immunology, Shimane University Faculty of Medicine（島根大学医学部免疫学）

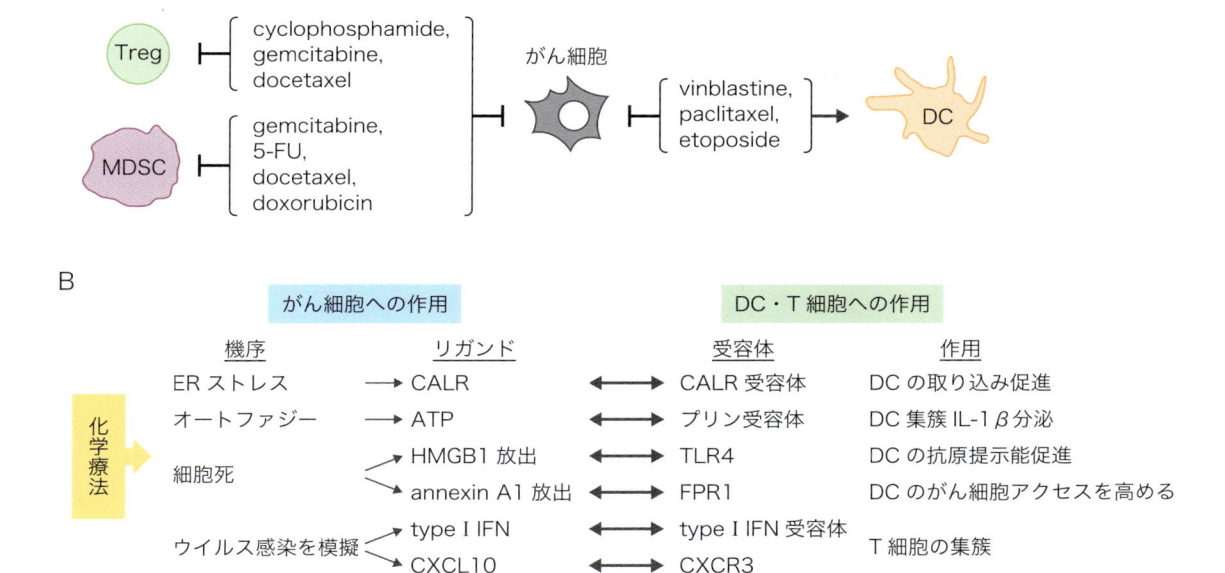

A

Treg ─┤ cyclophosphamide, gemcitabine, docetaxel

MDSC ─┤ gemcitabine, 5-FU, docetaxel, doxorubicin

→ がん細胞 ─┤ vinblastine, paclitaxel, etoposide → DC

B

がん細胞への作用　　　　　　　　DC・T 細胞への作用

機序	リガンド	受容体	作用
ER ストレス	→ CALR	←→ CALR 受容体	DC の取り込み促進
オートファジー	→ ATP	←→ プリン受容体	DC 集簇 IL-1β 分泌
細胞死	→ HMGB1 放出	←→ TLR4	DC の抗原提示能促進
	→ annexin A1 放出	←→ FPR1	DC のがん細胞アクセスを高める
ウイルス感染を模擬	→ type I IFN	←→ type I IFN 受容体	T 細胞の集簇
	→ CXCL10	←→ CXCR3	

化学療法

図1　抗がん化学療法剤が免疫に及ぼす正の作用

A）ある種の抗がん化学療法剤はがん細胞に直接的な抗がん効果を発揮するとともに，免疫抑制性細胞である Treg 細胞や MDSC を抑制する．また，DC を活性化することもある．**B**）また，ある種の抗がん化学療法剤は，DC の活性化と抗がん T 細胞の誘導を惹起するような免疫応答誘導性がん細胞死を誘導する．

はがん細胞の細胞周期を抑制するとともにがん細胞老化も誘導する．さらに，CDK4/6 阻害剤は担がん宿主内で抗がん免疫を増強できる [4)〜6)]．本稿では，抗がん化学療法剤や分子標的薬 CDK4/6 阻害剤ががん細胞や抗がん免疫に及ぼす作用を概説するとともに，複数のがん治療法を作用機序に基づいて組合わせた集学的がん治療を提案する．

1 抗がん化学療法剤が免疫に及ぼす正の作用

ある種の抗がん化学療法剤は担がん状態で増加する調節性 regulatory T（Treg）細胞や骨髄由来抑制性細胞 myeloid-derived suppressor cell（MDSC）を減

※1　細胞老化（cellular senescence）
加齢や薬剤で DNA 損傷が生じた正常細胞やがん細胞での細胞増殖が低下した状態．特徴として，p16 の発現や senescence-associated β-gal の発現が増加するとともに，SASP により炎症性サイトカインや増殖因子などを産生するようになる．

少させる（**図1A**）．具体的には，cyclophosphamide, gemcitabine（GEM）や docetaxel などは Treg 細胞を，GEM, 5-fluorouracil（5-FU）, docetaxel, doxorubicin（DXR）は MDSC を減少させる [7)〜9)]．また，ある種の抗がん剤が樹状細胞 dendritic cell（DC）を活性化することも報告されている [10)]．さらに，アントラサイクリン系化学療法剤である DXR などは免疫応答誘導性細胞死 immunogenic cell death とよばれる抗がん T 細胞応答を誘導するようながん細胞死を誘導する（**図1B**）[11)]．その機序として，がん細胞表面での calreticulin（CALR）の発現による 'eat-me' シグナル，死細胞から放出された ATP がプリン受容体に結合し DC へ活性化シグナルを伝える 'find-me' シグナル，非ヒストン DNA 結合タンパク質である high mobility group box 1（HMGB1）が免疫アジュバント受容体である toll-like receptor-4（TLR4）に結合して DC の活性化が生じる 'danger' シグナルなどが知られている．また，細胞死したがん細胞から放出された annexin A1 は DC 上の formyl peptide receptor 1（FPR1）に結合し，DC のがん細胞へのアクセスを促進する．さら

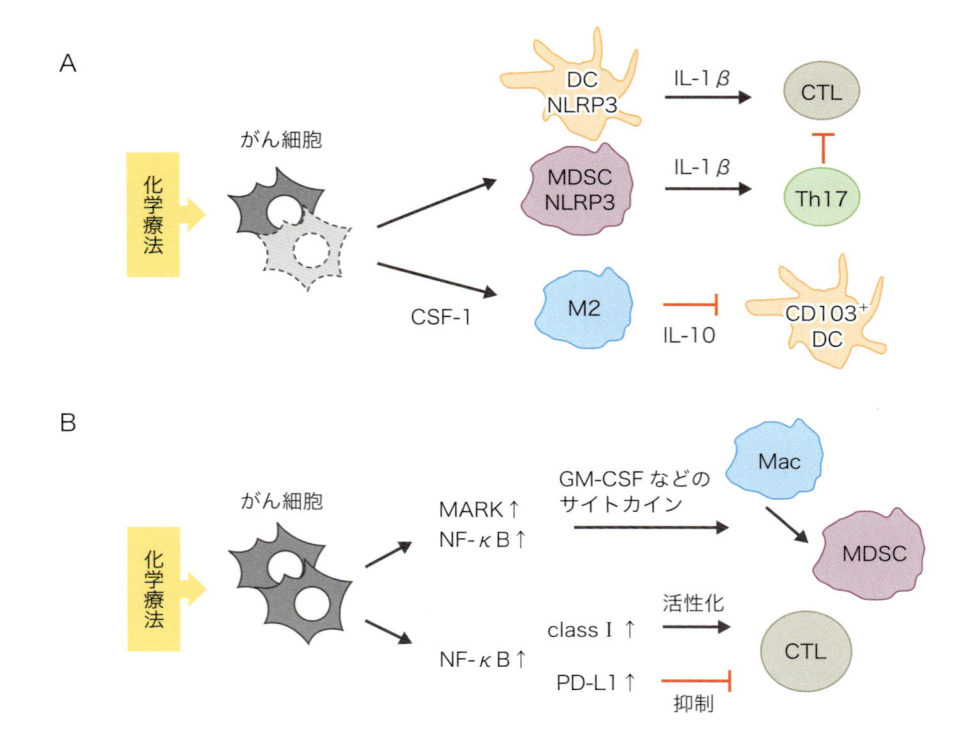

図2　抗がん化学療法剤が免疫に及ぼす負の作用
A）抗がん化学療法によりがん細胞死が生じた後，MDSCからのIL-1βによりTh17細胞が誘導され，免疫抑制性の
M2タイプのマクロファージが抗がん免疫を抑制する．**B**）抗がん化学療法後に生き残ったがん細胞もGM-CSFなど
を産生しMDSCを誘導したり，がん細胞でのPD-L1の発現を高めたりする．

に，化学療法剤で細胞死したがん細胞由来のcytosolic
DNAを取り込んだDCが，cGas/STING経路を介して
1型IFNやCXCL10を産生することでT細胞をがん局
所へ動員する[12]．

2 抗がん化学療法剤が免疫に及ぼす 負の作用

　化学療法剤は抗がん免疫に負の作用を及ぼすことも
ある．化学療法でがん細胞死が生じた後に免疫抑制性
細胞が誘導され，抗がんT細胞の誘導が抑制されるこ
ともある（**図2A**）．GEMや5-FUなどの化学療法剤は，
MDSC内でcathepsin Bを介してNLRP3インフラマ
ソームを形成し，炎症性サイトカインIL-17を産生す
るTh17細胞が誘導され，がん特異的cytotoxic T lym-
phocyte（CTL）の誘導を抑制する[13]．また，化学療
法剤治療後にがん局所にcolony-stimulating factor 1

（CSF-1）依存性に集簇したM2マクロファージは，免
疫抑制性サイトカインIL-10産生によりCD103陽性
DCを抑制することで抗がんT細胞の誘導を阻害す
る[14]．化学療法後に生き延びたがん細胞も免疫抑制を
誘導する（**図2B**）．膵がん細胞を低用量のGEMや
5-FU処理した場合，生き残ったがん細胞ではMAKP
やNF-κB経路が活性化され，GM-CSFなどのサイト
カインが産生され，その結果，マクロファージから
MDSCが誘導される[15]．また，卵巣がん細胞をpacli-
taxel, calboplatin, GEMなどで処理した場合，NF-
κB経路が活性化され，がん細胞のMHCクラスI分
子の発現が高まりがん特異的T細胞に認識されやすく
なる一方で，がん細胞上での免疫チェックポイント分
子PD-L1の発現が高まり，攻撃してくるT細胞に抑制
性シグナルを伝える[16]．

③ 免疫療法と分子標的薬との併用療法

　最近，進行したヒト腎がんに対する免疫チェックポイント阻害抗体療法と vascular endothelial growth factor（VEGF）receptor を標的としたチロシンキナーゼ阻害剤との併用の有効性が報告された[17) 18)]．進行性腎がんに対する標準治療となっているチロシンキナーゼ阻害剤 sunitinib と比較し，VEGF 受容体に対する特性がより高いチロシンキナーゼ阻害剤 axitinib と抗PD-1抗体，または，抗PD-L1抗体との併用療法の治療効果が高いことが明らかになった．VEGF 受容体を標的にしたチロシンキナーゼ阻害剤により，免疫細胞の局所への浸潤の促進や MDSC による免疫抑制の軽減などの機序が想定されている．

④ 抗がん化学療法剤や CDK4/6 阻害剤による老化がん細胞の誘導

　抗がん化学療法剤の基本的な作用機序は，がん細胞の DNA に損傷を生じさせがん細胞を細胞死に導くことであるが，がん細胞の DNA 損傷反応により治療関連老化（therapy-associated senescence）が生じる[1) 2)]．老化がん細胞はさまざまな因子を産生する senescence-associated secretary phenotype（SASP）[※2] の特徴を有している．SASP の特徴をもった老化がん細胞は IL-6 や IL-8 などの炎症性サイトカインを産生しがんの再発や進展を促進すると考えられている[3)]．一方，乳がんに対する分子標的薬として CDK4/6 阻害剤が使用されているが[19)]，この分子標的薬はがん細胞の細胞周期を阻害するが細胞老化も誘導する[20)]．われわれは，DXR や CDK4/6 阻害剤である abemaciclib で処理したヒト乳がん MDA-MB-231 細胞において，細胞増殖の低下・senescence-associated β-gal の発現誘導・IL-6/IL-8 の産生亢進など，

> ### ※2　SASP
> 分裂限界になった正常細胞やストレスなどにより DNA 損傷反応が生じた細胞老化において，炎症性サイトカインや増殖因子の産生を亢進するようになる現象である．組織修復にかかわる一方で，炎症反応を持続・亢進させることでがんを促進したり，局所への免疫細胞の遊走を促すなど多面的機能がある．

細胞老化の特徴が生じることを確認した[21)]．

⑤ 老化がん細胞の免疫細胞による細胞傷害活性に対する感受性

　老化がん細胞はがんの再発を二次的に促進するが，老化細胞自体は増殖が停止・低下している休眠状態であり，免疫療法の格好の標的になる可能性がある．そこでわれわれは，DXR または abemaciclib 処理したヒト乳がん MDA-MB-231 細胞の活性化 T 細胞による細胞傷害や natural killer（NK）細胞と抗体による antibody-dependent cell-mediated cytotoxicity（ADCC）に対する感受性を調べた．その結果，DXR で誘導された老化 MDA-MB-231 細胞では活性化 T 細胞による細胞傷害活性や ADCC に対して感受性が有意に増加していたが，abemaciclib で誘導した老化 MDA-MB-231 細胞では，そのような感受性の増加は少ないことを確認した[21)]．抗がん化学療法剤と分子標的薬で誘導された老化がん細胞の免疫細胞による細胞傷害活性に対する感受性には違いがあるようである．

⑥ 化学療法・CDK4/6 阻害剤と免疫療法・老化細胞除去薬による集学的がん治療

　最近，老化肝星細胞の SASP の機序として，細胞質内の DNAase2/3 の低下の結果蓄積した cytosolic DNA が cGAS/STING 経路と IFN-β を介して SASP 因子産生を促進することが報告された[22)]．前述したように，がん細胞由来の cytosolic DNA を取り込んだ DC が cGas/STING 経路を介して IFN-β を産生して抗がん T 細胞の誘導を促進するが[12)]，同様な機序が老化がん細胞では SASP を誘導してがんの再発を促進してしまう可能性がある．さらに，化学療法後の有害事象において，治療の結果誘導された老化がん細胞の SASP が関与することが報告されている[23)]．これらの知見は，SASP 老化がん細胞を除去することが，がんの再発防止や治療後の有害事象の防止のための有効な戦略であることを示唆している．一方，細胞周期を抑制する分子標的薬 CDK4/6 阻害剤が，細胞老化を誘導して細胞増殖を抑制するだけでなく抗がん免疫応答を賦活する

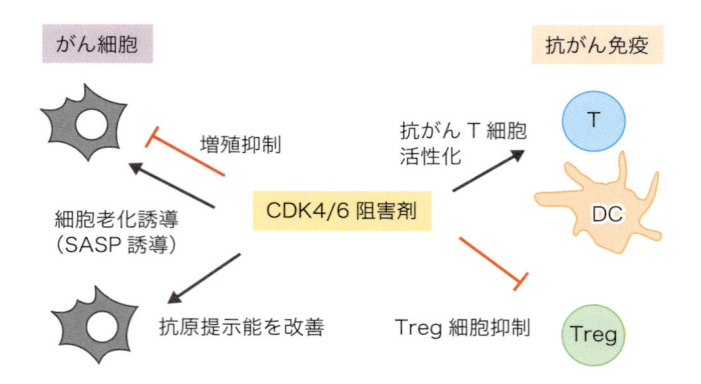

図3　CDK4/6阻害剤ががん細胞と抗がん免疫に及ぼす効果
CDK4/6阻害剤は，がん細胞の細胞周期を抑制するとともに細胞老化も生じさせる．一方，CDK4/6阻害剤は，担がん宿主の抗がんT細胞応答を活性化するとともにTreg細胞の抑制を軽減する．

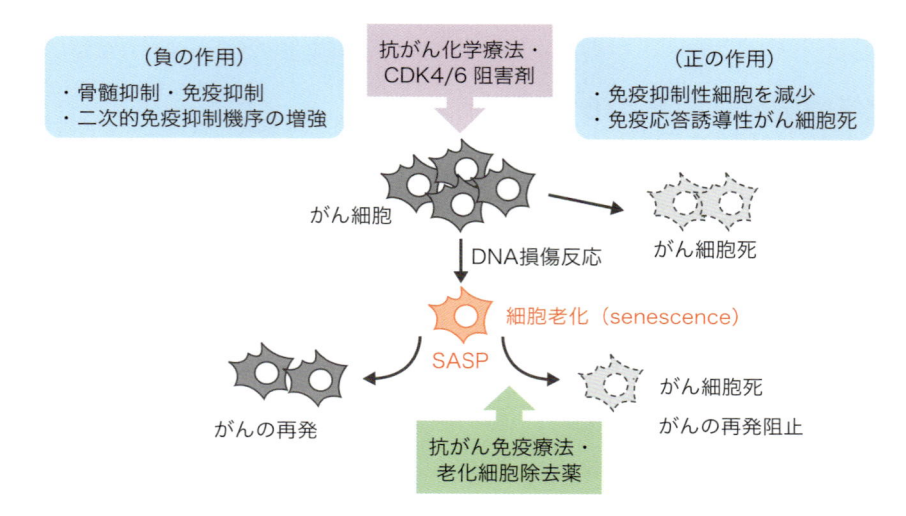

図4　老化がん細胞を標的としたがんの再発阻止をめざした集学的がん治療モデル
抗がん化学療法剤やCDK4/6阻害剤による治療後に生き残ったがん細胞は老化状態になる．これらの細胞は増殖能を停止・低下しているが，SASPにより炎症性サイトカインなどを産生することによりがんの再発を促す．しかし，休眠状態のこれらのがん細胞を免疫療法や老化細胞除去薬で除けばがんの再発を阻止できると考えられる．

ことが前臨床モデルで報告された[4)〜6)]．CDK4/6阻害剤はtype Ⅲ IFNによるがん細胞の抗原提示能の増強とTreg細胞の除去により担がん宿主の抗がんT細胞応答の増強を介して抗がん効果を発揮する（**図3**）[4)]．CDK4/6阻害剤は，免疫療法との併用に適している分子標的薬かもしれない．

では，老化がん細胞をどのように駆逐すればよいだろうか？前述したように，抗がん化学療法剤でDNA損傷を生じたがん細胞は免疫細胞による細胞傷害に対する感受性が高まっているようである．また最近，老

化細胞を除去できる老化細胞除去薬senolytic drugが報告され，その1つがBcl-2/xL阻害剤ABT-263（navitoclax）である[24)]．筆者らは，ABT-263がヒト膵がん細胞のTRAIL誘導性アポトーシスに対する感受性やヒト前立腺がん細胞のdocetaxel感受性を高めることを報告した[25) 26)]．筆者は，これらの知見に基づいて**図4**や**図5**のような集学的がん治療モデルを考えている．化学療法剤やCDK4/6阻害剤の治療後に生き残った老化がん細胞はその後のがんの再発の原因となるが，休眠状態のこれらの老化がん細胞を免疫療法や老化細胞

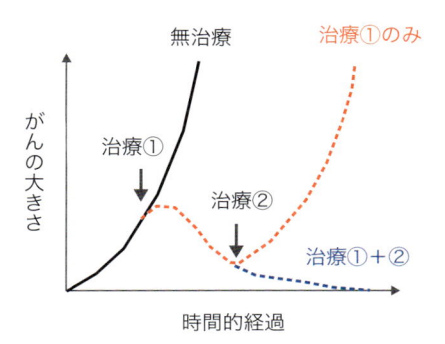

治療①化学療法・CDK4/6 阻害剤
治療②免疫療法・老化細胞除去薬

無治療

治療①のみ

がんの大きさ

治療①

治療②

治療①＋②

時間的経過

**図5 老化がん細胞を標的としたがんの再発阻止を
めざした集学的がん治療モデル**
抗がん化学療法剤やCDK4/6阻害剤による治療後に
生き残ったがん細胞は老化状態になるが，その後，
がんが再発する．しかし，老化（休眠）状態のこれ
らのがん細胞を免疫療法や老化細胞除去薬で除くこ
とができればがんの再発を阻止できると考えられる．

除去薬で駆逐すればがんの再発を阻止でき，がんの完
治に導けるのではと考えている．

おわりに

　免疫療法の治療効果を高めるために，化学療法・分
子標的薬・放射線療法（放射線療法もがん細胞に老化
を誘導する）との併用は今後も増えると考えられる．
われわれは，免疫チェックポイント阻害抗体療法とい
う有効な抗がん免疫療法の手法を手に入れたが，治療
効果をさらに高めるためには他のがん治療との併用が
必要である．しかし，複数の抗がん治療を併用するこ
との理論的根拠や機序が十分に解明されているとはい
えない．がんの根治のためには，複数のがん治療法を
作用機序に基づいて組合わせた集学的がん治療の確立
が必要と思われる．

文献

1）Saleh T, et al：Cancer Res, 79：1044–1046, 2019
2）Simova J, et al：Oncotarget, 7：54952–54964, 2016
3）Watanabe S, et al：Cancer Sci, 108：563–569, 2017
4）Goel S, et al：Nature, 548：471–475, 2017
5）Deng J, et al：Cancer Discov, 8：216–233, 2018
6）Schaer DA, et al：Cell Rep, 22：2978–2994, 2018
7）Suzuki E, et al：Clin Cancer Res, 11：6713–6721, 2005
8）Kodumudi KN, et al：Clin Cancer Res, 16：4583–4594, 2010
9）Vincent J, et al：Cancer Res, 70：3052–3061, 2010
10）Tanaka H, et al：Cancer Res, 69：6978–6986, 2009
11）Kroemer G, et al：Annu Rev Immunol, 31：51–72, 2013
12）Khoo LT & Chen LY：EMBO Rep, 19：doi:10.15252/embr.201846935, 2018
13）Bruchard M, et al：Nat Med, 19：57–64, 2013
14）Ruffell B, et al：Cancer Cell, 26：623–637, 2014
15）Takeuchi S, et al：Cancer Res, 75：2629–2640, 2015
16）Peng J, et al：Cancer Res, 75：5034–5045, 2015
17）Motzer RJ, et al：N Engl J Med, 380：1103–1115, 2019
18）Rini BI, et al：N Engl J Med, 380：1116–1127, 2019
19）Patnaik A, et al：Cancer Discov, 6：740–753, 2016
20）O'Leary B, et al：Nat Rev Clin Oncol, 13：417–430, 2016
21）Inao T, et al：Cancer Science, in press（2019）
22）Takahashi A, et al：Nat Commun, 9：1249, 2018
23）Demaria M, et al：Cancer Discov, 7：165–176, 2017
24）Chang J, et al：Nat Med, 22：78–83, 2016
25）Tamaki H, et al：Oncotarget, 5：11399–11412, 2014
26）Hari Y, et al：Oncotarget, 6：41902–41915, 2015

＜著者プロフィール＞
原田　守：九州大学医学部卒業．臨床を3年経験した後，
九州大学生体防御医学研究所の免疫学部門で免疫生物学・
がん免疫の研究を開始．その後，米国NIH/NCIの外科部門，
久留米大学医学部免疫学講座を経て，2006年9月より現
職．専門はがん免疫・免疫療法．島根に赴任してからは'敵'
であるがんの生物学の研究にも取り組んでいる．特に最近
は，がん治療後に生き残った老化がん細胞を標的にした治
療法の開発に興味をもっている．

2. 遺伝子組換えがん治療用ウイルス
—がん免疫療法のKey Player

伊藤博崇，藤堂具紀

がん治療用ウイルスは，ウイルス複製による直接的殺細胞効果に加え，それに伴って特異的抗がん免疫を惹起する．その抗腫瘍作用の機序ゆえに，heterogeneityに富み，転移・浸潤性の，もしくは分子標的治療や化学療法などに治療抵抗性を示す，多くのがんに対する効果が期待できる．2015年に先進国初のウイルス療法薬が米国で承認された他，多くのがん治療用ウイルスの臨床開発が世界で進んでいる．がん免疫療法が注目されるなか，まもなく日本発のウイルス療法薬も実用化される．がん免疫療法において，ウイルス療法は鍵となる役割を担うと予想される．

はじめに

Precision medicineが叫ばれる時代に，ウイルス療法はそのターゲットの広さという点で対極の存在である．しかし，悪性脳腫瘍をはじめとした多くのがんにおけるheterogeneityや免疫抑制的ながん微小環境が認識され，分子標的的な治療の効果が限定的であることが明らかとなりつつある今日，遺伝背景に左右されず，多角的な抗がんメカニズムをもつウイルス療法に対する期待は高い．2015年には，第二世代がん治療用

HSV-1のtalimogene laherparepvec（製品名Imlygic，通称T-Vec）が進行悪性黒色腫に対して有効性が示され，先進国初のウイルス療法薬として欧米で承認された[1]．また，その他にもさまざまなウイルスを用いたがんに対する臨床試験が日本，欧米を中心に行われ，その有効性の報告が蓄積されはじめている[2]．がん治療用ウイルスはウイルスによる直接的な殺細胞効果に加え，複製したウイルスを破壊したがん細胞とともに免疫が排除することに伴って惹起される特異的抗がん免疫による抗腫瘍効果が期待できることから，

[略語]
CTLA-4：cytotoxic T-lymphocyte-associated antigen 4（細胞傷害性Tリンパ球抗原4）
HSV-1：herpes simplex virus type 1（単純ヘルペスウイルス1型）
JAK-STAT：Janus kinase-signal transducers and activator of transcription（ヤヌスキナーゼ-シグナル伝達兼転写活性化因子）

MCSC：myeloid-derived suppressor cell（骨髄由来免疫抑制細胞）
PD-1：programmed cell death 1（プログラム細胞死1）
PD-L1：programmed cell death 1 ligand 1（プログラム細胞死1リガンド1）
TNF：tumor necrosis factor（腫瘍壊死因子）

Genetically-engineered oncolytic viruses — a key player in cancer immunotherapy
Hirotaka Ito[1] [2] /Tomoki Todo[1] [2]：Division of Innovative Cancer Therapy, The Institute of Medical Science, The University of Tokyo[1] /Department of Surgical Neuro-Oncology, IMSUT Hospital, The University of Tokyo[2]（東京大学医科学研究所先端がん治療分野[1] / 東京大学医科学研究所附属病院脳腫瘍外科[2]）

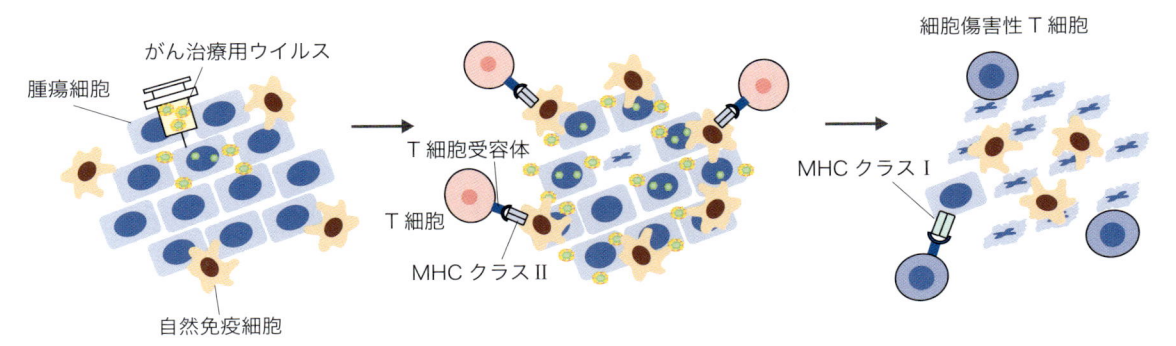

細胞傷害性 T 細胞

がん治療用ウイルス

腫瘍細胞

T 細胞受容体

T 細胞

MHC クラス I

MHC クラス II

自然免疫細胞

ウイルスの感染・複製と自然免疫細胞の集簇

免疫によるウイルスと破壊がん細胞の排除の結果として抗原提示

獲得免疫による強力な抗腫瘍効果

図 1　がん治療用ウイルスによるがん細胞破壊のメカニズム

免疫療法としての側面が注目されつつある[3]（**図1**）.

1 がん治療の現状と問題点

　がんに対しては手術・化学療法・放射線治療による集学的治療が従来行われてきたが，近年はゲノム医療に基づく分子標的治療や免疫療法などの新たな選択肢が加わってきた．分子標的治療に関しては，血液がんや肺がんなどの一部では劇的な治療効果がみられているものの，大部分のがんで効果は限定的である[4]．また，免疫チェックポイント阻害薬の開発がさまざまながんに対して行われているが，その効果は悪性黒色腫や肺がんの一部など免疫原性の高い稀ながんにとどまっている[5]．これらの新規治療法の効果が限定的である主な理由として，第一に，固形がんがheterogeneousであること[6]，第二に，さまざまな免疫細胞ががん細胞との相互作用によって複雑かつ高度ながん微小環境を形成していることがあげられる[7]．がん免疫を考える際に特に注目すべきは，後者である．がん細胞はPD–L1などの免疫チェックポイント分子を介して細胞傷害性T細胞の活性化を直接抑制したり，制御性T細胞やMDSC，M2マクロファージなどといった免疫抑制作用をもつ免疫細胞を集簇させたりすることで，間接的に免疫抑制的な微小環境を形成している．さらにはがん関連線維芽細胞やがん細胞そのもののMHCクラスI分子発現低下も，がん微小環境の形成に関与している．この免疫抑制的環境に拮抗することを目的として，抗CTLA-4抗体，抗PD-1抗体，抗PD-L1抗体

などが開発されているが，治療反応性は一部の免疫原性の高いがんの患者に限られている[5]．

2 がん治療用ウイルスを用いたがん治療

　がん治療用ウイルスはがん細胞で選択的に複製し，その過程で宿主となったがん細胞を破壊する．ウイルス療法の歴史は20世紀初頭に遡る．当初は，臨床現場において，ウイルス感染をきっかけにがんの改善を示す症例が観察されたことから，どのようなウイルスでも正常細胞に比べてがん細胞ではよく複製する現象が認識された．正常細胞におけるウイルス複製を人為的に阻止する方法がなかったため，治療法としての発展は長年停滞したが，ウイルス遺伝子の機能解明や分子生物学・遺伝子工学の発達に伴い，ウイルスゲノムの遺伝子組換えによって正常細胞における複製能を人為的に制御する手段が1990年代に開発され，近年では新規がん治療法の一大ジャンルを形成するに至った[3]．

　がん治療用ウイルスはウイルスががん細胞に感染・複製することによる直接的な殺細胞効果に加え，複製したウイルスが破壊したがん細胞とともに免疫に排除される過程で惹起される特異的抗がん免疫による抗腫瘍効果が期待できる[8]．さまざまながん治療用ウイルスが開発され，現在も世界で数多くの臨床試験が行われている．2000年代の開発初期には，遺伝子組換えウイルスの作製や試験薬製造が比較的容易なアデノウイルスの臨床開発が大半を占めた感があったが，いずれの臨床試験でも十分な治療効果を示すに至らず，2015

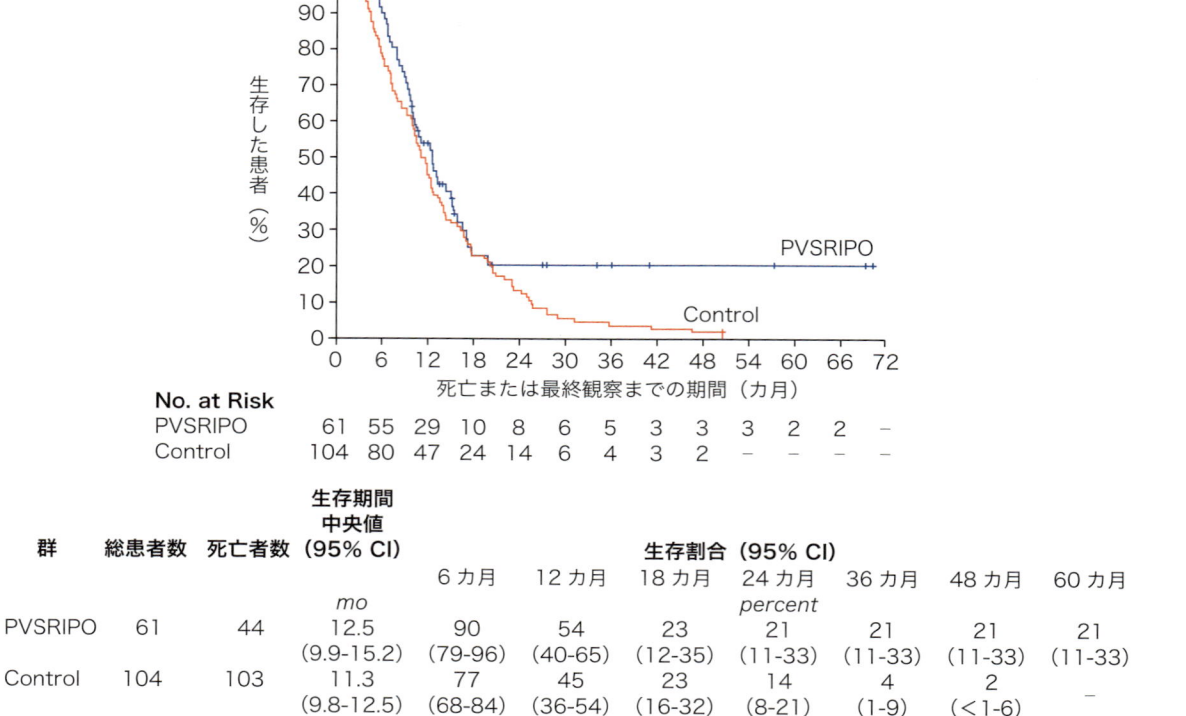

No. at Risk

PVSRIPO	61	55	29	10	8	6	5	3	3	3	2	2	–
Control	104	80	47	24	14	6	4	3	2	–	–	–	–

群	総患者数	死亡者数	生存期間中央値 (95% CI)	生存割合 (95% CI)						
				6カ月	12カ月	18カ月	24カ月	36カ月	48カ月	60カ月
			mo				*percent*			
PVSRIPO	61	44	12.5 (9.9-15.2)	90 (79-96)	54 (40-65)	23 (12-35)	21 (11-33)	21 (11-33)	21 (11-33)	21 (11-33)
Control	104	103	11.3 (9.8-12.5)	77 (68-84)	45 (36-54)	23 (16-32)	14 (8-21)	4 (1-9)	2 (<1-6)	–

図2　遺伝子組換えポリオウイルスを用いた再発膠芽腫に対する第I相臨床試験
文献10より引用.

年に米国食品医薬品局（FDA）が先進国初のがん治療用ウイルス製品として悪性黒色腫を対象に承認したのは，第二世代のHSV-1，talimogene laherparepvec（製品名Imlygic，通称T-Vec）であった[1]．ウイルス療法はその多角的な抗腫瘍メカニズムゆえに，がんのheterogeneityを克服するという観点では有効性が期待されるが，免疫抑制的ながん微小環境を考えた場合，免疫原性が高い悪性黒色腫でみられた治療効果が，免疫原性の低いほとんどのがんにおいても同様に期待できるとは限らない．

　悪性脳腫瘍の代表である膠芽腫は，手術・化学療法・放射線治療による集学的治療を行っても，平均生存期間はいまだ約15カ月弱と不良で，新規治療法が必要とされて久しい[9]．その難治性の原因は主に，脳という全摘不可能な臓器に発生するうえ，腫瘍のheterogeneityと高度な浸潤性，低い免疫原性とされ，ここ数年でさまざまなウイルスを用いた臨床試験が行われ

ている〔ポリオウイルス PVSRIPO（NCT02986178, NCT03043391），単純ヘルペスウイルス1型（JPRN-UMIN000002661， NCT02457845, NCT03152318, NCT02062827），アデノウイルス（NCT02798406, NCT03178032, NCT03072134, NCT01811992, NCT0202627, NCT03576612），レオウイルス（NCT02444546），ワクシニアウイルス（NCT03294486）〕．そのなかでも特に遺伝子組換えポリオウイルスを用いた再発膠芽腫に対する第I相臨床試験の報告は記憶に新しい[10]．この報告では，ヒストリカルコントロールと比較して生存期間中央値の有意な延長は認められず（12.5カ月 vs 11.3カ月），18カ月までの生存曲線は対照とほぼ重なった．しかし，24カ月以降の経過が対照と解離し，対照群では生存曲線が下がり続け48カ月後までに2％以下までに減少するのに対して，ウイルス治療群は24カ月後の時点で21％のプラトーに達し，それが5年後まで持続した（**図2**）.

アデノウイルスを用いた第 I 相臨床試験においても同様に，ウイルス治療3年後の生存率が20 ％と保たれた[11]．このような長期的治療効果は抗がん免疫の作用と考えられ，多くのウイルス療法でみられる特徴的現象である．

一方，いわゆる tail がみられるまで対照群と生存曲線が重なるということは，ウイルスの直接的な殺細胞作用による一時的な抗腫瘍効果が現れていないことを示している．これに対し，日本で開発が進められる第三世代のがん治療用 HSV-1（G47Δ）を用いた膠芽腫の第 II 相臨床試験（医師主導治験）の結果が最近公表された．再発膠芽腫病変に対し，最大6回の腫瘍内投与を行ったところ，治療開始後の1年生存割合が92 ％であり，メタ解析で算出された1年生存割合の対照値15 ％と比較して著しく高い治療効果を示した．本治験では，長期的治療効果のみならず，治療開始直後から生存曲線の改善がみられることから，G47Δ による直接的殺細胞作用が早期から強力に発揮されることが示されている．

3 今後の課題

今後の課題の1つは，ウイルス療法の効果決定因子の解明と，それを活用した治療効果の改善である．例えば，複製型レトロウイルスベクターを用いた遺伝子治療の第 I 相試験において，治療前の腫瘍を用いて RNA シークエンスを行い，トランスクリプトームの違いによって，治療反応性が異なることが示されている[12]．

ウイルス感染後にはじめに起こる宿主細胞変化は，Toll 様受容体に代表されるパターン認識受容体によるウイルス感知とそれに引き続いて起こる，インターフェロン α，β，γ，TNF-α，IL-6などの炎症性サイトカインの産生である．これら炎症性サイトカインは JAK-STAT 系を介してウイルスタンパク質合成阻害や感染細胞のアポトーシス誘導を起こし，好中球，マクロファージ，ナチュラルキラー細胞，樹状細胞などの自然免疫細胞を動員する．樹状細胞が感染局所で抗原を貪食した後にリンパ節に遊走し，T 細胞を活性化し，抗原特異的エフェクター T 細胞クローンを生じる（獲得免疫）．このように，ウイルス感染による自然免疫細胞の動員の過程はその後の獲得免疫を誘導するうえで必要だが，ウイルスの十分な複製・拡散とがん細胞破壊が起こる前に自然免疫によってウイルスが排除されると抗がん免疫が惹起されないことになるため，がん細胞特異的なウイルス複製能が高いほど，より効果的なウイルス療法につながると考えられる．

おわりに

G47Δ など高い安全性を示すがん治療用ウイルスが開発されている現在，その多角的な抗がんメカニズムは，heterogeneous ながんに対して，ユニークかつ大きな利点である．がん治療用ウイルスを用いて，免疫抑制的な腫瘍微小環境をいかに制御するかが，治療効果改善のために重要な点である．日本においても，がん治療用ウイルスがまもなく実用化される．今後ウイルス療法は，すべてのがんの根治を可能にする，がん免疫療法の key player となるポテンシャルを有している．

文献

1）Andtbacka RH, et al：J Clin Oncol, 33：2780-2788, 2015
2）Pol J, et al：Oncoimmunology, 5：e1117740, 2016
3）Kaufman HL, et al：Nat Rev Drug Discov, 14：642-662, 2015
4）Phelan KW & Advani AS：Curr Hematol Malig Rep, 13：289-299, 2018
5）Seidel JA, et al：Front Oncol, 8：86, 2018
6）McGranahan N & Swanton C：Cancer Cell, 27：15-26, 2015
7）Gajewski TF, et al：Nat Immunol, 14：1014-1022, 2013
8）Todo T, et al：Proc Natl Acad Sci U S A, 98：6396-6401, 2001
9）Stupp R, et al：N Engl J Med, 352：987-996, 2005
10）Desjardins A, et al：N Engl J Med, 379：150-161, 2018
11）Lang FF, et al：J Clin Oncol, 36：1419-1427, 2018
12）Cloughesy TF, et al：Sci Transl Med, 8：341ra75, 2016

＜筆頭著者プロフィール＞
伊藤博崇：2006年，横浜市立大学卒業，NTT 東日本関東病院脳神経外科等を経て，'17年東京大学大学院医学系研究科にて，遺伝子組換えヘルペスウイルスの開発と研究で医学博士号を取得．同年ハーバード大学ブリガムアンドウィメンズ病院脳神経外科．留学中はウイルス療法の臨床試験およびウイルス療法におけるがん微小環境の研究等に従事．'19年7月より東京大学医科学研究所に帰任，膠芽腫に対するウイルス療法の臨床と研究に携わっている．

3. がんワクチン
—共通抗原からネオアンチゲンへ，そして将来は？

中面哲也

1991年のBoonらのMAGE（melanoma antigen gene）の発見以来，がんワクチンへの期待は一気に高まり，世界中の研究者によりさまざまながん抗原ペプチドが同定され臨床応用されたが，がんの縮小などの奏効する患者は一部にとどまり，残念ながらまだ薬として認められたものはない．免疫チェックポイント阻害剤の登場により，従来の共通抗原を用いたがんワクチンへの失望感とは裏腹にネオアンチゲンを用いたがんワクチンには期待が高まっている．果たしてがんワクチンは，近い将来，人類を救う救世主となれるのか？

はじめに

世界中の研究者によりさまざまながん抗原ペプチドが同定され，ペプチドワクチン療法として臨床応用されたが，がんの縮小などの奏効する患者は一部にとどまり，残念ながらまだ薬として認められたものはない．欧米ではHLA-A*02拘束性，日本ではHLA-A*24拘束性のペプチドが主に同定され，多くの臨床試験が実施されてきた．

がん細胞にしか発現していないペプチドには，多くのがん患者に使用できる共通抗原もあれば，患者のが

んで特有に起こっている遺伝子変異により生じたネオアンチゲン（ネオ抗原）もある．次世代シークエンスの技術の発展により，今や，患者個々のがん細胞表面のHLA class Ⅰに提示されているネオアンチゲン由来のペプチドを予測する技術が確立した感があり（しかし，まだまだ完璧には程遠いと考えられ，改善の余地はある），欧米や中国ではすでに臨床試験が実施され，成果が報告されてきているが，われわれも国内の企業とタッグを組んで完全個別化ネオアンチゲンワクチンの臨床試験の開始をめざして開発を進めている．実際本気で取り組んでみると，医薬品開発の規制を含め，超えなければならないさまざまなハードルや工夫の余地があることを実感しているが，それらを一歩一歩克服していって，2020年度中に最初の患者を登録するプランを実現できるよう，産学連携で推進している．

[略語]
CTL：cytotoxic T lymphocyte
　（細胞傷害性T細胞）
GPC3：glypican-3
HSP105：heat shock protein 105
SEREX：serological analysis of tumor antigens by recombinant cDNA expression cloning
Th：helper T cell（ヘルパーT細胞）

Cancer vaccine—From shared antigens to neoantigens, and in the future?
Tetsuya Nakatsura：Division of Cancer Immunotherapy, Exploratory Oncology Research & Clinical Trial Center, National Cancer Center（国立がん研究センター先端医療開発センター免疫療法開発分野）

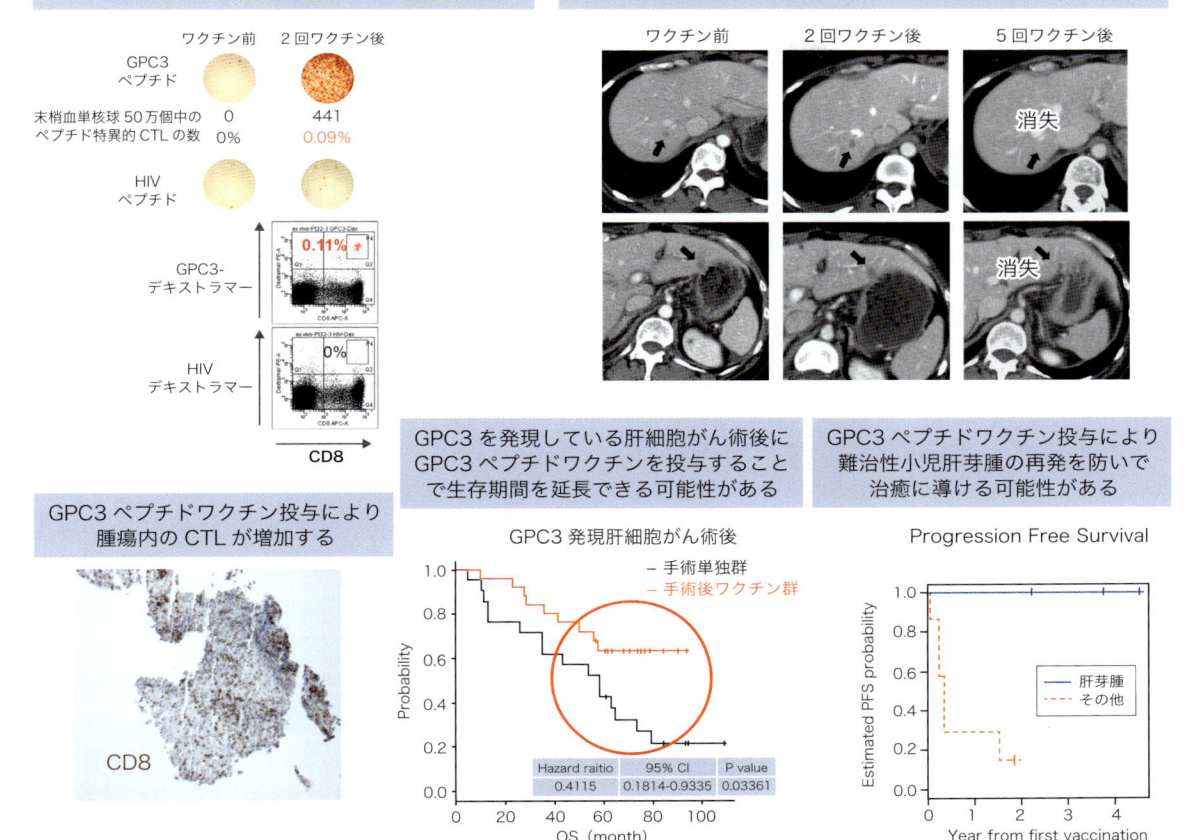

図1 glupican-3（GPC3）ペプチドワクチンのさまざまな臨床試験のサマリー

1 共通抗原を用いたがんペプチドワクチンの実力は？ ～われわれの経験から～

1）glypican-3（GPC3）由来ペプチドワクチンのさまざまな臨床試験のサマリー[1]～[3]（図1）

GPC3[※1]は，2001年，当時の東大医科研・中村祐輔研に出向いて，膨大ながん部・非がん部，さまざまな正常臓器の数万遺伝子のcDNAマイクロアレイのデータのなかから，がん特異的に発現しているがん抗原の候補を見出す作業を行って自ら見つけ出した抗原である．GPC3は正常臓器では，胎児期には肝臓や腎臓に発現するが，胎盤を除いて成人の臓器ではほとんど発現しない．ヒトのがんにおいては，肝細胞がん，卵巣明細胞腺がん，肺の扁平上皮がん，肝芽腫・腎芽腫（Wilms腫瘍）・卵黄嚢腫瘍などの一部の小児がん，一部の胃がんなどにおいて発現している．われわれは，GPC3を免疫療法の理想的な標的と考え，HLA–A＊24と–A＊02でそれぞれ最も有効と思われるペプチドを同定し，それらのペプチドを投与するさまざまな臨床試験を実施してきた．ペプチドの投与によってペプチドに反応するCTL（細胞傷害性T細胞）が，患者の血液中あるいはがんの組織中から高頻度で検出されること

> **※1　glypican–3（GPC3）**
> GPIアンカーの膜タンパク質であり，肝細胞がんでは分泌もされ，腫瘍マーカーともなる．遺伝子変異によるSGBSという巨人症があり，ノックアウトマウスは大きくなる．抗体療法やCAR–T療法の標的にもなる．

を明らかにした．ワクチン投与により血液中にペプチド特異的CTLが増加した患者の代表例の結果を示す（図1上段左）．上がIFN-γ ELISPOT法の結果で，下がHLA-ペプチド複合体マルチマーを用いたFACS解析の結果である．図1下段左は，ワクチン投与後に腫瘍内CD8陽性T細胞が大量に浸潤した代表例の結果である．図1上段右は，さまざまな抗がん剤抵抗性の卵巣明細胞腺がんにペプチドワクチンを投与し奏効したPR（部分奏効）の症例のCT画像である．5個あった肝転移がすべていったん増大したように見えてその後すべて消失した．免疫チェックポイント阻害剤でも時折みられる現象がペプチドワクチンでも起こりうることが示された．肝細胞がん根治的治療後の再発予防効果を確認するための臨床試験のその後の予後解析において，GPC3発現陰性がんの患者はワクチンを投与してもしなくても予後良好であり，ワクチンを投与してもペプチド特異的CTLは誘導されにくいことが示された．それに対して，GPC3発現陽性がんの患者はもともときわめて予後不良であるが，ワクチン投与によりペプチド特異的CTLが誘導されやすく，いったん再発してしまった場合も，再発の程度が軽く再再発が起こりにくく，全生存期間が延長している結果が示唆されている（図1下段中央）．またGPC3を発現する小児がんを対象とした臨床試験においては，再発と寛解をくり返したあと，再発腫瘍を切除してワクチンを投与した難治性の小児の肝芽腫5人全例が4年以上無再発生存している（図1下段右）．

2）進行食道・大腸がんを対象にしたHSP105 ペプチドワクチンのphase I 結果（図2）

heat shock protein 105（HSP105）[※2]は，1999年，膵がんのserological analysis of tumor antigens by recombinant cDNA expression cloning（SEREX）法を実施して自らクローニングした抗原である[4]．当時のSEREXデータベースを見ると，食道がんでNY-ESO-1[※3]を見つけたニューヨークのグループが大腸がんでNY-CO-25として同じ配列を見つけていたので，自分のデータに確信がもてた．HSP105はその後免疫染色を実施してみて驚いたが，膵がんや大腸がん組織ではがん細胞のみに高発現していた．精巣を除く正常組織にはほとんど発現はないか弱く，食道がんや咽頭がん，乳がん，胆道がん，メラノーマ（悪

性黒色腫），神経膠芽腫，肺がんなど，胃がんや肝細胞がんを除くほとんどのがんの細胞で過剰発現している腫瘍特異性が高い抗原である．SEREXはIgG抗体で抗原を釣り上げる方法なので，同定した抗原にはヘルパーT細胞を誘導する効果が期待されるが，キラーT細胞を誘導できるかは保証されていない．われわれは，マウスモデルを用いて，HSP105の全長DNAワクチンや全長タンパク質を取り込ませた樹状細胞ワクチンが，CD4陽性ヘルパーT細胞のみならず，CD8陽性キラーT細胞も誘導して抗腫瘍効果を示すことを証明した[5)～7]．HSP105も免疫療法の理想的な標的と考え，HLA-A*24と-A*02でそれぞれ有効と思われるペプチドを2種類ずつ同定し[8]，それらのペプチドを進行食道・大腸がんを対象に投与する臨床第I相試験を医師主導治験で実施した．HLA-A*24，A*02各15例ずつ，計30名の患者が登録され，本ワクチンの有効性および安全性が評価された．治療効果としては，奏効症例は認めなかったが，長期SD症例も認め，その安全性に問題はなかった．GPC3ペプチドワクチンと同様，末梢血単核球を凍結保存してそのまま*ex vivo* IFN-γ ELISPOT法で解析した代表例3例分の結果を図2の上段左に示す．HLA-A*24のペプチドの投与により特異的CTLが検出されたのは7例（47％），A*02では4例（27％）であった．興味深かったのは，ペプチドで刺激した後の*in vitro* IFN-γ ELISPOT法の解析結果で，A*24は消失したのに対して，A*02は6例（40％）が陽性となった．さらに興味深かったのはワクチン投与部位皮膚反応であり，A*24では13例（87％）で皮膚反応が観察され，うち7例（54％）で特異的CTLの誘導を認めた．一方，A*02では6例（40％）で皮膚反応が観察され，うち5例（83％）で特異的CTLの誘導を認めた．GPC3ペプチドワクチン

※2　heat shock protein 105（HSP105）

分子量105 kDの熱ショックタンパク質．ヒトとマウスでは90％以上の相同性がある．さまざまな正常臓器でも発現がみられるHSPのなかで，HSP105はがん特異的な発現を示す．がん細胞のアポトーシスの抑制に関与している．

※3　NY-ESO-1

メラノーマなどのさまざまながんに発現するが，正常組織では精巣以外には発現しない．いわゆるがん精巣抗原（cancer testis antigen）の一種．なかでも有名な抗原で，免疫原性が高くCTLもThも誘導できる．

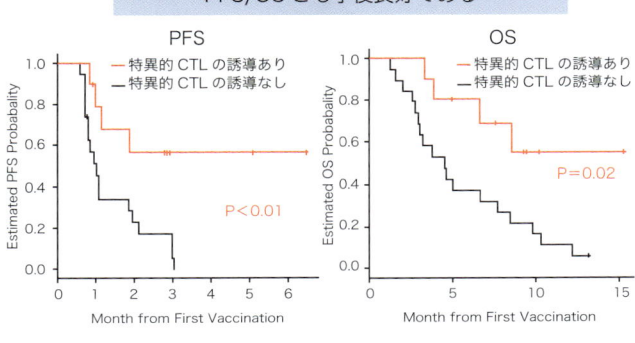

HSP105ペプチドワクチン投与により末梢血中にペプチド特異的CTLが増加する

Pt.17	Pt.21	Pt.30
ex vivo IFN-γ ELISPOT assay	*ex vivo* IFN-γ ELISPOT assay	*in vitro* IFN-γ ELISPOT assay

ワクチン前　ワクチン後

HSP105 A2-7　ペプチド特異的CTLの数　9　297
HIVペプチド

HSP105 A24-1　ペプチド特異的CTLの数　0　312
HIVペプチド

HSP105 A2-7　ペプチド特異的CTLの数　0　323
HIVペプチド

HSP105ペプチドワクチンにより腫瘍内のCTLが増加する

CD8

ワクチン前

ワクチン後

	HLA-A24 (n=15)	HLA-A2 (n=15)	全患者 (n=30)
ex vivo IFN-γ ELISPOT assay	7 (47%)	4 (27%)	11 (37%)
in vitro IFN-γ ELISPOT assay	0	6 (40%)	6 (20%)
投与部位反応陽性	13 (87%)	6 (40%)	19 (63%)
投与部位反応陽性者のCTL誘導率	7/13 (54%)	5/6 (83%)	12/19 (63%)

HSP105ペプチドワクチンによりワクチン投与部位および腫瘍内のCTLがペプチドに反応してサイトカインを産生する

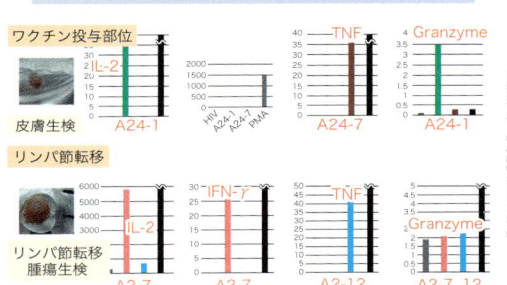

ワクチン投与部位　皮膚生検
リンパ節転移　リンパ節転移腫瘍生検

HSP105ペプチドワクチンによりペプチド特異的CTLの誘導がみられた患者はPFS/OSとも予後良好である

PFS　特異的CTLの誘導あり　特異的CTLの誘導なし　P<0.01
OS　特異的CTLの誘導あり　特異的CTLの誘導なし　P=0.02

図2　進行食道がん・大腸がんを対象にしたHSP105ペプチドワクチンのphase I結果

の結果では，A*24，A*02のペプチドとも多くの患者で皮膚反応が観察され，ELISPOTの結果にほとんど差がなかったが，HSP105の場合はHLA間で結果に差がみられたことから，ペプチドであれば何でも同じ結果になるわけではなく，やはりペプチドごとに効能が違うことが明らかとなったといえる．投与前後で腫瘍生検が得られた患者は3例のみであったが，そのうち1例で，ワクチン投与後の腫瘍内にCD8陽性T細胞が多数浸潤している結果が示された（**図2**上段右）．この腫瘍内からはペプチド特異的CTLクローンが樹立できた．**図2**下段左には，同意を得て，投与局所の皮膚生検，腫瘍切除・生検を実施し，抗原特異的CTLの浸潤を評価した結果を示す．皮膚生検が施行された7例中5例において，ペプチドに反応してIFN-γ，IL-2，TNF-αの産生がみられ，特異的CTLが投与部位に集積して

いたことが示唆された．腫瘍組織の解析においては，ペプチド特異的にIFN-γ，IL-2，TNF-αの産生が認められ，ワクチン投与により原発腫瘍のみならず遠隔転移部においても特異的CTLが浸潤していたことが示唆された．さらに，全30例の解析において，末梢血，投与部位，腫瘍組織のいずれかにペプチド特異的CTLの誘導が認められた患者群は，誘導が認められなかった患者群と比べて有意にPFS（無増悪生存期間）/OS（全生存期間）とも良好であることが示された（**図2**下段右）．

3) ワクチン投与患者から樹立したペプチド特異的CTLクローンの治療への応用

GPC3・HSP105ペプチドワクチン療法臨床試験の副産物として，ワクチン投与患者の末梢血やがん組織から，多種類のペプチド特異的CTLクローンの樹立に

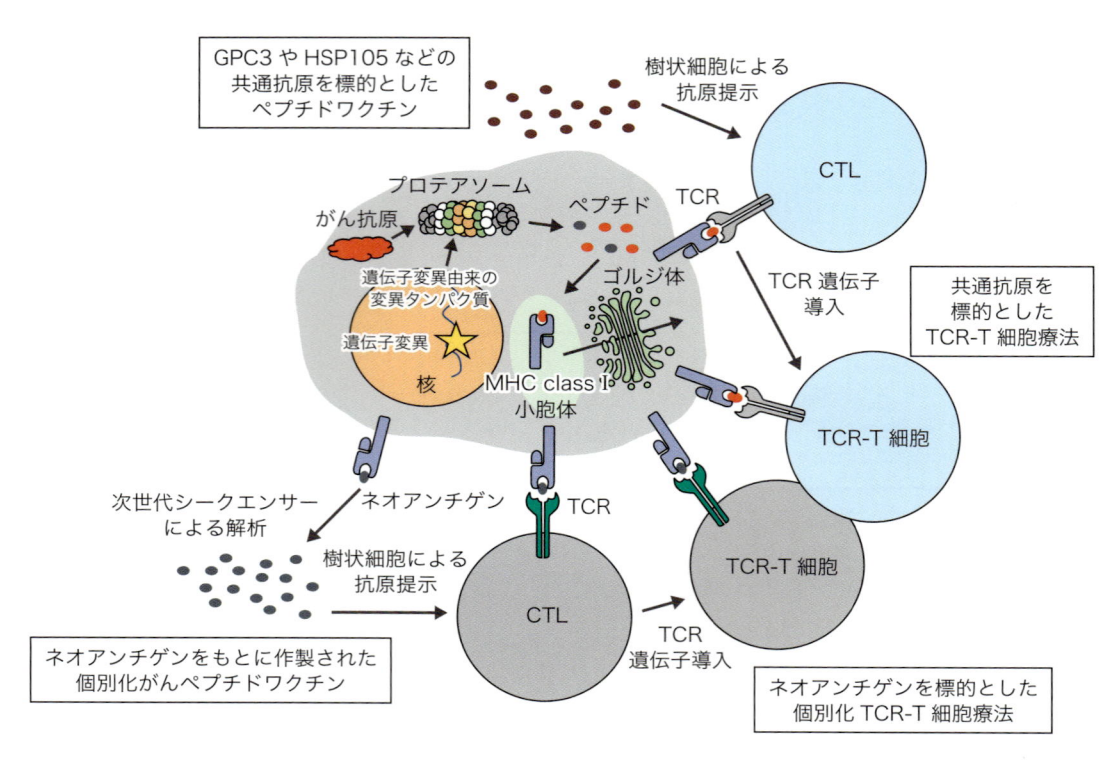

図3　共通抗原・ネオアンチゲンを標的としたペプチドワクチン・TCR-T細胞療法

成功した．これらの一部は，当該ペプチドを提示しているがん細胞を殺傷する能力の高いものであり，これらのT細胞レセプター（T cell receptor：TCR）は，TCR遺伝子導入T細胞療法の開発に応用可能である．TCR遺伝子導入T細胞療法は，ペプチドワクチン療法に比較して一般に抗腫瘍効果に優れていると考えられ，ペプチドを提示する進行がんに対する治療法としても開発に期待している（**図3**）．

4）共通抗原を用いたがんペプチドワクチンの実力は？

安全性やQOLの維持には優れていると考えられるが，そのことは，抗腫瘍効果に乏しく，進行がんではあまり奏効例が出ないことの裏返しでもある．一方で，免疫学的有効性が示されているがんワクチンであれば，再発予防や予防など，そもそもがんワクチンが標的とするべき対象群であれば，まだまだ勝負できるのではないか？（**図4**）われわれはペプチドワクチンの免疫賦活剤（アジュバント）としてIFA（不完全フロイントアジュバント）を用いてきたが，最近主流のpoly-ICLCは投与部位の副作用軽減とCTL誘導能の増強が

期待できる．腫瘍内局注による効果増強の可能性も含めてワクチン自体の工夫の余地も残されているし，腫瘍内にT細胞を浸潤させうる（いわゆるcold tumorからhot tumorへ）ツールとして，免疫チェックポイント阻害剤等との併用薬の1つの候補にはなりえると考えている．

2 ネオアンチゲンを用いたがんワクチンへの期待

ネオアンチゲンについては，ここであえて詳しく説明しなくてもよいくらい，この数年の間に急速に知れ渡り，それへの期待はきわめて大きい[9]〜[11]．遺伝子変異によりアミノ酸にも変異が生じるとそれが異物のペプチドとしてHLAに提示され，T細胞に認識されやすいことがわかっている．1995年から2004年の間にも，腫瘍内浸潤T細胞移入療法が有効だった患者などで，遺伝子変異由来のペプチドの免疫原性が高く，T細胞に認識されうることが報告されている．その多く

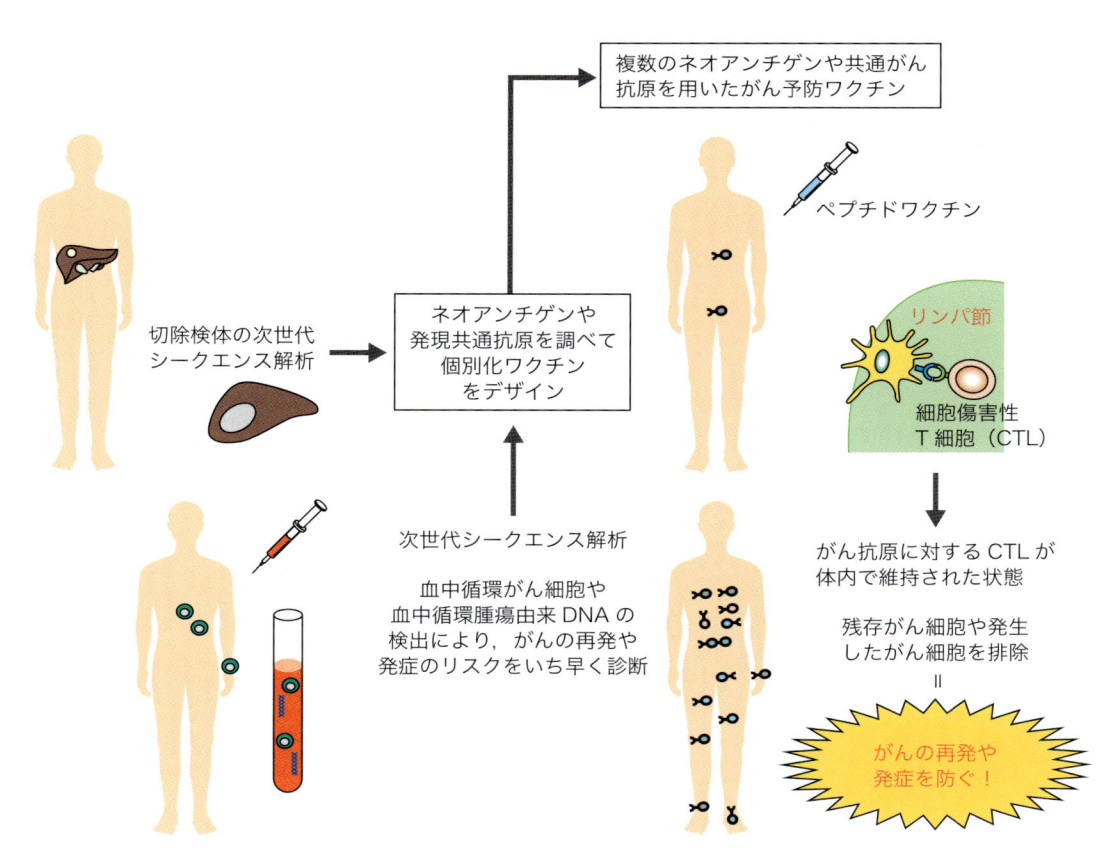

図4　がんワクチンによるがん再発予防・発症予防をめざして

は患者固有の変異であったため，学問的には注目されたが汎用性に欠けるといった点からワクチン療法の標的としては不適であると考えられ，臨床応用には結びつかなかった．つまり，その時代からネオアンチゲンの有用性は示唆されていたのである．次世代シークエンサーやバイオインフォマティックスの技術の発展も相まって，ネオアンチゲンの予測技術が確立し，マウスモデル等でのエビデンスに基づいて，欧米でさまざまな臨床試験がはじまっている[12)〜14)]．メラノーマでのロングペプチドのワクチン，RNAのワクチンの結果は大いに期待させる結果であったが，その後の報告ではそれを超えるインパクトはまだ出ていない．免疫原性をもつネオアンチゲンの多くはドライバー変異由来ではなく，ほとんどが個別に異なるパッセンジャー変異由来であると考えられているが，Rosenbergらはp53やK-rasなどのドライバー遺伝子に再注目し，これらを標的とするTCRを片っ端から取りに行っているよう

である[15)]．個別化ネオアンチゲンワクチンには解決しなければならない課題や工夫の余地がまだまだたくさんあるように思う．予測したネオアンチゲンはHLA class I に結合してがん細胞に提示されているのか？ 予測アルゴリズムに改善の余地は？ ヘルパーT細胞（Th）を誘導することも重要なのか？ Thを誘導するネオアンチゲンの予測アルゴリズムは？ CTLやThを誘導するための最適な製剤はショートペプチド，ロングペプチド，RNA，DNA，あるいは抗原を付加した樹状細胞などのうちどれ？ 最適なアジュバントは？ 投与経路は皮内，皮下，筋注，静注のどれ？ 最適な投与スケジュールは？ 有効性を示せるがん種は？ 対象は再発予防？ 進行がんにも効くのか？ ワクチン単剤のプロトコールでもこんなにいろいろ考え，検討する余地がある．免疫チェックポイント阻害剤が効かないcold tumorをhot tumorに変えられるか？ そして何よりも個別化がんワクチンの最大の課題は，かかるコスト，

ワクチン製造にかかる期間，GMP（Good Manufacturing Practice）やGLP（Good Laboratory Practice）といった規制の問題であろう．産学が連携して，有効性を引き出す方法を突き詰めていくとともに，これらの課題のハードルを越えていく必要がある．

おわりに

ネオアンチゲンを標的とした個別化ワクチンや個別化T細胞療法への期待は大きく，今後の臨床試験での成果が待たれる．私はGPC3やHSP105のような共通がん抗原もネオアンチゲンと同様重要である（特に変異の少ないがん種では）との認識で，双方を標的とした個別化ワクチン（**図4**）や個別化T細胞療法（**図3**）を開発できればと考えている．それらにより，現在20％の患者しか救えない免疫チェックポイント阻害剤を中心としたがん免疫療法が，残りの80％の患者にも希望をもたらすがん免疫療法になれるはずだと信じて開発を進めていきたい．

文献

1）中面哲也：日本臨牀，75：257-262, 2017
2）Shimizu Y, et al：Cancer Sci, 109：531-541, 2018
3）Shimizu Y, et al：Front Oncol, 9：248, 2019
4）Nakatsura T, et al：Biochem Biophys Res Commun, 281：936-944, 2001
5）Miyazaki M, et al：Cancer Sci, 96：695-705, 2005
6）Yokomine K, et al：Biochem Biophys Res Commun, 343：269-278, 2006
7）Yokomine K, et al：Cancer Sci, 98：1930-1935, 2007
8）Sawada Y, et al：Oncol Rep, 31：1051-1058, 2014
9）中面哲也：実験医学，33：2210-2214, 2015
10）中面哲也：実験医学，34：1909-1914, 2016
11）中面哲也：がんワクチン．「バイオ医薬品と再生医療」（乾 賢一/監修 赤池昭紀, 他/編），pp96-107, 中山書店，2016
12）Hu Z, et al：Nat Rev Immunol, 18：168-182, 2018
13）Sahin U & Türeci Ö：Science, 359：1355-1360, 2018
14）Schumacher TN, et al：Annu Rev Immunol, 37：173-200, 2019
15）Yossef R, et al：JCI Insight, 3：doi:10.1172/jci.insight.122467, 2018

＜著者プロフィール＞
中面哲也：1992年熊本大学医学部卒業．専門は腫瘍免疫学．元外科医の研究者として，手術だけでは治らないがん患者の治療法，がんの予防法の開発を，免疫療法という手段で実現して，1人でも多くのがん患者・家族の笑顔を増やしたいと考えている．現在主に取り組んでいる研究テーマは，がんの超早期診断法，個別化がんワクチン，個別化T細胞療法の開発．一緒に夢を追いかけませんか．

4. がん免疫療法におけるアジュバントの機能と可能性

林 智哉, 石井 健

近年の自然免疫学の進展により, さまざまなアジュバントが開発されている. アジュバントは, がんワクチンに用いられるのみならず, 他の免疫療法や放射線・化学療法などと組合わせることにより, より効果的ながん治療につながるものと考えられる. さらに, 作用機序の異なるアジュバントを適切に組合わせることにより, 単独では誘導できない強力な免疫賦活化や効率的ながん免疫応答を誘導できる. 本項では, 各アジュバントについて概説するとともに, それらがどのようにがん免疫治療に寄与しうるかについて述べる.

はじめに

　宿主の免疫は, がん細胞を認識し, 抑制・破壊する機能を本来的に備えている. 一方, がん細胞はこのような宿主の免疫機構を回避・抑制することにより増殖する. したがって, がん免疫療法では, どのようにして免疫細胞が再びがん細胞を攻撃するよう誘導するかが重要である. 近年の免疫チェックポイント阻害剤の成功より, がん免疫療法においては, がん細胞特異的T細胞の活性化が重要であり, がん細胞によるT細胞

の抑制状態を解除することは有効な治療戦略であると証明された. 一方, このようなメカニズムは, すでにがん細胞に対する獲得免疫が存在することを前提としており, がんに対する獲得免疫が誘導されていない状態においては十分に治療効果が発揮されない可能性が考えられる[1]. したがって, 獲得免疫の誘導に必須である自然免疫をターゲットにし, 宿主免疫を直接的に活性化させることは, いまだ克服できないがんに対する有効な治療法になると期待され, アジュバント※は

[略語]
cGAS : cyclic GMP–AMP synthase
CTL : cytotoxic T lymphocyte
IFN : interferon
Treg : regulatory T cell

> ※ **アジュバント**
> 抗原と混合して投与することにより抗原特異的な免疫応答を活性化させる物質. 液性免疫を主体としたType-2免疫応答と細胞性免疫を主体としたType-1免疫応答のいずれか一方, または両方を誘導する. がん免疫療法においては, 細胞傷害性T細胞やNK細胞の活性化が効果的であるため, Type-1免疫応答を強く誘導するアジュバントが求められる.

Function and potential of adjuvant in cancer immunotherapy
Tomoya Hayashi[1]~[3]/Ken J Ishii[1][2] : Division of Vaccine Science, Department of Microbiology and Immunology, The Institute of Medical Science, The University of Tokyo[1]/Laborotory of Mock Up Vaccine, Center for Vaccine and Adjuvant Research, National Institute of Biomedical Innovation, Health and Nutrition[2]/Department of Physical Pharmaceutics, Graduate School of Pharmaceutical Sciences, Kumamoto University[3]（東京大学医科学研究所感染・免疫部門ワクチン科学分野[1]/国立研究開発法人医薬基盤・健康・栄養研究所モックアップワクチンプロジェクト[2]/熊本大学大学院生命科学研究部製剤設計学分野[3]）

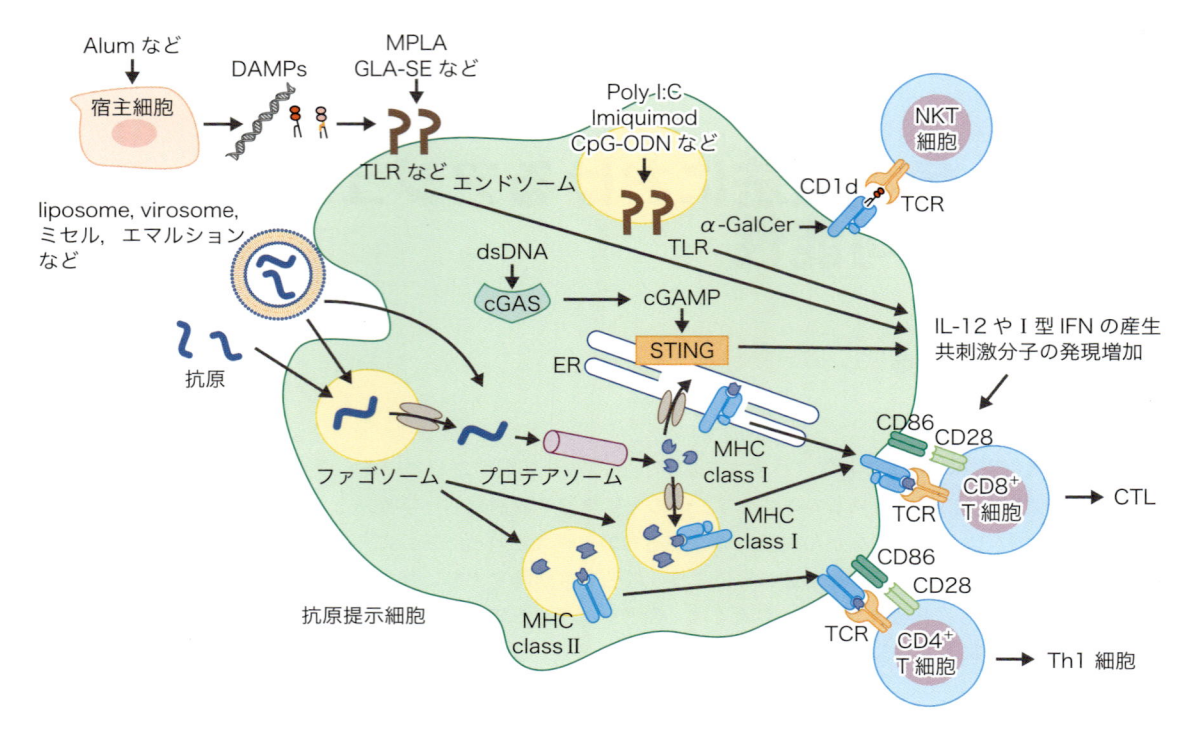

図　各アジュバントのType-1免疫応答誘導メカニズム
TLRリガンドやSTINGリガンドなどのPAMPアジュバントは，直接的に免疫細胞のレセプターを刺激する．また，
Alumなどは DAMPs の放出を介して免疫細胞を活性化する．これらの刺激により，IL-12やⅠ型IFNなどのサイトカ
インの産生や共刺激分子の発現が増加し，CTLやTh1細胞の誘導が促進される．また，α-GalCerは抗原提示細胞の
CD1d上に提示されることにより，NKT細胞を活性化する．liposomeやvirosome，ミセル，エマルションなどのデ
リバリー型アジュバントは，抗原の取り込みやクロスプレゼンテーションを促進することにより，Type-1免疫応答の
誘導に寄与する．

その鍵を握る．

　アジュバントの作用機序は，免疫細胞を刺激するも
のとワクチン抗原などをデリバリーするものに大別さ
れる（**図**）．前者の多くは，それら自体がパターン認識
受容体のリガンド（pathogen-associated molecular
pattern：PAMP）として機能し，免疫細胞を直接的に
刺激する（PAMPアジュバント）．また，アジュバント
自体は免疫賦活化作用を有さないものの，生体に投与
することにより宿主細胞由来の核酸やタンパク質など
を放出させ，それらがダメージ関連分子パターン（dam-
age-associated molecular patterns：DAMPs）とし
て免疫細胞を活性化させるタイプもある（DAMPs誘
導アジュバント）．一方，細胞傷害性T細胞（CTL）を
誘導するためには，がん抗原が抗原提示細胞のMHC
class Ⅰ分子上にクロスプレゼンテーションされる必要
があるが，エンドサイトーシスにより取り込まれた抗

原はMHC class Ⅱ上に提示されやすい[2]．がん抗原を
デリバリーし，効率的にクロスプレゼンテーションを
誘導するシステムは，がんワクチンアジュバントとし
て重要である．近年，Type-1免疫応答の誘導メカニ
ズムが次々に明らかにされており，アジュバントはそ
れらの科学的知見に基づいて設計・開発されている．

1 がん免疫アジュバントの種類

　表に各アジュバントを用いたがん臨床試験の進行状
況を示す．GM-CSFをはじめとしたサイトカインが第
Ⅲ相試験に用いられている一方，Toll-like receptor
（TLR）リガンドは第Ⅱ相試験中のものが多く，今後の
開発が期待される．以下に，これまでにがん免疫療法
に応用されている代表的なアジュバントを分類して列
挙する．

表　各アジュバントを用いた進行中のがん臨床試験数

分類	アジュバント	第Ⅰ相	第Ⅰ～Ⅱ相	第Ⅱ相	第Ⅱ～Ⅲ相	第Ⅲ相
TLR3リガンド	Poly I:C	–	2	3	–	–
	Poly ICLC	12	9	7	–	–
TLR4リガンド	GLA-SE	1	1	3	–	–
	GSK1795091	1	1	3	–	–
TLR9リガンド	SD-101	2	3	2	–	–
	CMP-001	–	–	1	–	–
	DUK-CPG-001	–	–	1	–	–
TLR7リガンド	Imiquimod	9	3	7	–	9
TLR7/8リガンド	Resiquimod（R848）	–	1	2	–	–
STINGリガンド	ADU-S100	2	1	–	–	–
	GSK3745417	1	–	–	–	–
サポニン	QS-21	2	1	–	–	–
サイトカイン	GM-CSF	65	35	93	2	7
	IL-2	66	50	68	1	7
	IFN-α	4	6	15	1	14
	IFN-β	9	1	–	–	–
エマルション	Montanide ISA-51	11	13	9	–	1

ClinicalTraials.govにおいて「cancer」および「"各アジュバント名"」により検索（2019年6月時点）.

1）免疫賦活型アジュバント

　最もさかんに研究・開発されているTLRリガンドは，免疫細胞における共刺激分子の発現やサイトカイン産生の増強を介してType-1免疫応答を誘導することが知られており，クロスプレゼンテーションへの寄与なども明らかになりつつある[3]~[5]．他にもDNAセンサーに対するリガンドやサポニン，サイトカインなどを用いた臨床試験が行われている（**表**）.

ⅰ）TLR3リガンド（Poly I:C, Poly ICLC）

　Poly I:Cは，ポリイノシン鎖とポリシチジン鎖からなる二本鎖RNAであり，細胞のエンドソーム内に存在するTLR3への結合を介してCTLを含むType-1免疫応答を強力に誘導する．Poly ICLCは，Poly I:Cをカルボキシメチルセルロースおよびポリ–L–リジンと重合させ，分解酵素に対する安定性を向上させた誘導体であり，臨床試験に汎用されている．

ⅱ）TLR4リガンド（MPLA, GLA）

　monophosphoryl lipid A（MPLA）は，TLR4リガンドであるリポ多糖（LPS）のうち，毒性を惹起する部分を化学的に除去した化合物である．安全性が大幅

に改善されており，かつType-1免疫応答の誘導に優れる．また，glucopyranosyl lipid A（GLA）は，全合成されたMPLA様の化合物であり，エマルション化されたGLA-SEとして開発が進められている.

ⅲ）TLR7リガンド（Imiquimod, Resiquimod）

　TLR7は，エンドソーム中の一本鎖RNAを認識するレセプターである．Imiquimodは，イミダゾキノリン骨格を有する合成低分子であり，TLR7の活性化を介してType-1免疫応答を誘導する．すでに，尖圭コンジローマの外用薬として臨床使用されており，がん免疫療法においても同様に塗布薬として複数の第Ⅲ相試験が行われている．他のTLR7リガンドとして，Resiquimodなども開発されている.

ⅳ）TLR9リガンド（CpG-ODN）

　CpG-ODNは，細菌に特有の非メチル化CpG配列を有するオリゴデオキシヌクレオチド（ODN）である．これまでに，D（A），K（B），CおよびPタイプの4種類が開発されており，中でもDタイプおよびKタイプは，それぞれ形質細胞様樹状細胞（pDC）およびB細胞を，CおよびPタイプは，それら両方を活性化する[6].

DおよびPタイプは，Kタイプと比較して抗腫瘍免疫に重要なI型IFNの誘導に優れるものの，塩を含有する溶液中では凝集するため，臨床応用が困難である[7]．したがって，KおよびCタイプのCpG-ODNを中心に開発が進められており，CタイプのSD-101は，現在複数の臨床試験に用いられている．一方，DタイプのCpG-ODNをウイルス様粒子に封入することにより凝集を防いだCMP-001は，臨床試験が行われている唯一のDタイプCpG-ODNとして開発が進められている．

ⅴ）STINGリガンド（cGAMP，c-di-GMP，c-di-AMP）

STING（stimulator of interferon genes）は，環状ジヌクレオチドを認識する細胞質中のDNAセンサーであり，IRF3の活性化を介しI型IFNの産生を誘導する．STINGのリガンドとして，細胞質に存在するcGASを介して二本鎖DNAから生成されるcGAMP（cyclic 2′3′-GMP-AMP）や細菌に含まれるc-di-GMP，c-di-AMPなどがある．前臨床試験において，がんワクチンの有効性を増強させることやSTINGリガンド自体が抗がん作用を示すことが明らかとなっている[8]．一方，STINGの発現が高いT細胞に対し，アポトーシスを誘導しやすいことも報告されているため[9]，投与量や投与ルートを考慮する必要がある．安全性の面を考慮し，現在はSTINGリガンドを腫瘍内投与により用いた臨床試験が行われている．

ⅵ）サポニン

*Quillaja saponaria*の樹皮から抽出される植物由来物質である．界面活性作用を有しており，細胞膜の安定性を変化させるため，DAMPsの放出を介して免疫賦活化作用を発揮すると考えられている．サポニンの中でも，QS-21は毒性が少なく，CTLやTh1細胞などのType-1免疫応答を誘導することから汎用されている．また，サポニンにリン脂質とコレステロールを添加することにより形成されるISCOM（immunostimulating complex）は，40 nm程度のミセル構造をとり，デリバリーシステムとしても機能するため，同様にがん免疫療法への応用が進められている．

ⅶ）サイトカイン（GM-CSF，IL-2，I型IFNなど）

GM-CSF（granulocyte-macrophage colony stimulating factor）は，樹状細胞の活性化・成熟を誘導する因子であり，すでに多数の臨床試験に用いられてい

る．しかし，GM-CSFにより増殖・誘導される細胞が免疫抑制性であるケースが複数認められており[10][11]，他のアジュバントと併用するなどの改善が期待される．

IL-2，およびI型IFNは，単剤において腎臓がんに対する治療効果が認められているサイトカインであり，NK細胞の活性化やCTLの誘導を促進することから，がんワクチンへの応用が進められており，特にIFN-αを用いた第Ⅲ相試験が多数行われている．

ⅷ）α-ガラクトシルセラミド（α-Galactosyl-Ceramide：α-GalCer）

スフィンゴ糖脂質の一種であり，抗原提示細胞上のCD1d上に提示されることにより，NKT細胞を活性化する．α-GalCerのみを生体に投与するより，あらかじめ樹状細胞に提示させた状態で投与する方が効果的であることが報告されており[12]，本手法を用いた臨床開発が進められている．

2）粒子状アジュバント（デリバリー型アジュバント）

前述のように，CTLの誘導には抗原のクロスプレゼンテーションが必要であるため，がんワクチンには適切なデリバリーシステムの活用が効果的である．また，抗原だけでなく，免疫賦活型アジュバントのデリバリーは，強力なType-1免疫応答の誘導に寄与することが多数報告されており，デリバリー型アジュバントの重要性はますます増している．

ⅰ）エマルション（Montanide ISA-51）

Montanide ISA-51は，不完全フロイントアジュバントとしても知られるwater-in-oilエマルションである．抗原を投与部位に滞留させるdepot効果によりアジュバント効果を示すと考えられている．安全性に優れ，多数の臨床試験に用いられているものの，投与部位にT細胞を集積させ，腫瘍部位へのCTLの遊走を妨げるため，抗腫瘍効果を減弱させることも報告されている[13]．

ⅱ）liposome

liposomeは，リン脂質を用いて脂質二重膜を形成させた膜小胞である．小胞内にワクチン抗原や他のアジュバントを封入することができ，生体適合性に優れるといった利点を有することからデリバリーシステムとして汎用される．一方，調製が煩雑であり，コストが高いなどの課題もある．

ⅲ）virosome

20〜100 nmのウイルスエンベロープであり，liposomeと同様に抗原やアジュバントを封入できる．標的細胞との膜融合能が高いため，デリバリー効率に優れ，かつウイルスゲノムの除去などにより安全性が高められている．

ⅳ）水酸化アルミニウム塩（Alum）

Alumは，最も汎用されているアジュバントであり，depot効果を示す．また，DAMPsの放出を介してアジュバント効果を発揮することが報告されている[14]．Alumは，Type-2免疫応答の誘導に優れるものの，Type-1免疫応答を誘導しにくいため，単独ではがんワクチンアジュバントとして適していない．しかし，他のアジュバントのType-1免疫応答の誘導を増強するため，併用アジュバントとしての応用が試みられている．

2 アジュバントのがん治療への応用

アジュバントは，本来，ワクチン抗原と混合して投与される物質であるが，がん免疫療法においてはアジュバントのみの投与も行われている．また，樹状細胞ワクチンにおいて，細胞の増殖・活性化のためにも用いられる．さらに，アジュバントを用いた臨床試験の多くは，免疫チェックポイント阻害剤や放射線療法が併用されている．以下に，このようなアジュバントの応用方法を列挙する．

1）アジュバント単独の投与

アジュバントのみを用いる利点として，投与抗原に左右されずに抗腫瘍効果を発揮するため，安定した効果が得られやすいことがあげられる．アジュバントのみを投与する際は，通常，腫瘍内へ直接投与され，腫瘍部位における免疫抑制性細胞の免疫賦活型へのシフトやNK細胞などの浸潤，さらにはがん細胞に対する直接的なアポトーシスなどを誘導する．現在，Poly ICLC単独を腫瘍内投与する第Ⅱ相臨床試験などが行われている．

2）細胞を用いたワクチンとの併用

免疫細胞を体外で培養し，再び体内へ投与する治療においては，培養時にアジュバントが汎用される．代表的な例として，樹状細胞ワクチンにおいては，培養中に増殖因子であるGM-CSFなどが添加される．また，α-GalCerは，*in vitro*において樹状細胞に添加され，CD1d上に提示されることにより，その後のNKT細胞の活性化に寄与する．

3）免疫チェックポイント阻害剤との併用

前述のように，アジュバントによる免疫賦活化と免疫チェックポイント阻害剤による免疫抑制の解除は，それぞれ異なる作用機序により相乗的な抗がん効果を誘導しうる．一方，このような効果を最大限発揮するためには，それぞれの投与タイミングが重要と考えられる．これまでに，抗PD-1抗体をワクチン投与の数日後に使用することにより併用効果が得られた報告がある一方[15]，ワクチンと同時投与の方が抗腫瘍効果に優れるとする報告もある[16]．また，抗PD-L1抗体と抗PD-1抗体では，最適な投与タイミングが異なる可能性がある．樹状細胞は，活性化に伴ってPD-L1を高発現し，その後のCD8[+]T細胞への抗原提示の際に自らが攻撃されるのを防いでいる．したがって，アジュバントにより樹状細胞を活性化させた後，抗PD-L1抗体を投与すると免疫応答を抑制しうる．このような可能性に留意して開発を進めることにより，効果的ながん免疫療法につながると期待される．

4）放射線療法との併用

放射線療法は，がん細胞にimmunogenic cell deathを誘導し，がん抗原やDAMPsの放出を介して免疫賦活化に寄与することが知られている．一方，放射線療法により免疫抑制性細胞が集積し，免疫抑制環境が形成されることも認められている[17][18]．したがって，放射線治療後のアジュバントの投与は，放射線照射部位における免疫応答を賦活型へシフトさせ，優れた治療効果を発揮すると考えられる．

5）化学療法との併用

放射線療法と同じく，一部の薬剤はimmunogenic cell deathを誘導するため，アジュバントの併用療法は，放出されたDAMPsなどと協調してその後の抗がん免疫に寄与すると考えられる．

3 併用アジュバントの開発

アジュバントは，他のがん免疫療法と組合わせるだけでなく，アジュバント同士を併用することによって

も相乗的な抗腫瘍効果を誘導しうることが知られており，その例を以下にあげる．

1）アジュバントシステム（AS02，AS15など）

グラクソ・スミスクライン（GSK）社により開発されたアジュバントであり，MPLAとAlumを併用したAS04などはすでに子宮頸がんワクチンのアジュバントとして臨床使用されている．がん免疫療法においては，MPLAとQS-21をliposomeに封入したAS02やAS02にCpG-ODNを加えたAS15の開発が進められている．

2）CpG-ODN＋cGAMP

われわれのグループは，K3 CpG-ODNをcGAMPと併用することにより，Type-1免疫応答を相乗的に誘導できることを見出した[19) 20)]．cGAMPは，単独で用いた際はType-2免疫応答を誘導するものの，K3 CpG-ODNとの併用により相乗的に樹状細胞からIL-12およびⅠ型IFNを産生させ，NK細胞のIFN-γ産生を誘導した．また，抗原と共投与することにより抗原特異的CTLを強く活性化した．さらに，本併用アジュバントは，抗原なしで担がんマウスに腫瘍内投与することにより抗腫瘍効果を発揮することが明らかとなり，アジュバントのみを用いたがん免疫療法の可能性が期待される．

3）CpG-ODN＋SPG

前述のように，KタイプのCpG-ODNは，B細胞を強く活性化する一方，IFN誘導能が弱いことが課題としてあげられる．そこでわれわれのグループでは，pDCなどに発現するDectin-1のターゲティングリガンドとしてschizophyllan（SPG）に着目し，K3 CpG-ODNと複合体を形成させたK3-SPGを新規アジュバントとして開発している[21)]．K3-SPGは，K3 CpG-ODN単独と比較して，pDCのⅠ型IFN産生やCD8 α^+ DCのIL-12産生を強く誘導し[22)]，*in vivo* において抗原と共投与することによりCTLを含むType-1免疫応答を誘導した[21)]．さらに，特筆すべき点として，本アジュバントは担がんモデルマウスに静脈内投与後，がん組織へ集積し，抗腫瘍効果を発揮したため[23)]，腫瘍内投与以外の投与ルートによるアジュバントのみを用いたがん免疫療法の可能性が示唆された．霊長類を用いた検討においてもType-1免疫応答を誘導することが確認されており[24)]，臨床応用に向けて開発中である．

おわりに

がんワクチンの臨床開発はさかんに行われているものの，その多くは有効性が十分に得られず，頓挫している．その原因の1つとして，がんワクチンが有効性を示すには，投与部位や所属リンパ節において獲得免疫を惹起するだけでなく，誘導された細胞ががん細胞に到達し，攻撃する部分までを十分に考慮しなければならない点があげられる．アジュバントは，がんに対する免疫応答を活性化できる一方，Tregなどの抑制性細胞の誘導[25)]や免疫細胞の投与部位への過度な集積[13)]を引き起こしうるため，それぞれのアジュバントの特性を理解し，適切に組合わせることが求められる．さらに非臨床試験で汎用されるマウスとヒトとの免疫応答に差異があることも明らかになりつつあり，適切な評価系の構築が求められる．このような知見を常に反映させ，がんワクチンやアジュバントを設計・評価するとともに，免疫チェックポイント阻害剤をはじめとした他の治療薬と併用することにより，有効ながん免疫療法の開発につながると期待される．

文献

1) Seya T, et al：Proc Jpn Acad Ser B Phys Biol Sci, 94：153-160, 2018
2) Burgdorf S, et al：Science, 316：612-616, 2007
3) Nair-Gupta P, et al：Cell, 158：506-521, 2014
4) Alloatti A, et al：Immunity, 43：1087-1100, 2015
5) Nierkens S, et al：Cancer Res, 68：5390-5396, 2008
6) Vollmer J & Krieg AM：Adv Drug Deliv Rev, 61：195-204, 2009
7) Bode C, et al：Expert Rev Vaccines, 10：499-511, 2011
8) Chandra D, et al：Cancer Immunol Res, 2：901-910, 2014
9) Gulen MF, et al：Nat Commun, 8：427, 2017
10) Serafini P, et al：Cancer Res, 64：6337-6343, 2004
11) Slingluff CL Jr, et al：Clin Cancer Res, 15：7036-7044, 2009
12) Fujii S, et al：Nat Immunol, 3：867-874, 2002
13) Hailemichael Y, et al：Nat Med, 19：465-472, 2013
14) Marichal T, et al：Nat Med, 17：996-1002, 2011
15) Remy-Ziller C, et al：Hum Vaccin Immunother, 14：140-145, 2018
16) McNeel DG, et al：Oncotarget, 9：25586-25596, 2018
17) Chiang CS, et al：Front Oncol, 2：89, 2012
18) Ahn GO, et al：Proc Natl Acad Sci U S A, 107：8363-8368, 2010
19) Temizoz B, et al：Eur J Immunol, 45：1159-1169,

2015

20) Temizoz B, et al：Curr Opin Pharmacol, 41：104–113, 2018
21) Kobiyama K, et al：Proc Natl Acad Sci U S A, 111：3086–3091, 2014
22) Kobiyama K, et al：Eur J Immunol, 46：1142–1151, 2016
23) Kitahata Y, et al：Oncotarget, 7：48860–48869, 2016
24) Masuta Y, et al：J Immunol, 200：2067–2075, 2018
25) Lu H：Front Immunol, 5：83, 2014

＜筆頭著者プロフィール＞
林　智哉：2016年，熊本大学薬学部を卒業し，同大学の博士課程に進学．製剤設計学分野（教授：有馬英俊）にてドラッグデリバリーシステムやシクロデキストリンの研究に携わる．免疫学に関心をもち，'17年より医薬基盤・健康・栄養研究所アジュバント開発プロジェクト（リーダー：石井　健）へ出向，アジュバント研究を行う．'19年より東京大学医科学研究所ワクチン科学分野（教授：石井　健）へ出向中．'20年に熊本大学博士課程を修了予定．現在，細胞外微粒子の解析に取り組んでおり，がんやアレルギーをはじめとした免疫系疾患の診断・治療法の開発に貢献したいと考えている．

I

2章

腫瘍免疫応答の制御法

5. 抗PD-1/PD-L1抗体治療の現状
—治療抵抗メカニズムとそれを克服する併用療法に関する知見

高塚奈津子，茶本健司

免疫チェックポイント阻害剤はさまざまながん種に対して適応が拡大し劇的な効果を示している．しかしながら単剤での奏効率は約20～30％であり併用療法による治療効果の向上が求められている．さらに長期間に及ぶ使用症例の増加に伴い，治療耐性が獲得されることが明らかとなってきた．不応答や耐性の機序を解明し，それを克服する併用療法を確立することは重要な課題である．本稿ではこれらについての最近の研究状況の概略を述べる．

はじめに

免疫チェックポイント阻害剤は治療不可能と診断されたがん症例に対して明らかな臨床効果を示し，がん治療に革命的変化をもたらした．現在国内では抗CTLA-4抗体，抗PD-1抗体および抗PD-L1抗体の3種類6品目が承認され，さまざまながん種への適応拡大が進んでいる（**表**）．しかしながら単剤での奏効率は20～30％程度とその効果は限定的である．さらに高い効果をめざし，さまざまなモダリティとの併用療法へとシフトしている．また，長期にわたる使用症例の増加に伴い，免疫チェックポイント阻害治療に対して耐性を獲得する症例が存在することが明らかとなってきた．免疫チェックポイント阻害剤に対する反応性（抵抗性）の分子生物学・免疫学的メカニズムを解明することは，抵抗性を克服するための治療戦略を確立するうえでの重要課題である．本稿ではこれらの研究状況および，抵抗性克服のための併用療法について概説する．

[略語]
CTLA-4：cytotoxic T lymphocyte antigen-4
HMGB1：high mobility group box-1
LAG-3：lymphocyte activation gene 3
MAPK：mitogen-activated protein kinase
MDSC：myeloid-suppressor cell
PD-1：programmed death-1
PI3K：phosphatidylinositol-3 kinase
TIGIT：T cell immunoreceptor with Ig and ITIM domains
TIM-3：T cell immunoglobulin and mucin domain 3
TLR：Toll-like receptor（Toll様受容体）
VEGF：vascular endothelial growth factor（血管内皮細胞増殖因子）
VISTA：V-domain Ig suppressor of T cell activation

Responsive and resistant mechanisms to PD-1 blockade therapy —perspective for combination strategies to overcome resistance mechanism
Natsuko Takatsuka/Kenji Chamoto：Department of Immunology and Genomic Medicine, Kyoto University Graduate School of Medicine（京都大学大学院医学研究科免疫ゲノム医学講座）

表　国内で保険診療として承認されている免疫チェックポイント阻害剤

	種類		適応	承認
単剤	CTLA-4 阻害剤	イピリイムマブ	悪性黒色腫	'15 年 7 月
	PD-1 阻害剤	ニボルマブ	悪性黒色腫 （術後補助療法） 非小細胞性肺がん 腎細胞がん ホジキンリンパ腫 頭頸部がん 胃がん 悪性胸腺中皮腫	'14 年 7 月 （'18 年 9 月） '15 年 12 月 '16 年 8 月 '16 年 12 月 '17 年 3 月 '17 年 9 月 '18 年 8 月
		ペンブロリズマブ	悪性黒色腫 （術後補助療法） 非小細胞性肺がん （化学療法併用） （PD-L1 低発現・単剤） ホジキンリンパ腫 尿路上皮がん MSI-High 固形がん	'16 年 9 月 （'18 年 12 月） '16 年 12 月 （'18 年 12 月） （'18 年 12 月） '17 年 11 月 '17 年 12 月 '18 年 12 月
	PD-L1 阻害剤	アベルマブ	メルケル細胞がん	'17 年 9 月
		アテゾリズマブ	非小細胞性肺がん（二次治療） （一次治療・化学療法併用）	'18 年 1 月 （'18 年 12 月）
		デュルバルマブ	非小細胞性肺がん（二次治療）	'18 年 7 月
併用	CTLA-4 阻害剤 ＋PD-1 阻害剤	イピリイムマブ ＋ニボルマブ	悪性黒色腫 腎細胞がん	'18 年 5 月 '18 年 8 月

2019 年 4 月現在.

1 PD-1/PD-L1 阻害療法奏効の ポイント

1）がん微小環境内の免疫細胞浸潤

　PD-1/L1 阻害剤は PD-1/PD-L1 を介した T 細胞抑制シグナルをブロックし，抗腫瘍 T 細胞応答を賦活化することで抗がん効果を発揮する．すなわち PD-1/L1 阻害剤の臨床効果は，PD-1 や PD-L1 を発現する各種細胞群が腫瘍に浸潤していることを前提とする．がんにおける PD-L1 の発現は，がん細胞の遺伝子変異による PD-L1 強制発現のほか，がん微小環境内の抗腫瘍 T 細胞から産生されるインターフェロン（IFN）によってがん細胞上に PD-L1 が発現誘導される機序が知られ，後者は適応免疫耐性（adaptive immune resistance）とされる[1]（**図1A**）．Tumeh らは，抗 PD-1 抗体療法を受けたメラノーマ患者の解析を行い，PD-1 阻害剤の奏効には，PD-1/PD-L1 を介する適応免疫耐性によって抑制されていた既存の CD8[+] T 細胞浸潤が必要であることを示している[2]．

2）がん細胞の遺伝子変異に由来するネオ抗原

　Schreiber らは動物モデルを用いた実験系にて，PD-1/PD-L1 による抑制から解放された T 細胞が認識しているのは，がんの遺伝子変異に由来するネオ抗原であることを示した[3]．ネオ抗原は新たに出現した異物（抗原）であるため本来は免疫応答が働くはずだが，がん細胞による PD-1/PD-L1 を介した免疫逃避の状態となっている．PD-1/L1 阻害療法では，ネオ抗原を発現するがん細胞を認識する抗原特異的 T 細胞が活性化し，がん細胞が排除される（**図1B**）．

　高頻度マイクロサテライト不安定性（microsatelite instability：MSI-High）固形がんでは，PD-1/L1 阻害剤の奏効率が高いことが報告されている[4][5]．MSI-High 固形がんはミスマッチ修復（mismatch repair：MMR）機能欠損により，DNA 複製時のエラーが蓄積されて発生することから，多くの体細胞の遺伝子変異を伴う．それにより，ネオ抗原の発現が高くなり，抗腫瘍 T 細胞の認識を受けやすくなると考えられる．抗 PD-1 抗体は本邦でも MSI-High 固形がんに対し適応が

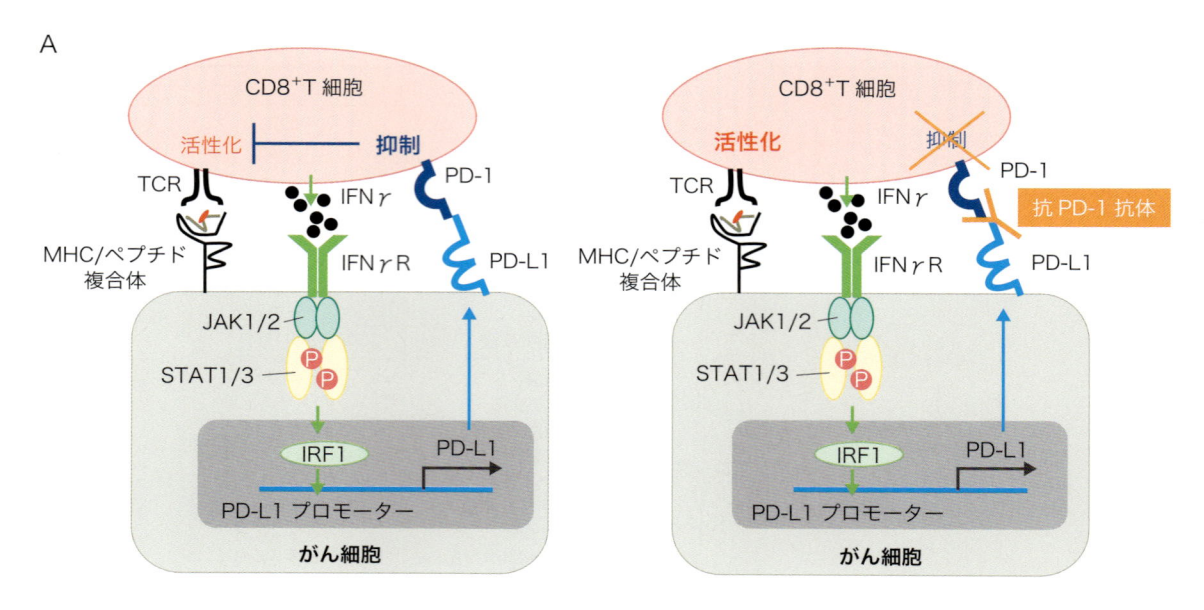

A

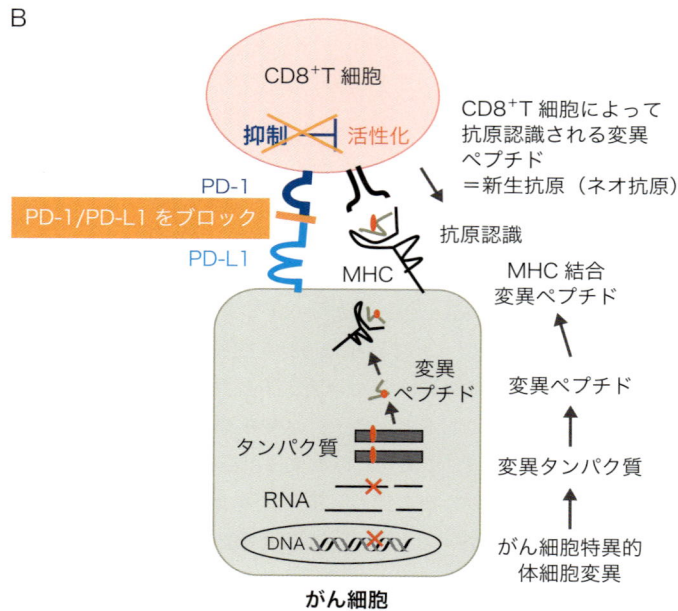

B

図1　PD-1/PD-L1 阻害剤の作用メカニズム

A） PD-L1 発現誘導メカニズムと抗PD-1/L1 抗体の作用．左：がん細胞の MHC 分子によって提示されるがん抗原（ネオ抗原）は TCR によって認識され，T細胞活性化をもたらす．がん微小環境内で活性化された T細胞は IFNγ を放出し，がん細胞上の IFNγ 受容体 1/2（IFNγ R1/2）を介して JAK1/2-STAT1/3経路を活性化する．STAT1/3 は PD-L1 のプロモーター領域に結合する IFN 調節因子 1（interferon regulatory factor 1：IRF1）を発現誘導し PD-L1 の発現を増強する．PD-L1 の発現は，抗原特異的T細胞の活性を抑制し，これらの T細胞はがん局所に停滞する．右：抗体を用いて PD-1/PD-L1 の相互作用をブロックすると，T細胞の抑制が解除され，抗原特異的T細胞応答が賦活化し，がん細胞は排除される．**B）** ネオ抗原特異的CD8⁺T細胞による抗原認識．がん細胞における体細胞遺伝子変異のうちアミノ酸置換を伴うものは，正常細胞には存在しない非自己の抗原であるため，MHC 分子に提示され，抗腫瘍 CD8⁺T細胞の標的となりうる．しかし PD-1/PD-L1 相互作用によって T細胞の活性化は抑制されている．抗PD-1/L1 抗体によって抗腫瘍 CD8⁺T細胞は抑制から解放され，抗腫瘍免疫応答が賦活化する．

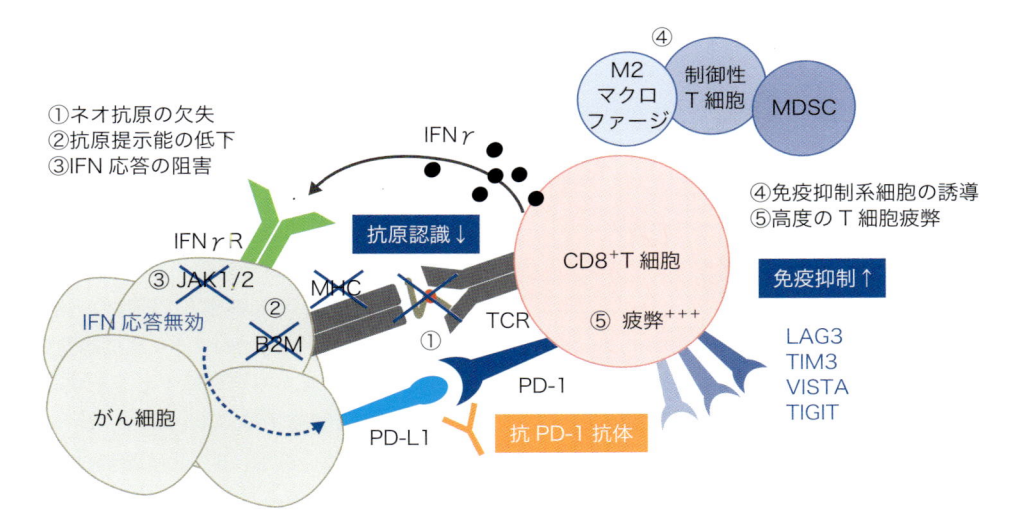

図2　免疫チェックポイント阻害療法に対する抵抗性の機序

承認されている.

2 免疫チェックポイント阻害療法に対するprimary resistance（一次抵抗）とacquired resistance（獲得型耐性）

1）primary resistance（一次抵抗）

がん微小環境の免疫原性は免疫チェックポイント阻害療法への反応性に深く影響する（上述）.

・免疫原性の高いhot tumor：ネオ抗原が多数存在し，CD8[+] T細胞が多数浸潤しているがん. 免疫系の標的となりやすいので，がん細胞は攻撃から回避するために免疫チェックポイント分子などの抑制機構を作動させる. 免疫チェックポイント分子による抑制を外せば抗腫瘍免疫応答が賦活化する，反応性が高いタイプ[6].

・免疫原性の低いcold tumor：発がんの過程で免疫系による排除から免れるためにネオ抗原を脱落させたがん. このタイプは免疫チェックポイント療法の対象となりにくく，はじめから奏効が認められないprimary resistanceを示すと考えられる[7].

2）acquired resistance（獲得耐性）

長期にわたる使用例の増加に伴い，免疫チェックポイント阻害剤に対し耐性を獲得する症例（acquired resistance）の存在が明らかとなってきた[8) 9].

acquired resistanceを示す機序として，①がん細胞が免疫逃避にかかわる新たな遺伝子変異を獲得する機序や，②宿主免疫の機能低下などが考えられている（**図2**）.

i）がん細胞が新たな遺伝子変異を獲得する機序

β2ミクログロブリン（B2M）の欠損による抗原提示機構の機能異常や，IFNのシグナル伝達経路の障害が，免疫療法に対する耐性獲得機序であることが示唆されている[10) 11]. Zaretskyらは，PD-1阻害療法を受けたメラノーマ患者のうち，いったん奏効が認められた後に再発をきたした症例の，原発巣と再発部位の全エクソーム解析を行った. その結果，MHCを構成するB2Mをコードする遺伝子における短縮型変異や，IFNγ受容体関連のJAK1/JAK2をコードする遺伝子における機能欠失型変異を同定し，これらの異常が抗原提示機能やIFNγ応答の障害を惹起し，抗腫瘍効果が減弱することを示した. Anagnostouらは治療中にネオ抗原の喪失が生じることを報告している[12]. 免疫チェックポイント阻害剤に対し獲得耐性を示した非小細胞肺がん症例について解析を行い，耐性クローンにおいてネオ抗原の喪失をもたらすゲノム変化を同定した. これらの異常は，primary resistanceを示すがんの特性にも類似することから[7]，免疫チェックポイント阻害剤投与によって新たに出現したというより，すでに存在していたがん細胞が選択された可能性もあり

今後の検討課題である.

ⅱ）宿主免疫の機能低下

抗PD-1抗体の使用によりT細胞の活性が長期間持続した結果，PD-1の他，LAG-3やTIM-3など複数の免疫チェックポイント分子の発現が上昇して，より深い疲弊状態へと進行することが示されている[13].小山らは，肺がんの抗PD-1抗体治療マウスモデルにおいて，獲得耐性を示した腫瘍のT細胞ではTIM-3の発現が上昇していること，抗TIM-3抗体の併用によって再発腫瘍を縮小できることを報告している.その他，がん細胞が産生するVEGF（血管内皮細胞増殖因子）によって，免疫チェックポイント分子の発現や抑制系細胞群が誘導され，がん微小環境の免疫抑制が亢進する機序なども報告されている[14].

3 抵抗性克服のための治療戦略

1）抗CTLA-4抗体との併用

PD-1はエフェクターT細胞の活性化後に発現して，局所で腫瘍抗原特異的T細胞ががん細胞を攻撃する場面で作用する.PD-1/PD-L1阻害後には，局所のTCRレパトア（多様性）が縮小し，免疫原性が高い腫瘍抗原に対するT細胞が選択的に増加していたことが報告されている[15].これに対し，CTLA-4は活性化初期のT細胞上に発現して，主としてリンパ組織における抗原提示を制御する.T細胞の誘導相に作用するCTLA-4の阻害は，抗原特異的エフェクターT細胞を新たに誘導し，抗腫瘍TCRレパトアを拡げる可能性がある.この傍証として，抗CTLA-4抗体Tremelimumab（国内未承認）投与後，末梢T細胞のTCRレパトアが拡大していたことが示されている[16].T細胞浸潤が低いcold tumorに対し，CTLA-4阻害によって免疫応答を誘導し，局所のT細胞浸潤を増加させることでhot tumorへと転換し，PD-1阻害剤への感受性を高められる可能性がある.Hellmannらは腫瘍遺伝子変異量（tumor mutation burden：TMB）の高いNSCLC, SCLC症例では，PD-1阻害剤単剤と比較してCTLA-4阻害剤を併用することで，臨床効果の向上が認められたことを報告している[17][18].

2）他の抗体との併用

抗TIM-3抗体や抗LAG-3抗体，抗VISTA抗体など

の他の免疫チェックポイント阻害剤との併用療法の開発研究が進められている.抗PD-1/L1抗体とは作用機序やリガンドが異なることから併用による治療効果の向上が期待される.さらに，新規のチェックポイント阻害メカニズムとしてNKG2Aを標的とする併用療法が，T細胞とNK細胞の両方の活性を増強することによって抗腫瘍免疫応答を促進することが報告されている[19].NKG2Aは，NK細胞とT細胞の一部に発現し，HLA-Eをリガンドにもつレクチン様抑制型受容体である.がん細胞はHLA-Eを発現することで，NK/T細胞による攻撃から回避する.Viverらは，抗NKG2A抗体と抗PD-L1抗体の併用により，T細胞およびNK細胞における抗腫瘍免疫応答が同時に促進されることを示した.

3）抗がん剤との併用

従来の殺細胞性抗がん剤にも抗腫瘍免疫応答を活性化する作用があることが報告されている[20].抗がん剤により，種々の炎症性サイトカインや，HMGB1に代表される細胞障害関連分子パターン（damage/danger-associated molecular patterns：DAMPs）などを放出するimmunogenic cell death（免疫原性細胞死）が誘導される.HMGB1はTLRを介して樹状細胞を活性化し，T細胞の活性化を誘導する.また，ネオ抗原を増加させることや，免疫抑制細胞の抑制などもその機序として示されている.国内外の治験で抗がん剤と免疫チェックポイント阻害剤との併用効果が検証され，良好な結果が報告されている.本邦では2018年12月，抗PD-1抗体ペンブロリズマブと抗PD-L1抗体アテゾリズマブが，肺がんの一次治療として化学療法との併用療法の承認を受けている.

4）分子標的薬との併用

がんにおけるWNT/β-cateninシグナル[21]やPI3Kシグナル[22]はT細胞のがん局所への浸潤を抑制することで治療抵抗性にかかわる.シグナル阻害剤などの分子標的治療薬の併用は免疫抑制を改善し，抗PD-1/L1抗体が効くようにがん微小環境を再構築できることが期待される.がんの増殖シグナルとして重要なMAPKシグナルはT細胞の疲弊とも深く関連している[23].MAPKを阻害することでT細胞の疲弊の進行を抑えアポトーシスを抑制することが報告されており，免疫チェックポイント阻害剤との併用効果が検証されている.

5）放射線療法（radiation therapy：RT）との併用

　RTと抗PD-1/PD-L1抗体との併用により，抗腫瘍効果が増強することが報告されている[24]．放射線照射は炎症性サイトカイン，immunogenic cell deathの誘導を介し免疫活性化を促進する一方，がん細胞上のPD-L1発現を誘導する．そのため，抗PD-1抗体投与による免疫抑制解除はRT後の抗腫瘍効果を高めることができると考えられる．

6）代謝調節剤との併用

　近年，抗腫瘍T細胞の機能維持，生存には代謝シグナルが重要な鍵を握ることがわかってきた[25]．代謝を標的とする薬剤を併用することで，T細胞機能を増強し抗PD-1抗体治療の効果を向上させられる可能性がある．われわれは高脂血症の治療薬であるBezafibrate（Bz）との併用が，抗PD-L1抗体の治療効果を増強することをマウスモデルにて明らかにした[26]．一連の実験系でBzはPD-1阻害による疲弊の進行やアポトーシスを抑え，抗腫瘍T細胞の長期生存の維持に有用であることを示した．代謝シグナルを標的とする薬剤は他にも多数存在することから，今後も代謝制御との併用療法の研究開発が期待される．

おわりに

　がん治療におけるブレークスルーとして注目されている免疫チェックポイント阻害療法ではあるが，課題は多い．ここでは抗PD-1/L1抗体に対する治療抵抗性に焦点を当て，現段階での研究状況を示すとともに，効果向上・耐性克服のための併用療法について解説した．本稿では触れなかったが，効果予測のバイオマーカーの同定や，免疫関連副作用の克服も大きな課題である．こうした課題に対する基礎研究の成果を実臨床へと発展させ，科学的根拠に基づくがん免疫療法を確立することが重要である．

文献

1）Garcia-Diaz A, et al：Cell Rep, 19：1189-1201, 2017
2）Tumeh PC, et al：Nature, 515：568-571, 2014
3）Gubin MM, et al：Nature, 515：577-581, 2014
4）Dudley JC, et al：Clin Cancer Res, 22：813-820, 2016
5）Le DT, et al：N Engl J Med, 372：2509-2520, 2015
6）Rooney MS, et al：Cell, 160：48-61, 2015
7）Rosenthal R, et al：Nature, 567：479-485, 2019
8）Sharma P, et al：Cell, 168：707-723, 2017
9）Wang Q & Wu X：Int Immunopharmacol, 46：210-219, 2017
10）Zaretsky JM, et al：N Engl J Med, 375：819-829, 2016
11）Ribas A & Wolchok JD：Science, 359：1350-1355, 2018
12）Anagnostou V, et al：Cancer Discov, 7：264-276, 2017
13）Koyama S, et al：Nat Commun, 7：10501, 2016
14）Voron T, et al：J Exp Med, 212：139-148, 2015
15）Robert L, et al：Clin Cancer Res, 20：2424-2432, 2014
16）Riaz N, et al：Cell, 171：934-949.e16, 2017
17）Hellmann MD, et al：Cancer Cell, 33：843-852.e4, 2018
18）Hellmann MD, et al：Cancer Cell, 33：853-861.e4, 2018
19）André P, et al：Cell, 175：1731-1743.e13, 2018
20）Brown JS, et al：Br J Cancer, 118：312-324, 2018
21）Spranger S, et al：Nature, 523：231-235, 2015
22）Peng W, et al：Cancer Discov, 6：202-216, 2016
23）Deken MA, et al：Oncoimmunology, 5：e1238557, 2016
24）Wu CT, et al：Sci Rep, 6：19740, 2016
25）Zhang L & Romero P：Trends Mol Med, 24：30-48, 2018
26）Chowdhury PS, et al：Cancer Immunol Res, 6：1375-1387, 2018

＜筆頭著者プロフィール＞
高塚奈津子：2005年東京医科歯科大学歯学部卒業後，同大学顎顔面外科学分野に入局．臨床中にがん免疫に興味をもち，同大学免疫治療学分野（神奈木真理教授）にて3年間がん免疫に関する基礎研究を行い博士号を取得．その後5年間の臨床を経てから，がん免疫研究一筋の道を歩んでいる．現在は京都大学免疫ゲノム医学講座（本庶佑教授）にてPD-1阻害治療の効果向上をめざし，その本質の解明に挑んでいる．

I

2章

腫瘍免疫応答の制御法

6. 共刺激受容体刺激抗体

加藤琢磨

患者自身の抗腫瘍免疫応答を強化することでがんを退治する免疫療法は，アンタゴニスティック抗CTLA-4抗体や抗PD-1/PD-L1抗体による免疫チェックポイント阻害による抗腫瘍免疫応答に対するブレーキ解除から，積極的に活性化受容体を刺激し抗腫瘍免疫応答に対するアクセルを踏む治療法へと展開されてきている．本総説では現在開発されている共刺激受容体刺激抗体のいくつかに関して，その推定されている作用機序と，実施されている臨床試験に関して概説する．

はじめに

がんの排除に寄与する有効な抗腫瘍免疫応答が成立するためには，担がん宿主における強固な免疫抑制機構に打ち勝って，自然免疫系と適応免疫系の両者が適切に活性化される必要がある．なかでもCTLは，抗腫瘍免疫応答において最も重要なエフェクター細胞と見なされている．CTLが腫瘍排除に至る過程では，リンパ節において腫瘍関連抗原やネオ抗原の断片を樹状細胞などの抗原提示細胞上のMHC class ⅠとともにTCRを介してCTLが認識し，同時に複数の共刺激受容体（co-stimulatory receptor）を介した活性化増強シグ

ナルが入ることによりはじまり，細胞傷害機能を獲得したCTLは腫瘍局所に移動して今度は腫瘍細胞上のMHC/腫瘍抗原ペプチドを認識，再活性化されて腫瘍細胞を傷害する．CTLはこれらの各ステップにおいてさまざまな抑制性受容体（co-inhibitory receptor）を介した活性化調節を受ける（**図1**）．近年，個体のもつがんに対する免疫力を利用した治療法として，抑制性受容体からのシグナルを阻害する抗CTLA-4抗体，抗PD-1抗体およびPD-1のリガンドに対する抗体（抗PD-L1抗体）を用いた抗体療法が開発され，メラノーマ（悪性黒色腫），腎細胞がん，ならびに肺がん患者において著効を示した[1]．しかし依然として多くの患者は治療抵抗性であり，患者の抗腫瘍免疫応答をさらに強化する免疫療法が必要とされている．そこでCTLの活性化を強める共刺激受容体分子に対するアゴニスティック抗体に注目が集まっている．本稿では，現在開発されている共刺激受容体刺激抗体のいくつかに関して，動物モデルを用いた作用機序解析結果と，臨床試験結果に関して概説する．

> **［略語］**
> **CTL**: cytotoxic T lymphocyte
> 　（細胞傷害性T細胞）
> **MHC**: major histocompatibility complex
> 　（主要組織適合遺伝子複合体）
> **TCR**: T cell receptor（T細胞受容体）
> **Treg**: regulatory T cell（制御性T細胞）

Costimulatory receptor agonistic antibodies
Takuma Kato：Department of Immunology, Mie University Graduate School of Medicine（三重大学大学院医学系研究科免疫学）

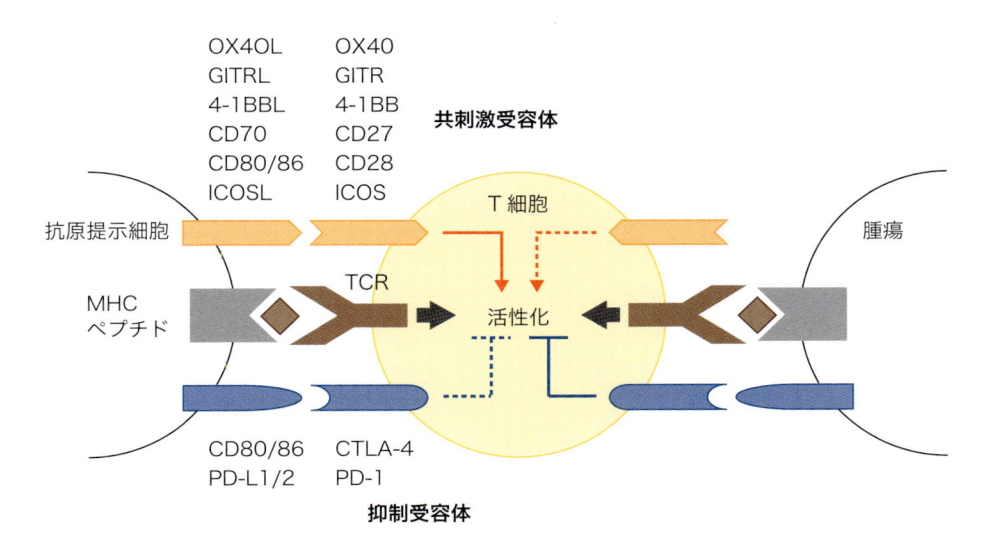

OX4OL　OX40
GITRL　GITR
4-1BBL　4-1BB
CD70　CD27
CD80/86　CD28
ICOSL　ICOS

共刺激受容体

抗原提示細胞
T細胞
腫瘍
MHC
ペプチド
TCR
活性化

CD80/86　CTLA-4
PD-L1/2　PD-1

抑制受容体

図1　T細胞活性化にかかわる共刺激受容体と抑制受容体

1 抗OX40抗体

1）OX40発現パターンと機能

　OX40（CD134）はTNFRスーパーファミリーに属する共刺激受容体で，*in vitro* ではTCR刺激によってCD4+/CD8+ T細胞に発現が誘導されるが[2]，腫瘍局所のCD4+/CD8+ T細胞では持続的な発現が見られている[3]．注目すべき点として，腫瘍局所の制御性T細胞（Treg）ではきわめて強い発現がみられる[3]．OX40の架橋により細胞内領域にTRAF2/5がリクルートされ古典的／非古典的NF-κBの活性化が起こる．最近，OX40架橋によりTCR刺激非依存的にTRAF2が脂質ラフトに取り込まれ，シグナロソームを形成しNF-κB経路を強く活性化することが報告された[4]．いずれにせよ，NF-κB下流のシグナルはBcl-xL/Bcl-2の発現誘導やT細胞の増殖／分化を促進するサイトカインの産生増強を介して長期生存性の記憶細胞の誘導に寄与することがマウスモデルにより明らかになっている[5]．OX40はCD4+ T細胞とCD8+ T細胞の両細胞に発現が認められるが，OX40リガンドによるOX40架橋は主にCD4+ T細胞のヘルパー機能の増強を介して間接的にCD8+ T細胞の増殖促進・機能昂進に関与していることが示唆されている[6]．またTregに対しては，OX40シグナルはFoxp3発現抑制を介した誘導性Tregの分化抑制，Treg機能抑制を介してエフェクターT細胞の増殖や機能を増強することがマウスモデルで示されている[7]．IL-10産生性の免疫抑制性Tr1細胞に対しても同様に分化誘導を抑制するとともに，分化したTr1のIL-10産生抑制作用を発揮する[8]（**図2**）．

2）OX40抗体を用いたがん治療

　マウスモデルにおいて，アゴニスティック抗OX40抗体による抗腫瘍増強効果が認められている．抗マウスOX40抗体（OX86）投与により，Tregの機能抑制を介して樹状細胞の腫瘍局所への浸潤，機能が増強し，間接的に腫瘍特異的CTLが増加する．同時に，抗腫瘍エフェクターT細胞に直接作用して，その増殖を強めることが示されている[9]．OX86は腫瘍内のTreg選択的除去によりCD8+/Treg比を高めることで抗腫瘍効果に寄与していることも示された．OX86によるTreg選択的除去効果は，エフェクターT細胞上のOX40発現強度の違いによるものと考えられる．さらにOX86のFc部分を最適化し（IgG1→IgG2a），抑制性FcRへの結合能を弱めることでOX86の抗腫瘍効果が増強される[10]．

　現時点でアゴニスティック抗OX40抗体を用いた8つの臨床試験が行われている．抗OX40マウス抗ヒトOX40抗体（9B12）を用いた30名の固形がん患者の第I相臨床試験では，RECIST基準をみたす腫瘍縮小効果を認めなかった．しかしKi67陽性のCD4+ T細胞とCD8+ T細胞が対象患者末梢血中で増加しており，

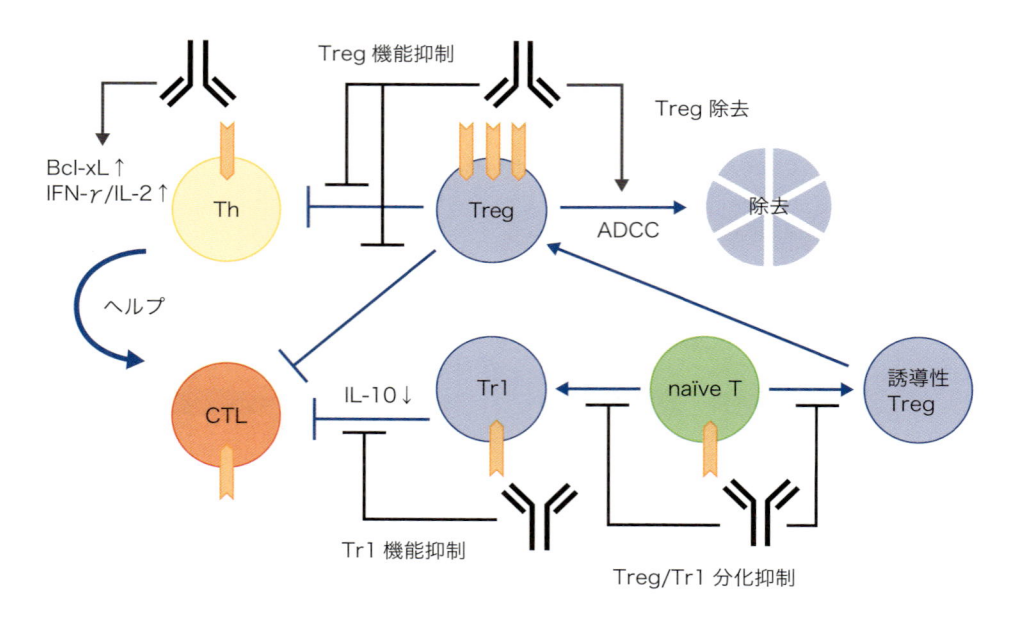

図2　抗OX40抗体の推定されうる作用機序
詳細は本文参照.

T細胞の活性化が誘導されたことを示唆していた．一方，腫瘍浸潤細胞のうち，TregのOX40発現が増強されていた[11]．結論として9B12の有害事象の程度は低～中程度で認容性が高かった．現在，抗腫瘍効果を高めるために，化学療法または放射線療法との併用が計画されている．

2 抗GITR抗体

1）GITR発現パターンと機能

GITR（glucocorticoid-induced TNFR-related protein, CD357）はTCR刺激によってCD4$^+$とCD8$^+$T細胞上に発現が誘導される共刺激受容体である．マウスでは多くの自然免疫系細胞に活性化依存性に発現が認められているが，ヒトでは樹状細胞やNK細胞においてのみ発現が確認されている[12]．またヒトとマウスで共通してTreg上に恒常的な強い発現が認められる．GITRシグナルは，TRAF2と5を介してNF-κBとMAPK経路を活性化し，エフェクターT細胞の増殖や機能を強める．また，TNFRスーパーファミリーに属する共刺激受容体の共通な機能として，Bcl-xLの発現増強を介して抗アポトーシス作用を発揮する[13]．注目すべき機能として，エフェクターT細胞における

GITRシグナルはTregの抑制作用に対する抵抗性を付与する[14]．一方，Tregに対しては，その抑制機能を阻害することが報告されている[15]（図3）．

2）抗GITR抗体を用いたがん治療

抗マウスGITR抗体（DTA-1）を用いた動物実験では，多くのマウス腫瘍に対して*in vivo*で抗腫瘍効果を発揮する．さらに抗CTLA-4抗体やTLRリガンドによる免疫チェックポイント阻害や免疫刺激による相乗作用が認められている[14][16]．これらの抗腫瘍作用機序としては，エフェクターT細胞の機能増強とTreg抵抗性，またTreg機能抑制を介していると考えられている．さらに，GITR強発現のTregに対する選択的除去を介したエフェクターT細胞機能増強作用も報告されている[17]．

現時点で，抗GITR抗体を用いた9つの臨床試験が計画・進行中である．メラノーマ患者を対象とした最初の抗GITR抗体（TRX518）を用いた臨床試験ではほとんど毒性を示さなかったものの，治療効果も得られなかった[18]．最近，49名の固形がん患者に対するTRX518を用いた第I相試験が完了し，マウスモデルで予測された通り，末梢血と腫瘍局所のTregの減少がみられた．結果としてエフェクターT細胞とTreg比が上昇するにもかかわらず，臨床効果は認められなかっ

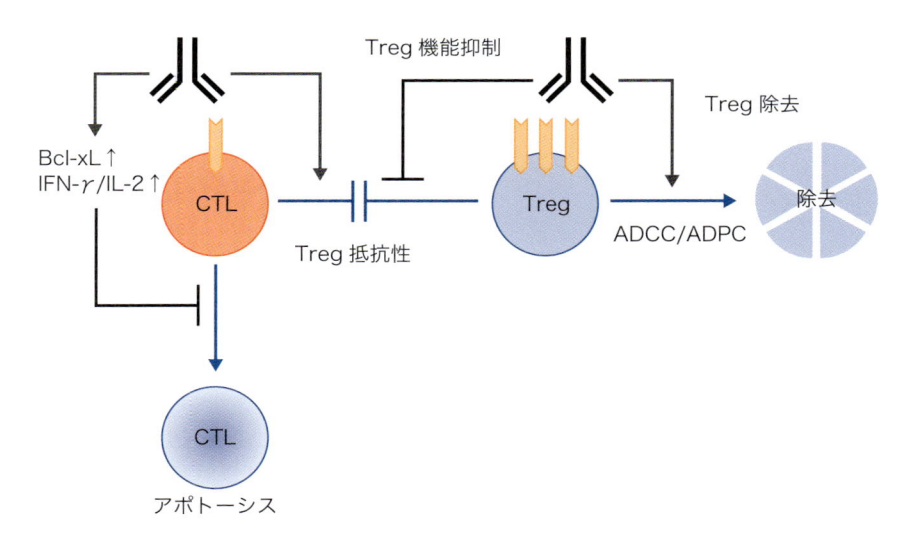

図3　抗GITR抗体の推定されうる作用機序
詳細は本文参照.

た[19]. 一方，37.2％の患者に治療関連有害事象を認め，7％の患者ではむしろがんが進行した．マウスモデルでも，抗GITR抗体単独治療では十分にCTLの活性化が誘導できず，免疫チェックポイント阻害を目的とした抗PD-1抗体併用により，有効性が高まることを見出している．そこで同グループは抗PD-1抗体とTRX518を併用した臨床試験を開始している.

3 抗4-1BB抗体

1）4-1BB発現パターンと機能

4-1BB（CD137）も，先のOX40やGITRと同様TNFRスーパーファミリーに属する共刺激受容体であり，活性化CD4⁺およびCD8⁺ T細胞上に発現が誘導されるとされた．しかし，その発現はTregやNK細胞を含めた造血系細胞にとどまらず，血管内皮細胞など非造血系細胞上にも発現が認められる[20) 21]．エフェクターT細胞に対して，4-1BBシグナルはTRAF1と2を介してNF-κBとMAPKの活性化を誘導する．その結果，IL-2やIFN-γの産生増強，Bcl-xLやBfl-1の発現増強を介してAICDに対する強い抵抗性を付与する．これに加えて，最近4-1BBシグナルはCD8⁺ T細胞のミトコンドリア体積と膜電位を増加させることで呼吸能を昂進し，抗腫瘍エフェクター機能を増強している

ことが示されている[22]．Tregに対する作用としては相反する結果が報告されており，Treg機能を抑制するという報告がなされている一方[20]，Tregの増殖を誘導するという報告も存在する[21]．興味深い点として，低酸素状態の腫瘍内においてHIF-1αを介して腫瘍血管内皮細胞の4-1BB発現が強まる．さらに4-1BBを介する刺激によりICAM-1発現が上昇することでT細胞の腫瘍内への浸潤が昂進することが示されている[23]（**図4**）.

2）抗4-1BB抗体を用いたがん治療

抗4-1BB抗体を用いたマウスモデルでは，強い抗腫瘍効果を認める報告が多数なされている．他の共刺激受容体抗体による刺激とは異なり，4-1BB抗体は腫瘍局所において疲弊したCTLを再活性化できる[24]．また抗LAG-3抗体による免疫チェックポイント阻害との併用により，腫瘍特異的CTLが腫瘍内において増大する．免疫原性の低い卵巣がんや扁平上皮がんマウスモデルにおいて，抗4-1BB抗体と抗PD-1抗体の併用により，相乗的抗腫瘍効果が認められている[25]．Batf3⁻/⁻マウスを用いた実験から，抗4-1BB抗体療法の有効性発現に，Batf3依存性の樹状細胞機能が必須であることが示されている[26].

現時点では，2つの抗4-1BB抗体（urelumabとutomilumab）を用いて多数の臨床試験が行われてい

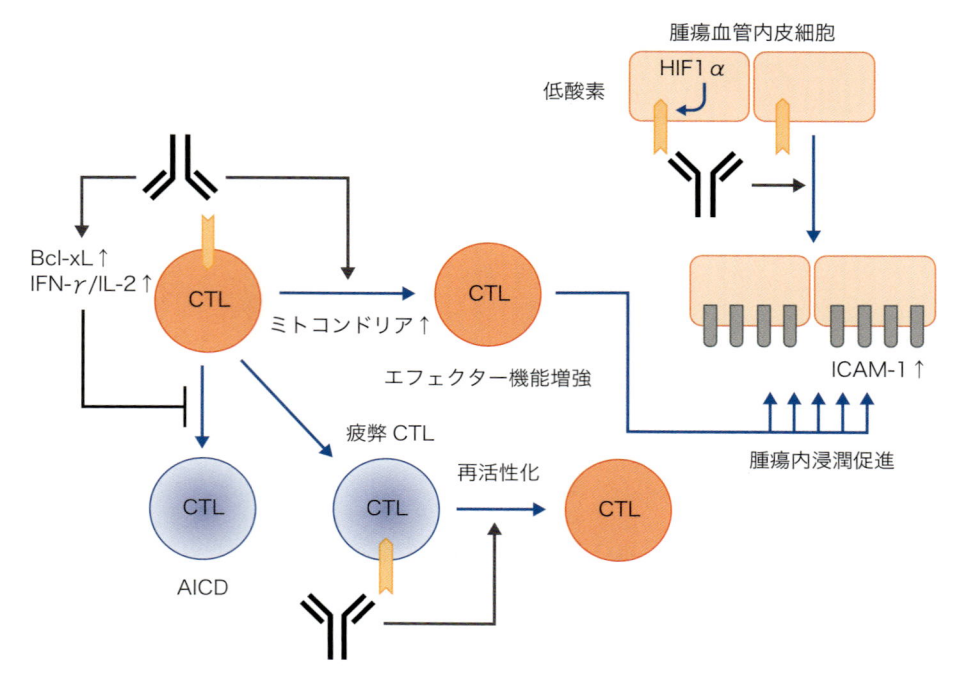

図4　抗4-1BB抗体の推定されうる作用機序
詳細は本文参照.

る.urelumabはIgG4タイプのアゴニスティック抗体で,リガンドとの結合を阻害しない.進行固形がん患者を対照としたurelumabの第Ⅰ相試験では有効性が認められたが,少なからぬ患者に肝毒性が発現した[27)28)].その後の臨床試験では,低容量のurelumabと免疫チェックポイント阻害抗体を含むrituximab/cetuximab/elotuzumab/nibolumabなどの抗体療法との併用療法の有効性が検討されている.最近,ヒトにおいてはじめて抗4-1BB抗体の免疫調節作用を明らかにした臨床試験結果が報告された[29)].そこでは,頭頸部扁平上皮がん患者に対するcetuximab(抗EGFR抗体)第Ⅰ相試験において,urelumab投与前後の患者末梢血細胞を用いて解析したところ,投与後24時間で樹状細胞の成熟とNK細胞の細胞傷害機能の昂進がみられており,興味深い.utomilumabはIgG2タイプのアゴニスティック抗4-1BB抗体で,urelumabとは異なりリガンドとの結合も阻害する.再発または治療抵抗性の非ホジキンリンパ腫患者を対照とした初期の第Ⅰ/Ⅱ相試験では奏効を示し,さらにurelumabと比較して用量規定毒性が低く肝毒性を示さなかった[28)30)].

こうした有効性と安全性から,免疫チェックポイント阻害抗体との併用療法が検討されている.utomilumabはurelumabと比較するとアゴニスティック活性が弱くNF-κBの活性化誘導能が低い[31)].これに加えて,免疫グロブリンサブクラス,Fc受容体結合能やリガンド結合阻害能などの違いが有効性や安全性に寄与している可能性があり,他の共刺激分子刺激抗体療法を開発するうえにおいて,重要な所見になると思われる.

4 他の共刺激分子刺激抗体

以上述べたOX40,GITR,4-1BBに加えて,同じくTNFRスーパーファミリーに属する共刺激受容体としてCD27が存在する.CD27の特徴として,多くT細胞に恒常的に発現がみられ,この共刺激受容体はエフェクター相ではなく,むしろプライミング時に主に働いているように見える.また,NK細胞や末梢血中の主たるγδT細胞で抗腫瘍活性を有するVγ9Vδ2T細胞に強い発現が認められる点も特徴的である[32)].他に,Igスーパーファミリーに属するICOS(CD278)

は文字通り活性化Ｔ細胞上に発現が誘導される共刺激受容体である．これらの共刺激受容体を標的とした抗体療法の開発も進められている[33]．

おわりに

現在，がんに対する免疫療法はめざましい進展を見せているものの，依然としてその奏効率は高くない．次世代のがん免疫療法としての共刺激受容体刺激抗体に期待が集まっている．抗CD28スーパーアゴニスティック抗体（TGN1412）で経験した免疫異常活性化による重篤な副作用を踏まえて，その開発にはヒトへの外挿性の高い動物モデルを用いた基礎研究をはじめとして，臨床に用いる場合には，十分な安全性を担保しなければならない．

文献

1）Sharma P & Allison JP：Cell, 161：205-214, 2015
2）Fujita T, et al：Immunol Lett, 106：27-33, 2006
3）Montler R, et al：Clin Transl Immunology, 5：e70, 2016
4）So T, et al：Proc Natl Acad Sci U S A, 108：2903-2908, 2011
5）Song J, et al：Immunity, 22：621-631, 2005
6）Serghides L, et al：J Immunol, 175：6368-6377, 2005
7）So T & Croft M：J Immunol, 179：1427-1430, 2007
8）Ito T, et al：Proc Natl Acad Sci U S A, 103：13138-13143, 2006
9）Piconese S, et al：J Exp Med, 205：825-839, 2008
10）Bulliard Y, et al：Immunol Cell Biol, 92：475-480, 2014
11）Curti BD, et al：Cancer Res, 73：7189-7198, 2013
12）Liu B, et al：J Biol Chem, 283：8202-8210, 2008
13）Snell LM, et al：J Immunol, 185：7223-7234, 2010
14）Nishikawa H, et al：Cancer Res, 68：5948-5954, 2008
15）Valzasina B, et al：Blood, 105：2845-2851, 2005
16）Mitsui J, et al：Clin Cancer Res, 16：2781-2791, 2010
17）Ishihara M, et al：PLoS One, 9：e104669, 2014
18）Knee DA, et al：Eur J Cancer, 67：1-10, 2016
19）Zappasodi R, et al：Nat Med, 25：759-766, 2019
20）Smith SE, et al：Cancer Immunol Immunother, 60：1775-1787, 2011
21）Zhang P, et al：Scand J Immunol, 66：435-440, 2007
22）Teijeira A, et al：Cancer Immunol Res, 6：798-811, 2018
23）Palazón A, et al：Cancer Res, 71：801-811, 2011
24）Williams JB, et al：J Exp Med, 214：381-400, 2017
25）Dai M, et al：Clin Cancer Res, 21：1127-1138, 2015
26）Sánchez-Paulete AR, et al：Cancer Discov, 6：71-79, 2016
27）Segal NH, et al：Clin Cancer Res, 23：1929-1936, 2017
28）Segal NH, et al：Clin Cancer Res, 24：1816-1823, 2018
29）Srivastava RM, et al：Clin Cancer Res, 23：707-716, 2017
30）Tolcher AW, et al：Clin Cancer Res, 23：5349-5357, 2017
31）Chester C, et al：Blood, 131：49-57, 2018
32）DeBarros A, et al：Eur J Immunol, 41：195-201, 2011
33）Marin-Acevedo JA, et al：J Hematol Oncol, 11：39, 2018

＜著者プロフィール＞
加藤琢磨：1990年，京都大学大学院理学系研究科博士課程修了．同年，中外製薬株式会社．'91年，東京大学医科学研究所・アレルギー学研究部．2000年，三重大学大学院医学系研究科・生体防御医学講座，現在に至る．

2章
腫瘍免疫応答の制御法

7. 免疫抑制分子・細胞に対する阻害薬

谷口智憲, 河上 裕

免疫チェックポイント阻害薬は, 明らかな臨床効果を示したが, 単独使用では不応例も多い. 抗腫瘍T細胞は, 多くの症例で機能障害に陥っており, その理由はさまざまで, また症例ごとに異なる. さまざまな免疫抑制分子に対して治療薬が開発されているが, なかでも, IDO, CSF1R, PI3Kγ, TGF-β, VEGFに対する阻害薬などは, 免疫チェックポイント阻害薬との併用が臨床試験で検証されている. また, 既存の分子標的薬も, がん細胞を直接に殺傷する薬効に加えて, がん細胞からの免疫抑制分子の産生を阻害する効果, 免疫細胞に対して直接働き免疫増強を誘導する効果により, 免疫療法の効果増強が可能である.

はじめに

免疫チェックポイント阻害薬 (抗CTLA-4抗体や抗PD-1抗体) は, 悪性黒色腫や肺がんなど複数の固形がんにおいて承認され, 明らかな臨床効果を示すに至った. しかし, 単独使用では奏効率10～30％程度であり, その改善が望まれている. 抗腫瘍T細胞の誘導を障害する免疫抑制機構は, PD-1やCTLA-4が関与しているもの以外にも多数存在しているため, その解除を行うような併用療法の開発が必要である.

抗腫瘍T細胞に対する耐性は, 主にがん細胞の遺伝子異常によって誘導された免疫抑制分子・細胞が原因で起こるprimary resistanceと, 治療前にすでに誘導されている抗腫瘍T細胞が原因で起こるadaptive resistanceに大別される. primary resistanceは, 腫瘍細胞から放出された抗原を抗原提示細胞がリンパ節などでT細胞に提示し活性化する段階, そして, 活性化されたT細胞が腫瘍組織へ遊走・浸潤する段階までのいずれかで障害が起こる場合で, $CD8^+$T細胞の浸潤があまりみられない. このような状態の腫瘍は, non-inflamed (非炎症) 型腫瘍とよばれる. 一方, adaptive resistanceは, 腫瘍に浸潤したT細胞が腫瘍細胞を認識し殺傷する段階が主に障害されている場合で, 治療前からがん組織内にT細胞浸潤がある程度み

[略語]
AhR：aryl hydrocarbon receptor
BTK：Bruton's tyrosine kinase
CSF1R：colony stimulating factor 1 receptor
DC：dendritic cell (樹状細胞)
ORR：objective response rate (客観的奏効率)

PI3K：phosphoinositide 3-kinase
TAM：tumor associated macrophage (腫瘍内マクロファージ)
TDO：tryptophan 2,3-dioxygenase
VEGF：vascular endothelial growth factor

Inhibitors for immune suppressive molecules and cells
Tomonori Yaguchi/Yutaka Kawakami：Division of Cellular Signaling, Institute for Advanced Medical Research, Keio University School of Medicine (慶應義塾大学医学部先端医科学研究所細胞情報研究部門)

表 免疫抑制解除を目的とした薬剤で，免疫チェックポイント阻害薬との併用の臨床試験が行われているもの

標的	免疫抑制の機序	免疫チェックポイント阻害薬との併用が行われている阻害薬	
		阻害薬の種類	阻害薬の名称
IDO	トリプトファン減少によるT細胞抑制とキヌレニンの産生によるTregの活性化	トリプトファン分子模倣物	indoximod
		IDO1特異的阻害薬	epacadostat, navoximod, BMS-986205
CSF1R	マクロファージの分化，生存	ブロッキング抗体	emactuzumab（RG7155），IMC-CS4, FPA008
		CSF1R阻害薬	pexidartinib（PLX3397），BLZ945，ARRY-382
CCR2	マクロファージの腫瘍内浸潤	CCR2/CCR5阻害薬	BMS-813160
PI3Kシグナル	マクロファージの活性化，浸潤，生存を制御するVEGFR，CSF1R，CCR2，CXCR4などの下流のシグナル	PI3Kγ阻害薬	IPI-549
		BTK阻害薬	ibrutinib
TGF-β	Tregの誘導作用と，T細胞，NK細胞，樹状細胞の抑制作用	ブロッキング抗体	SAR439459，NIS793
		TGFBR1阻害薬	galunisertib，vactosertib
		TGFβRⅡ（TGF-βの捕捉）	M7824（抗PD-L1抗体とTGFβRⅡの融合タンパク質）（pembrolizumabとの比較試験）
VEGF	DCやエフェクターT細胞の抑制作用と，TregやMDSCなどの免疫抑制性細胞の誘導作用	ブロッキング抗体	bevacizumab, vanucizumab（VEGF-A/Ang-2 bi-specific抗体）
		VEGFR阻害剤（マルチキナーゼ阻害剤を含む）	axitinib, sunitinib, pazopanib, regorafenib, cabozantinib, lenvatinib, apatinib

文献7, 11, 15, 18を参考に作成．

られ，inflamed（炎症）型腫瘍とよばれる[1]．一般に，悪性黒色腫，肺がん，尿路上皮がん等ではinflamed型を，大腸がん，膵がん，前立腺がん等ではnon-inflamed型を示す症例が多いが，症例ごとに異なり，それぞれの耐性型に適した治療法を開発する必要がある．

現在，多種多様な免疫抑制分子・細胞が同定され，その治療薬の開発がさかんに行われている．そのなかでも，免疫チェックポイント阻害薬との併用臨床試験が進んでいる薬剤を中心に本項では紹介する（**表**）．

1 IDO（indoleamine 2, 3-dioxygenase）を標的とした治療

IDOは，必須アミノ酸であるトリプトファンからキヌレニンを産生する代謝酵素である．正常組織では胎盤に発現しており，母体による胎児の拒絶を阻止する役割をもつ．IDOは，がん組織において，がん細胞，血管内皮，線維芽細胞，樹状細胞（DC），マクロファージなどで発現しており，予後不良因子となっている．IDOによる免疫抑制のメカニズムには，トリプトファ

ン欠乏によるものと，代謝産物のキヌレニンによるものの2つが考えられている[2]．トリプトファンががん組織で欠乏すると，T細胞ではストレス応答キナーゼであるGCN2（general control nonderepressible 2）が活性化し，その下流のeIF-2αを介して，細胞増殖の抑制やアナジーが起こる．また，トリプトファン欠乏は，mTOR（mammalian target of rapamycin）の活性や，T細胞受容体シグナルの下流にあるPKC（protein kinase C）-θの活性を抑制することでも，T細胞を抑制する．トリプトファンの代謝産物であるキヌレニンは，ダイオキシンレセプターであるAhR（aryl hydrocarbon receptor）の内因性リガンドであり，制御性T細胞（Treg）誘導[3][4]，DC機能抑制[5]，NK細胞のIL10産生[6]などに関与する．実験的には以上のメカニズムが示されているが，トリプトファン欠乏とキヌレニンの産生過剰のどちらがヒトにおける抗腫瘍免疫応答抑制の主要なメカニズムかはわかっていない．

PD-L1とIDOは，ともにIFNγで誘導されinflamed型腫瘍の代表的な免疫抑制分子であることから，免疫チェックポイント阻害薬との相乗効果を期待され，多

くのIDO阻害薬が開発されている．代表的なものは，IDO1特異的阻害薬であるepacadostat，navoximod，BMS-986205や，トリプトファン分子模倣物（mimetric）であるindoximodなどで，化学療法や免疫チェックポイント阻害薬との併用の臨床試験が多数行われている[7]．epacadostatは最も開発の進んでいる化合物の1つで，最近，メラノーマ患者を対象とした，抗PD-1抗体（pembrolizumab）との併用療法の第III相臨床試験（ECHO-301）の結果が発表された．本剤は，マウスモデルや，第I，II相臨床試験においては優れた効果を示していたが，本第III相試験では，epacadostatとpembrolizumabの併用療法はepacadostatの上乗せ効果を示すことができなかった[8]．この試験だけでIDO阻害薬の有用性を否定はできないが，投与量，最適な患者集団の選択，最適な併用薬，トリプトファン代謝にかかわる他の酵素であるTDO（tryptophan 2,3-dioxygenase）の役割[4]などを再評価する必要がある．特に投与量に関しては，末梢血中のキヌレニンの減少を指標に100 mgと設定されたが，腫瘍内においてIDOが十分に阻害され，キヌレニンが減少していたかは評価されていない．初期の臨床試験では，nivolumabとの併用で300 mg投与されていた試験もあり，適切な投与量に関しては，今後，検討する必要がある[7]．

　上記阻害薬の他に，IDO1とTDOを同時に阻害できる阻害薬（RG70099やIOM-D），キヌレニン分解酵素（PEG化キヌレニナーゼなど），AhR阻害薬などが開発され，マウスモデルで免疫チェックポイント阻害薬や化学療法との併用効果が報告されている．

2 腫瘍内マクロファージを標的とした薬剤

　腫瘍内浸潤マクロファージ（tumor associated macrophage：TAM）は，がん細胞の増殖，血管新生，線維化，免疫抑制などを促進することで，がんの進展を加速させる．メラノーマの抗PD-1抗体不応症例の解析では，マクロファージの遊走にかかわるケモカイン，血管新生関連分子，TGF-βシグナルなどの上昇が報告されており[9]，多くがTAMに関連するものであった．TAM制御によって，既存の免疫療法の効果を増強できる可能性が考えられ，さまざまな治療法が開発されている．

　CSF1R（colony stimulating factor 1 receptor）は，ほぼすべての種類のマクロファージの分化，生存に深くかかわる分子である．欠損させると，マウスでは体内のほぼすべてのマクロファージが除去されることから，TAMの除去を目的として，数多くのブロッキング抗体（FPA008，IMC-CS4，RG7155など）や低分子化合物の阻害剤（ARRY-382，BLZ945，JNJ-40346527，PLX3397，PLX7486など）が開発された．単独療法では，CSF-1を高産生することで知られているdiffuse-type giant cell腫瘍にしか効果はみられないが，抗がん剤や免疫チェックポイント阻害薬との併用では，他の固形腫瘍において治療効果がみられるか期待されている[10] [11]．

　CCL2は，CCR2陽性単球やCCR5陽性顆粒球の腫瘍内浸潤によるTAMの集積を促進させる．CCL2に対するブロッキング抗体（carlumab）や，CCR2阻害薬（PF-04136309）などが開発され，臨床試験が行われている．ただし，CCL2は単球の骨髄から血中への移行にも関与しているため，CCL2/CCR2シグナルを阻害してしまうと，単球が減ってしまうこと，さらにそれが原因で，反応性にCCL2の濃度はむしろ上がってしまうことなどの問題を抱えている[10]．

　PI3Kγ（phosphoinositide 3-kinase γ）は，TAMの活性化，浸潤，生存などに関与するVEGFRやCSF1Rなどの受容体チロシンキナーゼ（RTK）や，CCR2やCXCR4などのタンパク質共役型受容体（GPCR）の下流に存在する．マウスでは，この分子を阻害することで，TAMの減少が確認できている．PI3Kγ阻害薬（IPI-549）と抗PD-1抗体（nivolumab）の併用療法の臨床試験では，末梢血中の疲弊T細胞の再活性化などが確認されており，今後の開発に期待が寄せられている[12]．PI3Kγシグナルの下流にはBTK（Bruton's tyrosine kinase）が存在し，BTKを標的にすることでもTAMの制御が，マウスモデルでは可能である[13]．BTK阻害薬は，ibrutinibがすでに慢性リンパ性白血病に対する治療薬として承認されており，現在，本剤と免疫チェックポイント阻害薬との併用療法が固形がんに対して検証されている[14]．

❸ TGF-β を標的とした治療

TGF-β は，前がん状態の細胞に対しては，アポトーシス誘導などを介して抗がん作用を発揮する．しかし，がんが進行すると，TGF-β シグナル経路の分子異常が認められ，その作用が働かないことが多い．加えて，免疫細胞に対しては，Treg の誘導，T 細胞，NK 細胞，樹状細胞の抑制などの作用が TGF-β にはあり，免疫を強力に抑制し，腫瘍の進展を助ける．TGF-β 阻害薬は，初期の TGFBR1 阻害薬で心臓毒性が観察され問題となったが，開発が続けられ，現在，TGFBR1 阻害薬の galunisertib や vactosertib，TGF-β のブロッキング抗体のいくつかで，免疫チェックポイント阻害薬との併用療法の効果が第 I 相臨床試験で検証されている[15]．

❹ VEGF を標的とした治療

血管新生因子である VEGF（vascular endothelial growth factor）は，DC やエフェクター T 細胞の抑制作用，さらに，Treg や MDSC などの免疫抑制性細胞の誘導作用をもつ，強力な免疫抑制分子でもある．さらに，血管内皮においてインテグリンリガンドを発現低下[16] させたり，FAS リガンドを発現亢進[17] させたりすることで，T 細胞の腫瘍内浸潤を抑制する作用をもつ．これらの作用より，VEGF は，主に抗腫瘍 T 細胞に対する primary resistance の形成に関与していると考えられ，VEGF シグナルを標的とした血管新生阻害薬と免疫チェックポイント阻害薬との併用療法の臨床試験が数多く行われている[18]．これらの臨床試験の解析では，併用群で腫瘍内への T 細胞浸潤の増強，メモリー T 細胞の増加などが報告されており，抗血管新生薬が，primary resistance を解除し，non-inflamed 型腫瘍を inflamed 型腫瘍に変える作用をもつことが示唆されている．

これら VEGF 阻害剤を用いた併用療法の多くは，腎がんを対象に行われてきた．その理由は，腎がんはもともと免疫原性が強いこと，さらに，腎がん細胞が VEGF を高産生し，血管新生がさかんであることを特徴としているためである．他のがん種においても，この併用療法が腎がんと同様の効果を示せるかどうかは，

これからの臨床試験の結果を待たなければいけない．最近，肝がんにおいては，マルチキナーゼ阻害薬（lenvatinib）と抗 PD-1 抗体（Pembrolizumab）の併用が ORR＝42.3％，VEGFR2 阻害薬（apatinib）と抗 PD-1 抗体（SHR-1210）の併用が ORR＝38.9％などと，まだ第 I 相試験ではあるが，好成績が示された[19]．また，マルチキナーゼ阻害薬（regorafenib）と抗 PD-1 抗体（nivolumab）の併用では，これまで，抗 PD-1 抗体がほとんど効果がなかった大腸がんに，効果を認めている[20]．

❺ がんシグナル伝達分子に対する薬剤

Wnt/β-catenin シグナル，PI3K/Akt シグナル，MAPK シグナル，STAT3 シグナルなどのがんシグナル伝達経路は，がんの増殖にかかわるだけでなく，各種免疫抑制分子の発現に関与し，がん免疫療法に対する耐性の一因となっている可能性がある[21][22]．

ヒト悪性黒色腫腫瘍組織の遺伝子発現解析では，non-inflamed 型を示す症例における，Wnt/β-catenin シグナル経路の亢進が報告されており，その原因は，β-catenin の活性化で DC の腫瘍内浸潤に重要な CCL4 が抑制されているからだと推察されている[22]．この他にわれわれは，Wnt/β-catenin シグナル経路の亢進が，ヒト悪性黒色腫において，免疫抑制サイトカイン IL-10 の産生に関与し，DC や細胞傷害性 T 細胞の機能を抑制していることを報告している[23]．最近では，悪性黒色腫に限らず，大腸がんや頭頸部がんなど複数のがん種で，Wnt/β-catenin シグナル経路の亢進が，non-inflamed 型の腫瘍微小環境の構築に関与している可能性が示されている[22]．

同じく，ヒト悪性黒色腫では，PTEN 欠損により PI3K/Akt シグナル経路が亢進している症例では，腫瘍内 T 細胞浸潤が低下しており，さらに抗 PD-1 抗体の臨床効果も弱いことが報告されている[24]．本シグナル経路による免疫抑制の機序に関しては，不明な点も多いが，CCL2 や VEGF の増加，悪性黒色腫細胞のオートファジーの低下などが報告されている[24]．がん細胞でのオートファジー現象は，DC の活性化やクロスプレゼンテーションを促進し，抗腫瘍 T 細胞活性化に関与する可能性が考えられている．

MAPK経路の亢進は，IL-6，IL-10，VEGFなどの抑制性サイトカインの産生やIL-1の産生に関与している．前者は，DCなどの機能を抑制することで，後者は，腫瘍組織内の線維芽細胞に作用しCOX-2，PD-L1の発現を誘導することで，免疫抑制作用を発揮する．BRAF阻害薬の臨床試験の解析では，BRAF阻害薬投与によって，腫瘍組織でのIL-1の産生の減弱や[25]，腫瘍内浸潤T細胞数の増加[26]が報告されており，BRAF阻害薬による免疫抑制解除が示唆されている．

このように，それぞれの経路に対する分子標的薬と免疫チェックポイント阻害薬との併用が多数行われているが，その作用機序の1つは，分子標的薬による積極的な免疫抑制の解除である可能性が考えられる．

おわりに

がん細胞に対する免疫応答は症例ごとにさまざまなので，適切なマーカーを用いて症例ごとに抗腫瘍免疫反応のどの段階が障害されているかを評価し，適切な治療法を選択することが重要となる．マーカー開発と，新しい標的に対する治療法の開発の両方による，より適切で治療効果の高い個別化・複合免疫療法の開発が期待される．

文献

1）Hegde PS, et al：Clin Cancer Res, 22：1865-1874, 2016
2）Prendergast GC, et al：Cancer Immunol Immunother, 63：721-735, 2014
3）Mezrich JD, et al：J Immunol, 185：3190-3198, 2010
4）Opitz CA, et al：Nature, 478：197-203, 2011
5）Nguyen NT, et al：Proc Natl Acad Sci U S A, 107：19961-19966, 2010
6）Wagage S, et al：J Immunol, 192：1661-1670, 2014
7）Labadie BW, et al：Clin Cancer Res, 25：1462-1471, 2019
8）Muller AJ, et al：Semin Immunopathol, 41：41-48, 2019
9）Hugo W, et al：Cell, 165：35-44, 2016
10）Cassetta L & Pollard JW：Nat Rev Drug Discov, 17：887-904, 2018
11）Pathria P, et al：Trends Immunol, 40：310-327, 2019
12）Sullivan RJ, et al：J Clin Oncol, 36 (15_suppl)：3013, 2018
13）Gunderson AJ, et al：Cancer Discov, 6：270-285, 2016
14）Hong DS, et al：J Clin Oncol, 36 (15_suppl)：2578, 2018
15）Batlle E & Massagué J：Immunity, 50：924-940, 2019
16）Kim JM & Chen DS：Ann Oncol, 27：1492-1504, 2016
17）Motz GT, et al：Nat Med, 20：607-615, 2014
18）Rahma OE & Hodi FS：Clin Cancer Res：doi:10.1158/1078-0432.CCR-18-1543, 2019
19）Kudo M：Cancers (Basel), 10：doi:10.3390/cancers10110412, 2018
20）Hara H, et al：Ann Oncol, 30 (Supplement_4), SO-007, 2019
21）Yaguchi T & Kawakami Y：Int Immunol, 28：393-399, 2016
22）Spranger S & Gajewski TF：Nat Rev Cancer, 18：139-147, 2018
23）Yaguchi T, et al：J Immunol, 189：2110-2117, 2012
24）Peng W, et al：Cancer Discov, 6：202-216, 2016
25）Khalili JS, et al：Clin Cancer Res, 18：5329-5340, 2012
26）Improta G, et al：Oncoimmunology, 2：e25594, 2013

＜筆頭著者プロフィール＞
谷口智憲：2003年慶應義塾大学医学部卒業．2年間内科研修の後，現在の研究室で腫瘍免疫学研究に従事．特に，がん微小環境の免疫学的制御について，研究を行っている．研究の大きな目標は，ヒトのがんおよび免疫の基礎的な根本となるメカニズムを地道に研究することで，腫瘍免疫の臨床応用にも貢献すること．趣味は，ダイビングとバンド演奏（ギターなど）．

8. T細胞輸注療法（TIL療法，TCR-T療法）
—個別化治療への試み

池田裕明

近年，免疫チェックポイント阻害剤に続き遺伝子改変T細胞製剤を用いたCAR-T療法がわが国でも承認を取得し，がん免疫療法はがんの臨床治療の重要な選択肢として貢献しはじめている．CAR-T療法に続く有望な遺伝子改変T細胞療法の候補であるTCR遺伝子改変細胞（TCR-T）療法はすでにいくつかのがん種で臨床的有用性を示しつつあり，近く実用化される可能性がある．今後のさらなる開発には優れた抗原の選択，体内の免疫抑制環境の克服，腫瘍への遊走・浸潤能の強化，がん細胞の免疫逃避クローン出現への対処，副作用の克服，非自己細胞の利用法の開発等が課題である．一方で，個々のがん患者に最適な個別化した医療を提供する試みが進行している．個別化治療としてのT細胞輸注療法として，患者個別の抗原であるネオアンチゲンを対象としたT細胞輸注療法の開発が試みられている．

はじめに

　免疫系ががんを認識し攻撃しうるのではないかというコンセプトは1900年代初頭から提起され，がん免疫療法には大きな期待がかけられてきたが，その実用化までには実に100年以上の歳月が流れている[1]．近年，免疫チェックポイント阻害剤が実用化され，がん治療の体系を大きく変化させるほどのインパクトを示すようになった．免疫チェックポイント阻害剤に続くがん免疫療法の実用化として，キメラ抗原受容体（chi-meric antigen receptor：CAR）遺伝子を導入したT細胞（CAR-T）療法が急性リンパ性白血病（ALL）およびびまん性大細胞性B細胞リンパ腫（DLBCL）の治療法として2017年に米国で承認され，2019年にはわが国で承認された．今後，遺伝子改変T細胞療法はさまざまながん種を対象として実用化が拡大していくものと期待される．本稿では腫瘍反応性のT細胞輸注療法開発の歴史を振り返るとともに，CAR-T療法に続く有効な遺伝子改変T細胞療法の候補であるTCR遺伝子改変T細胞（TCR-T）療法を中心にがんに対する新し

[略語]
CAR：chimeric antigen receptor
CRS：cytokine release syndrome
dMMR：deficient mismatch repair
　（ミスマッチ修復機構の欠損）
GVHD：graft versus host disease
ICANS：immune effector cell associated neu-rotoxicity syndrome

MSI-H：microsatellite instability-high
　（高頻度マイクロサテライト不安定性）
NGS：next generation sequencing
　（次世代シークエンシング）
TCR：T cell receptor
TIL：tumor infiltrating lymphocytes
TMB：tumor mutation burden

Adoptive T cell therapy (TIL therapy, TCR-T therapy) — Steps toward personalized therapy
Hiroaki Ikeda：Department of Oncology, Nagasaki University Graduate School of Biomedical Sciences（長崎大学大学院医歯薬学総合研究科腫瘍医学分野）

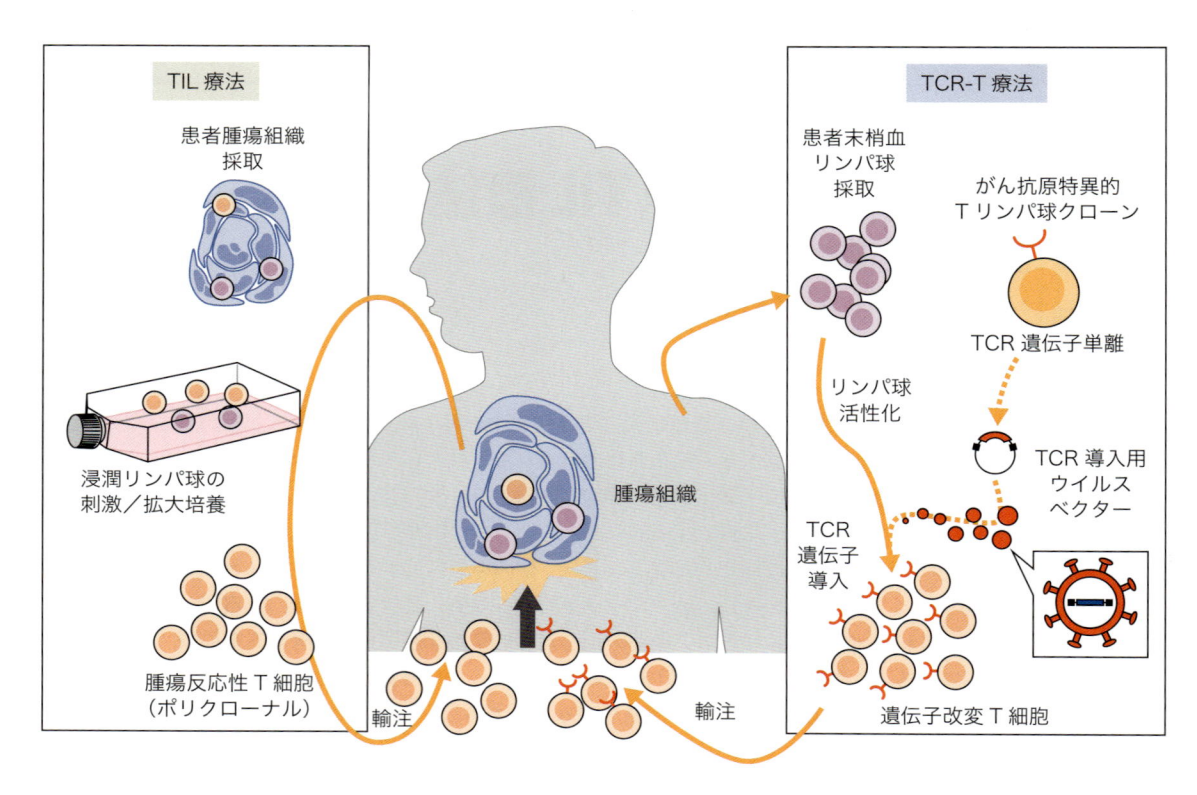

図1　がんに対するT細胞輸注療法のスキーム
文献24をもとに作成.

（図中ラベル）

TIL 療法

患者腫瘍組織
採取

浸潤リンパ球の
刺激／拡大培養

腫瘍反応性T細胞
（ポリクローナル）

輸注

腫瘍組織

輸注

TCR-T 療法

患者末梢血
リンパ球
採取

がん抗原特異的
Tリンパ球クローン

TCR 遺伝子単離

リンパ球
活性化

TCR 導入用
ウイルス
ベクター

TCR
遺伝子
導入

遺伝子改変T細胞

いT細胞輸注療法の開発について紹介する.

　また近年，患者ごとにがん細胞や患者背景の個別特性を解析し個々の患者に最適な個別医療を提供するがんのPersonalized Medicine，Precision Medicineの試みが急速に進行している．がんを遺伝子変異の疾患ととらえた場合，各個人のがんに全く同じものは1つもない．次世代シークエンシング（NGS）技術に代表されるDNA，RNA，タンパク質，代謝等の網羅的な解析技術の飛躍的な発達により，がん細胞の遺伝子変異を中心とした個別特性と，患者の遺伝背景等のがん細胞をとり巻く環境の個別特性を短時間に解析し，個々の患者に最適な個別化治療を提供する試みが，がんに対する診断・治療・予防のすべての領域における大きな挑戦であり，がん免疫療法の分野においても検討が進みつつある．本稿ではT細胞輸注療法における個別化治療への試みとして，患者のがん細胞の遺伝子変異由来の抗原であるいわゆるネオアンチゲンを標的とするT細胞輸注療法の開発について紹介する.

1 TIL 療法

　1990年代半ば頃から，手術的に切除された腫瘍片に浸潤するリンパ球（tumor infiltrating lymphocytes：TIL）を分離抽出し，そこに含まれるがん反応性T細胞を体外で増殖培養後に患者に輸注するTIL療法が試みられてきた（**図1**）．米国国立がん研究所（National Cancer Institute：NCI）のRosenbergらのグループは，進行期の悪性黒色腫患者を対象にTILの輸注療法を実施し，49〜72％の患者にRECIST基準で完全退縮（complete response：CR）または部分退縮（partial response：PR）の有効性を報告した[2]．CRを達成した患者は高い確率で長期生存することが観察され，悪性黒色腫に関しては大変有望な治療法である．TILには複数の抗原に反応するポリクローナルなT細胞が含まれており，これが抗原を欠失したvariant腫瘍の逃避を防いでいる可能性が指摘されている．また，後述するごとくTILにはネオアンチゲン反応性T細胞が

含まれており，これらの細胞が抗腫瘍効果に貢献していることも示唆されている．

TIL療法では患者のがん組織からがん反応性リンパ球を抽出し短時間に大量に調製する必要があるが，現在までの技術では悪性黒色腫以外のがん種ではこの効率がきわめて悪い．そこで，多くのがん種の患者に腫瘍特異的T細胞の輸注療法を提供する方法として患者末梢血リンパ球に腫瘍反応性の受容体遺伝子を導入し，短時間に大量の腫瘍反応性リンパ球を体外で作製して輸注する方法が開発されてきた．

2 TCR遺伝子改変T細胞（TCR-T）療法

患者末梢血リンパ球に腫瘍反応性の受容体遺伝子を導入して腫瘍反応性のT細胞を作製する方法として，抗体の反応性を利用した人工的な受容体遺伝子であるキメラ抗原受容体（chimeric antigen receptor：CAR）を導入する方法であるCAR-T療法と，がん反応性T細胞クローンからクローニングされたT細胞レセプター（T cell receptor：TCR）のα鎖およびβ鎖遺伝子を導入する方法であるTCR-T療法とが検討されてきた（図1）．CAR-T療法の詳細は第2章-9をご参照いただきたい．TCR-T療法の明らかな効果を示したはじめての臨床試験として，Rosenbergらのグループは2006年にがん抗原MART-1特異的なTCRを遺伝子導入したリンパ球を用いた悪性黒色腫患者に対する臨床試験の結果を報告した．この試験では17例中2例において輸注細胞の生体内長期維持と腫瘍縮小効果が報告された[3]．その後，より高親和性のTCRを用いることにより有効率を上げることが可能であること（19〜30％）が報告された[4]．がん精巣抗原の1つであるNY-ESO-1を標的とした高親和性TCRを用いた治療の臨床試験においては，投与された滑膜細胞肉腫患者の60％と悪性黒色腫患者の45％に臨床的効果を示しており[5]，登録患者の長期観察によってCRの長期維持も観察されている[6]．われわれは，MAGE-A4，WT-1，NY-ESO-1を標的としたTCR-T療法の臨床試験を多施設共同臨床試験としてわが国で実施してきたが[7][8]，NY-ESO-1を標的とした高親和性TCRを用いたTCR-T療法は厚生労働省の先駆け審査指定制度の対象指定を受けて開発中である．これまでに報告された主なTCR-T療法を表に示す．

TCR-T療法に限らないが，T細胞輸注療法の臨床的特徴の1つは明確な腫瘍縮小がしばしば観察されることである．造血器腫瘍においても芽球の減少・消失がみられることが少なくない．また，抗腫瘍効果が長期継続する患者がしばしば観察される点も特徴である．さらに，輸注されたT細胞が長期に体内維持されうるため1回の細胞輸注によって長期の抗腫瘍効果が望めることもメリットとしてあげられる．

3 T細胞輸注療法の課題

1）抗原の選択

標的として効果的な抗原の選択，発見は現代においてもがん免疫療法における最大の課題の1つである．腫瘍に特異的に発現し，すべての腫瘍細胞にhomogeneousに発現し，腫瘍にとって必須の分子であり，反応する高親和性のTCRをもったT細胞が体内に存在する抗原が理想的であるが，実際にはそのような抗原はきわめて稀である．

これまで腫瘍の標的として検討されてきた抗原の多くが，過剰発現抗原，分化抗原，がん精巣抗原（がん胎児性抗原）などの厳密には自己抗原の一種であり，体内にはこれらの抗原を認識する高親和性のT細胞クローンが存在しにくい．これらを標的とする場合にも，ワクチン療法等と異なりCAR-T療法では抗体のきわめて高い親和性を利用した人工的受容体を利用し，TCR-T療法ではTCRの人為的改変による高親和性化が可能であるという優位性がある．ただし，人為的改変されたTCRは胸腺におけるネガティブ・セレクション過程が欠如しているために表にも示すように正常細胞への交差反応性による死亡例を含む重篤な有害事象が高頻度で報告されている[6]．今後はこのようなリスクを開発の段階で評価する方法や投与後の有害事象を低減する方法の開発が必須である．一方，ウイルス抗原や腫瘍の遺伝子変異に由来する抗原であるネオアンチゲンはいわゆる非自己抗原であり，これらの抗原に対しては体内に高親和性TCRをもつT細胞が高頻度で存在することが期待される．ネオアンチゲンを標的とした治療法の開発については4で詳述する．

表　これまでに報告された主なTCR-T細胞療法の臨床試験

抗原/TCRタイプ	疾患/患者数	有害事象	効果	文献
MART-1/野生型	メラノーマ/17	関連毒性なし	PR 2/17	3
MART-1/高親和性 gp100/マウス由来	メラノーマ/20（MART-1） メラノーマ/16（gp100）	Grade2 皮膚，目 Grade3 内耳	PR 6/20 CR 1/16, PR 2/16	4
p53/マウス由来	乳がん/4 メラノーマ/2 食道がん/1 その他/2	記述なし	PR 1/9	17
CEA/マウス由来	大腸がん/3	Grade3 下痢 （炎症性大腸炎）	PR 1/3 CEA低下 3/3	18
NY-ESO-1/高親和性改変	メラノーマ/11 滑膜肉腫/6	関連毒性なし	CR 2/11, PR 3/11 PR 4/6	6
MAGE-A3/マウス由来	メラノーマ/7 滑膜肉腫/1 食道がん/1	3 意識障害 （2 壊死性白質脳症，死亡）	腫瘍縮小5/9	19
MAGE-A3/高親和性改変	メラノーマ/1 骨髄腫/1	2 心原性ショック，死亡 （オフターゲット効果）	NE	20，21
MART-1/高親和性改変	メラノーマ/14	2 呼吸不全 （フレッシュな細胞投与群において）	腫瘍縮小 9/14	22
MAGE-A4/野生型	食道がん/10	関連毒性なし	長期生存3/10	7
NY-ESO-1/高親和性改変	骨髄腫/20	5 GVHD 3 皮膚紅斑 2 下痢 1 血圧低下 etc.	nCR or CR 14/20 VGPR 2/20 PR 2/20 SD 1/20 PD 1/20	23
WT-1/野生型	MDS/AML/8	関連毒性なし	一過性芽球減少 2/8	8

CR：complere response，NE：not evaluated，GVHD：graft versus host disease，nCR：near complete response，PD：progressive disease，PR：partial response，SD：stable disease，VGPR：very good partial response．文献25をもとに作成．

2）免疫抑制環境の克服

遺伝子改変T細胞は輸注後に腫瘍における免疫抑制的な微小環境によってその効果が大きく阻害される可能性がある．したがって，免疫チェックポイント阻害剤との併用，輸注T細胞の遺伝子改変による抑制性シグナルへの抵抗性獲得，T細胞代謝の改善等の方法によって免疫抑制環境や腫瘍微小環境を克服する方法の開発が試みられている．

3）腫瘍への遊走，浸潤能

固形腫瘍への遊走・浸潤能の改善をめざして，輸注T細胞に腫瘍への遊走にかかわるケモカイン・サイトカインやケモカインレセプターの遺伝子を発現させる開発が試みられている．

4）がん細胞の免疫逃避クローンの出現

抗原欠失，MHC欠失等によるがんの免疫機構からの逃避はしばしば観察されてきた．単一の抗原を標的としたT細胞輸注療法ではその抗原の発現を失うことにより逃避機構を獲得したがん細胞の出現のリスクが考えられる．CD19-CAR-T療法の再発例にも抗原消失を機序とする例が多く報告されている．今後は複数の抗原を同時に標的とした遺伝子改変T細胞輸注療法の開発が必要となってくると考えられる．

5）副作用の克服

遺伝子改変T細胞療法の有効例に高頻度で併発するサイトカイン放出症候群（cytokine release syndrome：CRS）は開発当初は致死的になりうる副作用として報告された．現在ではIL-6R抗体やステロイド剤の使用などの対処法，ガイドラインが整備されつつあるが，注意深い観察と適切な対処が必要である．CAR-T療法で観察される神経関連毒性（immune effector cell associated neurotoxicity syndrome：ICANS）は正確な発症機序や効果的な対処法が未確定

の副作用であり，TCR-T療法でも今後観察される可能性は否定できず，注意が必要であろう．また，正常細胞への交差反応性も重篤な副作用を招く．これら副作用の予測と評価の技術とともに，発生した場合の対処法を向上する必要がある．自殺遺伝子搭載のT細胞製剤の開発もその1つになるであろう．

6）非自己細胞の利用（off-the-shelf 製剤）

現在の遺伝子改変T細胞療法はがん患者自身の末梢血リンパ球を用いる方法が主流である．しかし，細胞調製に時間がかかり投与のタイミングを失う患者が少なくないこと，調製細胞の品質や特性が安定しないこと，担がん患者のリンパ球は健常者由来のリンパ球に比べて質が劣る場合があること，遺伝子改変細胞製剤の製造コストが高額であること，が問題点としてあげられる．そこで，非自己リンパ球を用いて，タイムリーに均質な細胞製剤を安価に患者に提供できる off-the-shelf 製剤としてのT細胞製剤の開発が検討されている．われわれは遺伝子改変を受けるT細胞の内在性TCRの発現を抑制する siRNA を搭載したベクター（siTCR® ベクター）を独自に開発した[9] [10]．本ベクターによりT細胞に腫瘍抗原特異的TCRを導入すると腫瘍特異的反応獲得と同時に非自己反応性が低減し，graft versus host disease（GVHD）の誘導が抑制されることを見出している．この siTCR® ベクターの特性を利用し，われわれは造血幹細胞移植後再発の成人T細胞白血病リンパ腫の患者を対象にした NY-ESO-1 特異的高親和性TCR遺伝子導入ドナーリンパ球輸注療法の医師主導治験を開始している．

4 ネオアンチゲンを標的とした T細胞療法

免疫チェックポイント阻害療法を受けた患者における有効性にはネオアンチゲン反応性T細胞が関与している可能性が強く示唆されている[11]．がんの遺伝子変異量（tumor mutation burden：TMB）は有効性の重要なバイオマーカーと考えられ，すでに米国ではミスマッチ修復機構の欠損（dMMR）または高頻度マイクロサテライト不安定性（MSI-H）をもつ固形がんを対象として抗PD-1抗体医薬を承認している．これらの事実と，NGS技術の発達により遺伝子変異検索が容易

になったことにより，有効ながん免疫療法の標的として近年ネオアンチゲンが高く注目されはじめている．現在，欧米ではネオアンチゲンワクチンの早期臨床試験がさまざまながん種ではじまっている[12]．

T細胞輸注療法を受けた患者においても，有効性を示した患者のTIL中に患者の腫瘍細胞に特有なネオアンチゲンに反応するT細胞が含まれていることが報告されている[13] [14]．TIL中のネオアンチゲン反応性T細胞を選択的に拡大培養して輸注する試みがなされ，胆管がんの患者1名に変異型 ERBB2IP 反応性T細胞を輸注する試験と大腸がんの患者1名に変異型 K-ras 反応性T細胞を輸注する試験ではそれぞれ転移性腫瘍の顕著な縮小が観察されている[15] [16]．

ネオアンチゲンを標的としたワクチン療法の場合，複数の標的候補の組合わせを同時に投与することがしばしば試みられている．これは真に有用なネオアンチゲンの予測技術が未熟であるがゆえに保険として多数の抗原を標的としている側面もあるが，がんの heterogeneity や抗原喪失 variant 細胞の出現への対応として有用ではないかという考え方にも根ざしている．TIL療法の有効性にも輸注細胞の多クローン性が貢献している可能性がある．遺伝子改変T細胞輸注療法では，現時点では複数の抗原を標的としたT細胞を同時に輸注する試みはまだ開発されていないが，有効性の向上や escape variant の出現対策として今後は検討される必要があるかもしれない．

ネオアンチゲンを標的としたT細胞輸注療法を開発するには，患者ごとに異なる特異性を有する細胞製剤を作製し投与することに関する薬事規制上の評価方針の合意形成が必要となる．このような治療法を患者に届けるためには薬剤製造のプロセスをパッケージとして承認し，各患者に投与するまでのプロトコールを定めて承認する考え方が必要になると考えられる．

われわれは，大腸がん患者を中心に，患者のがん組織の遺伝子変異を網羅的に解析することにより患者ごとのネオアンチゲンを予測し，同時に患者がん組織に浸潤するTILのTCRレパトアを解析するプロジェクトを開始している．このプロジェクトでは，患者由来がん細胞株に特異的に反応するTCRや患者由来ネオアンチゲンに反応するTCRを同定し，そのTCR遺伝子導入T細胞療法を実施可能とする技術開発を行っている

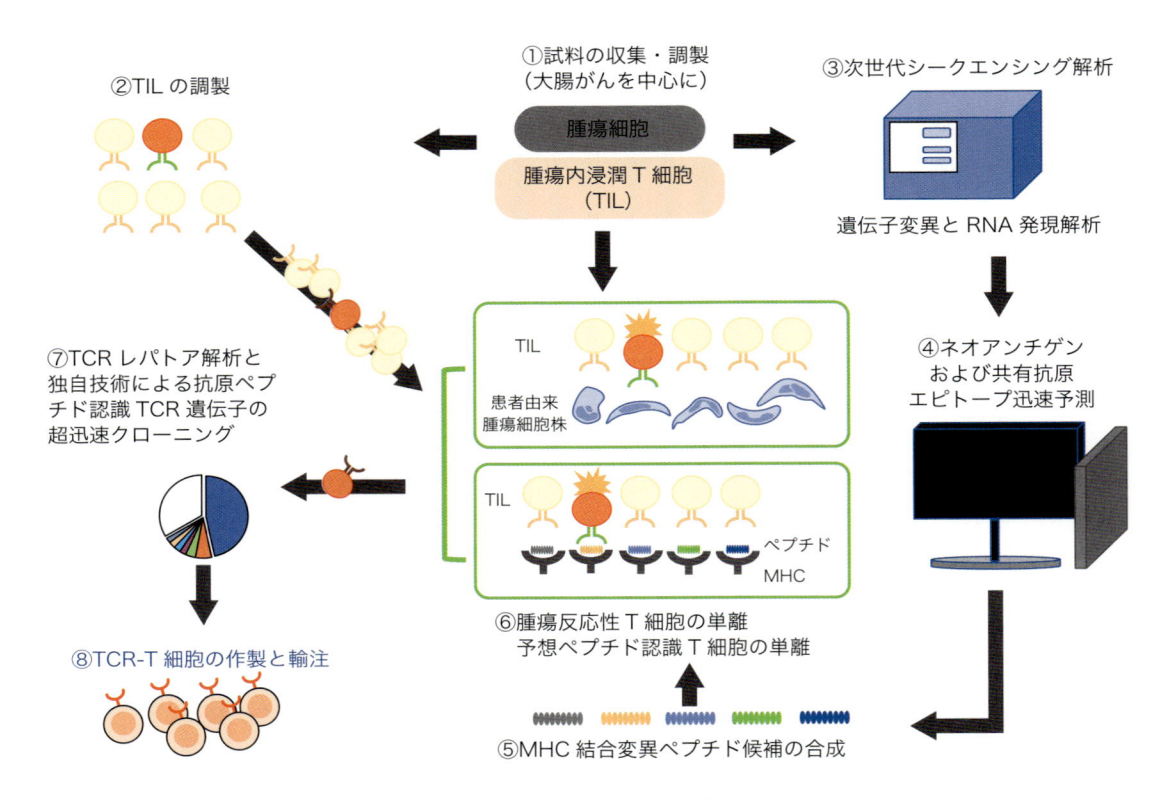

図2 患者個別抗原認識TCR-T療法の開発

（**図2**）．これにより，近い将来に各患者に個別化した有効性の高いTCR遺伝子改変T細胞輸注療法を提供可能とすることをめざしている．

おわりに

　CAR-T療法の臨床的成功はTCR-T療法やTIL療法の実用化にも大きな期待を投げかけている．そのなかでもネオアンチゲンを標的としたT細胞輸注療法は，T細胞輸注療法における個別化治療の試みとして，サイエンスとしても，また規制上の課題としても大きな挑戦となっている．近い将来にこれらの新規治療法が多くのがん患者への朗報となることを期待したい．

文献

1）Dunn GP, et al：Nat Immunol, 3：991-998, 2002
2）Rosenberg SA & Restifo NP：Science, 348：62-68, 2015
3）Morgan RA, et al：Science, 314：126-129, 2006
4）Johnson LA, et al：Blood, 114：535-546, 2009
5）Robbins PF, et al：J Clin Oncol, 29：917-924, 2011
6）Robbins PF, et al：Clin Cancer Res, 21：1019-1027, 2015
7）Kageyama S, et al：Clin Cancer Res, 21：2268-2277, 2015
8）Tawara I, et al：Blood, 130：1985-1994, 2017
9）Okamoto S, et al：Cancer Res, 69：9003-9011, 2009
10）Okamoto S, et al：Mol Ther Nucleic Acids, 1：e63, 2012
11）Le DT, et al：N Engl J Med, 372：2509-2520, 2015
12）Katsnelson A：Nat Med, 22：122-124, 2016
13）Tran E, et al：Science, 350：1387-1390, 2015
14）Robbins PF, et al：Nat Med, 19：747-752, 2013
15）Tran E, et al：Science, 344：641-645, 2014
16）Tran E, et al：N Engl J Med, 375：2255-2262, 2016
17）Davis JL, et al：Clin Cancer Res, 16：5852-5861, 2010
18）Parkhurst MR, et al：Mol Ther, 19：620-626, 2011
19）Morgan RA, et al：J Immunother, 36：133-151, 2013
20）Cameron BJ, et al：Sci Transl Med, 5：197ra103, 2013
21）Linette GP, et al：Blood, 122：863-871, 2013
22）Chodon T, et al：Clin Cancer Res, 20：2457-2465, 2014
23）Rapoport AP, et al：Nat Med, 21：914-921, 2015
24）池田裕明：医学のあゆみ，256：798-804，2016
25）池田裕明：実験医学，34：2019-2026，2016

＜著者プロフィール＞
池田裕明：長崎県出身．久留米大学附設高等学校卒業．1990年長崎大学医学部卒業，'96年長崎大学大学院博士課程修了．学生時代に珠玖洋教授に出会い，以後がん免疫研究の世界へ．'99年より2004年まで米国ワシントン大学医学部Robert D Schreiber博士のもとに留学し，がん免疫エディティングの研究に携わる．北海道大学遺伝子病制御研究所助教授，三重大学大学院医学系研究科准教授および同教授を経て，'16年より長崎大学大学院医歯薬学総合研究科腫瘍医学分野教授．現在，がんの細胞療法，遺伝子治療を中心にがん免疫療法の基礎研究およびトランスレーショナルリサーチに取り組む．

2章 腫瘍免疫応答の制御法

9. CAR-T細胞療法

保仙直毅

がん特異的抗体の抗原認識部位とCD28などの共刺激分子およびCD3ζとの融合体である
CARを発現するCAR-T細胞は，がん特異的抗原を認識して活性化し，がん細胞を傷害する．
CD19を標的としたCAR-T細胞のB細胞性血液がんに対する効果は驚異的であり，すでにわ
が国でも承認された．次にターゲットとなる疾患としては多発性骨髄腫が有力で，すでにBCMA
を標的としたCAR-T細胞の有効性が報告されているが，さらによい標的を求めた探索が続い
ている．そのようななかで，われわれも活性化インテグリンβ7に特異的なCAR-T細胞が有
効である可能性を示し，その臨床開発を進めている．

はじめに

　今世紀に起こったがん免疫療法はもはやがん治療の
主役の1つと言っても過言ではなくなりつつある．そ
の大きなブレイクスルーは2つあり，1つは2018年
ノーベル医学生理学賞の対象となったチェックポイン
ト抗体療法である．もう1つがキメラ抗原受容体T細
胞（CAR-T細胞）療法である．CAR-T細胞は2019年
に，ついにわが国でも承認され，広く認知されつつあ
る．本稿では，CAR-T細胞の概要と現況，さらには今
後の展望について述べる．

> **［略語］**
> **CAR**：chimeric antigen receptor
> 　（キメラ抗原受容体）
> **CRS**：cytokine release syndrome
> 　（サイトカイン放出症候群）

1 CAR-T細胞療法とは

　抗PD1抗体などのチェックポイント抗体が広く使用
されるようになった今日では，がん患者の体内にはが
んを攻撃する能力をもったTリンパ球が存在すること
を疑う人はいない．そのようながん特異的T細胞の多
くが認識しているのは，遺伝子変異に伴いできるネオ
アンチゲン（ネオ抗原）である．そのため，チェック
ポイント抗体療法の高い効果が期待されるのは，メラ
ノーマ（悪性黒色腫）や一部の肺がんなど遺伝子変異
の多いがんである．血液がんのように比較的遺伝子変
異の少ないがんを自己の免疫系により攻撃させるため
には，Tリンパ球にうまくがん細胞を異物として認識
させてやるための戦略が必要である．

　がんを免疫系に異物として認識させ排除させる方法
として，モノクローナル抗体療法がすでに広く臨床応
用されている．そこで，モノクローナル抗体の抗原認
識部位を利用してTリンパ球にうまくがん細胞を異物

CAR-T cell therapy
Naoki Hosen：Department of Cancer Stem Cell Biology, Osaka University Graduate School of Medicine（大阪大学大学院
医学系研究科癌幹細胞制御学寄附講座）

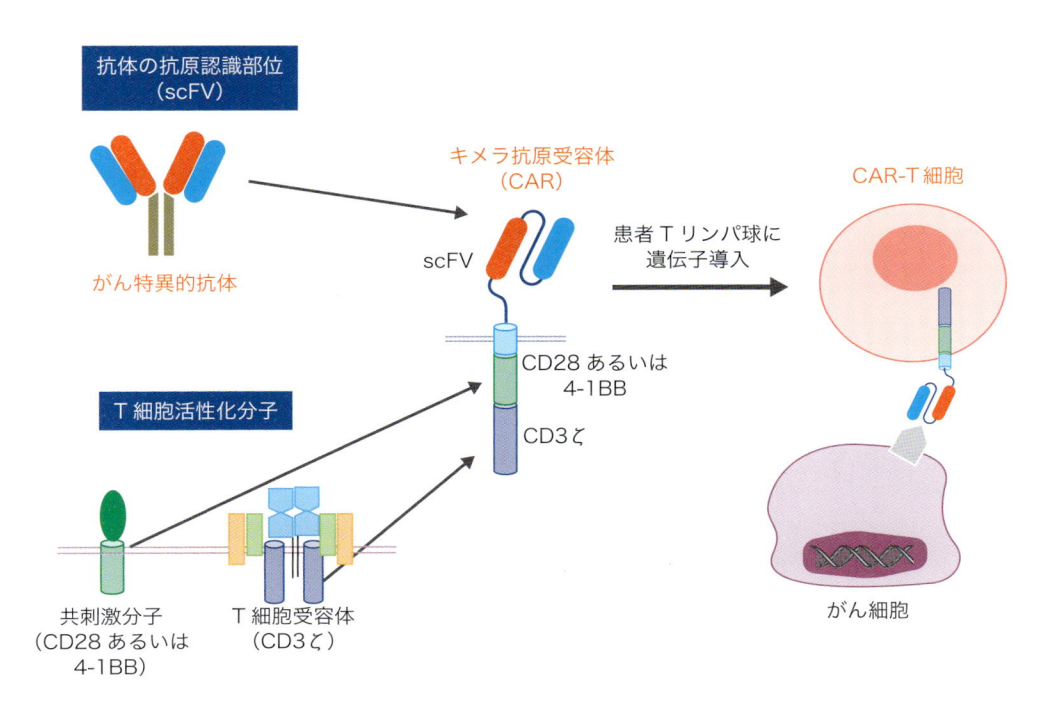

図1　CAR-T細胞の作製法

ラベル（図中）:
抗体の抗原認識部位（scFV）
キメラ抗原受容体（CAR）
CAR-T細胞
がん特異的抗体
scFV
患者Tリンパ球に遺伝子導入
T細胞活性化分子
CD28 あるいは 4-1BB
CD3ζ
共刺激分子（CD28 あるいは 4-1BB）
T細胞受容体（CD3ζ）
がん細胞

として認識させてやろうというのがキメラ抗原受容体（CAR）のアイデアである．抗体の抗原認識部位（scFv）とT細胞受容体のシグナル伝達部位（CD3ζ），T細胞の共刺激分子であるCD28あるいは4-1BBを融合させてCARを構築する．CARをレトロウイルスベクター等によりT細胞に遺伝子導入したものがCAR-T細胞[※1]である（**図1**）．実際には，患者から採取した末梢血リンパ球にCAR遺伝子を導入し，増幅培養した後，体内へ戻してやることで治療が行われる（**図2**）．CAR-T細胞は抗体と細胞傷害性T細胞の長所を併せもった細胞で，抗体のように高い特異性でがん特異的抗原を認識し，細胞傷害性T細胞のように強い細胞傷害活性と高い増殖力をもってがんを攻撃する[1]．

　B細胞由来の急性白血病および悪性リンパ腫に対するCD19を標的としたCAR-T細胞の臨床試験では，非常に高い完全寛解率が報告された．小児の急性リンパ性白血病において標準治療が無効となってしまった場合，多くは1年以内に死亡する．しかし，CD19 CAR-T細胞療法を受けた急性リンパ性白血病患者ではおよそ70％という驚異的な長期生存が報告された[2]．他の多くの施設からも同様の結果が報告され，これらの結果を受けて米国では，2017年にCD19 CAR-T細胞療法がFDA（食品医薬品局）により承認された．

　しかし，その高い有効性の裏返しとして，当初は有害事象の高い頻度が懸念されていた．初期の試験では，3分の1近くの患者が，サイトカイン放出症候群（cytokine release syndrome：CRS）[※2]によりICU管理を要し，死亡例も少なからずみられた．CRSはいわばCAR-T細胞の"効きすぎ"により起こる高サイトカイン血症である．しかし，すぐに，トシリズマブ（抗IL6受容体抗体）がCRSに著効することが明らかになり，CAR-T細胞はかなり安全に施行可能な医療となった．

※1　CAR-T細胞

がん特異的抗体の抗原認識部位とCD28などの共刺激分子およびCD3ζとの融合体であるCARを発現するCAR-T細胞は，がん特異的抗原を認識して活性化し，がん細胞を傷害する．

※2　サイトカイン放出症候群（CRS）

CAR-T細胞療法の際にみられる急激なT細胞の反応により血中のサイトカイン濃度が異常高値となることによって起こる発熱，ショックなどの全身症候．抗IL6受容体抗体が著効する．

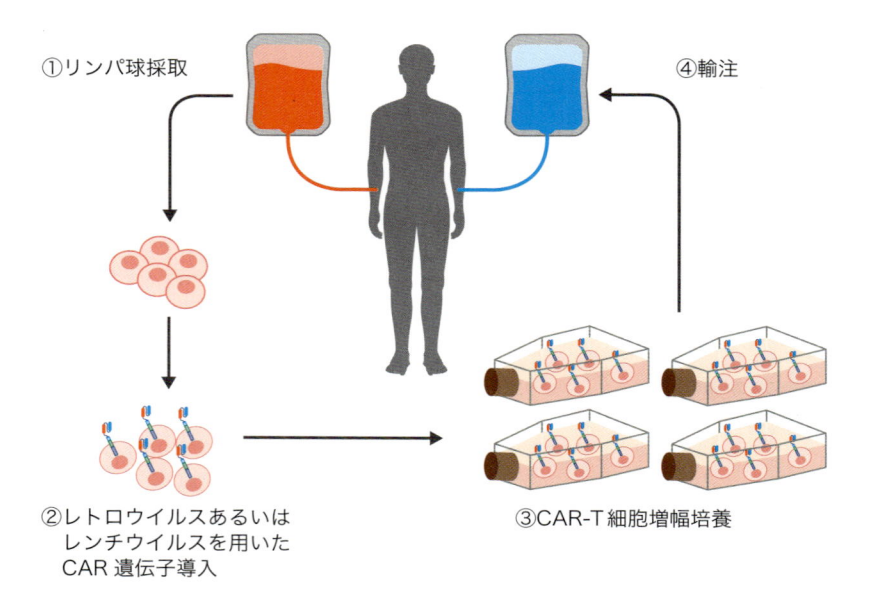

①リンパ球採取

④輸注

②レトロウイルスあるいは
レンチウイルスを用いた
CAR 遺伝子導入

③CAR-T 細胞増幅培養

図2　CAR-T 細胞療法の実際
CAR遺伝子の導入方法には示した以外にもトランスポゾンを用いた方法などが試されている.

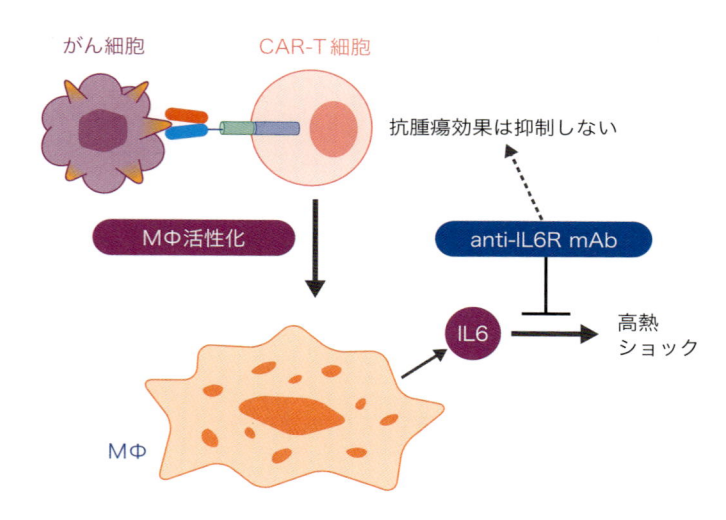

がん細胞　　CAR-T 細胞

抗腫瘍効果は抑制しない

MΦ活性化

anti-IL6R mAb

IL6

高熱
ショック

MΦ

図3　サイトカイン放出症候群（CRS）に対する抗IL6受容体抗体の効果
マクロファージ（MΦ）からのIL6過剰産生が病態の中心である.

つまり，トシリズマブなしには，CAR-T細胞療法の世界的普及はありえなかったといえる．しかも，さらなる研究により，CRSはCAR-T活性化に引き続いて起こる活性化マクロファージからのIL6の過剰分泌がその病態であり（**図3**）[3) 4)]，IL6受容体をトシリズマブにより抑制しても抗腫瘍効果には影響しない可能性が高い．

2 多発性骨髄腫に対する新規CAR-T細胞療法の開発

　B細胞性白血病，リンパ腫における大成功を受けて，現在その他のがんに対するCAR-T細胞の開発は世界的な大競争となっている．次なるターゲットとして非常に有望な疾患は，多発性骨髄腫という血液がんであ

る。多発性骨髄腫は，抗体を産生する細胞である形質細胞が腫瘍化した血液がんで，日本における患者数は約1万8千人といわれている。近年の治療の進歩は著しいものの，いまだに治癒はきわめて困難であり，新たな治療薬の開発が待ち望まれている。現在，骨髄腫に対して有望と考えられている標的抗原は，血液系以外には発現がみられないものでかつ骨髄腫細胞および正常形質細胞における広い発現がみられるものとしてBCMAがあげられる。すでに，世界中で多くの治験が行われており，高い奏効率を示すことは間違いない[5]~[7]。一方で，効果の持続期間が短いことが問題であると考えられており，その再発の原因の解明が現在進んでいると想像される。CAR-T細胞療法が非常に高額な医療であることを考えても，やはり治癒をもたらすもの，あるいは使い方が求められており，現在精力的に研究が行われている。その1つはBCMA-CAR-T細胞の改善，および投与プロトコールの改良である。一方，よりよい標的抗原の探索も依然として世界的競争である。ペンシルベニア大学のグループはCD19 CARが自家移植後のconsolidationとして有用であると報告している[8]。CD19の骨髄腫形質細胞における発現はきわめて低いあるいはなく，CD19陽性の"骨髄腫前駆細胞"あるいは"骨髄腫幹細胞"[9]を排除することが再発の予防に役立っている可能性を意味しているのかもしれない。また，Sloan Ketteringのグループでは GPRCD5という分子の発現が骨髄腫特異的であることを見出し[10]，現在それを標的としたCAR-T細胞の開発を進めている。われわれも最近，多発性骨髄腫に対する新規CAR-T細胞を開発したので以下に紹介する[11]。

骨髄腫細胞でのみ発現している遺伝子やタンパク質の探索はすでに世界中で徹底的に行われ，新規治療標的の同定はきわめて困難である。しかし，われわれは，もしタンパク質の翻訳後変化（糖鎖修飾や立体構造変化など）により形成されるがん特異的抗原があれば，それらは今までの網羅的解析では見逃されているのではないかと考えた。そこで，われわれは，骨髄腫細胞に結合するモノクローナル抗体を多種類作製し，新たな抗原を探すところから研究をスタートした。その結果，自作した骨髄腫細胞に結合するモノクローナル抗体10,000クローン以上のなかから，骨髄腫細胞には

結合するが正常血液細胞には結合しない抗体として，MMG49という抗体を同定した。次に，骨髄腫細胞において，MMG49が結合しているタンパク質がインテグリンβ7であることを明らかにした。不思議なことに，正常な血液細胞にもインテグリンβ7タンパク質は発現しているにもかかわらず，MMG49は正常血液細胞には結合しなかった。より詳細に解析したところ，MMG49は活性型立体構造をとるインテグリンβ7のみに結合することがわかった。さらに，ほとんどの正常血液細胞ではインテグリンβ7は不活性型構造で存在するのに対し，骨髄腫細胞では多くのインテグリンβ7が恒常的に活性型構造の状態にあることを見出した。また，インテグリンβ7は血液細胞以外の組織では発現がみられないので，活性型インテグリンβ7を認識するMMG49は非常に特異的に骨髄腫細胞に結合する。そこで，MMG49の抗原認識部位をクローニングし，それを用いてCAR-T細胞を作製した。マウスを用いた実験において，MMG49由来CAR-T細胞は正常細胞を傷害せずに，骨髄腫細胞のみを特異的に排除することを示した。これらの結果は，活性型インテグリンβ7を標的としたMMG49 CAR-T細胞療法が骨髄腫に対する有望な新規免疫療法であることを示しており，現在，臨床応用の準備が進められている（**図4**）。さらに重要なことは，タンパク質自体ががんに特異的でなくても，その立体構造にがん特異的なものがあれば，その"がん特異的立体構造"を標的とした免疫療法が可能であることを示したことにあり，今後，他の多くのがん種において同様の"がん特異的立体構造"が治療標的として同定されることが期待される。

3 今後のCAR-T細胞療法の展開

CAR-T細胞療法は有望な免疫療法であるが，まだまだ，改善が必要なさまざまな問題がある。以下にその一部を紹介する。

1）標的抗原の欠乏

CAR-T細胞療法の成功を左右する最大の要素は標的とする抗原であるが，多くのがん，特に固形がんにおいてはいまだに適切なCAR-T細胞療法の標的がないのが現状である。CAR-T細胞はその標的が発現している細胞をそれが異常であるか正常であるかには関係な

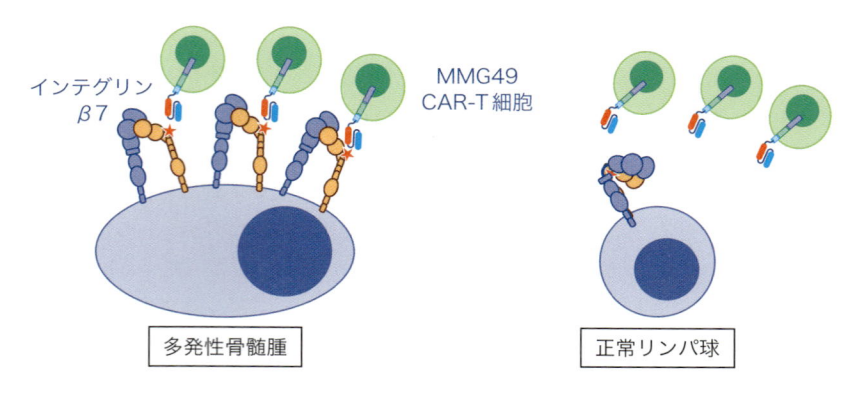

図4　活性型インテグリンβ7を標的とした多発性骨髄腫に対する新規CAR-T細胞療法
多発性骨髄腫においてはインテグリンβ7は高発現しているのみならず恒常的活性化しているために，活性化構造特異的に露出するエピトープが骨髄腫特異的標的となる．

く傷害し排除する．したがって，毒性を回避するために重要なことは，正常組織には発現していない抗原，あるいはCD19のように完全に消失しても生命維持には直接的には大きく影響しないような細胞にのみ発現を認める抗原を標的としなければならない．悲惨なケースとして報告されているのが，HER2を標的としたCAR-T細胞でみられたCAR-T細胞の肺への浸潤による死亡例である[12]．これはわずかに肺胞上皮にHER2が発現していることにより起こった"on-target, off-tumor effect"である．これらの例からもわかるように，正常の非血液系正常組織において発現がみられる標的抗原に対してはきわめて慎重にならざるを得ない．しかし，がん特異的な遺伝子タンパク質の網羅的解析はすでに述べたように世界的に大々的になされており，未知のものが残されている可能性は低い．そこで，タンパク質のがん特異的な立体構造や糖鎖修飾により形成される抗原を標的とする試みがなされている[11) 13]．

2）腫瘍部位へのCAR-T細胞の効率的な遊走

　CAR-T細胞の腫瘍部位への効率的な遊走は，CAR-T細胞療法の成功，特に固形腫瘍の治療にとって重要である．そのために，例えばT細胞の遊走を制御するケモカインの受容体をCAR-T細胞に導入するなどの試みがなされている．そのなかでも，特筆すべきは，安達・玉田らによる"prime CAR-T細胞"で，IL7とCCL19を発現させることにより固形がんの局所への高度なCAR-T細胞の浸潤を誘導することに成功している[14]．

3）CAR-T細胞の持続性

　CAR-T細胞が体内に存在し続けることが，血液悪性腫瘍患者における永続的な臨床効果のために重要であることが示されており，より長期に体内で生存できるCAR-T細胞の開発が世界的競争となっている．その1つとして特筆すべきは，籠谷・平野らによる新たなCARの報告である[15]．彼らは，従来のCD28/CD3zに加え，改変したインターロイキン(IL)-2受容体β鎖(IL-2Rβ)細胞質ドメインをCARの配列に加えることにより，TCRおよび共刺激シグナルに加えてサイトカインシグナルを伝達させることに成功した．その結果，CAR-T細胞のマウス*in vivo*でのperesistenceを高めることに成功しており，今後の臨床応用が期待される．

4）off the shelf CAR-T細胞の開発

　CAR-T細胞療法は非常に高価な治療であることが社会的には最も大きな問題である．高いコストの大きな理由の1つはCAR-T細胞を患者ごとに製造しなければならないということである．この問題を解決するため，多くの患者に使用できるoff the shelf CAR-T細胞の開発が試みられている．1つの戦略は，GVHDを引き起こす可能性があるT細胞受容体をゲノム編集技術を用いて削除した同種ドナー由来のCAR-T細胞である[16]．別の有望な戦略は，iPS細胞由来のCAR-T細胞である．すでにiPS細胞から機能性T細胞を生産することに成功しており[17) 18]，それらをCAR-T細胞に応用されることが期待されている．

おわりに

　CAR-T細胞の血液がんにおけるその驚異的な有効性から考えて，患者のために何とかして広く使えるように努力すべきである．よく議論されるコストの問題もそのなかでいつかは解決されていくと思われる．CAR-T細胞の開発は米国・中国を中心に，すさまじいスピードで進んでおり，残念ながら日本はかなり遅れをとっている．今後，さらに研究開発を続けて，海外で開発されたCAR-T細胞を使いこなすだけでなく，世界中の人に使ってもらえるようなCAR-T細胞をわが国で開発したいと思っている．

文献

1) June CH & Sadelain M：N Engl J Med, 379：64-73, 2018
2) Maude SL, et al：N Engl J Med, 371：1507-1517, 2014
3) Giavridis T, et al：Nat Med, 24：731-738, 2018
4) Norelli M, et al：Nat Med, 24：739-748, 2018
5) Brudno JN, et al：J Clin Oncol, 36：2267-2280, 2018
6) Cohen AD, et al：J Clin Invest, 130：2210-2221, 2019
7) Raje N, et al：N Engl J Med, 380：1726-1737, 2019
8) Garfall AL, et al：N Engl J Med, 373：1040-1047, 2015
9) Matsui W, et al：Cancer Res, 68：190-197, 2008
10) Smith EL, et al：Sci Transl Med, 11：doi:10.1126/scitranslmed.aau7746, 2019
11) Hosen N, et al：Nat Med, 23：1436-1443, 2017
12) Morgan RA, et al：Mol Ther, 18：843-851, 2010
13) Posey AD Jr, et al：Immunity, 44：1444-1454, 2016
14) Adachi K, et al：Nat Biotechnol, 36：346-351, 2018
15) Kagoya Y, et al：Nat Med, 24：352-359, 2018
16) Qasim W, et al：Sci Transl Med, 9：doi:10.1126/scitranslmed.aaj2013, 2017
17) Maeda T, et al：Cancer Res, 76：6839-6850, 2016
18) Minagawa A, et al：Cell Stem Cell, 23：850-858.e4, 2018

＜著者プロフィール＞
保仙直毅：1994年大阪大学医学部卒業．第3内科（岸本忠三教授）において，主として血液内科の臨床に従事．大学院（指導：杉山治夫教授）卒業後，Stanford大学Irving Weissmanの研究室で腫瘍幹細胞の研究を開始し，scienceの面白さに気づかされた．帰国後は大阪大学医学部にて，血液がんに対する抗体療法の開発を行い，それが発展して現在のCAR-T細胞の研究へとつながった．

10. 多能性幹細胞由来免疫細胞を用いたがん免疫療法

河本　宏，増田喬子

がん免疫療法の領域では，キラーT細胞や樹状細胞等を用いた免疫細胞療法の有効性が示されてきた．しかし，その多くは患者由来の細胞を材料とするため，コスト高，時間がかかる，品質が不安定などの問題があった．免疫細胞を多能性幹細胞（iPS細胞またはES細胞）から再生できれば，量産が可能になり，また他家移植の系すなわち汎用化への道も拡がる．実際に筆者らが進めている再生キラーT細胞を用いる戦略や，再生NKT細胞を用いる戦略は臨床試験が近い段階にきている．本稿ではさらに樹状細胞，マクロファージ，胸腺上皮細胞等の再生についての研究も紹介する．

はじめに

　がんの免疫療法の領域では，T細胞を利用した養子免疫療法は一定の成績を上げている．しかしながら，現在は養子免疫療法は主に自家移植の系で行われており，そのために①体外で増幅するときにT細胞が疲弊しやすい，②コストがかかる，③時間がかかる，④患者から品質のよいT細胞が得られるとは限らない，などの問題点があった．これらの障壁を乗り越えるために，再生医療の技術を用いてT細胞を量産しようという研究が，多くの研究室で進められている．本稿では，

> **［略語］**
> **CAR**：chimeric antigen receptor
> 　（キメラ抗原受容体）
> **ES細胞**：embryonic stem cells
> **iPS細胞**：induced pluripotent stem cells
> **TCR**：T cell receptor（T細胞受容体）

まずT細胞の細胞種について概説した後，筆者らが進めているキラーT細胞の再生についての研究を紹介する．その後，NKT細胞，MAIT細胞，γδT細胞，CAR-T細胞などの，さまざまな種類の再生T細胞を用いた免疫療法の開発研究の現状と課題を紹介する．T細胞以外の細胞として，再生ミエロイド系細胞を用いる方法と，胸腺上皮細胞の再生の試みについても紹介する．

1 T細胞の種類と認識抗原

　まずいろいろな種類のリンパ球について概説する．T細胞はT細胞受容体（T cell receptor：TCR）で抗原を認識し，大きく$\alpha\beta$TCRを発現するもの（$\alpha\beta$T細胞）と$\gamma\delta$TCRを発現するもの（$\gamma\delta$T細胞）に分けることができる（**図1**）．$\alpha\beta$T細胞がT細胞の大半を占め，ヘルパーT細胞，キラーT細胞，制御性T細

Development of cancer immunotherapy using immune cells produced from pluripotent stem cells
Hiroshi Kawamoto/Kyoko Masuda：Institute for Frontier Life and Medical Sciences, Kyoto University（京都大学ウイルス・再生医科学研究所）

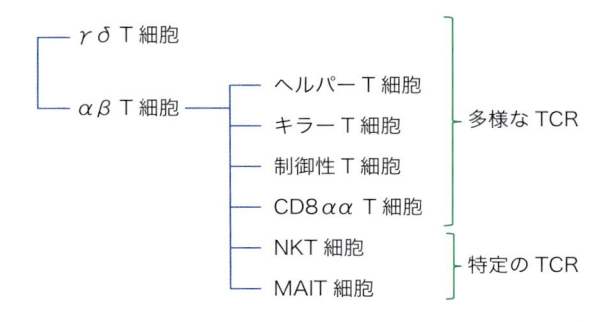

図1　T細胞の種類

$\gamma\delta$ T細胞

$\alpha\beta$ T細胞 ── ヘルパーT細胞 / キラーT細胞 / 制御性T細胞 / CD8$\alpha\alpha$ T細胞 ── 多様なTCR

NKT細胞 / MAIT細胞 ── 特定のTCR

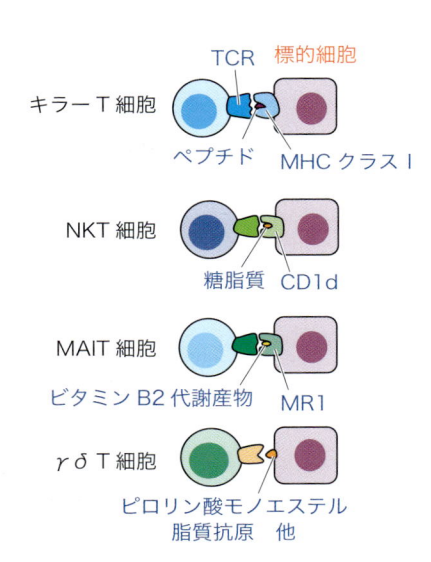

図2　細胞傷害活性をもつT細胞とその認識抗原

キラーT細胞：TCR／標的細胞／ペプチド／MHCクラスI

NKT細胞：糖脂質／CD1d

MAIT細胞：ビタミンB2代謝産物／MR1

$\gamma\delta$ T細胞：ピロリン酸モノエステル　脂質抗原　他

胞，CD8$\alpha\alpha$ T細胞，NKT細胞，MAIT（メイト）細胞等が含まれる．$\gamma\delta$ T細胞，ヘルパーT細胞，キラーT細胞，制御性T細胞，CD8$\alpha\alpha$ T細胞は，TCRの多様性によりいろいろな抗原を認識できる．一方で，$\alpha\beta$ T細胞のなかに特定のTCRしか出さない細胞群が存在し，その代表がNKT細胞とMAIT細胞である．$\gamma\delta$ T細胞，NKT細胞およびMAIT細胞は，機能的には細胞傷害性細胞であるが，サイトカインの放出により免疫を制御するという，ヘルパーT細胞的な働きもする．

　ここでは細胞傷害活性をもつ細胞の抗原認識の対象を見ていこう．キラーT細胞の場合，MHCクラスI分子上に提示されたペプチドを認識する．一方，NKT細胞はCD1d分子上に提示された糖脂質，MAIT細胞はMR1分子上に提示されたビタミンB2代謝産物を認識する．$\gamma\delta$ T細胞はピロリン酸モノエステルや脂質抗原を抗原提示分子を介さずに認識するとされている．いずれも感染に対する生体防御にかかわるとされている（**図2**）．

2 キラーT細胞の再生

1）がんの免疫療法の現状と問題点

　がんの免疫療法はこの数年で大きく進展した．抗CTLA-4抗体や抗PD-1抗体などの免疫チェックポイント阻害抗体はすでに何種類かの固形がんに対して承認されている．一方でT細胞そのものを用いる方法も効果をあげている．例えば腫瘍に浸潤するリンパ球（tumor-infiltrating lymphocyte：TIL）を用いる方法[1]，患者の末梢血中のT細胞にがん抗原特異的なTCR遺伝子を導入するという方法などは，一定の効果

が報告されている[2]．さらにキメラ抗原レセプター（chimeric antigen receptor：CAR）を末梢血T細胞に導入する治療法（CAR-T療法）はB細胞性白血病に著効を示し[3]，日本を含む世界各国ですでに承認されている．なお，これらの養子免疫療法では，基本的にはキラーT細胞とヘルパーT細胞が混ざった状態で使われている．

　これらのT細胞を用いた細胞療法は，原則的に自家移植で行われ，コスト高の問題と，時間がかかるという問題がある．さらに，体外で増幅するときにT細胞が疲弊してしまうというケースや，疾患そのものの影響や受けてきた治療の影響で患者のT細胞の質が低下しているケースが多い，という問題もある．

2）初期化の技術を利用したT細胞のクローニングと増幅

　筆者らは，もしT細胞をiPS細胞から量産できるようになればこれらの問題は解決すると考えた．抗原特異的T細胞を初期化してiPS細胞を作製すると，そのiPS細胞には再構成されたTCR遺伝子のゲノム構造が受け継がれる（**図3**）．そのiPS細胞からT細胞を分化誘導すると，すべてが元のT細胞と同じ反応性をもつT細胞になるというのが基本コンセプトである．このT細胞から作製したiPS細胞を材料として用いる方法を「T-iPS細胞法」とよんでいる．iPS細胞の段階でほぼ無限に増幅できるので，新鮮なT細胞を必要なだけ

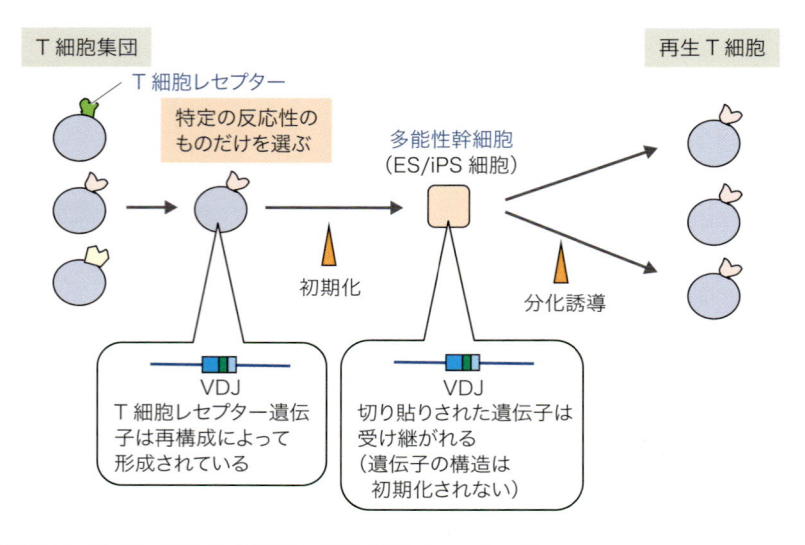

図3 iPS細胞技術を用いた抗原特異的T細胞の再生戦略のコンセプト
抗原特異的T細胞からES/iPS細胞を作製すると，そのES/iPS細胞には再構成されたT細胞レセプター（TCR）遺伝子のゲノム構造が受け継がれる．そのES/iPS細胞からT細胞を分化誘導すると，すべてが元のT細胞と同じTCRをもつT細胞になる．

作製することができる．筆者らはまず悪性黒色腫（メラノーマ）に発現するMART-1抗原に特異的なキラーT細胞の再生に成功し，2013年に報告した[4]．筆者らと同時に，中内らはウイルス抗原特異的キラーT細胞の再生に成功したという報告をしている[5]．

3）高品質なキラーT細胞の分化誘導法の開発

2013年の報告の時点では，再生したT細胞はCD8 $\alpha\alpha$ ホモダイマーを発現していた．CD8 $\alpha\alpha$ ホモダイマーは，CD8 $\alpha\alpha$ T細胞や $\gamma\delta$ T細胞の一部が発現しており，HLA分子と結合できないのでTCRシグナルを増強できない（**図4A**）．そこで，筆者らは新規のT細胞分化誘導法を開発した[6]．培養中に生成した未成熟なCD4CD8共陽性細胞のTCRに刺激を加えることでCD8陽性T細胞が生成する．従来の方法では，培養中の細胞全部に刺激を加えるという方法をとっていたが，新しい方法では，CD4CD8共陽性細胞をCD4CD8共陰性細胞から分離したうえで，刺激を加えた（**図4B**）．この方法によって，CD8 $\alpha\alpha$ 型のT細胞が効率よく誘導できるようになった．この技術を用いて，WT1抗原特異的なキラーT細胞を再生した．再生したT細胞は，iPS細胞を作製する際に材料にした健常人末梢血由来のキラーT細胞と同等の細胞傷害活性を示した（**図5A**）．またWT1抗原を発現する白血病細胞株を用

いたゼノグラフトモデルで治療効果を示した（**図5B**）．

4）TCR遺伝子導入法を利用：他家移植に向けての戦略

これまではT-iPS細胞法について述べてきたが，TCR遺伝子をiPS細胞に導入するという方法を用いれば，同じような細胞をより簡単に得られると考えた（**図6**）．この方法を「TCR-iPS細胞法」とよんでいる．この方法については，筆者らは2014年の時点で出願している．筆者らはまずWT1抗原陽性キラーT細胞をT-iPS細胞法で再生し，その再生キラーT細胞からTCR遺伝子をクローニングして，T細胞由来でないiPS細胞に導入した（WT1-TCR-iPS細胞）．そのWT1-TCR-iPS細胞からもCD8 $\alpha\beta$ 型のキラーT細胞を誘導することができ，その再生T細胞はWT1-T-iPS細胞から再生したT細胞と同等の抗原特異的細胞傷害活性を示した（論文投稿中）．

この方法を他家移植の系で使えば，筆者らの戦略の汎用性が格段に高くなると考えている．この場合，すでに効果や安全性が確かめられたTCR遺伝子を導入する．iPS細胞としては，京都大学iPS細胞研究所が作製しているHLAハプロタイプホモのiPS細胞ストックを用いる予定である．種々のHLA型やがん抗原に対応した再生キラーT細胞を作製して凍結保存しておくこと

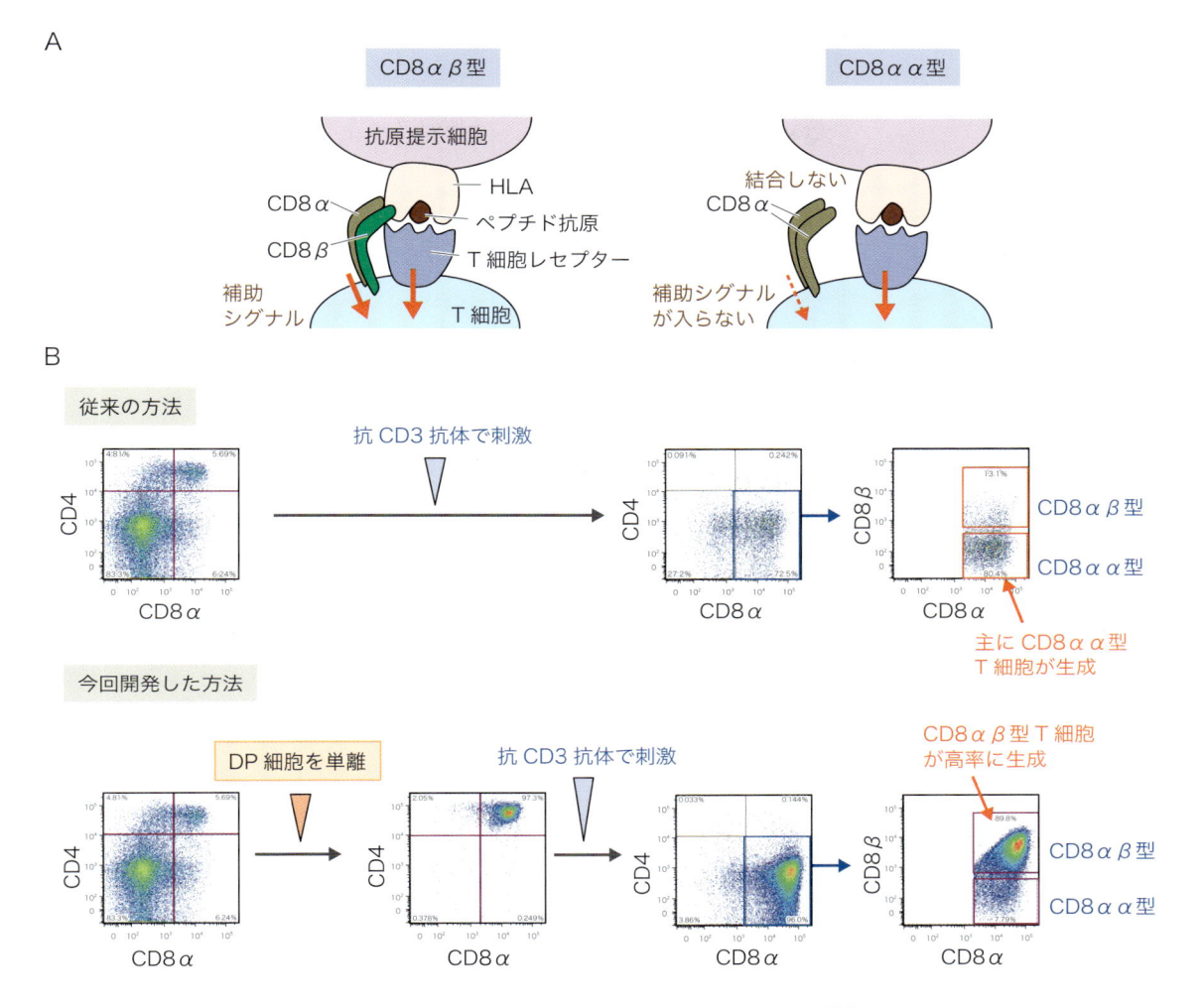

図4　高品質なキラーT細胞の誘導法：CD4CD8共陽性細胞を単離してから刺激

A）CD8 $\alpha\beta$ は，CD8 α 分子とCD8 β 分子が会合したヘテロダイマーで，MHC分子に結合することによりTCRの共レセプターとして働く．一方CD8 $\alpha\alpha$ はCD8 α 分子2つが会合したホモダイマーで，MHC分子と結合できないので，TCRシグナルを増強することができない．通常のキラーT細胞はCD8 $\alpha\beta$ を発現している．CD8 $\alpha\alpha$ は腸管に多い自然免疫型のT細胞や $\gamma\delta$ T細胞のなかの一部が発現している．**B**）従来は，CD4CD8共陽性細胞が生成した時点で，抗CD3抗体による刺激を培養細胞全部に加えていたが，この方法ではCD8 $\alpha\alpha$ 型のキラーT細胞が生じていた．今回開発した方法では，CD4CD8共陽性細胞を磁気ビーズなどにより単離し，その後CD3抗体で刺激を加えた．この方法ではCD8 $\alpha\beta$ 型キラーT細胞が高率に生成した．

により，即納可能なキラーT細胞製剤のバンクを整備できると考えている．

　金子らのグループもわれわれと同様の方法を進めており，最近WT1抗原特異的TCRを導入したiPS細胞から再生したT細胞の有効性を示した論文を報告した[7]．なお，このTCRを用いたTCR遺伝子導入自家T細胞療法の臨床試験は急性白血病あるいは骨髄異形成症候群を対象として行われ，8例についての成績が発表されている[8]．重大な副作用は認められず，2例で骨髄中の芽球の減少が一時的に確認されたが，顕著な有効性はみられていない．

3 NKT細胞

　NKT細胞をiPS細胞から再生してがん治療に使うという戦略は，理化学研究所（理研）のグループを軸と

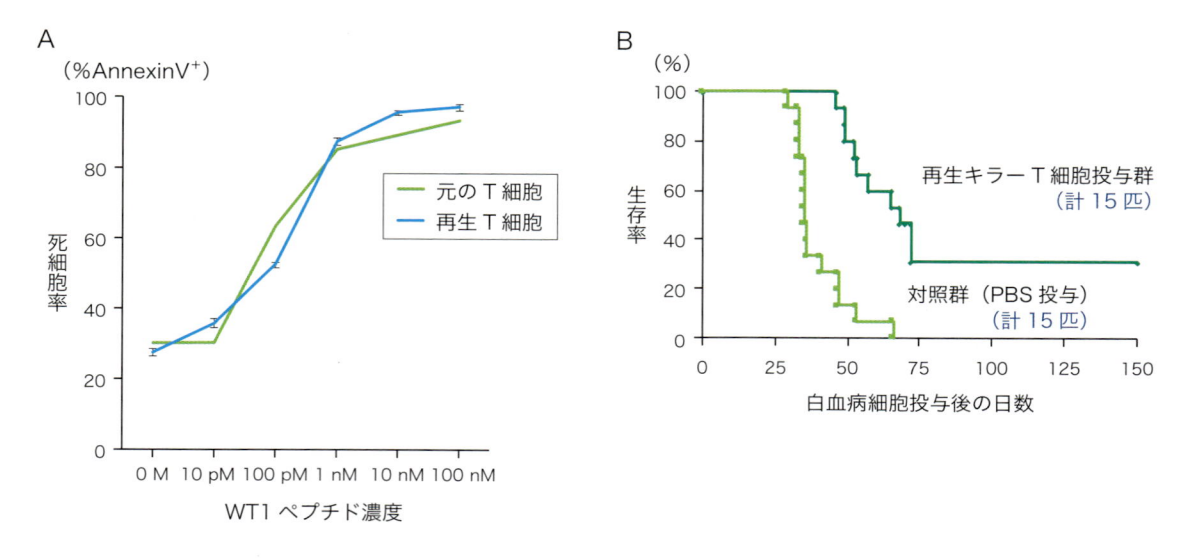

図5　再生したWT1抗原特異的キラーT細胞は白血病モデルマウスで治療効果を示した

A）健常人の末梢血からWT1抗原特異的キラーT細胞を増幅し，iPS細胞を作製した．次に**図4B**下段と同じ方法でそのiPS細胞からWT1抗原特異的再生キラーT細胞を作製した．攻撃側の細胞として元のキラーT細胞あるいは再生T細胞を用い，一方標的細胞（B細胞芽球様細胞株）にさまざまな濃度でWT1ペプチド抗原を添加して，3：1の割合で混合培養した．6時間後に，標的細胞のなかの死細胞の割合を測定した．B）免疫不全マウスにWT1抗原を発現するヒト白血病細胞（HL60）を2×10^4個腹腔内に播種した．翌日から1週間ごとに計4回再生キラーT細胞5×10^6個をリン酸緩衝生理食塩水（PBS）に懸濁して腹腔内投与した．対照群では同じ量のPBSだけを腹腔内投与した．

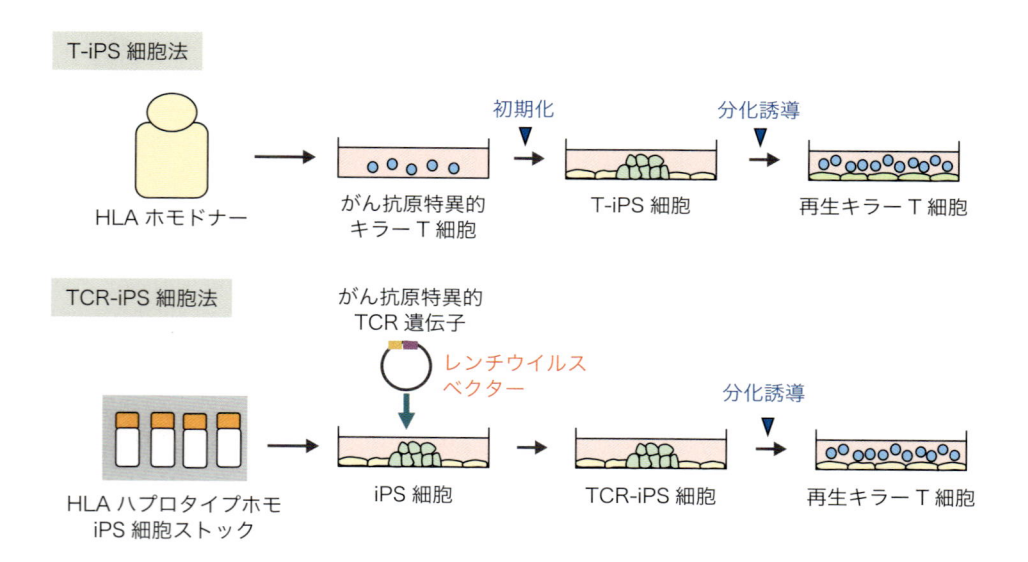

図6　TCR-iPS細胞を用いる戦略

上段にはT細胞からiPS細胞を作製する方法（T-iPS細胞法），下段にはiPS細胞にTCR遺伝子を導入する方法（TCR-iPS細胞法）を示す．TCR-iPS細胞法ではiPS細胞ストックを母体となるiPS細胞として使用する．京都大学iPS細胞研究所はHLAハプロタイプホモ接合型のドナーからiPS細胞を作製してストックする事業を進めている．このiPS細胞ストックに，安全性と有効性が認められているがん抗原特異的TCR遺伝子を導入することにより，TCR-iPS細胞を作製する．

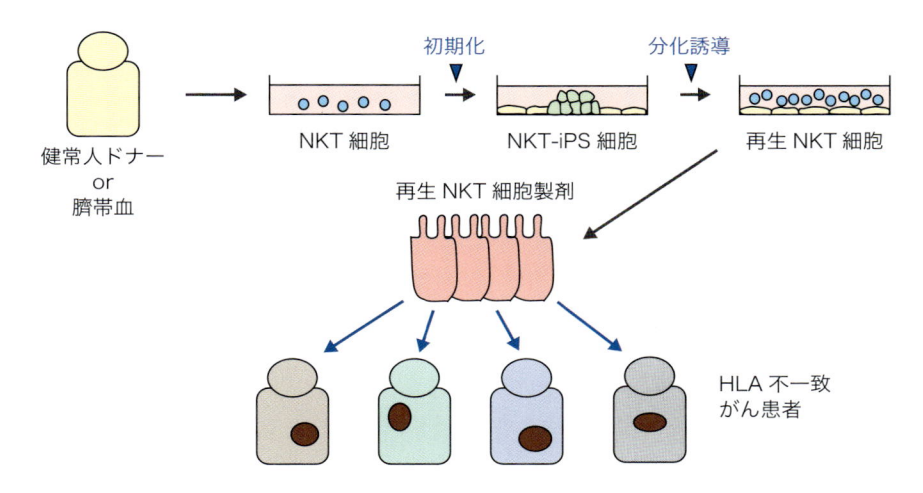

図7 再生NKT細胞を用いる戦略
理研が開発中の汎用型の再生NKT細胞は免疫活性化というアジュバント的な役割を期待されている。再生NKT細胞は，ドナーと患者のHLAが一致か不一致を問わずに投与することが想定されている。

して進められており，臨床試験の直前まできている。前述のようにNKT細胞はCD1d分子上に提示された糖脂質抗原を認識し，細胞傷害活性をもつが，同時にサイトカイン産生能も高く，ヘルパーT細胞的な働きをする。NKT細胞を用いたがん免疫療法は，千葉大学などで頭頸部がんに対する先進医療として現在行われている。この場合は，患者の末梢血単核球から抗原提示細胞を分化誘導したうえでNKT細胞を活性化できる抗原（α-GalCel）を提示させ，その後患者に投与するという方法がとられている。

一方，開発中のiPS細胞由来NKT細胞療法では，再生したNKT細胞自体を投与することが計画されている（**図7**）。また，自家移植ではなく，HLAを合致させない他家移植が想定されている。HLA不一致で行われる場合，NKT細胞に期待されているのは「免疫を活性化する」という，いわゆるアジュバント的な役割である。

NKT細胞を多能性幹細胞技術で再生するというプロジェクトは，理研の免疫アレルギー科学総合研究センターにおいて2004年頃から進められており，筆者もそのプロジェクトに加わっていた。当時はまだiPS細胞技術はなかったので，核移植という技術を用いて，NKT細胞由来クローンマウスや，NKT細胞由来ES細胞がつくられ，さらにそのようなES細胞からNKT細胞が再生された[9]。

最近，理研のグループ[10]と京都大学のグループ[11]が，ヒトNKT細胞を再生したと報告した。ここでは理研のグループのデータを紹介する。ドナー（3例）の末梢血中のNKT細胞からiPS細胞がつくられ，それらのiPS細胞からNKT細胞が再生された。再生NKT細胞はどの例でも腫瘍細胞に対する高い細胞傷害活性を示した。また，ヒト末梢血単核球を輸注した免疫不全マウスにα-GalCel負荷樹状細胞と再生NKT細胞を同時に投与するという実験で，NK細胞が活性化されるという知見が得られている。前述のように再生NKT細胞療法では免疫を非特異的に活性化する効果が期待されており，この実験はそのようなアジュバント効果を評価しようとしたものである。

4 MAIT細胞

マウスではNKT細胞が多い一方でMAIT細胞はごく少ないが，ヒトでは逆で，MAIT細胞は均一なTCRを出す細胞群としてはT細胞のなかで最大の集団である。末梢血のT細胞中の1〜10％，肝臓ではT細胞中の20〜50％を占める。

前述のようにMAIT細胞は細菌感染に対して抗菌的に働くが，自己免疫疾患との関連も示唆されている。例えば，多発性硬化症では脳の病変部への集積がみられる[12]。また，がんとの関連も指摘されており，例えば，結腸がんで病変部位への集積が報告されている[13]。

さらに，腫瘍細胞株に対して抗腫瘍活性を発揮することも報告されている[14]．

2013年，若尾らのグループは，ヒトMAIT細胞からiPS細胞をつくり，そのiPS細胞からMAIT細胞を再生することに成功した[15]．再生MAIT細胞は細菌に感染した単球に対して大量のIFN-γを産生した．また，マウスを用いた感染実験で，再生MAIT細胞は抗酸菌に対して静菌作用を示した．

これらの知見をまとめると，再生MAIT細胞は，感染症やがんの治療に使える可能性を秘めていると言えよう．

5 γδT細胞

γδT細胞は粘膜などに多く存在し，病原体感染に対する生体防御の役割を担っている．一方で，腫瘍細胞を殺傷する能力も高いことが知られている．特にγ9δ2T細胞とよばれる細胞集団は多くの種類のがん細胞を攻撃できることが知られており，実際に自家末梢血由来のγ9δ2T細胞を体外で増幅して患者に戻すという臨床試験がさまざまながん種に対して施されている[16]．青井らのグループはγ9δ2T細胞からiPS細胞を作製するのに成功した[17]．最近，シンガポールのグループが同じくγ9δ2T細胞からiPS細胞を作製し，そのiPS細胞から再生したγδT細胞がin vitroで抗腫瘍活性を示したと報告した[18]．今後こういった再生γδT細胞の有効性や安全性の検証が期待される．

6 CAR-T細胞とCAR-NK細胞

CAR-T細胞は，T細胞に抗体分子の特異性を付与したものである．発現させる分子は抗体分子そのものではなく，抗体の抗原認識部位と，TCRシグナル伝達にかかわる分子を組合わせた形になっているので，"キメラ"抗原レセプター（CAR）とよばれている．患者の末梢血T細胞を採取してCARを発現させ，患者に戻すという自家移植の系で用いられている（図8上段）．CD19を標的抗原としたCAR-T療法は，B細胞性の急性白血病や悪性リンパ腫に対して著効を示し，すでに米国に続き日本でも承認された．

2013年にSadelainらはこのCAR-T細胞をiPS細胞から作製したことを報告した[19]．再生CAR-T細胞が発現するTCRは，単一でしかも外来抗原特異的である方がアロ反応を起こす可能性は低い．そのために，この論文では，EBウイルス特異的T細胞からiPS細胞を作製して，そのT-iPS細胞にCAR遺伝子を導入するという方法を用いている（図8下段）．なお，この論文のなかの再生T細胞はCD8ααを出しており，γδT細胞やCD8ααT細胞に近いものとされていた．

CARを導入する土台の細胞としては，細胞傷害活性をもっていればよいので，αβT細胞以外の細胞でも使える可能性がある．実際に，γδT細胞[20]やNKT細胞[21]を用いる研究が進められており，NK細胞を土台とする方法（CAR-NK療法）は臨床試験が行われている[21]．そのような文脈で，最近，CARをiPS細胞由来NK細胞に発現させるという方法も報告されている[22]．

7 iPS細胞由来のミエロイド細胞を用いた戦略

1）抗原提示細胞としての利用

樹状細胞を用いたがん免疫療法は長い歴史があり，2010年には前立腺がんを対象とした自家樹状細胞療法がFDAによって承認されている．ES細胞から樹状細胞を作製する研究は，マウスでは2000年頃から行われている[23]．千住らは2003年にOP9細胞との共培養系を用いてマウスES細胞から樹状細胞を誘導するのに成功し[24]，さらにα-GalCelを負荷した再生樹状細胞が抗腫瘍活性を発揮できることをマウスモデルで示した[25]．2006年にiPS細胞が登場してからは，マウスおよびヒトのiPS細胞を用いた研究もさかんに行われてきた．例えば千住らはヒトiPS細胞から再生した樹状細胞がウイルス抗原特異的キラーT細胞を誘導できることを示している[26]．同じ論文で，iPS細胞から再生したマクロファージが，抗原依存的な貪食活性によって，B細胞性白血病のゼノグラフトモデルで効果を発揮することが示されている．

千住らはさらに，iPS細胞由来のミエロイド細胞にcMYCとBMIを導入して増殖能の高いミエロイド系前駆細胞（iPS-ML）を作製した[27]．この細胞は樹状細胞への分化能を保持しているので，樹状細胞を量産す

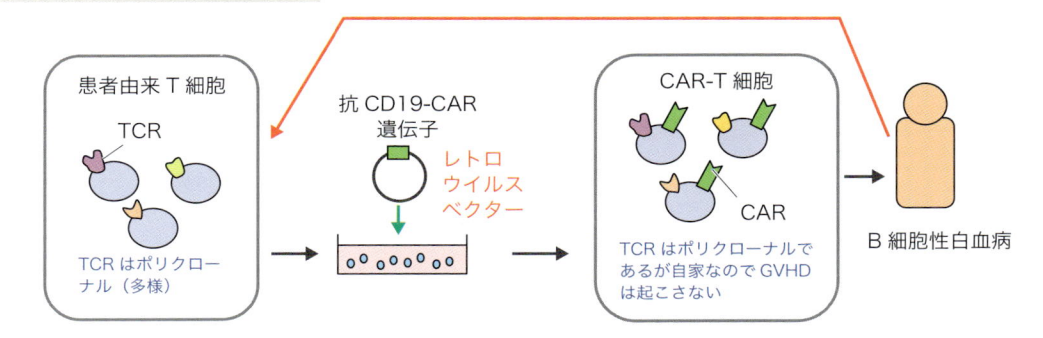

現行の CAR-T 療法（自家移植）

患者由来 T 細胞

TCR

TCR はポリクローナル（多様）

抗 CD19-CAR 遺伝子

レトロウイルスベクター

CAR-T 細胞

CAR

TCR はポリクローナルであるが自家なので GVHD は起こさない

B 細胞性白血病

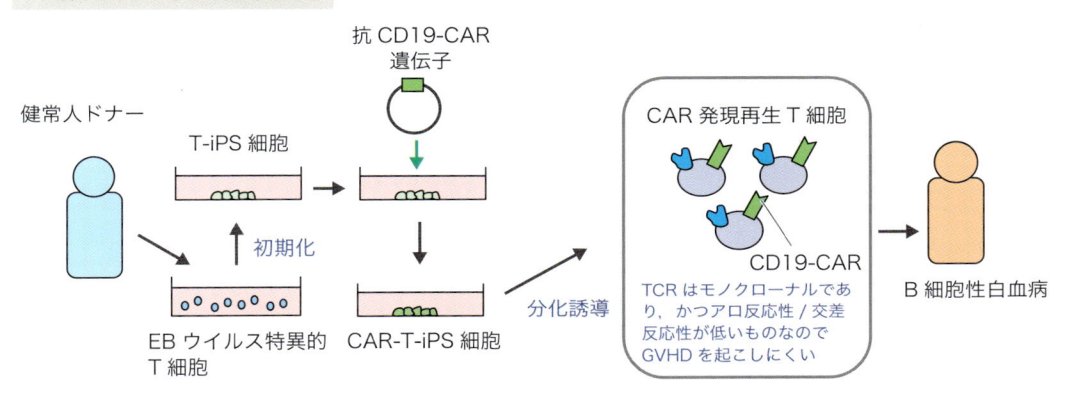

汎用性 CAR-T 療法（他家移植）

抗 CD19-CAR 遺伝子

健常人ドナー

T-iPS 細胞

初期化

EB ウイルス特異的 T 細胞

CAR-T-iPS 細胞

分化誘導

CAR 発現再生 T 細胞

CD19-CAR

TCR はモノクローナルであり，かつアロ反応性 / 交差反応性が低いものなので GVHD を起こしにくい

B 細胞性白血病

図8　再生 CAR-T 細胞を用いる戦略

現時点では図上段のように患者由来の T 細胞に CAR 遺伝子を導入するという方法がとられている．そのようなポリクローナルな T 細胞は，他人へ移植すると移植片対宿主病（graft versus host disease：GVHD）を起こす危険があるために他家移植では使えない．再生 CAR-T 細胞の場合も，iPS 細胞からポリクローナルな T 細胞を再生すると同じ理由で使えない．そのために，特定の抗原に特異的な T 細胞から作製した iPS 細胞を元株として使う必要がある．

るときに使えるという．

2）インターフェロン産生細胞としての利用

上記の iPS-ML 細胞は，マクロファージと同様に組織浸潤に関連する分子を出しているので，千住らは抗腫瘍のエフェクター細胞として使えると考えた．そこで，IFN-β あるいは IFN-γ を高発現するように遺伝子改変した iPS-ML 細胞を作製した．この IFN 産生 iPS-ML 細胞は膵がん[28]，悪性黒色腫[29] などのゼノグラフトモデルで治療効果を示した．

8 胸腺上皮細胞

少し異なる方向性をもった戦略として，T 細胞をつくる環境を再生するという試みが進められている．T 細胞は胸腺で分化 / 成熟する．胸腺のなかの分化途上の T 細胞は胸腺細胞とよばれ，胸腺上皮細胞が胸腺細胞の分化 / 成熟を支持している．胸腺は成人後早々に退縮する臓器であるが，一方で再生能力の高い組織としても知られている．マウスでは例えば致死量の放射線照射後に骨髄移植を施すと，胸腺はいったん顕著に萎縮するが，その後造血の立ち上がりに応じてほぼ元どおりに再生する．このとき，胸腺上皮細胞は旺盛に再生し，それによってドナー由来胸腺細胞が再構築される．しかし，ヒトでは造血幹細胞移植後に T 細胞の回復が遅れがちで，大きな問題になっている．そのため，生体内で胸腺の再生を促すような薬剤（KGF，

IL-22，LH-RH アンタゴニストなど）の投与などの臨床試験が進められている[30]．

ES/iPS 細胞などの多能性幹細胞からの胸腺上皮細胞の再生／胸腺組織の再構築について見ていこう．2009年にマウス ES 細胞から胸腺上皮細胞を再生したという報告がなされた[31]．その後，ヒト多能性幹細胞を用いた 2 つの研究が報告された[32][33]．どちらも，ヒト ES 細胞から胸腺上皮前駆細胞様細胞を誘導し，それらを含む凝集塊を免疫不全マウスに移植したところ，マウス T 細胞の分化を支持したとしている．しかしマウス T 細胞の分化支持能は 22 週以上は続かず，ヒト化マウスを用いた系でもヒト T 細胞分化支持能が非常に低かったことから，高品質な再生胸腺上皮細胞の再生にはまだ至っていないと考えられる．胸腺の再生ではないが，最近，Notch リガンドを強制発現させたマウス間葉細胞を用いたオルガノイド培養系を用いて，ヒト iPS 細胞からヒト T 細胞を再生したという報告があった[34]．ポリクローナルなキラー T 細胞の他にヘルパー T 細胞も再生したとされている．われわれの用いているストローマ細胞単層共培養法では non-T 由来の iPS 細胞から T 細胞を再生した場合は CD4CD8 共陽性段階で分化が停止してしまうので，オルガノイドではうまくいくのだとすれば，興味深い結果である．

おわりに

キラー細胞を用いた細胞療法は，活況を呈している．今回は，エフェクター細胞としていろいろな T 細胞を紹介した．例えば CAR-T 療法では，今は患者の末梢血中の $\alpha\beta$ T 細胞が用いられており，ヘルパー T 細胞とキラー T 細胞が混ざったままで用いられている．しかし，将来的には患者由来の $\gamma\delta$ T 細胞や NK 細胞が使われるようになるかもしれない．したがって，再生した T 細胞を土台として使う戦略でも，どのタイプが一番よいのか，予測がつかない状況である．もちろん，NKT 細胞，MAIT 細胞，$\gamma\delta$ T 細胞などは，CAR の土台細胞としてではなく，元の姿のままでがん治療に使える可能性も高い．今後の展開に目が離せない領域である．

文献

1) Rosenberg SA：Nat Rev Clin Oncol, 8：577-585, 2011
2) Robbins PF, et al：J Clin Oncol, 29：917-924, 2011
3) Grupp SA, et al：N Engl J Med, 368：1509-1518, 2013
4) Vizcardo R, et al：Cell Stem Cell, 12：31-36, 2013
5) Nishimura T, et al：Cell Stem Cell, 12：114-126, 2013
6) Maeda T, et al：Cancer Res, 76：6839-6850, 2016
7) Minagawa A, et al：Cell Stem Cell, 23：850-858.e4, 2018
8) Tawara I, et al：Blood, 130：1985-1994, 2017
9) Watarai H, et al：Blood, 115：230-237, 2010
10) Yamada D, et al：Stem Cells, 34：2852-2860, 2016
11) Kitayama S, et al：Stem Cell Reports, 6：213-227, 2016
12) Willing A, et al：Eur J Immunol, 44：3119-3128, 2014
13) Zabijak L, et al：Cancer Immunol Immunother, 64：1601-1608, 2015
14) Ling L, et al：Sci Rep, 6：20358, 2016
15) Wakao H, et al：Cell Stem Cell, 12：546-558, 2013
16) Kobayashi H, et al：Cancer Immunol Immunother, 60：1075-1084, 2011
17) Watanabe D, et al：Stem Cells Transl Med, 7：34-44, 2018
18) Zeng J, et al：PLoS One, 14：e0216815, 2019
19) Themeli M, et al：Nat Biotechnol, 31：928-933, 2013
20) Capsomidis A, et al：Mol Ther, 26：354-365, 2018
21) Bollino D, et al：Transl Res, 187：32-43, 2017
22) Li Y, et al：Cell Stem Cell, 23：181-192.e5, 2018
23) Fairchild PJ, et al：Curr Biol, 10：1515-1518, 2000
24) Senju S, et al：Blood, 101：3501-3508, 2003
25) Matsuyoshi H, et al：Cancer Sci, 96：889-896, 2005
26) Senju S, et al：Gene Ther, 18：874-883, 2011
27) Haruta M, et al：Gene Ther, 20：504-513, 2013
28) Koba C, et al：PLoS One, 8：e67567, 2013
29) Miyashita A, et al：Cancer Immunol Res, 4：248-258, 2016
30) Chaudhry MS, et al：Immunol Rev, 271：56-71, 2016
31) Lai L & Jin J：Stem Cells, 27：3012-3020, 2009
32) Sun X, et al：Cell Stem Cell, 13：230-236, 2013
33) Parent AV, et al：Cell Stem Cell, 13：219-229, 2013
34) Montel-Hagen A, et al：Cell Stem Cell, 24：376-389.e8, 2019

＜筆頭著者プロフィール＞

河本　宏：1986年京都大学医学部卒業．内科医として3年間研修後，'89年京都大学病院第一内科大学院伊藤和彦研で遺伝子治療の研究．'94年京都大学胸部疾患研究所（現ウイルス再生研）の桂義元研で造血過程および T 細胞分化についての研究を開始．2001年京都大学医学部湊長博研助手．'02年3月より横浜理研免疫センターチームリーダー．'12年4月より京都大学ウイルス再生研教授．'16年より同研究所副所長．最近は再生免疫細胞療法の開発研究に力を入れている．

がん免疫療法の臨床開発における課題と対応

概 論

がん免疫療法のバイオマーカーの現状 および今後の展望

松尾規和，笹田哲朗

免疫チェックポイント阻害剤をはじめとしたがん免疫療法は日常臨床において欠かせない治療となっている．現在，腫瘍組織でのPD-L1発現やマイクロサテライト不安定性などが抗PD-1/PD-L1抗体のコンパニオン診断として採用されているが，十分とは言い難い．したがって，臨床現場で得られた情報・試料を基礎研究へフィードバックするリバーストランスレーショナル研究を推進することにより，新しいバイオマーカー・治療標的の同定が望まれる．本稿ではがん免疫療法，特に免疫チェックポイント阻害剤のバイオマーカーの現状と新規治療戦略への応用について概説する．

1．はじめに

　　がん免疫療法は手術，放射線治療，化学療法に続く"第4の治療"として注目されている．特に，抗PD-1/PD-L1抗体，抗CTLA-4抗体などの免疫チェックポイント阻害剤（immune checkpoint inhibitors：ICI）はここ数年間で各種がんへの適応拡大が進むとともに，1st line 治療としても使用されるようになり，日常臨床において欠かせない治療となっている．しかしながら，単独投与での奏効率は多くのがん種で10〜30％程度であり，治療効果を期待できる症例を治療前あるいは治療早期に選別することが望まれる．また，治療開始直後に急速に増大する例（rapid progression），治療経過中に従来のRECIST（Response Evaluation Criteria in Solid Tumor）評価で進行と判断された後に腫瘍が縮小する例（pseudo-progression），原病変が縮小しているにもかかわらず微小な新規病変が出現する例など，従来の抗がん治療では認め

[略語]
ICI：immune checkpoint inhibitors
irAE：immune-related adverse events
MDSC：myeloid-derived suppressor cell
MSI：microsatellite instability
Treg：regulatory T cell

Current status and perspective of biomarkers for cancer immunotherapy
Norikazu Matsuo[1] /Tetsuro Sasada[2] ：Division of Respirology, Neurology, and Rheumatology, Department of Internal Medicine, Kurume University School of Medicine[1] /Division of Cancer Immunotherapy, Kanagawa Cancer Center Research Institute[2]（久留米大学医学部内科学講座呼吸器・神経・膠原病内科[1] / 神奈川県立がんセンター臨床研究所がん免疫療法研究開発学部[2]）

ない臨床経過をたどる事例もしばしば経験する[1]．したがって，不必要な治療による患者の不利益（有害事象合併・医療費浪費）を回避するためにも，臨床現場で得られた情報・試料を基礎研究へフィードバックするリバーストランスレーショナル研究を推進することにより，奏効群を層別化するバイオマーカーや耐性克服のための新規治療標的の同定が望まれている．本稿では，がん免疫療法，特にICIのバイオマーカーの現状と新規治療戦略への応用について概説する．

2. 免疫チェックポイント阻害剤（ICI）のコンパニオン診断

現時点で報告されているICI（抗PD-1/PD-L1抗体，抗CTLA-4抗体）のバイオマーカー候補の一覧を**表**に示す．このなかで，腫瘍組織でのPD-L1発現とマイクロサテライト不安定性（microsatellite instability：MSI）[※1]が抗PD-1/PD-L1抗体のコンパニオン診断として採用されている．

PD-L1発現に関しては，PD-L1≧50％の非小細胞肺がん症例では抗PD-1抗体による1st line治療が推奨されているように，多くのがん種でPD-L1発現と抗PD-1/PD-L1抗体の臨床効果との相関が報告されている（第3章-1, 2, 5, 7参照）．ただし，腫瘍組織でのPD-L1発現は不均一であり採取部位により結果が異なること，また，化学療法など各種がん治療に伴って動的に変化することが知られている．さらには，PD-L1免疫染色に用いる抗体によって染色・評価法や判定基準が異なり，必ずしも判定結果が一致しないことや，PD-L1陰性と判定された症例においても抗PD-1/PD-L1抗体が奏効する例が少なからず存在することなどが報告されていることから，PD-L1発現にはバイオマーカーとして多くの課題がある[2]．

MSIはDNAのミスマッチ修復酵素の異常を予測するマーカーであり，高頻度マイクロサテライト不安定性（MSI-High）を有する固形がんでは遺伝子変異が高頻度に認められる．がん細胞の遺伝子変異に由来するがん特異的抗原（ネオアンチゲン）は免疫細胞から"非自己（異物）"として認識され免疫原性が高いため，遺伝子変異が多い腫瘍ほど免疫細胞からの攻撃を受けやすいと考えられている．実際，ミスマッチ修復酵素に異常のある固形がんに対して抗PD-1抗体が高い奏効率を示す[3]ことが臨床的に示され，ミスマッチ修復酵素異常を予測するMSIが抗PD-1抗体のコンパニオン診断として日常臨床で用いられている（第3章-6参照）．ただし，MSI-Highの患者はほとんどのがん種において10％以下と多くはない[4]うえに，MSI-Highの患者にも抗PD-1抗体耐性を示す患者が少なからず存在する[5]．このようにPD-L1発現やMSIだけではバイオマーカーとして十分とは言い難く，これら以外のバイオマーカー候補の開発が世界中で進められている[2][6]．

3. 免疫チェックポイント阻害剤（ICI）のバイオマーカー候補

腫瘍微小環境[※2]における抗腫瘍免疫応答の抑制には，免疫チェックポイント分子のみならず，制御性T細胞（regulatory T cell：Treg）・骨髄由来免疫抑制細胞（myeloid-derived sup-

---

※1　マイクロサテライト不安定性（MSI）

DNA複製の際に生じる塩基配列の間違いを修復する機能の低下により，腫瘍組織におけるマイクロサテライト反復配列が正常組織と異なる反復回数を示す現象．DNAのミスマッチ修復酵素の異常を予測するマーカーである．

表　免疫チェックポイント阻害剤のバイオマーカー候補[20]

バイオマーカー	検体	検体採取時点	がん種	薬剤	文献
① 腫瘍細胞					
PD-L1発現	組織	治療前	固形がん	ニボルマブ	Topalian SL, et al：N Engl J Med, 366：2443-2454, 2012
			悪性黒色腫	ニボルマブ	Robert C, et al：N Engl J Med, 372：320-330, 2015
			悪性黒色腫	ペムブロリズマブ	Robert C, et al：N Engl J Med, 372：2521-2532, 2015 Daud AI, et al：J Clin Oncol, 34：4102-4109, 2016
			非小細胞肺がん	ニボルマブ	Borghaei H, et al：N Engl J Med, 373：1627-1639, 2015 Brahmer J, et al：N Engl J Med, 373：123-135, 2015
			非小細胞肺がん	ペムブロリズマブ	Reck M, et al：N Engl J Med, 375：1823-1833, 2016 Herbst RS, et al：Lancet, 387：1540-1550, 2016
			非小細胞肺がん	アテゾリズマブ	Rittmeyer A, et al：Lancet, 389：255-265, 2017
			腎細胞がん	ニボルマブ	Motzer RJ, et al：N Engl J Med, 373：1803-1813, 2015
			尿路上皮がん	ペムブロリズマブ	Bellmunt J, et al：N Engl J Med, 376：1015-1026, 2017
			胃がん	ニボルマブ	Kang YK, et al：Lancet, 390：2461-2471, 2017
			頭頸部がん	ニボルマブ	Ferris RL, et al：N Engl J Med, 375：1856-1867, 2016
腫瘍遺伝子変異量 (tumor mutation burden：TMB)	組織	治療前	悪性黒色腫	イピリムマブ トレメリムマブ	Snyder A, et al：N Engl J Med, 371：2189-2199, 2014
			非小細胞肺がん	ペムブロリズマブ	Rizvi NA, et al：Science, 348：124-128, 2015
			固形がん	抗CTLA-4抗体 抗PD-1抗体	Samstein RM, et al：Nat Genet, 51：202-206, 2019
DNAミスマッチ修復欠損	組織	治療前	固形がん	ペムブロリズマブ	Le DT, et al：Science, 357：409-413, 2017
				抗PD-1抗体	Mandal R, et al：Science, 364：485-491, 2019
マイクロサテライト不安定性 (microsatelliteinstability：MSI)	組織	治療前	固形がん	ペムブロリズマブ	Chung HC, et al：J Clin Oncol, 37：1470-1478, 2019
ヒト白血球抗原 (human leukocyte antigen：HLA)	組織	治療前	悪性黒色腫	ニボルマブ	Inoue H, et al：Oncoimmunology, 5：e1204507, 2016 Ishida Y, et al：J Invest Dermatol, 137：2443-2444, 2017
			悪性黒色腫 非小細胞肺がん	抗CTLA-4抗体 抗PD-1抗体	Chowell D, et al：Science, 359：582-587, 2018
腫瘍内インドールアミン酸素添加酵素（indoleamine 2,3-dioxy-genase：IDO)	組織	治療前	悪性黒色腫	イピリムマブ	Hamid O, et al：J Transl Med, 9：204, 2011
インターフェロンγ	組織	治療開始前後	悪性黒色腫	イピリムマブ	Ji RR, et al：Cancer Immunol Immunother, 61：1019-1031, 2012
		治療前	非小細胞肺がん	デュルバルマブ	Higgs BW, et al：Clin Cancer Res, 24：3857-3866, 2018
② 腫瘍浸潤免疫細胞・腫瘍微小環境					
腫瘍浸潤リンパ球 (tumor infiltrating lymphocyte：TIL)	組織	治療開始前後	悪性黒色腫	ペムブロリズマブ	Tumeh PC, et al：Nature, 515：568-571, 2014
		治療前	頭頸部がん	ニボルマブ	Solomon B, et al：Cancer Immunol Res, 6：295-304, 2018

> **※2　腫瘍微小環境**
>
> 正常細胞（免疫細胞，線維芽細胞，血管細胞など），生体分子，細胞外マトリクスなどから構成される，がん細胞（腫瘍）周囲の微小環境．がん細胞と微小環境が相互に影響し合うことにより，腫瘍増殖が制御される．

バイオマーカー	検体	検体採取時点	がん種	薬剤	文献
CD4陽性Tリンパ球のinducible costimulator（ICOS）発現	組織	治療後	悪性黒色腫	イピリムマブ	Carthon BC, et al：Clin Cancer Res, 16：2861-2871, 2010
腫瘍浸潤Tリンパ球受容体多様性	組織	治療前	悪性黒色腫	ペムブロリズマブ	Tumeh PC, et al：Nature, 515：568-571, 2014

③ 血中循環細胞・因子

細胞数

バイオマーカー	検体	検体採取時点	がん種	薬剤	文献
リンパ球数	血液	治療前	悪性黒色腫	イピリムマブ	Martens A, et al：Clin Cancer Res, 22：2908-2918, 2016
		治療開始後	悪性黒色腫	イピリムマブ	Wilgenhof S, et al：J Immunother, 36：215-222, 2013
		治療開始後	悪性黒色腫	ニボルマブ	Nakamura Y, et al：Oncotarget, 7：77404-77415, 2016
好酸球数	血液	治療前	悪性黒色腫	イピリムマブ	Martens A, et al：Clin Cancer Res, 22：2908-2918, 2016
		治療前	悪性黒色腫	ペムブロリズマブ	Weide B, et al：Clin Cancer Res, 22：5487-5496, 2016
		治療開始前後	悪性黒色腫	イピリムマブ	Gebhardt C, et al：Clin Cancer Res, 21：5453-5459, 2015
好中球・リンパ球比	血液	治療前	悪性黒色腫	ニボルマブ	Fujisawa Y, et al：Br J Dermatol, 179：213-215, 2018
		治療前	非小細胞肺がん	ニボルマブ	Bagley SJ, et al：Lung Cancer, 106：1-7, 2017
		治療開始前後	非小細胞肺がん	ニボルマブ	Suh KJ, et al：Cancer Immunol Immunother, 67：459-470, 2018
制御性T細胞（regulatory T cell：Treg）	血液	治療前	悪性黒色腫	イピリムマブ	Martens A, et al：Clin Cancer Res, 22：2908-2918, 2016
		治療開始前後	悪性黒色腫	イピリムマブ	Simeone E, et al：Cancer Immunol Immunother, 63：675-683, 2014
骨髄由来免疫抑制細胞（myeloid-derived suppressor cell：MDSC）	血液	治療前	悪性黒色腫	イピリムマブ	Weber J, et al：Cancer Immunol Res, 4：345-353, 2016
				ニボルマブ	Kitano S, et al：Cancer Immunol Res, 2：812-821, 2014
Th9細胞（IL-9$^+$CD4$^+$T細胞）	血液	治療後	悪性黒色腫	ニボルマブ	Nonomura Y, et al：Oncoimmunology, 5：e1248327, 2016
CD62L^{low}CD4$^+$T細胞	血液	治療前	非小細胞肺がん	ニボルマブ	Kagamu H, et al：J Clin Oncol, 35, 2017 (suppl; abstr 11525)
T細胞受容体多様性	血液	治療前	非小細胞肺がん	イピリムマブ	Postow MA, et al：J Immunother Cancer, 3：23, 2015
循環T細胞・NK細胞のTIM3発現	血液	治療開始前後	非小細胞肺がん	イピリムマブ	Tallerico R, et al：Oncoimmunology, 6：e1261242, 2017

可溶性因子

バイオマーカー	検体	検体採取時点	がん種	薬剤	文献
可溶性CTLA-4	血液	治療前	悪性黒色腫	イピリムマブ	Pistillo MP, et al：Cancer Immunol Immunother, 68：97-107, 2019
可溶性PD-L1	血液	治療開始前後	悪性黒色腫	イピリムマブ 抗PD-1抗体	Zhou J, et al：Cancer Immunol Res, 5：480-492, 2017
可溶性PD-L1	血液	治療前	非小細胞肺がん	ニボルマブ	Okuma Y, et al：Clin Lung Cancer, 19：410-417.e1, 2018
可溶性CD163	血液	治療開始前後	悪性黒色腫	ニボルマブ	Fujimura T, et al：Front Oncol, 8：530, 2018
可溶性NKG2D	血液	治療前	悪性黒色腫	抗CTLA-4抗体 抗PD-1抗体	Maccalli C, et al：Oncoimmunology, 6：e1323618, 2017
IDO活性（kynurenine/tryptophan ratio）	血液	治療前	非小細胞肺がん	ニボルマブ	Botticelli A, et al：J Transl Med, 16：219, 2018
アンジオポエチン2	血液	治療開始前後	悪性黒色腫	イピリムマブ 抗PD-1抗体	Wu X, et al：Cancer Immunol Res, 5：17-28, 2017
CCL3	血液	治療前	悪性黒色腫	イピリムマブ	Jamal R, et al：J Immunother Cancer, 5：83, 2017
CCL4	血液	治療前	悪性黒色腫	イピリムマブ	Jamal R, et al：J Immunother Cancer, 5：83, 2017

バイオマーカー	検体	検体採取時点	がん種	薬剤	文献
CXCL2	血液	治療開始前後	非小細胞肺がん	ニボルマブ	Matsuo N, et al：Int J Cancer, 144：1170-1179, 2019
CXCL5	血液	治療前	悪性黒色腫	ニボルマブ	Fujimura T, et al：Front Med (Lausanne), 6：86, 2019
CXCL8（IL-8）	血液	治療前	悪性黒色腫	イピリムマブ	Jamal R, et al：J Immunother Cancer, 5：83, 2017
		治療開始前後	非小細胞肺がん	ニボルマブ	Sanmamed MF, et al：Ann Oncol, 28：1988-1995, 2017
MMP2	血液	治療開始前後	非小細胞肺がん	ニボルマブ	Matsuo N, et al：Int J Cancer, 144：1170-1179, 2019
LDH	血液	治療前	悪性黒色腫	イピリムマブ	Delyon J, et al：Ann Oncol, 24：1697-1703, 2013
CRP	血液	治療開始前後	悪性黒色腫	イピリムマブ	Simeone E, et al：Cancer Immunol Immunother, 63：675-683, 2014
エクソソーム					
エクソソーム PD-L1	血液	治療前	悪性黒色腫	ペムブロリズマブ	Chen G, et al：Nature, 560：382-386, 2018
		治療前	悪性黒色腫 非小細胞肺がん	抗PD-1抗体	Del Re M, et al：Br J Cancer, 118：820-824, 2018
T細胞由来エクソソームのPD-1・CD28 樹状細胞由来エクソソームのCD80・CD86	血液	治療前 治療開始前後	悪性黒色腫	イピリムマブ	Tucci M, et al：Oncoimmunology, 7：e1387706, 2018
血中循環腫瘍DNA					
血中循環腫瘍DNA	血液	治療開始前後	悪性黒色腫	抗PD-1抗体	Lee JH, et al：Ann Oncol, 28：1130-1136, 2017 Lee JH, et al：JAMA Oncol, 4：717-721, 2018
			胃がん	ペムブロリズマブ	Kim ST, et al：Nat Med, 24：1449-1458, 2018
④ 腸内細菌叢					
腸内細菌叢	便	治療前	悪性黒色腫	イピリムマブ	Chaput N, et al：Ann Oncol, 28：1368-1379, 2017
			悪性黒色腫	抗PD-1抗体	Gopalakrishnan V, et al：Science, 359：97-103, 2018
			非小細胞肺がん 腎がん	抗PD-1抗体	Routy B, et al：Science, 359：91-97, 2018
			悪性黒色腫	抗PD-1抗体	Matson V, et al：Science, 359：104-108, 2018
⑤ その他					
性別	–	–	悪性黒色腫 非小細胞肺がん	イピリムマブ 抗PD-1抗体	Wu Y, et al：Int J Cancer, 143：45-51, 2018
			悪性黒色腫	抗PD-1抗体	Nosrati A, et al：Br J Cancer, 116：1141-1147, 2017
年齢	–	–	悪性黒色腫 前立腺がん 非小細胞肺がん 腎がん	抗CTLA-4抗体 抗PD-1抗体	Nishijima TF, et al：Cancer Treat Rev, 45：30-37, 2016
腫瘍容積	–	–	悪性黒色腫	ペムブロリズマブ	Joseph RW, et al：Clin Cancer Res, 24：4960-4967, 2018
performance status（PS）	–	–	非小細胞肺がん	ニボルマブ	Bagley SJ, et al：Lung Cancer, 106：1-7, 2017
免疫関連有害事象 (immune-related adverse events：irAE)	–	–	非小細胞肺がん	ニボルマブ	Teraoka S, et al：J Thorac Oncol, 12：1798-1805, 2017 Haratani K, et al：JAMA Oncol, 4：374-378, 2018
			腎がん	イピリムマブ	Yang JC, et al：J Immunother, 30：825-830, 2007
			悪性黒色腫	イピリムマブ	Fujisawa Y, et al：J Dermatol Sci, 89：60-66, 2018

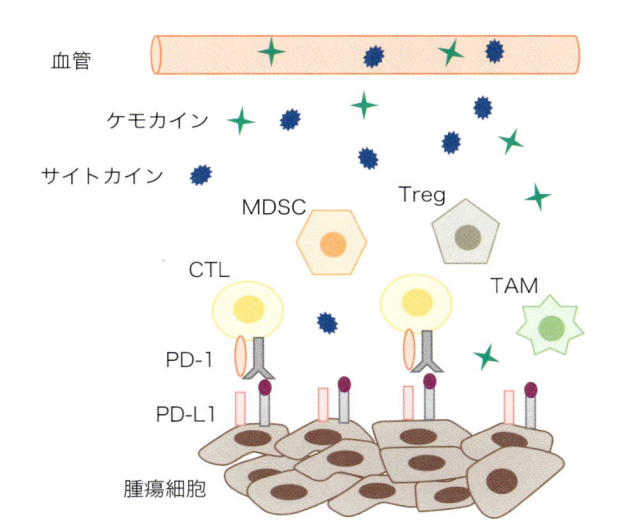

血中循環細胞・因子
- 免疫細胞・循環腫瘍細胞（数・形質）
- サイトカイン
- ケモカイン
- エクソソーム
- 血中循環腫瘍 DNA

腫瘍浸潤免疫細胞
- 細胞傷害性 T 細胞（CTL）
- 制御性 T 細胞（Treg）
- 骨髄由来免疫抑制細胞（MDSC）
- 腫瘍関連マクロファージ（TAM）

腫瘍細胞
- PD-L1 発現
- 腫瘍遺伝子変異量
- DNA ミスマッチ修復欠損
- マイクロサテライト不安定性
- ヒト白血球抗原（HLA）

図　腫瘍微小環境における免疫応答とバイオマーカー

腫瘍細胞でのPD-L1 発現，マイクロサテライト不安定性（microsatellite instability：MSI），遺伝子変異数（tumor mutation burden：TMB）などと免疫チェックポイント阻害剤の治療効果との関連が報告されている．また，腫瘍免疫の制御にはがん細胞周囲に浸潤する細胞傷害性T細胞（cytotoxic T lymphocyte：CTL），制御性T細胞（regulatory T cell：Treg），骨髄由来免疫抑制細胞（myeloid-derived suppressor cells：MDSC），腫瘍関連マクロファージ（tumor-associated macrophage：TAM），さらにはこれらの細胞から分泌されるサイトカインやケモカインなどの可溶性因子がかかわっている．そのため，腫瘍，がん細胞周囲に浸潤する免疫細胞，可溶性因子により形成される腫瘍微小環境の解析は新たなバイオマーカー開発につながる可能性がある．

pressor cell：MDSC）・M2マクロファージなどの抑制性細胞，サイトカイン・ケモカインなどの可溶性因子，などさまざまなメカニズムが複雑に関与している（**図**）．ICIをはじめとした免疫療法に伴う腫瘍微小環境ならびに全身での免疫応答についてはいまだ不明な点が多いため，これらの動態の探索により新規バイオマーカー・治療標的の発見をめざして，患者由来検体（腫瘍組織や末梢血）を用いた研究が数多く行われている．これまでに報告されたバイオマーカー候補に関して，①腫瘍細胞，②腫瘍浸潤免疫細胞・腫瘍微小環境，③血中循環細胞・因子，④腸内細菌叢，⑤その他，に分けて説明する．

1）腫瘍細胞

前述の腫瘍細胞でのPD-L1 発現やMSIのみならず，腫瘍遺伝子変異量（tumor mutation burden：TMB）[7) 8)]やHLA[9)]などがバイオマーカー候補として報告されている（第3章-1，2，5，7参照）．腫瘍遺伝子変異量が多いほど免疫細胞により認識されるがん特異的抗原（ネオアンチゲン）が増えるため，抗PD-1/PD-L1抗体の臨床効果が高まる[7) 8)]と推測されている．また，細胞傷害性T細胞により認識されるがん抗原はHLA class I分子により抗原提示される必要があるため，各HLA class I分子がheterozygousで存在し多様性が高いほど抗原提示されるがん抗原の数が増え（すなわち，がん細胞がT細胞に攻撃されやすくなり），ICIの臨床効果が高まる[9)]と推測されている．

2）腫瘍浸潤免疫細胞・腫瘍微小環境

がん細胞を攻撃する腫瘍浸潤リンパ球（tumor infiltrating lymphocyte：TIL）が多い腫瘍（"hot" tumor）では抗PD-1抗体の効果が高いことや，腫瘍特異的T細胞の選択的増殖を反映するT細胞受容体レパトアがICIの治療効果と相関することなどが報告されている（第3章-1，

7参照)[10]．さらに，腫瘍特異的免疫反応を反映するIFN-γ signature（ケモカイン，抗原提示関連遺伝子など）がICIの治療効果と相関すると報告されている（第3章-7参照）[11]．ただし，これら腫瘍浸潤免疫細胞・腫瘍微小環境の情報を得るためには侵襲を伴う組織検体の採取が必要である．したがって，くり返して頻回に解析するのは困難であり治療中の免疫動態のモニタリングには適さない．

3）血中循環細胞・因子

循環腫瘍細胞，循環腫瘍DNA（circulating tumor DNA：ctDNA），エクソソームなどがん細胞の状態を直接反映する因子と，免疫細胞（リンパ球・好中球・単球・MDSCなどとそのサブセット）や可溶性因子（サイトカイン・ケモカインなど）など免疫応答を含む全身性の反応を反映する因子が含まれる．これらの解析には低侵襲かつ簡便に採取可能である末梢血を使用するため，治療中に頻回の検体採取が可能であり，治療前の測定値のみならず治療後の測定値や治療前後の測定値の変化と治療効果との相関を検討した報告も多い．例えば，Th9細胞（IL-9$^+$CD4$^+$ T細胞）（第3章-1参照）やCD62L^{low}CD4$^+$ T細胞（第3章-2参照）など特定のリンパ球サブセットの頻度がバイオマーカーとして報告されているが，これらのリンパ球の抗腫瘍免疫における役割を反映しているものと思われる．また，近年，悪性黒色腫（メラノーマ）におけるsoluble PD-L1，soluble CTLA-4，soluble CD163，CCL3，CCL4，CXCL5，IL-8，Angiopoietin-2や肺がんにおけるsoluble PD-L1，IL-8など末梢血中の可溶性因子に関する報告も増えている．例えば，われわれの最近の研究では，進行・再発非小細胞肺がん患者に対する抗PD-1抗体投与後に末梢血中CXCL2の減少した例ならびにMMP2の増加した例が良好な無増悪生存期間を示した．特に，血中CXCL2は病勢増悪に先だって上昇する傾向があり，治療効果のモニタリングに応用できる可能性が示唆された[12]．

4）腸内細菌叢

腸内細菌叢の多様性が大きいほどICIの治療効果が高く，腸内細菌叢を乱すとされる抗生剤を使用すると治療効果が低下する，と報告されている[13]～[15]．興味深いことに，ICIの有効性と相関する菌種は報告によって異なるが，その原因は不明である[13]～[15]．現在，便移植により腸内環境を改善することによって，ICIの治療効果を高めようとする臨床試験が実施されている．

5）その他

1～4の他に，性別，年齢，腫瘍径，performance status（PS），免疫関連有害事象（immune-related adverse events：irAE）などの臨床所見がICIのバイオマーカーとして報告されている．特に，irAEとICIの治療効果との相関が複数報告[16] [17]されているが，ICIにより抗腫瘍免疫応答のみならず，正常細胞に発現する自己抗原に対する免疫応答も亢進して，自己免疫疾患・炎症性疾患様のirAE発現をきたすと推測される．ただし，irAE出現のメカニズムの詳細については現時点では不明な点も多く，今後の解明が待たれる[17]．

4．バイオマーカー同定と新規治療戦略への応用

リバーストランスレーショナル研究により同定されたバイオマーカーは奏効例の選別に有用なばかりではなく，メカニズム解明により耐性克服のための治療標的が同定されれば，新規治療戦略への応用が可能となる（第3章-3，4，8参照）．例えば，ICIのバイオマーカーとして報告されているTregやMDSCは耐性克服のための治療標的として期待されている．

Tregは古くから腫瘍微小環境における抗腫瘍免疫抑制にかかわる因子として知られており，

腫瘍組織におけるTregの存在はさまざまながん種において予後不良因子とされている[18]．また，悪性黒色腫に対するイピリムマブ投与中の末梢血中Tregの減少は良好な腫瘍縮小効果と関係している．Tregの抑制は免疫チェックポイント阻害剤の耐性克服につながる可能性があり，Tregを標的とした治療法としていくつかのアプローチが開発されている（第3章-3，4参照）．また，MDSCは骨髄から誘導される免疫抑制細胞であり，Tregと同様に腫瘍微小環境における抗腫瘍免疫抑制にかかわっている[19]．マウスモデルにおいてMDSCの抑制は抗PD-1抗体の治療効果を増強することが示されているため，ヒトにおいてもMDSCの抑制が免疫チェックポイント阻害剤の耐性克服につながるものと期待されている．さらに，TregやMDSCを介した腫瘍免疫抑制にはサイトカインやケモカインをはじめとした可溶性因子が介在しており，これらを標的とした治療開発も進行中である．

　このように，新たな治療戦略開発を推進するためにも，リバーストランスレーショナル研究による新規バイオマーカー・治療標的の探索およびメカニズム解明はきわめて重要な研究課題といえる．

5．おわりに

　これまでの免疫療法の開発において，基礎研究で発見された成果を臨床医学に応用し創薬につなげる，いわゆるトランスレーショナルリサーチが大きな役割を果たしてきた．その結果，ICIをはじめとした免疫療法ががん治療において欠かせない役割を果たすようになっているが，有用性の高いバイオマーカー同定や耐性メカニズム解明など課題も多く残されている．均一性の高いマウスと違い，ヒトはゲノムも表現型も多様性に富むため，マウスで得られた実験結果がそのままヒトに外挿できるとは限らない．免疫療法のさらなる発展のためには，臨床現場で得られた情報・試料を基礎研究へフィードバックし，新たなトランスレーショナルリサーチにつなげるリバーストランスレーショナルリサーチのさらなる推進が望まれる．

文献

1）　Seymour L, et al：Lancet Oncol, 18：e143–e152, 2017
2）　Topalian SL, et al：Nat Rev Cancer, 16：275–287, 2016
3）　Le DT, et al：Science, 357：409–413, 2017
4）　Hause RJ, et al：Nat Med, 22：1342–1350, 2016
5）　Mandal R, et al：Science, 364：485–491, 2019
6）　Nishino M, et al：Nat Rev Clin Oncol, 14：655–668, 2017
7）　Yarchoan M, et al：N Engl J Med, 377：2500–2501, 2017
8）　Samstein RM, et al：Nat Genet, 51：202–206, 2019
9）　Chowell D, et al：Science, 359：582–587, 2018
10）　Tumeh PC, et al：Nature, 515：568–571, 2014
11）　Syn NL, et al：Lancet Oncol, 18：e731–e741, 2017
12）　Matsuo N, et al：Int J Cancer, 144：1170–1179, 2019
13）　Routy B, et al：Science, 359：91–97, 2018
14）　Gopalakrishnan V, et al：Science, 359：97–103, 2018
15）　Matson V, et al：Science, 359：104–108, 2018
16）　Haratani K, et al：JAMA Oncol, 4：374–378, 2018
17）　Martins F, et al：Nat Rev Clin Oncol：doi:10.1038/s41571–019–0218–0, 2019
18）　Togashi Y, et al：Nat Rev Clin Oncol, 16：356–371, 2019
19）　Veglia F, et al：Nat Immunol, 19：108–119, 2018
20）　Nakamura Y, et al：Front Med (Lausanne), 6：119, 2019

<著者プロフィール>
松尾規和：2008年に久留米大学医学部医学科卒業後，飯塚病院呼吸器内科，神奈川県立循環器呼吸器病センター呼吸器内科勤務を経て'15年より久留米大学大学院医学研究科個別最適医療系へ入学．非小細胞肺がんにおける免疫チェックポイント阻害剤のバイオマーカー探索研究に従事した．'18年の大学院修了後も呼吸器内科医として臨床業務を行いつつ，がん免疫療法のリバーストランスレーショナル研究に携わっている．

笹田哲朗：1987年に京都大学医学部医学科卒業．京都大学消化器外科・ウイルス研究所，北野病院，ハーバード大学ダナ・ファーバーがん研究所，久留米大学を経て，現職．がん免疫療法の基礎研究・臨床開発に従事．

1. 悪性黒色腫

大塚篤司

メラノーマ治療は黎明期を迎えている．2013年，がん免疫療法がScience誌の選ぶBreak-through of the Yearの第1位に選出された．これはがん免疫療法がメラノーマの新規治療法として成功を収めた功績が大きい．免疫チェックポイント阻害剤である抗CTLA-4抗体さらには抗PD-1抗体を用いた新規治療がメラノーマの予後を改善させる報告が相次いでいる．これら治療は，抗腫瘍効果をもつ細胞傷害性T細胞の機能を活性化させることで治療効果を発揮する新規免疫療法として注目を集めている．治療効果を予測するバイオマーカーに関してもメラノーマを対象として同定されたものも多い．われわれはバイオマーカーとしてHLA-A26を発見し報告した．

はじめに：がん免疫療法の時代

悪性黒色腫（メラノーマ）は最も予後が悪い上皮系悪性腫瘍の1つである．欧米では10万人に15～20人，本邦では年間1,500～2,000人の発生患者が推定されており，その数は近年増加傾向にある．上皮内がん状態であるステージ0期，また発症初期であるステージⅠ期での5年生存率は90％以上あるものの，ステージⅢで50％程度，ステージⅣでは10％未満と低下する．

がん免疫療法の登場によりメラノーマ治療は黎明期を迎えた．免疫チェックポイント阻害剤である抗CTLA-4抗体さらには抗PD-1抗体を用いた新規治療がメラノーマの予後を改善させる報告が相次いでいる[1)2)]．これらの治療は，抗腫瘍効果をもつ細胞傷害性T細胞の機能を活性化させることで治療効果を発揮する新規免疫療法として注目を集めている．

1 新薬の登場で変わるメラノーマ治療

1975年にダカルバジン（DITC）がメラノーマ治療に保険適応となってから，30年以上にわたってDITCを超える治療法が開発されない不遇の時期が続いた．高用量IL-2がメラノーマ治療に効果的であることがわかり，米国にて保険適応となった．その間本邦では抗がん剤3剤およびインターフェロンγを併用したDAVferon療法が進行期メラノーマに対する治療法および術後補助療法の主流であった．2011年，抗

> **[略語]**
> **irAE**：immune-related adverse event
> 　（免疫関連有害事象）
> **PBMC**：peripheral blood mononuclear cells
> 　（末梢血単核球）
> **TIL**：tumor infiltrating lymphocyte
> 　（腫瘍内に浸潤しているT細胞）

Melanoma
Atsushi Otsuka：Translational research department for skin and brain diseases, Department of Dermatology, Kyoto University（京都大学大学院医学研究科外胚葉性疾患創薬医学講座）

CTLA–4抗体であるイピリムマブがはじめてDITCに比べ効果のある治療として報告された[1]. がん免疫療法の幕開けであり, その後メラノーマに対する新規治療が次々と報告されることとなる. メラノーマ治療における新薬は大きく2つに分類される. 1つはイピリムマブに代表される免疫チェックポイント阻害剤, もう1つが分子標的薬である. 免疫チェックポイント阻害剤は現在のところ抗CTLA–4抗体, および抗PD–1抗体がメラノーマに使用可能である. 細胞傷害性T細胞は, メラノーマ細胞が自ら抗原提示したペプチドをT細胞受容体により認識し, メラノーマ細胞を攻撃する. しかし一方, メラノーマ細胞がPD–L1を発現すると, T細胞上に発現するPD–1と結合し負のシグナルが入る. すなわちT細胞がメラノーマ細胞を攻撃する力にブレーキをかけることになる. このようにT細胞の活性化を抑制するシグナルに関連する分子を免疫チェックポイントとよび, この阻害剤を免疫チェックポイント阻害剤という.

2 バイオマーカー

　抗CTLA–4抗体および抗PD–1抗体は, それぞれ10%, 20〜40%の奏効率を有する. 薬剤費も高額であり, 重篤な副作用も問題となるため, 反応をあらかじめ予測するバイオマーカーの同定が必要となっている. 現在のところ, 3つのバイオマーカーが広く知られている. 1つ目は, がん細胞が発現するPD–L1である. PD–L1の発現の有無はメラノーマの予後と相関することが報告されている[3]. 抗PD–1抗体が作用するには, PD–1/PD–L1による細胞傷害性T細胞の機能低下が必要となる. PD–L1の発現が高いメラノーマほど抗PD–1抗体の反応性が高い[4]. 2つ目は, 腫瘍内に浸潤しているT細胞 (tumor infiltrating lymphocyte : TIL) の数である. TILはがん免疫において非常に重要である. 抗PD–1抗体の1つであるペムブロリツマブを用いた研究によると, 抗PD–1抗体反応症例では, 治療前に腫瘍および腫瘍周辺にCD8陽性細胞傷害性T細胞が多くみられ, 治療とともにその数は増加する[5]. 一方, 抗PD–1抗体無効症例では, 治療前にCD8陽性細胞傷害性T細胞が少なく, 治療後にもその数に変化がない. このことからTILが抗PD–1抗体の治療効果に

大きな影響を与えることが示唆される. 最後が腫瘍組織遺伝子変異総量mutation burdenである. 抗CTLA–4抗体であるイピリムマブの反応例に関して, メラノーマ細胞の遺伝子変異数と相関しているとの報告がなされた[6]. 多くの遺伝子変異を有するメラノーマの方が免疫療法の反応がよいことは興味深い. これは遺伝子変異を多くもつがん細胞が, いわゆるneoantigen とよばれる新規標的ペプチドを有する可能性が高いことを意味する[6]. 近年, 腸内細菌叢が免疫チェックポイント阻害剤の有効性に影響を与えている可能性があることがマウスの研究で報告された[7]. 今後, 腸内細菌叢がヒトでも同様の影響を与えているか研究結果が待たれる.

3 Th9細胞

　前述のようにバイオマーカーに関する研究は急速に進んでいる. しかしそのほとんどが腫瘍組織を用いた研究であり, 末梢血中のバイオマーカー解析は十分行われていない. そこでわれわれは, ニボルマブを用いて治療した進行期悪性黒色腫患者46名の治療前と3回目の投与終了後の2点で末梢血を採取し解析を行った. フローサイトメトリーを用いて, 末梢血単核球 (peripheral blood mononuclear cells : PBMC) 中のCD8陽性T細胞とCD4陽性T細胞の分画を詳しく調べた. CD4陽性T細胞は, 産生するサイトカインのパターンによって, 細分される. IFN γ を産生するTh1, IL–4を産生するTh2, 以下Th17, Th9, Th22, について治療前後, 奏効群, 不応群で比較した. また, CD8陽性T細胞については, IFN γ^+ CD8陽性T細胞について調べた. 腫瘍免疫とかかわると考えられるIFN γ^+ CD4陽性T細胞やIFN γ^+ CD8陽性T細胞では2群間で有意な差は認められなかった. また, Th2, Th17, Th22でも有意な差は認められず, 唯一奏効群と不応群で差がみられたのはIL–9$^+$CD4陽性T細胞分画 (Th9) で, 治療奏効群で, 治療後に有意に上昇していた (図1).

　以上の結果から, ニボルマブで抗腫瘍効果が認められた患者ではTh9細胞が薬理作用に関与する可能性が示唆された. その作用機序として, IL–9がCD8陽性T細胞内のグランザイムBとパーフォリンの発現を亢進し腫

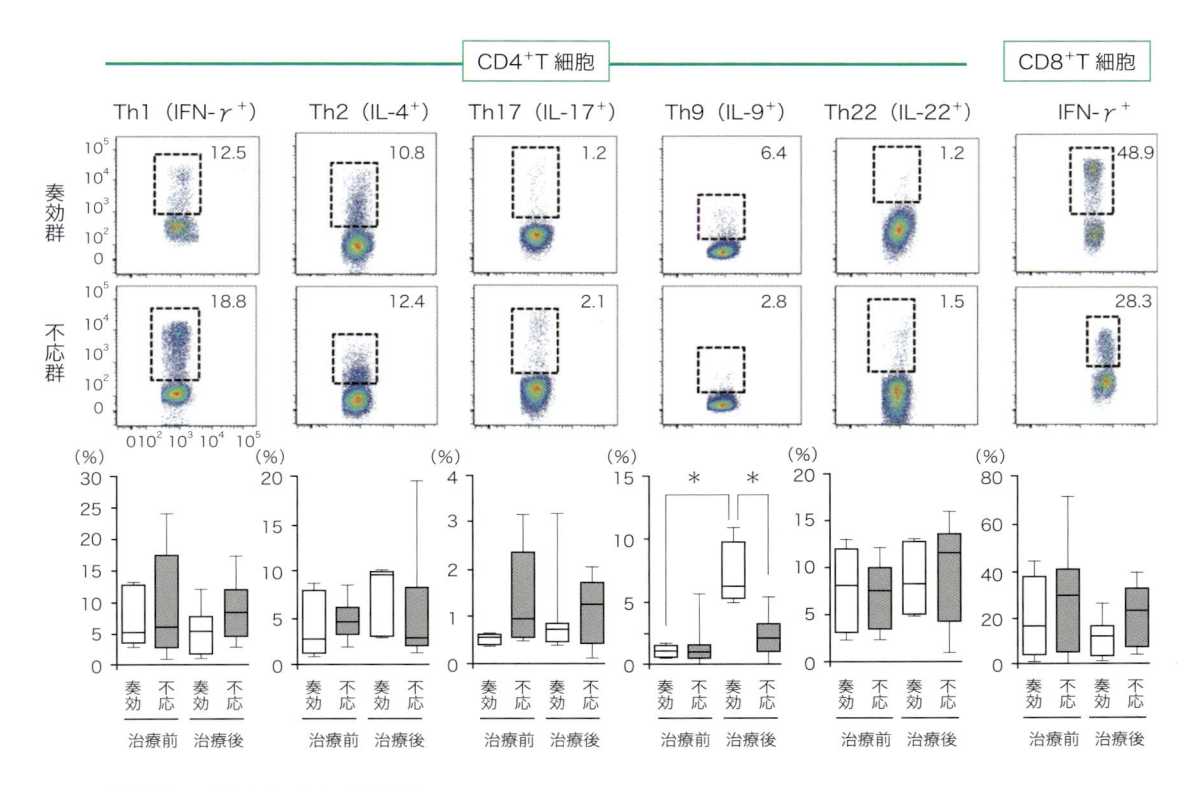

図1　奏効群では治療後Th9が上昇する
CD4⁺ T細胞は，産生するサイトカインのパターンによって，細分される．IFN γ を産生するTh1，IL-4を産生するTh2，以下Th17，Th9，Th22，について治療前後，奏効群，不応群で比較した．また，CD8⁺ T細胞については，IFN γ ⁺ CD8⁺ T細胞について調べた．腫瘍免疫とかかわると考えられるIFN γ ⁺ CD4⁺ T細胞やIFN γ ⁺ CD8⁺ T細胞では2群間で有意な差は認められなかった．また，Th2，Th17，Th22でも有意な差は認められず，唯一奏効群と不応群で差がみられたのはIL-9⁺ CD4⁺ T細胞分画（Th9）で，治療奏効群で，治療後に有意に上昇していた．

瘍細胞の傷害にかかわる可能性が示唆された[8]（**図2**）．

4 HLA-A26ハプロタイプと抗PD-1抗体反応症例

末梢血を用いた解析では，Th9細胞が抗PD-1抗体反応群で増加していることがわかった．しかし，この増加は抗PD-1抗体投与後での変化であり，治療効果を予測するバイオマーカーとしては使用できない．抗PD-1抗体反応例では，腫瘍局所にHLA-Aが高発現しているとの報告がある[9]．そこでわれわれは，メラノーマ特異抗原を選択的に結合できる特定のHLAが存在すると仮定し，抗PD-1抗体使用例69検体のHLAタイピングを行った．

その結果，HLA-A26保有者では抗PD-1抗体反応率が42％と，HLA-A26非保有者の反応率17％と比較して有意に高いことを見出した（p = 0.028, Fisherの正確確率検定）[10]．なお，日本人のHLA-A26保有者は11.5％との報告もあり，日本人以外の1〜3％よりも高い．今後さらなるバリデーションが必要となるが，日本人に限ればHLA-A26が効果予測のバイオマーカーとなる可能性がある．

5 免疫関連有害事象irAE（immune-related adverse event）

イピリムマブ，ニボルマブ，ペムブロリツマブなどの免疫チェックポイント阻害剤が引き起こす副作用は免疫関連疾患が多く，免疫関連有害事象（irAE：immune-related adverse event）とよばれる．一般的に頻度の高い副作用として，下垂体炎，甲状腺機能障害，肝炎，腸炎があげられる．また，症状の伴わない

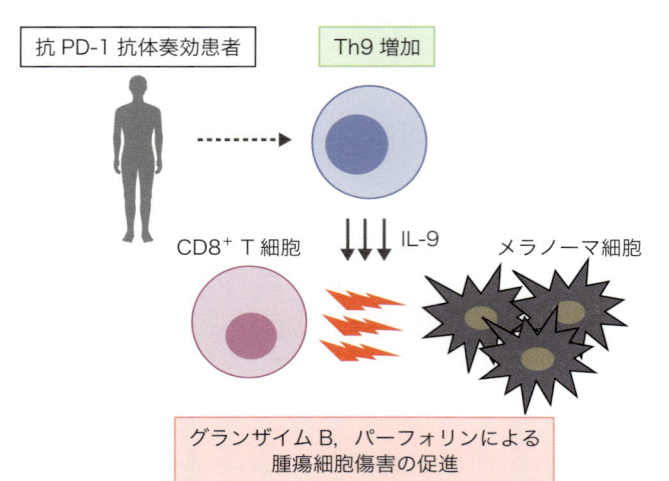

図2 ニボルマブ投与症例におけるTh9細胞
ニボルマブ投与により治療効果があった群で，投与後3回目の末梢血ではTh9細胞が増加していることが明らかとなった．Th9細胞が産生するIL-9はCD8陽性T細胞の細胞傷害性を増強し，メラノーマ細胞への傷害性を高めていることを見出した．

血液検査所見の異常も多く観察される．注意が必要で重篤なirAEとして，重症筋無力症，心筋炎，劇症1型糖尿病，特発性血小板減少性紫斑病などがある．これらirAEの病態機序に関しては不明な点が多い．イピリムマブが引き起こす下垂体炎に関しては，下垂体そのものにCTLA-4分子が発現し，補体を介して障害を起こすとの報告がある[11]．またわれわれは，ニボルマブにて特発性血小板減少性紫斑病を発症した患者では，治療前のB細胞表面PD-1の発現が他のメラノーマ患者より高いことを見出し報告した[12]．PD-1抗体を使用後に，乾癬が誘発されることも報告されている．ADAMTSL5は一部メラノサイトが発現する分子であり，乾癬の表皮内に浸潤したCD8陽性T細胞の標的として近年同定された[13]．われわれは，このADAMTSL5がニボルマブ誘発性の乾癬を発症した患者さんのメラノーマ病変部で発現していることを発見した[14]．ADAMTSL5特異的T細胞が，乾癬の病態形成に関与している可能性がある．

おわりに

メラノーマ治療は黎明期を迎え，がん免疫療法の開発が急速に進んでいる．しかしながら，既存の免疫チェックポイント阻害剤に対するバイオマーカーの検索を含め，残された課題も多い．さらに，免疫チェックポイント阻害剤にて出現する副作用が，その病態解明の手がかりとなる可能性も秘めている．メラノーマに対する免疫療法は日進月歩の勢いで進んでおり，今後のさらなる研究が待たれる．

文献

1) Hodi FS, et al : N Engl J Med, 363 : 711–723, 2010
2) Robert C, et al : N Engl J Med, 372 : 320–330, 2015
3) Hino R, et al : Cancer, 116 : 1757–1766, 2010
4) Topalian SL, et al : N Engl J Med, 366 : 2443–2454, 2012
5) Tumeh PC, et al : Nature, 515 : 568–571, 2014
6) Snyder A, et al : N Engl J Med, 371 : 2189–2199, 2014
7) Sivan A, et al : Science, 350 : 1084–1089, 2015
8) Nonomura Y, et al : Oncoimmunology, 5 : e1248327, 2016
9) Inoue H, et al : Oncoimmunology, 5 : e1204507, 2016
10) Ishida Y, et al : J Invest Dermatol, 137 : 2443–2444, 2017
11) Iwama S, et al : Sci Transl Med, 6 : 230ra45, 2014
12) Kanameishi S, et al : Ann Oncol, 27 : 546–547, 2016
13) Arakawa A, et al : J Exp Med, 212 : 2203–2212, 2015
14) Nonomura Y, et al : J Eur Acad Dermatol Venereol, 31 : e100–e101, 2017

＜著者プロフィール＞
大塚篤司：2003年，信州大学医学部卒業．'04年，島根県立中央病院皮膚科．'06年，京都大学大学院医学研究科博士課程．'10年，京都大学医学部，次世代免疫制御を目指す創薬医学融合拠点（AKプロジェクト）特定研究員．'12年，チューリッヒ大学病院皮膚科客員研究員．'14年10月，京都大学医学部皮膚科助教．'15年9月，京都大学医学部附属病院メラノーマユニット，ユニットリーダー．'15年，京都大学医学部皮膚科院内講師．'17年4月，京都大学医学部外胚葉性疾患創薬医学講座（皮膚科兼任）准教授，現職．

2. 肺がん

各務　博

肺がんの発生は，煙草をはじめとした大気中の外因性変異原性物質によるランダムな遺伝子変異集積によると考えられている．外因性がんの特徴として肺がんは遺伝子変異総量が多い．遺伝子変異産物はT細胞免疫系により"非自己"と判断され，この非自己抗原を有する細胞は駆逐される．肺がんに生じているどのような遺伝子変異が抗腫瘍T細胞免疫を惹起しているのか，PD-1阻害薬により肺がん患者に生じる一連の抗腫瘍T細胞免疫現象はどのようなサブセットにより担われているのか，が明らかにされつつある．

はじめに

　本邦で免疫チェックポイント阻害薬が肺がんに使われるようになって3年以上が経過し，肺がん治療は大きく変革した．しかし，その効果を説明する詳細なメカニズムやバイオマーカーは不明なままである．ここでは，これまでに明らかとなってきた臨床効果，リバーストランスレーショナル研究，今後の方向性について述べたい．

1 肺がんに対するがん免疫療法の臨床効果

　nivolumabは既治療進行期非小細胞肺がんに対して

[略語]
CTL：cytotoxic T lymphocyte
PD-1：programmed cell death-1
PD-L1：PD-1 ligand-1
TMB：tumor mutation burden

本邦ではじめて承認された抗PD-1抗体薬である．CheckMate017, 057試験において，従来の標準治療であったドセタキセルに対して全生存期間（OS）の優位性を示した[1][2]．ここで注目すべき点は，nivolumab治療群にみられるtail plateau効果である．PFS（無増悪生存期間），OS曲線がある時点からほとんど低下しなくなる現象であり，従来治療では得ることが不可能と考えられていた長期無増悪生存効果を示している．初期臨床試験長期フォローアップの結果，15〜16％の患者は2年で治療を終えたにもかかわらず5年以上無増悪生存していることが報告された[3]．一方で，治療開始後3カ月までに病勢増悪する初期耐性群が40〜50％認められる．すなわち，PD-1阻害薬の臨床効果から，肺がん症例は大きく3つのタイプに分けられる；tail plateauを形づくる長期生存例，ほとんど臨床的有効性を示さない初期耐性例，そして，いったん効果を得た後1年程度で耐性化する獲得耐性例である（**図1**）．この大きく異なる効果は治療前免疫状態の違いを示していると理解されている．

Immune checkpoint inhibitor therapy for lung cancer
Hiroshi Kagamu：Department of Respiratory Medicine, Saitama Medical University International Medical Center（埼玉医科大学国際医療センター呼吸器内科）

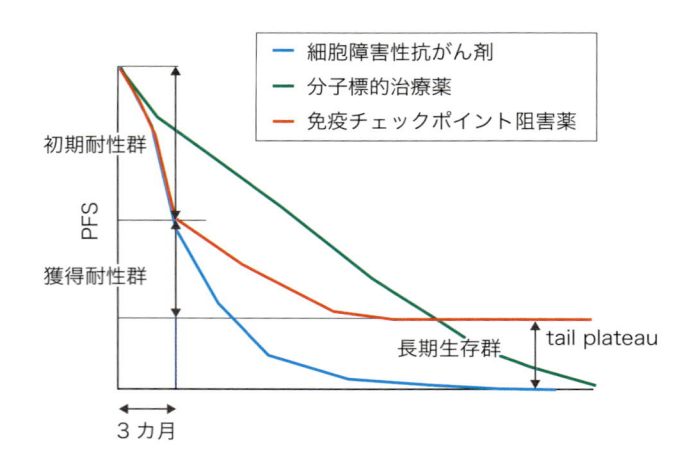

図1 各種治療のPFS

（凡例）
- 細胞障害性抗がん剤
- 分子標的治療薬
- 免疫チェックポイント阻害薬

初期耐性群
PFS
獲得耐性群
長期生存群
tail plateau
3カ月

2 臨床効果とPD-L1

KEYNOTE010, 024試験では，肺がん細胞上PD-L1発現をバイオマーカーとして抗PD-1抗体pembrolizumabの効果が評価された[4][5]．この結果，tumor proportion score（TPS）50％以上のPD-L1発現を有する症例では，初回標準治療であったプラチナ併用2剤化学療法に優る効果を示した．ただし，TPS 50％以上でも約30％では3カ月以内に病勢増悪が認められた．PD-L1陰性症例においても抗PD-1抗体によりtail plateauを示す有効例が生じることも示されている[3]．腫瘍PD-L1発現はIFNγなどにより誘導される動的なものであり，ある時点の生検検体から得られる情報の効果予測性には限界があると考えられている．また，マウス実験の結果から，ゲノム編集を用いてPD-L1をノックアウトした腫瘍を用いても抗PD-L1抗体の抗腫瘍効果が認められること，PD-L1をノックアウトしたマウスを用いた場合にはPD-L1を発現する腫瘍を用いても抗腫瘍効果が失われることが報告されている[6][7]．これは，腫瘍上PD-L1そのものではなく，腫瘍にPD-L1発現を促すような腫瘍内微小環境が重要であること，抗原提示細胞など免疫系細胞上PD-L1発現の重要性，を示唆している．atezolizumabを用いた臨床試験では，腫瘍組織内IFNγ signature測定や腫瘍内免疫細胞上PD-L1発現を解析し，効果予測因子となることが示された[8][9]．

3 がん抗原

T細胞免疫ががんを駆逐するための一連の現象はがん抗原からはじまる．遺伝子変異により生じる新たなepitope；neoepitopeによりT細胞免疫を惹起できることは，1980年代Thierry Boon, Hans Shreiberらによってはじめて示された[10]．CheckMate 026試験では，tumor mutation burden（TMB）※という概念が検討され，TMBの大きい症例でnivolumabの効果が高いことが示された[11]．ただし，がん細胞の遺伝子変異がimmunogenicなneoepitopeとなるためにはいくつかの条件が必要である[12]．肺がんneoepitope peptide配列から化学的結合性を数学的に評価することで，immunogenicityを判定するfitness modelが報告されている．これは，neoepitopeのMHC結合性，自己ゲノム由来ペプチドからの結合性変化の大きさ，という2つの因子を用いている．この結果，low fitnessと判定される，MHC結合性を獲得し自己ゲノム産物から大きく変化したneoepitopeのみが，PD-1阻害薬効果と関連していた．

> ※ **tumor mutation burden（TMB）**
> がん細胞に蓄積されている遺伝子変異量の総量を示す言葉．ただし，解析方法（全エキソン解析かパネル解析か）や，どのような変異を測定しているか（アミノ酸配列変異をきたすものかどうか，点突然変異か挿入欠失変異を含んでいるか）など測定技術が標準化されていない．TMBはがん抗原と同義ではない．

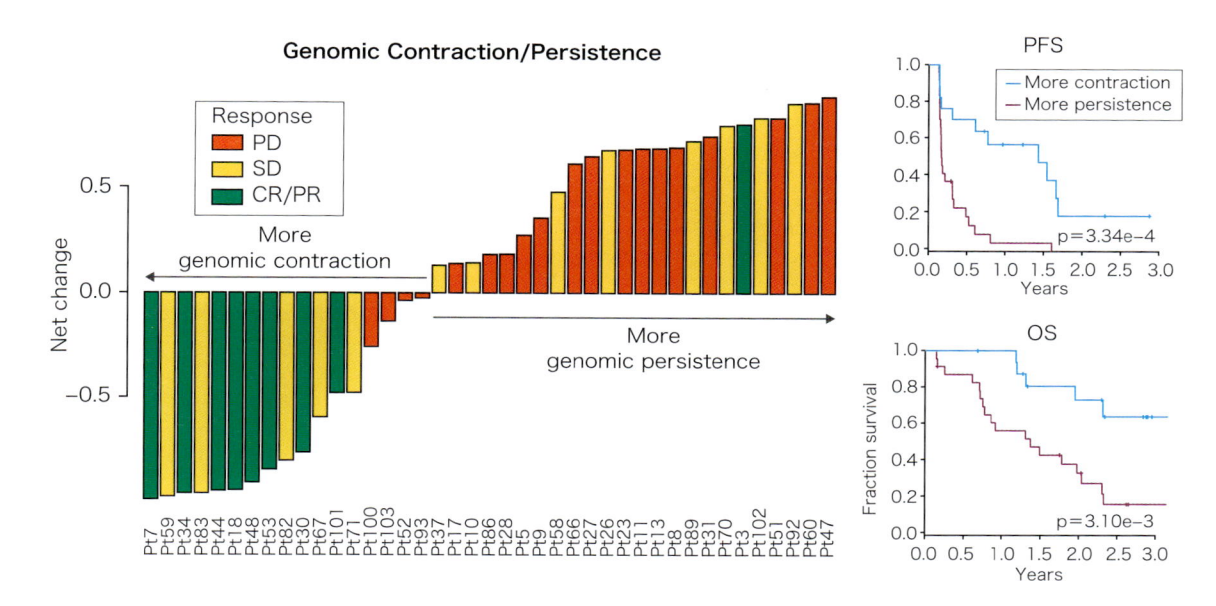

図2　nivolumab奏効による遺伝子変異量減少効果
PD：進行，SD：安定，CR：完全奏効，PR：部分奏効．文献20より引用．

　また，neoepitopeのheterogeneityに着目して，がん細胞全クローンに共通なclonalなneoepitopeとがん細胞ごとに異なるsubclonalなneoepitopeのいずれが重要かを検討した結果が報告されている[13]．この結果，clonalなneoepitopeが抗腫瘍効果と強く関連しており，抗がん剤でsubclonalなneoepitopeを多く集積した症例ではPD-1阻害薬効果が乏しかったとされている．clonalなneoepitopeは，がん細胞にトランスフォームするまでの間に1つの体細胞に集積した遺伝子変異に由来すると考えられ，subclonalなものはがん細胞としての増殖を開始した後に生じたものと考えられる．したがって，これらの結果は，がん細胞にトランスフォームしたきわめて初期に最大効果をもつ拒絶相がはじまるとしているがん免疫編集理論に合致している．

　TMBとして評価されたもののうちほんの一部がimmunogenic neoepitopeとして抗腫瘍免疫をドライブしている．さらに，nivolumabが奏効している患者体内ではがん免疫編集効果によりTMBが減少することが示されるなど（**図2**），抗がん剤，分子標的治療薬，T細胞免疫などの影響で増減する動的な量であると考えられ，その正確な評価は難しい[14) 15]．

4 がん免疫療法を担う細胞群

　抗腫瘍免疫現象を担うT細胞についての研究も進んでいる．Thommenらは，肺がんに浸潤しているリンパ球を解析し，PD-1を高発現する（PD-1^T）CD8$^+$ T細胞が高いクローナリティでがん抗原を認識する細胞群であること，PD-1^T CD8$^+$ T細胞数とPD-1阻害薬効果が相関することを報告している[16]．Kamphorstらは，PD-1阻害薬が奏効した患者では末梢血中にPD-1$^+$ CD8$^+$ T細胞の増加が認められたとしている[17]．一方，メラノーマ浸潤リンパ球の解析から，PD-1やTIM-3を発現する疲弊型CD8$^+$ T細胞以外にTh1様CD4$^+$ T細胞が重要であることが示された[18]．CTLのプライミング，増殖，遊走能・浸潤能，殺細胞機能，代謝，生存にCD4$^+$ T cellヘルプが必要であり（**図3**），長期間持続する抗腫瘍活性にはTh1型CD4$^+$ T細胞が腫瘍局所のみならず広く存在することの重要性が示されている[19) 20]．興味深いことに，マウスモデルで判明したCD4$^+$ T細胞phenotypeとメラノーマ浸潤リンパ球から判明したCD4$^+$ T細胞phenotypeはきわめて近似し，CD44$^+$CD27$^-$CD62L^{low}T-bet$^+$CD4$^+$であった．筆者らは，肺がん患者末梢血の解析により，これと同様なphenotypeをもつCD4$^+$ T細胞と制御性

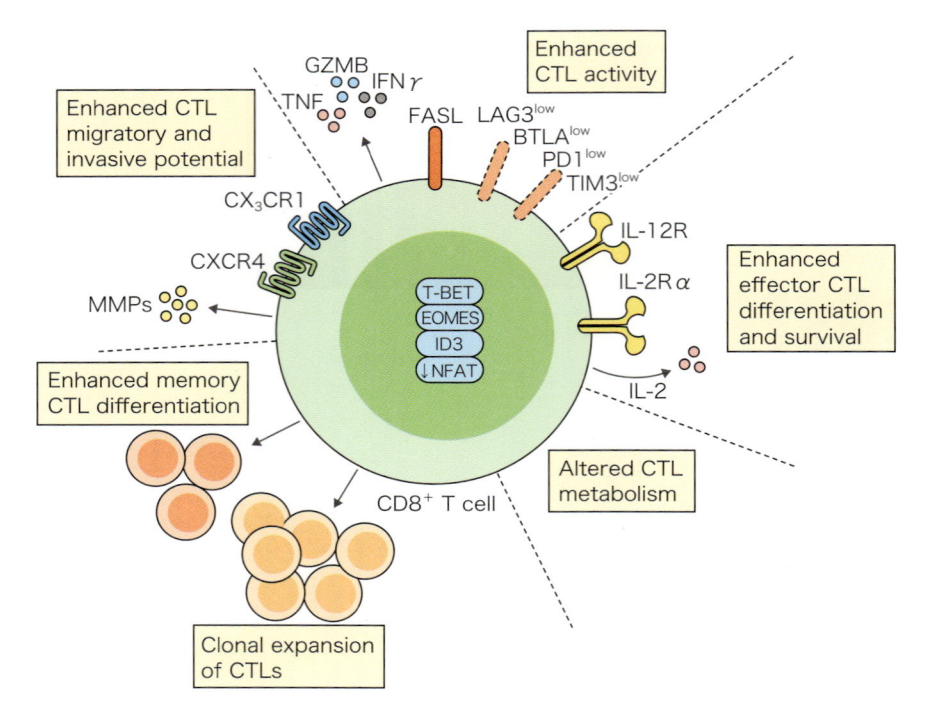

図3 抗腫瘍免疫における CD8 CTL に対する CD4 T cell help の分子メカニズム
文献 25 より引用.

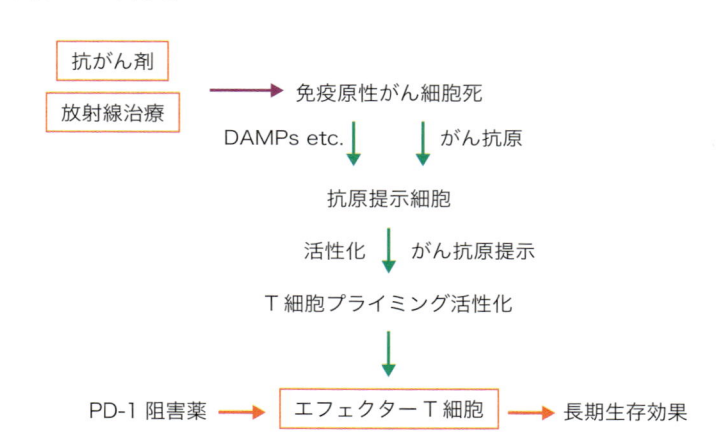

図4 免疫原性がん細胞死を介した PD-1 阻害薬への相乗効果メカニズム

T細胞のバランスが PD-1 阻害薬奏効性と関連することを報告した[21].

おわりに：今後の方向性と課題

肺がんに対する免疫療法は PD-1 阻害薬単剤から，複合免疫療法に進化しようとしている．CBDCA + pemetrexed に pembrolizumab を併用する治療[22]，CBDCA + paclitaxel/nab-paclitaxel に pembrolizumb を併用する治療[23]，CBDCA + paclitaxel + bevacizumab に atezolizumab を併用する治療[24] はすでに本邦で承認されている．局所進行非小細胞肺がんの化学放射線治療後に，抗 PD-L1 抗体である durvalumab 治療を1年間地固め療法として行う治療

も承認された[25]. 細胞障害性抗がん剤や放射線治療を併用する理論的背景としては, 免疫原性がん細胞死の誘導によりT細胞プライミング活性化および抗腫瘍エフェクターT細胞の増加を図り, PD-1/PD-L1阻害薬との相乗効果を得る目論見がある (**図4**). また, ある種の細胞障害性抗がん剤は, 免疫抑制細胞であるmyeloid-derived suppressor cell (MDSC) や制御性T細胞を減らす効果があることが知られており, 期待されるメカニズムの1つである. しかしながら, リバーストランスレーショナルリサーチとして実際に免疫原性がん細胞死誘導や免疫抑制細胞死誘導などの効果がどの程度得られているのか十分な検討はなされていない. 臨床効果についても, 短期的な奏効のみならず免疫療法の特徴であるtail plateau効果に結びついているのかさらなる検討が待たれる.

文献

1) Borghaei H, et al：N Engl J Med, 373：1627-1639, 2015
2) Brahmer J, et al：N Engl J Med, 373：123-135, 2015
3) Gettinger S, et al：J Clin Oncol, 36：1675-1684, 2018
4) Herbst RS, et al：Lancet, 387：1540-1550, 2016
5) Reck M, et al：N Engl J Med, 375：1823-1833, 2016
6) Lin H, et al：J Clin Invest, 128：805-815, 2018
7) Tang H, et al：J Clin Invest, 128：580-588, 2018
8) Rittmeyer A, et al：Lancet, 389：255-265, 2017
9) Fehrenbacher L, et al：Lancet, 387：1837-1846, 2016
10) Coulie B, et al：J Biol Chem, 276：35518-35522, 2001
11) Carbone DP, et al：N Engl J Med, 376：2415-2426, 2017
12) Yadav M, et al：Nature, 515：572-576, 2014
13) McGranahan N, et al：Science, 351：1463-1469, 2016
14) Riaz N, et al：Cell, 171：934-949.e16, 2017
15) Offin M, et al：Clin Cancer Res, 25：1063-1069, 2019
16) Thommen DS, et al：Nat Med, 24：994-1004, 2018
17) Kamphorst AO, et al：Proc Natl Acad Sci U S A, 114：4993-4998, 2017
18) Wei SC, et al：Cell, 170：1120-1133.e17, 2017
19) Spitzer MH, et al：Cell, 168：487-502.e15, 2017
20) Borst J, et al：Nat Rev Immunol, 18：635-647, 2018
21) Kagamu H, et al：J Clin Oncol, 35 (abstr)：11525, 2017
22) Gandhi L, et al：N Engl J Med, 378：2078-2092, 2018
23) Paz-Ares L, et al：N Engl J Med, 379：2040-2051, 2018
24) Socinski MA, et al：N Engl J Med, 378：2288-2301, 2018
25) Antonia SJ, et al：N Engl J Med, 377：1919-1929, 2017

＜著者プロフィール＞
各務 博：1988年新潟大学医学部卒業. '95年〜'97年クリーブランドクリニックにてDr. Suyu Shuに師事し, 腫瘍免疫を学ぶ. 2005年7月〜'07年7月, 新潟大学助手 (医歯学総合病院). '07年8月〜'10年9月, 新潟大学助教 (医歯学系). '07年8月〜'10年10月, 腫瘍センター副部長兼任. '10年10月〜'14年3月, 新潟大学講師 (医歯学系). '14年4月〜'15年10月, 新潟大学准教授 (医歯学系). '15年11月〜, 埼玉医科大学国際医療センター呼吸器内科教授. '18年4月〜, 埼玉医科大学国際医療センター呼吸器病センター長.

II

3章
免疫療法のリバーストランスレーショナル研究

3. 消化器がんにおける リバーストランスレーショナル研究
―制御性T細胞標的治療と抗CD4抗体薬の開発

中島裕理，中村能章

消化器がんにおける免疫療法の開発は難渋しており，耐性のメカニズムやmode of action（作用機序）をリバーストランスレーショナル研究で明らかにし，次のステップへつなぐ治療開発が求められている．本稿では，当院を中心に行った免疫チェックポイント阻害薬の耐性における制御性T細胞の役割に関するリバーストランスレーショナル研究，および制御性T細胞を標的とした治療開発の状況について紹介する．また当院で行われた抗CD4抗体のfirst in human試験で得られた知見について解説する．

はじめに

がんに対する免疫療法は長年開発が行われ，なかでも免疫チェックポイント阻害薬は近年さまざまながん腫に対する有効性を示している．一部の消化器がんにおいても免疫チェックポイント阻害薬の効果がみられているものの十分であるとは言い難く，さらなる開発が求められている．本稿では，消化器がんに対するがん免疫療法の開発を促進すべく，当院を中心に行った

リバーストランスレーショナル研究について解説する．

1 免疫チェックポイント阻害薬におけるリバーストランスレーショナル研究

1）消化器がん（胃・大腸・食道がん）に対する免疫チェックポイント阻害薬の現状

近年，抗PD-1/PD-L1抗体薬や抗CTLA-4抗体薬をはじめとする免疫チェックポイント阻害薬の開発が

［略語］
HPD：hyperprogressive disease
HSP：heat shock protein
　（熱ショックタンパク質）
MDSC：myeloid-derived suppressor cell
　（骨髄由来免疫抑制細胞）
MSS：microsatellite stable
　（マイクロサテライト安定性）

TAM：tumor-associated macrophages
　（腫瘍随伴マクロファージ）
TCR：T cell receptor（T細胞受容体）
TIL：tumor infiltrating lymphocyte
　（腫瘍浸潤リンパ球）
Treg：regulatory T cell（制御性T細胞）
VEGF：vascular endothelial growth factor
　（血管内皮細胞増殖因子）

Role of reverse translational research in gastrointestinal cancer
Hiromichi Nakajima[1] /Yoshiaki Nakamura[1][2]：Department of Gastrointestinal Oncology, National Cancer Center Hospital East[1] /Biobank Translational Research Support Section, Translational Research Management Division, Clinical Research Support Office, National Cancer Center Hospital East[2]（国立がん研究センター東病院消化管内科[1] /国立がん研究センター東病院臨床研究支援部門トランスレーショナルリサーチ推進部バイオバンク・トランスレーショナルリサーチ支援室[2]）

さまざまながん腫で行われている．消化器がんに対しても開発は進められており，切除不能胃がんでは三次治療以降でニボルマブ[1]，切除不能食道がんでは二次治療でニボルマブとペムブロリズマブ（CPS ≧ 10 の症例）の有効性が示されている[2][3]．しかしながら，その奏効割合は 11 〜 13 ％程度と，悪性黒色腫（メラノーマ）や肺がんと比較し限定的である．また大腸がんに対しては，抗 PD-1/PD-L1 抗体薬の単剤や併用での開発が進められてきたが，現時点で有効性を示したものはない[4]〜[6]．したがって，消化器がんにおいては免疫チェックポイント阻害薬の耐性メカニズムを明らかにし，さらなる治療開発につなげていく必要性が高い．

2）腫瘍免疫における制御性 T 細胞の役割

がんが免疫応答を回避するメカニズムのなかで，とりわけ制御性 T 細胞（regulatory T cell：Treg）の重要性が明らかになっている[7]．Treg は，正常個体中の $CD4^+$ T 細胞の約 10 ％を占め，細胞表面に CD25（IL-2 の α 鎖），CTLA-4，核内には転写因子 FOXP3 を特異的かつ構成的に発現する[8][9]．免疫応答の抑制に特化した T 細胞である．大部分は胸腺で産生され，免疫自己寛容や免疫恒常性の維持に不可欠である．特に，T 細胞受容体（T cell receptor：TCR）の刺激を受け活性化したエフェクター Treg は強い抗腫瘍免疫応答の抑制を示し，末梢血と比較して腫瘍組織内で増殖していることがわかっている（$CD4^+$ 細胞中にエフェクター Treg が占める割合は，末梢血で 2 〜 5 ％程度であるのに対して，腫瘍組織内では 50 ％程度に認められる）[10]．さらに腫瘍組織中への Treg の浸潤は，さまざまながん腫において予後不良因子と報告されており，Treg が腫瘍に対する免疫監視機構を妨げ，効果的な抗腫瘍免疫応答を抑制しているためと考えられている[10]．

3）抗 PD-1/PD-L1 抗体薬と制御性 T 細胞

抗 PD-1/PD-L1 抗体薬は免疫抑制にかかわるチェックポイント分子の 1 つである PD-1 と PD-L1 との結合を阻害することで，がん細胞によって疲弊化した $PD-1^+$ 細胞傷害性 T 細胞を回復・活性化させ，抗腫瘍効果を示す[11]．しかし一方で PD-1 は疲弊化した $CD4^+/CD8^+$ T 細胞だけなく Treg の一部にも発現を示し[10]，抗 PD-1/PD-L1 抗体薬が $PD-1^+$ Treg に作用することで $PD-1^+$ Treg が活性化し，抗腫瘍免疫応答を

抑制する可能性がある．この仮説は，抗 PD-1 抗体薬を投与した悪性黒色腫患者では，奏効例と比較して非奏効例においては Treg が上昇することからも支持される[12]．

われわれは，抗 PD-1/PD-L1 抗体薬耐性の臨床経過の 1 つである，hyperprogressive disease（HPD）に注目し[13]，リバーストランスレーショナル研究を行った．HPD は薬物療法開始後に急激に病勢が悪化する現象を指し[13]，抗 PD-1/PD-L1 抗体薬で多くの報告があるものの機序についてはいまだ十分に解明されていない[14]．胃がんに対するニボルマブ療法において約 20 ％と他のがん腫と比較して高い頻度で HPD を認め，HPD 症例は予後がきわめて不良である[15]．われわれは胃がん患者のニボルマブ投与前後の腫瘍組織検体を用いて，腫瘍浸潤リンパ球（tumor infiltrating lymphocyte：TIL）におけるエフェクター Treg の割合を比較したところ，non-HPD 症例では増殖活性の高い（$Ki67^+$）エフェクター Treg が減少するのに対して，HPD 症例では著しく増加する傾向を認めた（**図1A**）[16]．またマウスモデルにおいて，Treg の PD-1 をノックアウトまたは抗体により阻害したところ，Treg が増殖し抗腫瘍免疫応答が抑制されることが確認された．これらの結果から，胃がんに対する抗 PD-1/PD-L1 抗体薬投与は Treg に発現している PD-1 を阻害することで，きわめて免疫抑制能が高い $PD-1^+$ エフェクター Treg の増殖・活性を促し，その結果として HPD を引き起こしていると考えられ（**図1B**）[17]，Treg を標的とする治療開発が抗 PD-1/PD-L1 抗体薬の耐性を克服できる可能性が示唆される．

4）制御性 T 細胞を標的とした複合免疫療法の開発

現在，行われている Treg を標的とした治療の臨床試験を**表**に示す[10]．Treg を標的とする薬剤の 1 つとして，抗 CTLA-4 抗体薬があげられる．当初，抗 CTLA-4 抗体による抗腫瘍効果の機序は，エフェクター T 細胞に伝達される抑制シグナルを遮断しエフェクター T 細胞を活性化することによるものと考えられていたが，最近の前臨床研究の結果から，腫瘍微小環境中に存在する免疫抑制能が高い $CTLA-4^+$ Treg が抗 CTLA-4 抗体により除去されることも機序の 1 つとして考えられており[18]，実際に抗 PD-1 抗体薬と抗 CTLA-4 抗体薬の併用効果が複数の臨床試験で示され

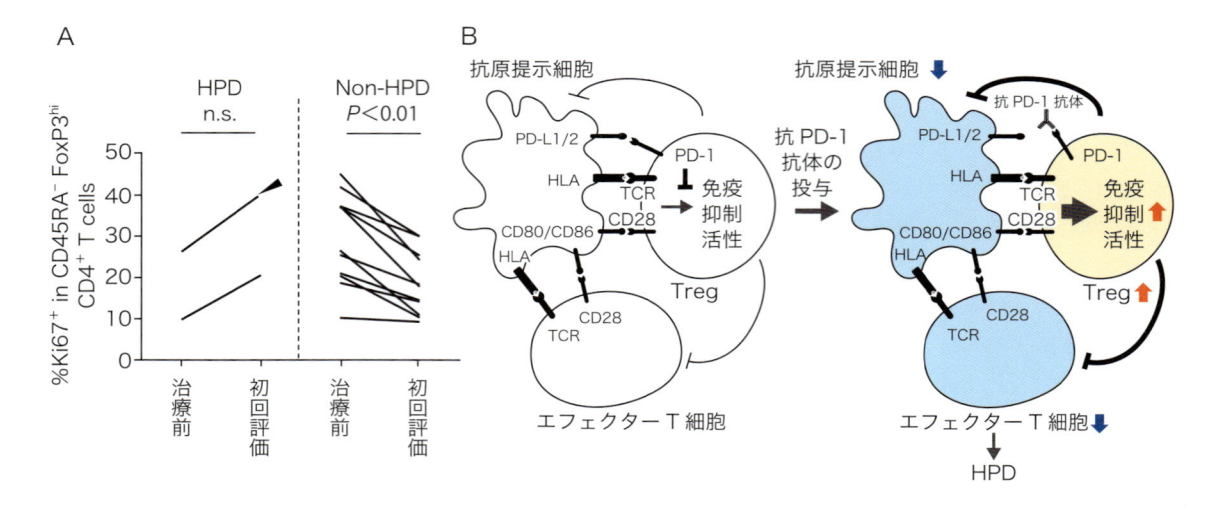

図1　抗PD-1抗体薬による hyperprogressive disease
A）胃がん患者におけるニボルマブ投与前後でのKi67+エフェクターTregの変化．**B**）抗PD-1抗体によりPD-1+Tregの免疫抑制機能が活性化される．**A**は文献16，**B**は文献17より引用．

表　制御性T細胞を標的とした免疫療法の開発

アプローチ	標的	代表的な薬剤
	CD25（IL-2Rα）	Daclizumab と光免疫療法
	CTLA-4	Ipilimumab
	CCR4	Mogamulizumab
Treg 表面上の受容体	OX40	PF-04518600 MEDI6383
	GITR	MEDI1873 TRX518 MK-1248
	ICOS	JTX-2011
細胞内シグナル	PI3Kδ	Parsaclisib
	LCK	Dasatinib, Imatinib
	IDO1	Epacadostat
腫瘍微小環境	VEGF シグナリング	Bevacizumab Ramucirumab Sorafenib Lenvatinib Regorafenib
	TGFβ	Galunisertib M7824
	FAK	Dafactinib
その他	HSP90	XL888 Ganetespib TAS-116
	DNA	Cyclophosphamide

文献10をもとに作成．

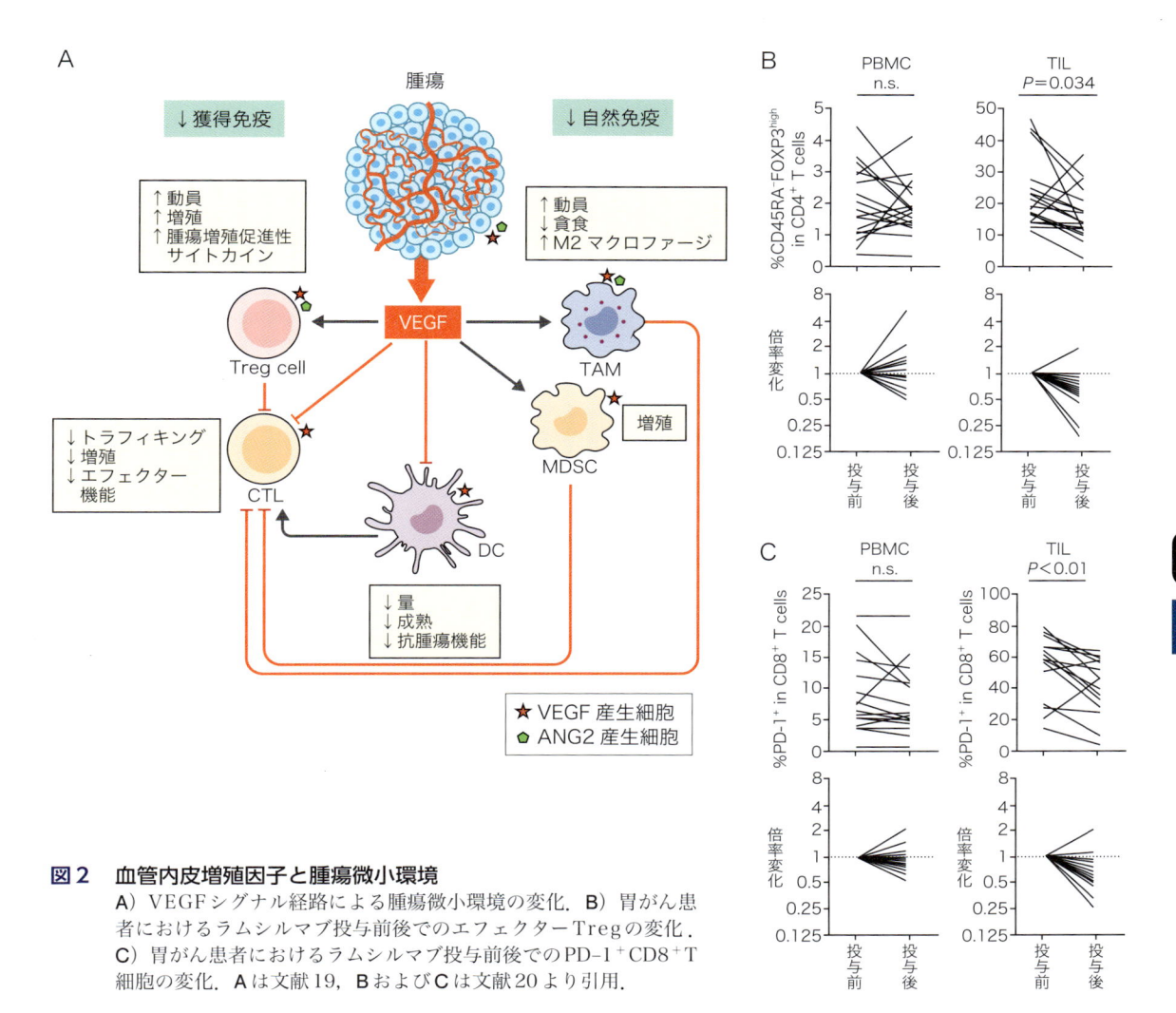

A）VEGFシグナル経路による腫瘍微小環境の変化．B）胃がん患者におけるラムシルマブ投与前後でのエフェクターTregの変化．C）胃がん患者におけるラムシルマブ投与前後でのPD-1 $^+$ CD8 $^+$ T細胞の変化．Aは文献19，BおよびCは文献20より引用．

図2　血管内皮増殖因子と腫瘍微小環境

ている．

また，最近の前臨床研究より血管内皮細胞増殖因子（vascular endothelial growth factor：VEGF）のシグナル経路の活性化は，腫瘍微小環境中にエフェクターTregや骨髄由来免疫抑制細胞（myeloid-derived suppressor cell：MDSC），腫瘍随伴マクロファージ（tumor-associated macrophages：TAM）の増殖・活性を促すことで免疫抑制にかかわることが報告されており（図2A），血管新生阻害薬によって免疫抑制状態が回復することが期待されている[19]．実際にわれわれは，胃がん患者において血管新生阻害薬であるラムシルマブの投与前後でTILを比較することで，ラムシルマブが腫瘍微小環境中のエフェクターTregやPD-1 $^+$

CD8 $^+$ T細胞を抑制し，PD-L1発現を促すことを示している（図2B, C）[20]．現在われわれは，これらの研究結果に基づき血管新生阻害薬と免疫チェックポイント阻害薬の併用療法の開発を進めており，胃がんや大腸がんに対するレゴラフェニブやレンバチニブといったVEGF受容体型チロシンキナーゼ阻害薬と抗PD-1抗体薬との併用療法の医師主導治験を行っている（NCT03406871，NCT03609359）．レゴラフェニブとニボルマブの併用療法については，ASCO2019で中間結果が報告され，奏効割合は胃がん患者で44％，マイクロサテライト安定性（microsatellite stable：MSS）大腸がん患者で29％と良好であった[21]．

腫瘍微小環境中のエフェクターTregは，特異的に

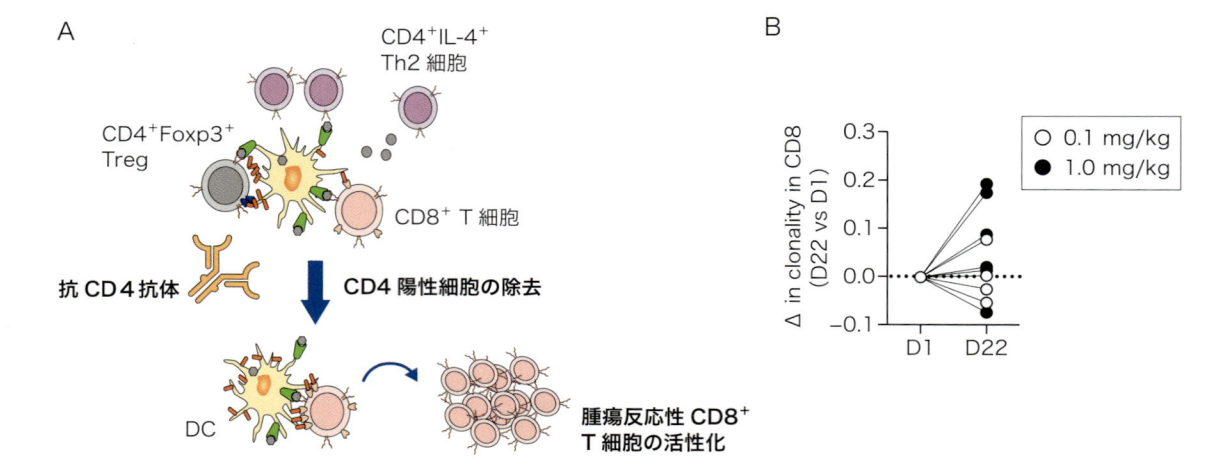

図3　抗CD4抗体（IT1208）の機序
A）IT1208によりCD4陽性細胞が除去され，腫瘍反応性CD8$^+$T細胞が活性化される．B）IT1208投与前後の血中CD8$^+$T細胞のクローナリティの変化．Aは文献27，Bは文献26より引用．

CCケモカイン受容体4（CCR4）を発現しており，抗CCR4抗体であるモガムリズマブにより除去され，その結果，腫瘍特異的なCD4$^+$/CD8$^+$T細胞の増殖・活性化を促すことが坂口らの前臨床研究により報告されている[22]．われわれは進行・再発固形がん患者を対象としたモガムリズマブとニボルマブ併用療法の第I相試験を行い，肝細胞がん患者では奏効割合が26.7％と良好な結果が得られている[23]．またHPDの頻度は，これまで報告されているニボルマブ単剤療法の頻度と比較し低い傾向にあった．

その他，熱ショックタンパク質（heat shock protein：HSP）ファミリーの1つであるHSP90は重要な免疫調整分子であるが，それを阻害するHSP90阻害薬は，腫瘍微小環境中のTregやMDSCを排除し，腫瘍抗原特異的エフェクターT細胞の活性化を促すことが前臨床研究の結果から得られている[24]．この知見に基づき，われわれは消化器がんに対してHSP90阻害薬であるTAS–116とニボルマブの併用療法の第I相試験を行っている（UMIN 000032801）．

２ ヒト型化抗CD4抗体開発におけるリバーストランスレーショナル研究

東京理科大学生命医科学研究所・炎症・免疫難病制御部門の松島らは，前臨床研究にてTregを含むCD4$^+$

細胞を広範に除去することによって，腫瘍特異的CD8$^+$T細胞の活性化や抗腫瘍効果が誘導されることを示している（**図3A**）[25]．そこでわれわれは，松島ら，国立がん研究センター先端医療開発センターの中面らとともに，進行・再発固形がん患者を対象としたIT1208（ヒト型化抗CD4抗体）のfirst in human第I相医師主導治験を行い[26]，11例の消化器がん患者のうち，免疫チェックポイント阻害薬の効果が期待できないMSS大腸がん患者1例において奏効を認めた．本治験では，mode of actionを明らかにするために末梢血単核細胞のFCM解析やTCRレパトア解析が行われたが，全症例においてIT1208投与前後でエフェクターTregを含むCD4$^+$T細胞の減少を認めた他，多くの症例でCD8$^+$T細胞の増加を認めた．さらにTCRレパトア解析では，投与量依存的に，血中CD8$^+$T細胞のクローナリティの上昇を認めた（**図3B**：クローナリティの上昇は，抗原特異的にT細胞の免疫応答が起きている際にしばしば認められる）．このように，IT1208はエフェクターTregの減少やエフェクターCD8$^+$T細胞の増加を誘導することが示され，抗PD–1/PD–L1抗体薬の抵抗性を克服する理論的背景になることが示唆された．今後，IT1208と抗PD–1/PD–L1抗体薬との併用療法の開発が期待される．

おわりに

　本稿では，当院で行った免疫チェックポイント阻害薬の臨床上の課題や，新規免疫療法のmode of actionをリバーストランスレーショナル研究で明らかにし，さらなる治療開発につなげた例を紹介した．新規の薬剤が次々と開発されていく現代において，これまで以上に基礎研究と臨床研究が密接なかかわりをもつ必要がある．

文献

1）Kang YK, et al：Lancet, 390：2461-2471, 2017
2）ONO PHARMACEUTICAL CO., LTD.：News Release https://www.ono.co.jp/eng/news/pdf/sm_cn190109.pdf
3）Kojima T, et al：J Clin Oncol, 37（4_suppl）：2, 2019
4）Eng C, et al：Lancet Oncol, 20：849-861, 2019
5）Grothey A, et al：Ann Oncol, 29（suppl_8）：ⅷ714, 2018
6）Chen EX, et al：J Clin Oncol, 37（4_suppl）：481, 2019
7）Haratani K, et al：Ann Oncol, 28：1532-1539, 2017
8）Sakaguchi S, et al：Cell, 133：775-787, 2008
9）Sakaguchi S, et al：Nat Rev Immunol, 10：490-500, 2010
10）Togashi Y, et al：Nat Rev Clin Oncol, 16：356-371, 2019
11）Zou W, et al：Sci Transl Med, 8：328rv4, 2016
12）Weber JS, et al：J Clin Oncol, 31：4311-4318, 2013
13）Champiat S, et al：Nat Rev Clin Oncol, 15：748-762, 2018
14）Knorr DA & Ravetch JV：Clin Cancer Res, 25：904-906, 2019
15）Sasaki A, et al：Gastric Cancer：doi: 10.1007/s10120-018-00922-8, 2019
16）Kamada T, et al：Proc Natl Acad Sci U S A, 116：9999-10008, 2019
17）Togashi Y, et al：J Clin Oncol, 36（15_suppl）：4106, 2018
18）Arce Vargas F, et al：Cancer Cell, 33：649-663.e4, 2018
19）Fukumura D, et al：Nat Rev Clin Oncol, 15：325-340, 2018
20）Tada Y, et al：J Immunother Cancer, 6：106, 2018
21）Fukuoka S, et al：J Clin Oncol, 37（15_suppl）：2522, 2019
22）Sugiyama D, et al：Proc Natl Acad Sci U S A, 110：17945-17950, 2013
23）Yamamoto N, et al：Ann Oncol, 28（suppl_5）：doi: 10.1093/annonc/mdx440.010, 2017
24）Rao A, et al：Cancer Res, 72：3196-3206, 2012
25）Ueha S, et al：Cancer Immunol Res, 3：631-640, 2015
26）Shitara K, et al：J Immunother Cancer, in press（2019）
27）Aoki H, et al：AACR Annual Meeting 2019, abstr LB-109

＜筆頭著者プロフィール＞
中島裕理：2013年，日本医科大学医学部卒業．学生時代より腫瘍内科を志し，'15年より虎の門病院臨床腫瘍科において後期研修の後に，'18年より国立がん研究センター東病院消化管内科にレジデントとして勤務．がん免疫療法に興味をもち，'19年より国立がん研究センター先端医療開発センター免疫療法開発分野で，中面哲也分野長の指導のもとがん免疫療法の開発を行っている．

Ⅱ

3章
免疫療法の
リバーストランスレーショナル研究

4. 消化器がん（肝・胆・膵がん）

島田　周，田中真二

近年，がんの免疫治療が注目されている．肝がんでは免疫チェックポイント阻害剤単独投与がFDAで認められており，VEGF/VEGFR阻害剤との併用により良好な結果が得られる可能性も報告されている．一方，膵がんでは免疫チェックポイント阻害剤の予後改善効果は認められず，新規免疫治療薬の開発が今も続けられている．しかし，現在の免疫治療は臨床試験の実施が先行しており，無効症例・有効症例の予測や，抗がん剤や分子標的治療薬などとの併用も含めた治療戦略の最適化などの課題が残されている．今後は，がんの免疫学的分類や動物モデルを利用した前臨床試験を活用していく必要がある．

はじめに

近年登場した抗CTLA-4抗体や抗PD-1抗体・抗PD-L1抗体を代表とする免疫チェックポイント阻害剤は，その有効性もさることながら，継続投与しなくても再発しない完治症例さえ報告されている．しかし，無効症例も多く，どの症例にどの免疫チェックポイント阻害剤を投与すべきか，どの既存治療薬と併用すべきかなど，臨床試験が手探りで行われている感がある．本稿では，典型的な難治性がんである肝胆膵領域の悪性腫瘍について，免疫療法の動向と基礎研究の状況を中心に概説する．

1 肝がん

1）免疫チェックポイント阻害剤（表1）

肝がんはウイルス性肝炎やアルコール性肝炎，脂肪肝炎などの慢性炎症を背景としており，炎症・免疫制御による治療が以前より注目されてきたという経緯がある[1]．C型肝炎ウイルス（HCV）慢性感染患者にお

［略語］

AFP：alpha-fetoprotein

CAR：chimeric antigen receptor
（キメラ抗原受容体）

FDA：Food and Drug Administration
（米国食品医薬品局）

GPC3：glypican-3

HCV：hepatitis C virus（C型肝炎ウイルス）

MDSC：myeloid derived suppressor cell
（骨髄由来免疫抑制細胞）

RFA：radiofrequency ablation
（ラジオ波焼灼療法）

TACE：transcatheter arterial chemo-embolization（肝動脈化学塞栓術）

Teff：effecter T cell（エフェクターT細胞）

Treg：regulatory T cell（制御性T細胞）

Improvement of immunotherapy for hepatobiliary and pancreatic cancer
Shu Shimada/Shinji Tanaka：Department of Molecular Oncology, Graduate School of Medical Science, Tokyo Medical and Dental University（東京医科歯科大学大学院医歯学総合研究科分子腫瘍医学分野）

表1　肝がんに対する免疫チェックポイント阻害剤の主要な臨床試験

抗CTLA-4抗体

薬剤	試験名称	試験番号	試験デザイン	患者数	奏効率	文献
tremelimumab		NCT01008358	第2相，非比較	20名 （3名脱落）	17.6% （PR3名）	2
		NCT01853618	第2相，非比較，RFA/TACE補助	32名 （13名脱落）	26.3% （PR5名）	3

抗PD-1抗体

薬剤	試験名称	試験番号	デザイン	患者数	奏効率	文献
nivolumab	CheckMate-040	NCT01658878	第1/2相，非比較	214名	19.6% （CR3名， PR39名）	4
	CheckMate-459	NCT02576509	第3相，nivolumab vs. sorafenib			
	CheckMate-9DX	NCT03383458	第3相，nivolumab vs. placebo，切除/RFA後			
pembrolizumab	KEYNOTE-224	NCT02702414	第2相，非比較	104名	17.3% （CR1名， PR17名）	5
	KEYNOTE-240	NCT02702401	第3相，pembrolizumab vs. placebo			
	KEYNOTE-394	NCT03062358	第3相，pembrolizumab vs. placebo，アジア人			
	KEYNOTE-937	NCT03867084	第3相，pembrolizumab vs. placebo，切除/RFA後			
	LEAP-002	NCT03713593	第3相，pembrolizumab + lenvatinib vs. lenvatinib			
tislelizumab		NCT03412773	第3相，tislelizumab vs. sorafenib			
toripalimab	JUPITER-04	NCT03859128	第3相，toripalimab vs. placebo			
sintilimab		NCT03794440	第3相，sintilimab + IBI305 vs. sorafenib			

抗PD-L1抗体

薬剤	試験名称	試験番号	デザイン	患者数	奏効率	文献
atezolizumab		NCT02715531	第1b相，非比較，atezolizumab + bevacizumab	26名 （5名脱落）	61.9% （PR13名）	ASCO 2018 Jun
				103名 （30名脱落）	31.5% （CR1名， PR22名）	ESMO 2018 Oct
	IMbrave150	NCT03434379	第3相，atezolizumab + bevacizumab vs. sorafenib			
	COSMIC-312	NCT03755791	第3相，atezolizumab + cabozantinib vs. sorafenib			
durvalumab	HIMALAYA	NCT03298451	第3相，durvalumab + tremelimumab vs. durvalumab vs. sorafenib			
	EMERALD-1	NCT03778957	第3相，durvalumab + bevacizumab + TACE vs. TACE			
	EMERALD-2	NCT03847428	第3相，durvalumab + bevacizumab vs. durvalumab			

IBI305：bevacizumab バイオシミラー．CR：完全奏効，PR：部分奏効．

II

3章

免疫療法の
リバーストランスレーショナル研究

けるウイルス抗原特異的T細胞では，CTLA-4・PD-1発現が上昇することが知られている．免疫チェックポイント阻害剤はウイルス治療として有望であり，その結果がん治療も期待できると考えられていた．そこで行われたのが，HCV陽性肝がん患者20名に対する抗CTLA-4抗体 tremelimumab の抗ウイルス効果および抗腫瘍効果を評価する第2相試験である[2]．その結果は，むしろ抗腫瘍効果が顕著であり，部分奏効率17.6％，無増悪期間6.5カ月と良好な成績が得られた．免疫原性の増強効果を期待して，ラジオ波焼灼療法（RFA）や肝動脈化学塞栓術（TACE）など補助療法を追加する第2相試験も肝がん患者32名に行われ，部分奏効率26.3％，無増悪期間7.4カ月とその有効性が再確認された[3]．

同年には抗PD-1抗体 nivolumab の第1/2相試験（CheckMate 040）が報告され[4]，肝がん患者214名に対して奏効率19.6％（完全奏効3名，部分奏効39名），サブ解析では全生存期間15.6カ月という成績を得て，本剤は米国食品医薬品局（FDA）の迅速承認制度の対象となった．抗PD-1抗体 pembrolizumab の第2相試験（KEYNOTE-224）においても[5]，肝がん患者104名に対して奏効率17.3％（完全奏効1名，部分奏効17名），全生存期間12.9カ月であり，同等の結果が得られた．しかし，nivolumab と肝がん標準分子標的治療薬 sorafenib との比較第3相試験（CheckMate 459）では全生存期間のハザード比は0.85（95％信頼区間：0.72-1.02，P＝0.0752）であり，有意差は認められなかった．同様に，pembrolizumab の第3相試験（KEYNOTE-240）も全生存期間のハザード比は0.781（95％信頼区間：0.611-0.998，P＝0.0238）であり，事前に設定された統計学的有意差を示す値（P＝0.0174）には達しなかった．現在，nivolumab では肝切除・RFA・TACE施行後の第3相試験（CheckMate 9DX）が，pembrolizumab ではアジア人を対象とした第3相試験（KEYNOTE-394）や肝切除・RFA・TACE施行後の第3相試験（KEYNOTE-937）が行われており，肝がんにおける抗PD-1抗体単独治療の有効性の確認が急がれている．また，VEGFR阻害剤 lenvatinib 単剤と lenvatinib と pembrolizumab 併用との比較試験（LEAP-002）では，免疫チェックポイント阻害剤の上乗せ効果が期待されて

いる．他の新規抗PD-1抗体 tislelizumab・toripalimab・sintilimab についても単剤・VEGF/VEGFR阻害剤併用・sorafenib との比較などの第3相試験が組まれており，今後抗PD-1抗体の選択肢が増えていくことが予想される．

抗PD-L1抗体 atezolizumab と抗VEGF抗体 bevacizumab の併用療法の第1b相試験では，肝がん患者26名に対して部分奏効率61.9％という驚異的な有効性が認められ，FDAの画期的治療法（breakthrough therapy）に指定された．本併用療法（IMbrave150）および atezolizumab と VEGFR/MET阻害剤 cabozantinib の併用療法（COSMIC-312）は sorafenib との比較第3相試験が進行中である．抗PD-L1抗体 durvalumab については，bevacizumab との併用療法（EMERALD-1, 2）だけでなく，tremelimumab との併用療法（HIMALAYA）という免疫チェックポイント阻害剤同士の相乗効果の検証も行われている．

2）新たな免疫療法の展開

上記のように，免疫チェックポイント阻害剤との併用として VEGF/VEGFR 標的治療薬が選択されることが多い．これは，肝がんにおいて血管新生阻害剤の有効性が確認されており，その相加効果が見込めるだけでなく，VEGF/VEGFRの免疫抑制作用による相乗効果も期待できることが指摘されている[6]．免疫細胞への直接的作用としては，エフェクターT細胞（Teff）や樹状細胞の分化・成熟化阻害や免疫チェックポイント分子の発現亢進，制御性T細胞（Treg）や骨髄由来免疫抑制細胞（MDSC）の増殖促進や腫瘍移行，間接的作用としては，血管内皮細胞上のICAM1やVCAM1などの接着分子の発現低下，幼弱血管増生による低酸素環境の存在や免疫細胞浸潤の低下など，さまざまな経路を介してがんの免疫抑制に寄与すると考えられている．

TGFβも腫瘍細胞や線維芽細胞だけでなく，ナイーブT細胞をTreg優位にする，マクロファージ（※参

※ M1/M2マクロファージ

一般的に，M1マクロファージはIFNγや細菌成分の存在下で誘導され，IL1βやIL6などの炎症性サイトカインを放出し，炎症性に作用する．一方，M2マクロファージはM-CSFなどの免疫抑制因子により誘導され，IL10やTGFβを放出し，免疫抑制，血管新生，組織修復などに作用する．

照）をM2優位にするなど，免疫抑制作用をもつことが知られている[7]．肝がんでは，TGFβシグナル経路阻害剤galunisertibの単剤投与・sorafenibとの併用投与だけでなく，nivolumabとの併用投与などの第2相試験が行われており，その結果が注目されている．

キメラ抗原受容体（CAR）とは抗体の抗原結合部位とT細胞受容体の細胞内ドメインを結合させたものであり，CD19に対するCAR発現T細胞（CAR-T）はB細胞性血液腫瘍に対して劇的な治療効果を示すことが報告されており，固形腫瘍への応用が期待されている[8]．肝がん特異的抗原glypican-3（GPC3）に対するCAR-Tが開発されており，肝がん患者13名に対して第1相試験が行われている．また，MHCクラス1で表出されるalpha-fetoprotein（AFP）のペプチド断片を認識するTCR発現T細胞（TCR-T）の作製も試みられており，同様に第1相試験が行われている．

3）免疫学的分類

肝がんでは多様な免疫療法の臨床試験が行われているが，そのバイオマーカーは明らかではない．一般にPD-1/PD-L1発現・マイクロサテライト不安定性・腫瘍変異負荷などが利用されているが，CheckMate-040ではPD-L1発現1％未満の肝がんでも18.6％の奏効率を認め有意差がなく，マイクロサテライト不安定性肝がんも稀とされている．われわれはSWI/SNF複合体構成因子ARID2の遺伝子変異が，肝がんにおける腫瘍変異負荷の指標となる可能性を報告した[9]．他のがん種でもSWI/SNF複合体構成因子の遺伝子変異が免疫チェックポイント阻害剤の有効性と相関することが指摘されているが，臨床応用には至っていない．組織における宿主免疫反応を正確に把握することが免疫療法の適正使用には重要であり，肝がんの免疫学的分類が進められている．

Siaらは肝がんの遺伝子発現解析から，①炎症反応が強く，PD-1/PD-L1経路が活性化している症例（Immune class）が存在する，②Immune classはさらにCD8陽性T細胞が多い群（Active）とTGFβ経路が活性化し，M2マクロファージが多い群（Exhausted）に小分類される，③Active immune classのみが予後良好であることを見出した[10]．また，エクソーム解析により3群間で遺伝子変異数に差がないこと，Immune classには*CTNNB1*変異症例が少な

いことも報告した．

Kurebayashiらは多重免疫染色により免疫細胞浸潤の強さに従って肝がんを3群（Immune-high, mid, low）に分類し，①Immune-highはB細胞/形質細胞とT細胞が多く，予後良好である，②Immune-midには肝がんの脂肪変性が強い症例が多い，③Immune-lowではWnt/β-catenin経路が活性化しており，Tregが多い症例は予後不良であることを明らかにした[11]．

われわれは肝がんの遺伝子発現解析とエクソーム解析により，①*TP53*変異があり，増殖性・幹細胞性が強く，染色体不安定性を呈する予後不良群（MS1），②*CTNNB1*変異があり，DNAメチル化レベルが高い群（MS2），③肥満や糖尿病などメタボリックシンドロームとの関連が強い群（MS3）の3群に分類されることを明らかにした[12]．さらに，計算論的手法であるCIBERSORTにより免疫細胞成分を解析すると，MS2ではがん免疫が強く抑制されていること，MS3には炎症反応が強く，PD-1/PD-L1経路が活性化している予後良好群（MS3i）が存在していることを報告した（**図**）．

細部は異なるものの3論文に共通するのは，肝がんにはPD-1/PD-L1経路が活性化している予後良好群と，*CTNNB1*変異をもつ免疫抑制群が存在しているということである．最近，肥満がPD-1/PD-L1経路を介したT細胞の免疫疲弊を誘導し，腫瘍増大に寄与している一方，そのようながんでは免疫チェックポイント阻害剤がむしろ著効することを，マウス悪性黒色腫（B16, C57BL/6由来）・肺がん（LLC1, C57BL/6由来）・乳がん（4T1, BALB/c由来）の同系統移植腫瘍モデルを利用して明らかにした論文が発表されており[13]，われわれが報告した炎症性メタボリックシンドローム関連肝がん（MS3i）には免疫チェックポイント阻害剤の高い有効性が期待できる．また，悪性黒色腫において*CTNNB1*変異と免疫抑制に関連があることが知られており[14]，肝がんにおいても同様の分子機構が作用している可能性がある．実際，肝がん27症例のゲノム解析から*CTNNB1*および*AXIN1*変異肝がんでは免疫チェックポイント阻害剤が無効であるという報告もあり[15]，そのメカニズム解析が重要である．

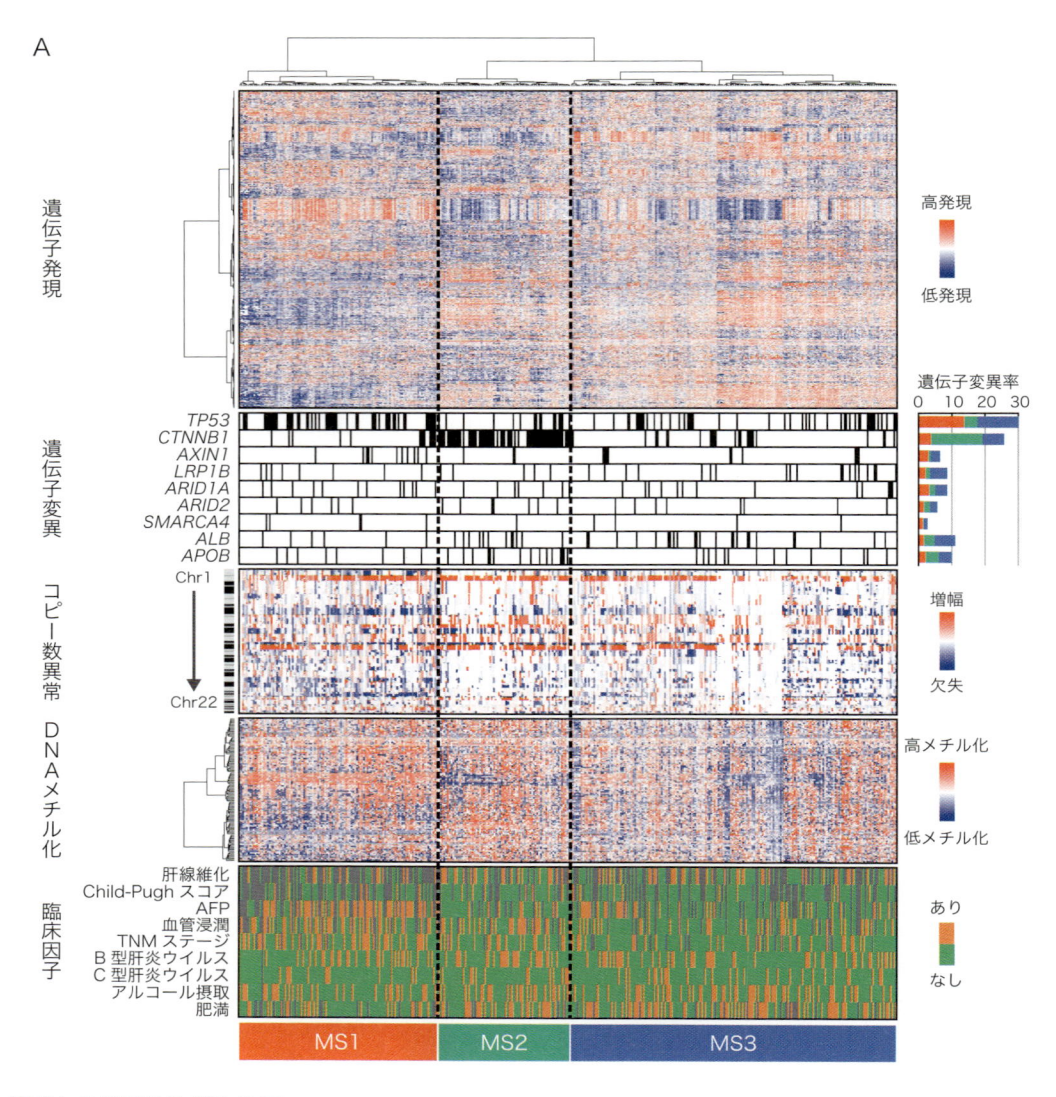

図　肝がんの分子生物学的分類
A）肝がん373症例を遺伝子発現に従ってクラスタリング解析すると，MS1（*TP53*変異が多く，染色体不安定性が高い）・MS2（*CTNNB1*変異が多い）・MS3（肥満などのメタボリックシンドロームとの関連が強い）の3群に明瞭に分類される．

2 膵がん

1）免疫チェックポイント阻害剤（表2）

　肝がんと比較して膵がんの免疫治療は芳しくない．進行がん患者207名を対象に抗PD–L1抗体BMS–936559の有効性を示した第1相試験でも，膵がん患者は14名全員が無奏効であった[16]．抗CTLA–4抗体ipilimumab（3 mg/kg）の第2相試験でも，27名全員が無奏効であり，打ち切りとなるという惨憺たる結果

であった[17]．その後，ipilimumabを増量（10 mg/kg）し，*GM–CSF*遺伝子導入腫瘍ワクチンGVAXとの併用も検討した第1相試験において，30名中5名（単剤2名，併用3名）に腫瘍増殖抑制効果が認められ[18]，引き続き膵がん化学療法FOLFIRINOXとipilimumab＋GVAXを比較する第2相試験も開始されている．しかし，化学療法と免疫チェックポイント阻害剤の併用療法（gemcitabine＋tremelimumab）の第1相試験は34名全員が無奏効であり[19]，改めて膵がん免疫治療に

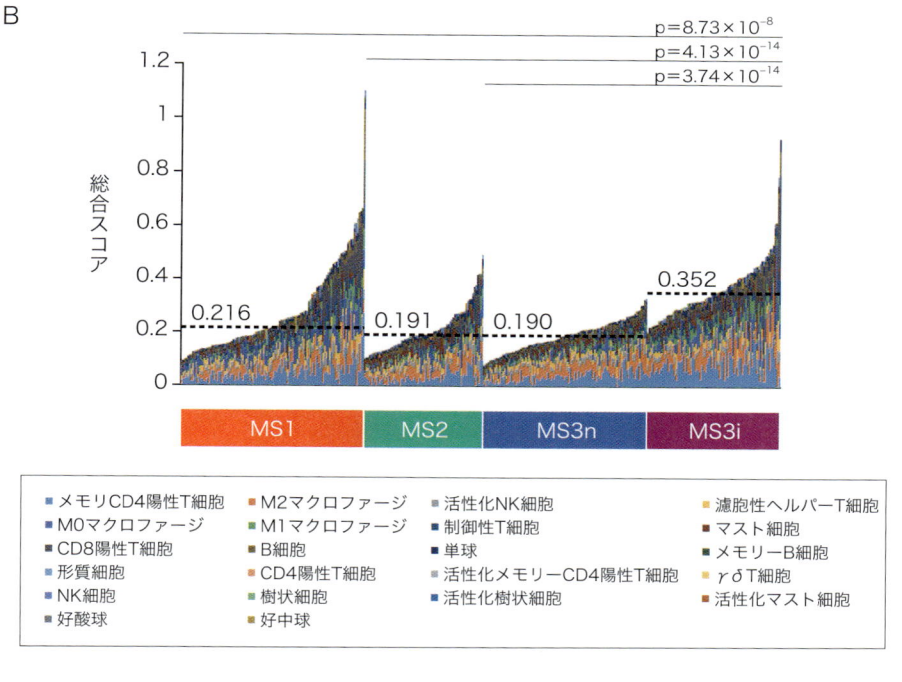

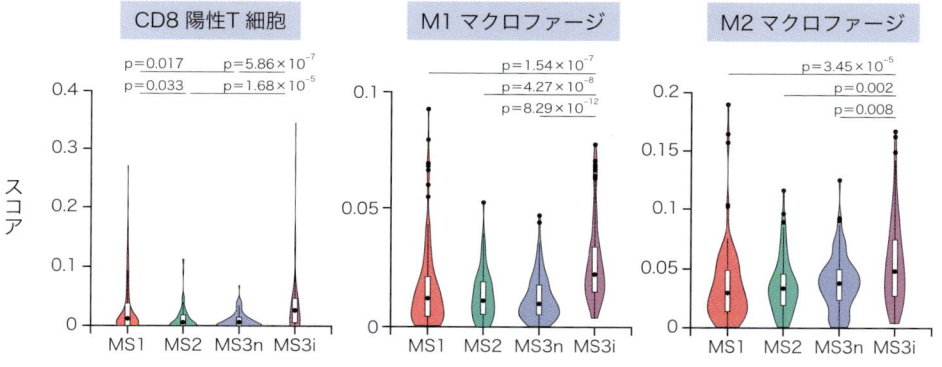

図 肝がんの分子生物学的分類（続き）

B）MS3には炎症・免疫細胞浸潤が強く，PD-1/PD-L1経路が活性化しているMS3iとそれ以外のMS3nが含まれており，MS3iではCD8陽性T細胞が多い一方で，M2マクロファージも多い．文献12より引用．

立ちはだかる壁を実感させられる．

2）新たな免疫療法の展開（**表2**）

膵がんマウスモデル（*Pdx1/Ptf1a-Cre;LSL-Kras*^{G12D}）では，がんの進展に伴い白血球数は増加するが，その多くはTreg・MDSC・M2マクロファージなどの抑制性免疫細胞であり，Teffは少ないことが明らかになっている[20]．ヒト膵がんでも同様の所見が認められ，それらの細胞数が多いほど予後が悪いことも

報告されている．

CCR4が活性化Tregに選択的に発現していることを根拠に，抗CCR4抗体mogamulizumabはTreg標的治療薬として期待されている．現在は，tremelimumabやdurvalumabとの併用効果を評価する第1相試験が行われているところである．

CSF1RはMDSCやM2マクロファージで発現しており，その免疫抑制性を制御する．マウス膵がん移植モ

<table>
表2　膵がん免疫治療薬の主要な臨床試験
</table>

種類	薬剤	試験番号	試験デザイン	患者数	奏効率	文献
抗CTLA-4抗体	ipilimumab	NCT00108888	第2相，非比較	27名	no response (SD1名)	17
		NCT00836407	第1相，ipilimumab + GVAX vs. ipilimumab	30名	no repsonse (SD3名 vs. 2名)	18
		NCT01896869	第2相，ipilimumab + GVAX vs. FOLFIRINOX，FOLFILINOX施行後			
	tremelimumab	NCT00556023	第1相，非比較，tremelimumab + gemcitabine	34名	no response (SD2名)	19
抗CCR4抗体	mogamulizumab	NCT02301130	第1相，非比較，mogamuli-zumab + tremelimumab，durvalumab			
抗CSF1R抗体	cabiralizumab	NCT02526017	第1相，非比較，cabiralizumab + nivolumab			
		NCT03697564	第2相，非比較，cabiralizumab + nivolumab + gemcitabine			
	IMC-CS4	NCT03153410	第1相，非比較，IMC-CS4 + pembrolizumab + CY + GVAX			
CSF1R阻害剤	pexidartinib	NCT02777710	第1相，非比較，pexidartinib + durvalumab			
抗CD40アゴニスト抗体	CP-870,893	NCT00711191	第1相，非比較，CP-870,893 + gemcitabine	21名	19% (PR4名，SD11名)	22
	RO7009789	NCT02588443	第1相，非比較，RO7009789 + gemcitabine + nab-paclitaxel			
PEG化IL10	pegilodecakin	NCT02009449	第1相，非比較，pegilodecakin +化学療法，nivolumab，pem-brolizumab			
CAR-T	anti-mesothelin	NCT02465983	第1相，非比較，anti-mesothe-lin-CAR-T + CY			
	anti-CEA	NCT02349724	第1相，非比較，anti-CEA-CAR-T			
	anti-MUC1	NCT02587689	第1/2相，非比較，anti-MUC1-CAR-T + CY			

CY：cyclophosphamide，PR：部分奏効，SD：安定.

デルでは，CSF1R阻害によりこれらの抑制性免疫細胞が減少，Teffが増加するが，腫瘍内のCTLA-4やPD-L1の発現上昇も認められた[21]．CSF1R阻害と免疫チェックポイント阻害の併用が提案されており，複数の臨床試験が組まれている．

　抗原提示細胞はCD40刺激によりその機能を活性化させる．膵がんマウスモデルではgemcitabineやnab-paclitaxelなどの抗がん剤と抗CD40アゴニスト抗体FGK45を併用投与すると，相乗的な腫瘍増殖抑制効果が認められ[22]，さらに抗CTLA-4抗体と抗PD-1

抗体を追加すると予後が大きく改善されることが報告されている[23]．膵がん患者21名に対して行われた第1相試験では，gemcitabineと抗CD40アゴニスト抗体CP-870,893の併用は奏効率19.0％と良好な結果が得られており[22]，gemcitabine + nab-paclitaxel +抗CD40アゴニスト抗体RO7009789の第1相試験も開始されている．

　IL10は抑制性免疫細胞から分泌されるため，免疫抑制性サイトカインであると考えられていた．しかし，マウスモデルを利用した基礎研究の結果，むしろCD8

陽性T細胞を活性化させることが明らかになった[24]．PEG化ヒトリコンビナント IL10 pegilodecakin の第1相試験では，血中に CD8 陽性細胞が増加するものの，PD−1陽性となっていることがわかり，改めて抗がん剤や nivolumab・pembrolizumab との併用を前提とした第1相試験が組まれている．

膵がんでも mesothelin, CEA, MUC1 などの腫瘍抗原を標的とした CAR−T の第1相臨床試験が行われている．より特異性が高い CAR−T 開発のため，今後の研究が期待される．

3 胆管がん

胆管がんについても pembrolizumab 単剤の第1b相（KEYNOTE−028）・第2相（KEYNOTE−158）が行われている．本邦で問題となった1,2−ジクロロプロパンおよびジクロロメタンを原因とする職業性胆管がんでは，一般的な胆管がんの30倍以上の高頻度変異が認められること，PD−L1発現が高いことが明らかにされており，実際に免疫チェックポイント阻害剤が著効した症例が報告されている[25]．

おわりに

比較的免疫治療に反応する肝がんにおいても免疫チェックポイント阻害剤が著効するのは一部の症例であり，膵がん・胆管がんでは数％しか存在しないマイクロサテライト不安定性陽性症例のみ pembrolizumab の使用が保険適応内で認可されている．膵がん免疫治療で言及したように，免疫チェックポイント阻害剤以外の免疫治療薬も開発されてきているが，抗がん剤や分子標的治療薬などとの組合わせも考慮すると膨大な量の臨床試験を行うことになってしまう．この問題を解決するためには，がんを免疫学的に分類し，各群に最適な治療方法を提供すること[10]〜[12]，そして，各群を模倣するマウスがん細胞の同系統移植モデル[13][20]〜[23]に基づいた精密な前臨床試験を行うことが必要である．

文献

1）Greten TF, et al：Gastroenterology, 156：510–524, 2019
2）Sangro B, et al：J Hepatol, 59：81–88, 2013
3）Duffy AG, et al：J Hepatol, 66：545–551, 2017
4）El-Khoueiry AB, et al：Lancet, 389：2492–2502, 2017
5）Zhu AX, et al：Lancet Oncol, 19：940–952, 2018
6）Khan KA & Kerbel RS：Nat Rev Clin Oncol, 15：310–324, 2018
7）David CJ & Massagué J：Nat Rev Mol Cell Biol, 19：419–435, 2018
8）Zhang Q, et al：Oncoimmunology, 5：e1251539, 2016
9）Oba A, et al：J Hepatol, 66：942–951, 2017
10）Sia D, et al：Gastroenterology, 153：812–826, 2017
11）Kurebayashi Y, et al：Hepatology, 68：1025–1041, 2018
12）Shimada S, et al：EBioMedicine, 40：457–470, 2019
13）Wang Z, et al：Nat Med, 25：141–151, 2019
14）Yaguchi T, et al：J Immunol, 189：2110–2117, 2012
15）Harding JJ, et al：Clin Cancer Res, 25：2116–2126, 2019
16）Brahmer JR, et al：N Engl J Med, 366：2455–2465, 2012
17）Royal RE, et al：J Immunother, 33：828–833, 2010
18）Le DT, et al：J Immunother, 36：382–389, 2013
19）Aglietta M, et al：Ann Oncol, 25：1750–1755, 2014
20）Clark CE, et al：Cancer Res, 67：9518–9527, 2007
21）Zhu Y, et al：Cancer Res, 74：5057–5069, 2014
22）Beatty GL, et al：Science, 331：1612–1616, 2011
23）Winograd R, et al：Cancer Immunol Res, 3：399–411, 2015
24）Zhang H, et al：J Clin Oncol, 34：3576–3578, 2016
25）Tanaka S & Kubo S：J Hepatobiliary Pancreat Sci, 26：242-243, 2019

＜著者プロフィール＞
島田　周：2005年東京医科歯科大学医学部卒業．2年間の臨床研修の後，'07年東京医科歯科大学大学院医歯学総合研究科分子腫瘍医学分野入学，湯浅保仁前教授の下でスキルス胃がんマウスモデルの作製と解析に従事．'11年修了後，同研究室の助教として，胃がん研究を継続．'14年田中真二教授着任後は，肝胆膵がんも含めた消化器がん全般の研究を行っている．動物モデルを基盤とした前臨床研究を進めていきたい．

田中真二：1988年九州大学医学部卒業，第二外科入局．ハーバード大学 MGH，東京医科歯科大学肝胆膵外科准教授を経て，現職．

II

3章 免疫療法のリバーストランスレーショナル研究

5. 泌尿器科がん（腎細胞がん，尿路上皮がん）における効果予測因子

冨田善彦

泌尿器科がんの免疫療法は歴史的に腎細胞がんに対してIFN– α，IL–2などのサイトカイン療法，膀胱がんにはBCG膀胱内注入療法が行われてきており，臨床的に免疫療法への感受性が示されていた．現在，本邦では免疫チェックポイント阻害薬，ニボルマブ（抗PD–1抗体）が二次療法以降に，イピリムマブ（抗CTLA–4）と併用で一次療法に使用可能であり，尿路上皮がんには二次療法以降にペンブロリズマブ（抗PD–1抗体）が使用可能である．しかし，PD–L1の発現の程度を含め，確立された効果予測因子（predictive factor）はないのが現状である．

はじめに

腎細胞がん（renal cell carcinoma：RCC）の全身療法は2008年にソラフェニブが導入されるまで，インターフェロンαやインターロイキン–2によるサイトカイン療法が行われていた．その後使用されるようになった分子標的薬はスニチニブ，アキシチニブ，パゾパニブ，エベロリムス，テムシロリムス，cabozatinib，lenvatinibがあるが，これらの多くは腫瘍縮小効果が得られても，投与を中止すると進行することがほとんどである．さらに，これら分子標的薬を使用すると有害事象はほぼ必発であり，5年を超えて安全に投与できる症例は稀である．

米国では2014年，本邦では2015年より免疫チェックポイント阻害薬ニボルマブが二次治療以降に使用できるようになり，2018年からは一次治療でニボルマブとイピリムマブの併用療法が使用可能になった．さらに，未治療転移性（metastac, m）RCCに対してニボルマブとイピリムマブの併用療法が米国，日本で承認された．さらに，米国では一次治療としてペンブロリズマブとアキシチニブ，およびアベルマブとアキシチニブの併用療法が認められた．さらに，現在，一次治

[略語]

CPS：combined positive score
CTLA–4：cytotoxic T lymphocyte antigen–4
FDA：Food and Drug Administration（米国食品医薬品局）
HR：hazard ratio（ハザード比）
IC：immune cell

OS：overall survival（全生存期間）
PD–1：prgrammed cell death–1
PD–L1：PD–1 ligand–1
RCC：renal cell carcinoma（腎細胞がん）
TC：tumor cell
UC：urothelial carcinoma（尿路上皮がん）

Predictive factor of immune checkpoint inhibitor for renal cell carcinoma and urothelial cancer
Yoshihiko Tomita：Department of Urology, Niigata University Medical and Dental Hospital（新潟大学医歯学総合病院泌尿器科）

表1 尿路上皮がんに対する免疫チェックポイント阻害薬の効果とPD-L1発現の関係

treatment line	target drug	predictive value for PD-L1	antibody clone
2nd	anti-PD-L1 Atezolizumab	≧5% IC	SP142（Ventana）
1st	anti-PD-L1 Atezolizumab	not found	SP142（Ventana）
2nd	anti-PD-1 Pembrolizumab	not found	22C3（Dako）
1st	anti-PD-1 Pembrolizumab	>10% CPS	22C3（Dako）
2nd	anti-PD-1 Nivolumab	not found	28.8（Dako）
2nd	anti-PD-L1 Durvalumab	≧25% TC/IC	SP263（Ventana）
2nd	anti-PD-L1 Avelumab	not found	73-10（Dako）

療としてペンブロリズマブと lenvatinib，ニボルマブと cabozatinib の併用療法がスニチニブを対照薬として検討されている．

　尿路上皮がん（urothelial carcinoma：UC）に対する薬物治療は1980年代にシスプラチンが使用されるようになり，局所進行またはmUCに対しては，これをkey drugとした多剤併用療法MVACが標準一次治療となったが，その後，ゲムシタビンとシスプラチンの併用療法がMVACと同等の効果が得られることが示されただけで，新しい有効な薬剤は開発されなかった．主に第II相臨床試験の結果から，シスプラチンまたはカルボプラチンによる治療後進行した症例について2016年からアテゾリズマブ（抗PD-L1抗体），2017年からペンブロリズマブ，アベルマブ（抗PD-L1抗体），ニボルマブ，デュルバルマブ（抗PD-L1抗体）が使用を認められた．また，アテゾリズマブとペンブロリズマブはシスプラチンが使用できない症例に対しては一次治療として使用が認められている．本邦ではペンブロリズマブのみが二次治療以降に使用可能となっている．

　本稿ではRCCとUCにおける臨床効果予測バイオマーカーについて概説する．

1 PD-L1と臨床効果

1）泌尿器科がんにおけるPD-L1の発現

　他の項でも述べられているが，現在，PD-L1の発現の評価は，その評価のための抗体が異なり，また，評価対象も，腫瘍細胞（tumor cell：TC），浸潤免疫細胞（immune cell：IC），その両方など薬剤ごとに異なっているため一概に言えないが（**表1**），それぞれにおおむねPD-L1陽性と考えられる症例は，腎細胞がんで25〜60％，尿路上皮がんで25〜50％と考えられている．

2）腎細胞がん

　もともと，腎細胞がんでは腫瘍でのPD-L1陽性症例は予後が悪いことが知られていた[1]．最初に腎細胞がんに対して認められた免疫チェックポイント阻害薬はニボルマブの単独治療（二次治療以降）である．その理由となったCheckMate 025試験では，同様にPD-L1陽性症例では予後が不良であることが示されたが，ニボルマブの効果はPD-L1の発現の程度とは関係なく，対照薬エベロリムスに対し高い効果を示した[2]．この後，未治療mRCCのIMDC（International mRCC Database Consortium）リスク分類（**表2**）でintermediate と poor リスク症例に限定してスニチニブと比較検討された試験では，PD-L1の発現の程度と関係なく併用療法がスニチニブよりOSにおいて有意に低いHRを示していた．ただし，PD-L1陰性（腫瘍細胞＜1％）症例ではHRは0.73，陽性症例では0.45とその差はPD-L1陽性症例で顕著であった．また，奏効率でも陰性では併用37％，スニチニブ28％なのに対し，PD-L1陽性症例では58％と22％と陽性症例でその差は顕著となった[4]．

　前述のようにFDAで承認されている2つの併用療法，ペンブロリズマブ＋アキシチニブとアベルマブ＋アキシチニブについてはPD-L1の発現の程度と効果との間には，現在のところ明確な相関は認められていない[5][6]．

3）尿路上皮がん

　アテゾリズマブの二次治療の結果からは，ICでの

表2　IMDC予後リスク分類

予後予測因子	該当する項目数	予後リスク
・Karnofsky performance status＜80％ ・診断から治療までの期間＜1年 ・ヘモグロビン値＜正常値の下限 ・補正カルシウム値＞正常値の上限 ・好中球数＞正常値の上限 ・血小板数＞正常値の上限	0	favorable risk（低リスク）
	1～2	intermediate risk（中リスク）
	3以上	poor risk（高リスク）

文献3をもとに作成.

PD-L1の発現が高い症例でOSが長い結果が得られていたが, 一次治療では否定的であった[7]. ペンブロリズマブでは逆の結果が得られている[8][9]. ニボルマブは腫瘍細胞TCでのPD-L1の発現と効果に相関があったが, ICでの発現との関係は不明である[10][11]. デュルバルマブでは, TCとICの評価で, 奏効率との関係が認められた. また, アベルマブではdurable responseとTCでの発現に関係がなかったとしている[12]（表1）. このように腎細胞がんと同様PD-L1発現症例は予後が悪いことは明らかであるが[13], 使用する抗体もさまざまであり, PD-L1発現の検討対象もIC, TCその両方など異なっているうえ, 治療のラインによっても異なるなど, PD-L1発現のpredictive valueは認められないのが現状である.

2 PD-L1以外のバイオマーカー

1）腎細胞がん

これまで, PD-L2やCTLA-4などが報告されてきているが, confirmされるに至っていない. また, ニボルマブとイピリムマブの併用療法の結果との関係でtumor mutation burdenとそれから由来することになるであろうneoantigenが多いほど高い効果が得られるという報告がある[14]. その他, 興味深いアプローチはゲノムの発現プロファイルにより, upregulateされている遺伝子群を検討し, 代謝関係の遺伝群が発現増強している症例と免疫関係の遺伝子が増強している症例とを比較するもので, 後者の方が高い反応性を示すという報告がある[15].

2）尿路上皮がん

UCでは乳がんと同様に, 形態学上の分類の他, 分子生物学的分類が提唱されている. その詳細は誌面の都合上省くが, このうち, TCGA分類とアテゾリズマブの効果を検討すると, type Ⅱが最も有効症例が多く, 次いでtype Ⅲであった[7][16]. このことは, 腫瘍のゲノム解析の結果から, 免疫療法への反応性を予知できる可能性を示唆している. ただし, type ⅢはPD-L1陽性ICが多い症例が最も多いサブタイプであり, アテゾリズマブに対する反応性が高いと想定されるが, 実際にはtype Ⅱがそれを上回るので, 担がん患者には腫瘍自体を含めて, 他の因子の関与も存在することも確かである.

また, 免疫チェックポイント阻害薬による臨床効果は, 主にT細胞が古典的なCTLに分化し, 腫瘍細胞を破壊することが想定されている. このことは他がん種においても同様であるが, 腫瘍細胞のmutation loadが多いほどneoantigenの数が多く, したがって, 免疫チェックポイント阻害薬の効果発現に有利であることが想定される. このことを裏付けるように, UCではmismatch repairやDNA damage repair遺伝子の変異がある症例で免疫療法の効果が高くなることが示されている[17][18].

おわりに

以上, 述べてきたように, 現時点では腎細胞がん, 尿路上皮がんについては確実に効果予測因子（predicitive factor）とよべるものはないのが現状である. 抗腫瘍免疫機構がいかに効率的に機能するか否かは, 腫瘍局所のみでなく, 全身の生体内（免疫）環境が重要であることは論をまたない. この観点から, 最近, 注目されているのがマイクロバイオームであり, マイクロバイオータの状況により免疫チェックポイント阻害薬の効果も左右される可能性が示されつつある. Routy

らは*Akkermansia muciniphila*の存在が，inter-leukin-12依存性にCCR9[+] CXCR3[+] CD4[+] T lym-phocytesをrecruitし，免疫療法の上皮がんに対する効果発現を増強することをヒトとマウスの系を用いて証明した[19]．このことは，より有効な治療法の開発，確立には全身の免疫環境を変化させる因子の考慮，コントロールが必要であることを示している．

がんにかかわるPrecision Medicine，遺伝子医療は，オンコパネルなどのゲノム検査と適切な治療法の選択を（限定的であるが）可能にしてきている．MSIの検討と，MSI highの場合にはneoantigenが多く存在するであろうことと，免疫チェックポイント阻害薬の効果が期待できることから，がん種にかかわらずペンブロリズマブの使用が認められている．しかし，マイクロバイオームのことが示すように，免疫療法に対する反応性に関係する因子はきわめて複雑である．当然，がん種により状況が異なることから，泌尿器科がんにおいても，本書にとり上げられているreverse transla-tional researchによるbed to benchが必要で，さらにsophisticateされたpreclinical studyにより総体的な理解を進め，より適切な治療法の（免疫療法の）選択につなげることが必要である．

文献

1）Thompson RH, et al：Cancer Res, 66：3381-3385, 2006
2）Motzer RJ, et al：N Engl J Med, 373：1803-1813, 2015
3）Heng DY, et al：J Clin Oncol, 27：5794-5799, 2009
4）Motzer RJ, et al：N Engl J Med, 378：1277-1290, 2018
5）Motzer RJ, et al：N Engl J Med, 380：1103-1115, 2019
6）Rini BI, et al：N Engl J Med, 380：1116-1127, 2019
7）Balar AV, et al：Lancet, 389：67-76, 2017
8）Bellmunt J, et al：N Engl J Med, 376：1015-1026, 2017
9）Balar AV, et al：Lancet Oncol, 18：1483-1492, 2017
10）Sharma P, et al：Lancet Oncol, 18：312-322, 2017
11）Sharma P, et al：Lancet Oncol, 17：1590-1598, 2016
12）Patel MR, et al：Lancet Oncol, 19：51-64, 2018
13）Nakanishi J, et al：Cancer Immunol Immunother, 56：1173-1182, 2007
14）Lee CH, et al：J Clin Oncol, 37：suppl 641, 2019
15）Ascierto ML, et al：Cancer Immunol Res, 4：726-733, 2016
16）Rosenberg JE, et al：Lancet, 387：1909-1920, 2016
17）Iyer G, et al：J Clin Oncol, 35：suppl 4511, 2017
18）Teo M, et al：J Clin Oncol, 35：suppl 4509, 2017
19）Routy B, et al：Science, 359：91-97, 2018

＜著者プロフィール＞
冨田善彦：1987年より新潟大学大学院免疫学教室で腫瘍免疫学研究に従事．'94年スウェーデン王立カロリンスカ研究所腫瘍生物学部門でポスドクとして腫瘍免疫（CLL）研究に従事．帰国後，泌尿器科がん治療（分子標的治療，免疫治療，鏡視下，ロボット補助下手術）にあたる．2002年より，山形大学医学部腎泌尿器外科学主任教授，'15年より，新潟大学大学院医歯学総合研究科腎泌尿器病態学，分子腫瘍学分野主任教授．'19年より，新潟大学副学長，医歯学総合病院長．

II

3章 免疫療法のリバーストランスレーショナル研究

6. 婦人科がん （子宮体がん・子宮頸がん・卵巣がん）

濵西潤三，万代昌紀

2019年12月にがん種横断的に標準治療が困難なMSI-High（高頻度マイクロサテライト不安定性）がんに対する抗PD-1抗体薬ペムブロリズマブの適応が拡大された．子宮体がんは全がん種のなかで最もMSI-Highの頻度が高く，一方で頻度は低いものの子宮頸がんや卵巣がんもMSI-High症例を認めることから，婦人科領域でも保険診療として本格的にPD-1経路阻害薬を用いた治療がはじまり，関連したトランスレーショナルリサーチやリバーストランスレーショナルリサーチも進みつつある．

はじめに

2018年12月10日，「負の免疫制御機構の阻害による新たながん治療法の発見」の貢献に対して，免疫抑制性補助シグナル（いわゆる免疫チェックポイント）受容体 programmed cell death-1（PD-1）を発見した本庶佑教授[1]と cytotoxic T-lymphocyte-associated antigen-4（CTLA-4）をがん研究に応用した James Allison教授[2]に対してノーベル医学・生理学賞が授与された．がん免疫療法が，がん治療の新しい治療法として確立した瞬間であった．そして同月末に，MSI-Highがんに対して，本邦でもPD-1経路阻害薬ペムブロリズマブが適応拡大され，MSI-Highが多い子宮体がんを含む婦人科腫瘍領域にとっても新しい治療戦略を得ることになった．そこで本稿では婦人科腫瘍（子宮体がん・子宮頸がん・卵巣がん）におけるPD-1経路阻害薬の現状と関連した研究について概説する．

1 子宮体がんに対するPD-1経路阻害薬

子宮体がんは主に子宮内膜に発生する悪性腫瘍であり，本邦では年間罹患数約15,000人，死亡数約2,100人でいずれも毎年増加傾向にある．子宮体がんでは，PTEN遺伝子（50〜60%），CTNNB1遺伝子（45%），KRAS遺伝子（20%），DNAミスマッチ修復（MMR）遺伝子hMLHファミリー（20%），ポリメ

［略語］
CR：complete response（完全奏効）
DCR：disease control rate（疾患制御率）
FDA：Food and Drug Administration（米国食品医薬品局）
PR：partial response（部分奏効）
RR：response rate（奏効率）
SD：stable disease（安定）

Translational/reverse translational researches of immunotherapies for gynecologic cancers (endometrial cancer, cervical cancer and ovarian cancer)
Junzo Hamanishi/Masaki Mandai : Department of Gynecology and Obstetrics Kyoto University Graduate School of Medicine（京都大学医学部附属病院産科婦人科）

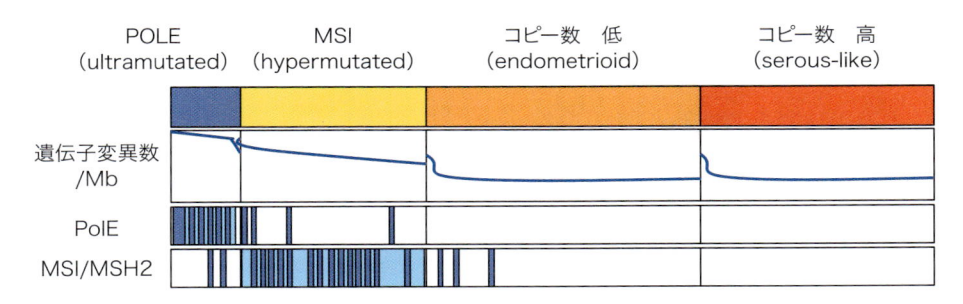

図1　子宮体がんの遺伝子異常解析
文献4より引用.

ラーゼε（POLE）遺伝子（10％）などの異常が知られている．特にMMR遺伝子の変異やエピジェネティックな不活化によってDNAのマイクロサテライト領域（MSI）での異常なくり返し配列が起こり，高頻度に体細胞遺伝子変異を生じる．このような状態をMSI–High（高頻度マイクロサテライト不安定性）とよぶ[3]．子宮体がんのがんゲノムアトラス（TCGA）データ（n＝373）によると[4]，子宮体がんのPOLE遺伝子変異症例では，MSI–High（hypermutated型）よりも遺伝子変異数が多いultramutated型に分類され（**図1**），さらにこれらPOLEやMMR欠損（あるいはMSI–High）がんではミスマッチ修復遺伝子の変異やメチル化に伴う新規がん抗原（ネオアンチゲン）が非常に多く発現するために，腫瘍局所で免疫応答に伴い分泌されるIFNγによって腫瘍細胞や免疫細胞にPD–L1が誘導されることからPD–1経路阻害薬の治療効果が期待されていた．

これまでに，子宮体がんに対しては，PD–L1陽性（Tumor Proportion Score［TPS］＞1％）の固形腫瘍に対してペムブロリズマブを用いた第Ⅰ相試験（KEYNOTE–028）の局所進行もしくは転移を有する子宮体がんコホート24例の検討にて，PR 3例，SD 3例のPR 13％，DCR 26％と報告された[5]．その後，2018年にMSI変異固形がんを対象としたKEYNOTE–158（非大腸がん）とKEYNOTE–164（大腸がん）などの治験成果でもってFDAは，MMR変異もしくはMSI–Highがんに対してペムブロリズマブの適応拡大を承認した．このKEYNOTE–158（非大腸がん）のうち子宮体がんコホート（n＝24）の検討にて，13例の奏効を認め，RR 54％と報告された．またその後のKEYNOTE–016

の検討でも，MMR変異もしくはMSI–Highの子宮体がんコホート15例の検討において，CR 3例，RR 5例，SD 3例でRR 53％，DCR 73％と高い奏効率が報告されている[6]（**表**）．そして2018年12月に本邦でも子宮体がんを含むMSI–High固形がんに対するペムブロリズマブの適応拡大が認められた．がん種を超えたバイオマーカーに基づくはじめての薬事承認として非常に注目されている．なお本適応には，Falco社のMSI検査キットのみがコンパニオン診断薬として認められているが，免疫染色によるMMRタンパク質発現消失や今後のがんパネル検査を見据えて，エクスパートパネルでの検討しだいではこのコンパニオン以外もペムブロリズマブの使用を許容するような厚生労働省からの見解も発信されている．

一方で2019年4月に行われた米国婦人科腫瘍学会SGO2019にて，進行再発子宮体がんに対して，マルチチロシンキナーゼ阻害薬レンバチニブとペムブロリズマブとの併用療法の第Ⅱ相試験の結果，MSIと関係なくRR47.2％と非常に高い奏効が示された[7]．そのため，今後の第Ⅲ相試験の結果にもよるが，併用療法の方がさらに有望となればMSI検査そのものの有用性が薄れていくかもしれない．

また再発，進行固形がんに対する新規PD–1抗体TSR–042（dostarlimab）を用いた第Ⅰb相試験のMSI–High子宮体がんコホートの中間解析においても，解析対象の25例中CR1例，PR12例でRR52％と報告された[8]（**表**）．本試験ではTSR–042 500 mgを開始後4回は3週ごとに投与するが，その後は1,000 mgを6週ごとに延長するinterval trialを行うというreal worldに即したユニークな試験デザイン（GARNET

	因子						
	PD-L1	dMMR/MSI-H	POLE	TMB	HPV	組織型	ほか
子宮体がん	—	◎	○	○	—	—	
子宮頸がん	CPS > 1	○	—	—	△	—	
卵巣がん	CPS > 1	○	—	—	—	○明細胞がん	B細胞免疫[22]，免疫遺伝子シグナチャー[22]
腟・外陰がん	—				?	○非粘膜型	

dMMR/MSI-H：DNA修復遺伝子異常／マイクロサテライト不安定性，POLE：ポリメラーゼε遺伝子異常，TMB：遺伝子変異量，HPV：ヒトパピローマウイルス，CPS：combined positive score.

study）で行われている．さらにSGO2019にて再発子宮体がんに対する抗PD-L1抗体アベルマブおよびデュルバルマブを用いた治験の結果が報告され，いずれもMMR遺伝子異常症例はMMR正常例に比してそれぞれの奏効率が高い（27％ vs 6％，43％ vs 3％）ことが示された[9][10]．

一方，子宮（平滑筋）肉腫については，これまでに転移性子宮平滑筋肉腫に対してニボルマブやペムブロリズマブを用いた治験でも奏効例は少なく，単剤投与での治療効果は限定的である[11]．また症例報告であるがこのペムブロリズマブ投与を受けた症例の獲得耐性の原因の1つにPTENの消失と免疫細胞浸潤の低下が関与していることが報告されている[12]．

2 子宮頸がんに対するPD-1経路阻害薬

子宮頸がんは，本邦では年間約1万人が罹患し約3,000人が死亡する．組織型は約70％が扁平上皮がんで20％は腺がんであるが，いずれもほぼすべてがヒトパピローマウイルス（HPV）の持続感染に起因していると考えられており，外来抗原であるHPVウイルスに対する免疫反応の再活性化が期待されている[13]．

抗PD-1抗体ペムブロリズマブを用いた20種のPD-L1発現陽性固形腫瘍を対象とした第Ⅰb相試験（KEYNOTE-028）の進行子宮頸がん症例（n＝24）にて，PR4例，SD3例で，RR17％，DCR30％と報告され[14]，さらに第Ⅱ相試験（KEYNOTE-158）の進行・再発子宮頸がんコホート（コホートE：n＝47）にて，PR8例，SD例のRR17％であった[15]．本試験は単群，非盲検非ランダム化試験で，奏効率も決して高

いわけではないが，進行・再発子宮頸がんはアンメットニーズが高い腫瘍であるとのことから，2018年6月にFDAにて条件付き承認された．なおこのKEYNOTE-158の追加報告としてASCO2018では，さらに98例を対象として，CR3例，PR10例，SD17例のRR13.3％，DCR30.6％で，PD-L1（CPS）＞1％ではRR16％と報告されている[16]（**表**）．

また，ニボルマブを用いたウイルス関連固形腫瘍の第Ⅰ/Ⅱ相試験（CheckMate 358）の再発・転移子宮頸がんコホート（19例）では，PR5例，SD8例でRR26.3％，DCR 42.1％と報告されていた[17]．一方でASCO2018では，腫瘍持続・再発子宮頸がん25例を対象にした第Ⅱ相試験（NCT02257528，NRG-GY002）では，PR1例，SD9例でRRは4％，DCRは40％と報告されている[18]．

さらに新規PD-1抗体cemiplimab（REGN2810，Sanofi/Regeneron Pharmaceuticals，SAR439684）に局所放射線治療の併用を行う用量漸増の第Ⅰ相試験（n＝60）の子宮頸がんコホートにて，cemiplimab単剤で2例にPRを認めRR9.5％，放射線治療と併用した症例では，9例で腫瘍縮小し（PR40.9％），そのなかの1例は放射線非照射部位でも腫瘍が消失するabscopal反応を認め，CRとなったと報告された[19][20]．本報告以外にも子宮頸がんの標準治療である放射線治療や化学療法併用放射線治療への上乗せ効果を探索する複数の治験（臨床試験）がはじまり期待されている．

3 卵巣がんに対するPD-1経路阻害薬

卵巣がんに対しては，これまでに筆者らはニボルマブを用いて，プラチナ抵抗性再発例を対象に第Ⅱ相医

師主導治験を行い，CR2例を含めて，RRは15％，DCR45％と報告した（UMIN000005714）[21]．またCRの2例はいずれも遺伝子発現解析から明細胞がんであり，さらに5年以上の無再発生存を達成している[22]（**表**）．現在，プラチナ抵抗性卵巣がん300例を対象にニボルマブと二次化学療法とのランダム化比較第Ⅲ相試験（NINJA試験）が国内多施設共同研究として行われ，観察期間を経て最終報告する予定である．

また米国での少数の後方視的検討ではあるが，ニボルマブを投与したBRCA（乳がん関連遺伝子）変異陽性再発卵巣がん6例（プラチナ感受性2例，同抵抗性4例）は，CR3例，PR1例でRRもDCRも50％であり，卵巣がんのBRCA変異が治療効果に関連する可能性について報告されたが[23]，一方で後述する抗PD-L1抗体アベルマブやアテゾリズマブを用いた治験では，全く相関しなかったとの報告もあり，今後の検討が待たれる．

また，ペムブロリズマブを用いた，腫瘍のPD-L1発現陽性の卵巣がん26例を対象とした第Ⅰb相試験では，CR1例（3.8％）を含む奏効率は11.5％と報告され[24]，さらにASCO2018では，再発卵巣がん376人を対象にし，前治療歴によって2コートを設定した第Ⅱ相試験（KEYNOTE-100）にて全体でのRRは8.0％，DCRは37.2％で，前治療による差はないと報告された．またこの試験のサブ解析では，有意差はないものの，腫瘍のPD-L1発現（combined positive score：CPS），明細胞がん群でそれぞれRR17％，15.8％と比較的高い奏効を示す傾向があった[25]（**表**）．また併用療法の結果も出はじめており，ペムブロリズマブとT細胞の抑制因子インドールアミン-2,3-ジオキシゲナーゼ1（IDO1）の阻害薬エパカドスタットとの併用の第Ⅰ相試験では卵巣がん（37例）に対してRR8％（PR3例）と，同併用療法の有用性は示されなかった[26]．さらにASCO2018にて，PARP阻害薬ニラパリブとペムブロリズマブを併用する第Ⅰ/Ⅱ相試験（TOPACIO試験，KEYNOTE-162. NCT02657889）のプラチナ抵抗性卵巣がんコホート（n＝60）にて，CR3例，PR12例，SD25例でRR25％，DCR67％，DOR（奏効期間）中央値は9.3カ月であったが，腫瘍のBRCA遺伝子変異や相同修復組換え（HRD），PD-L1発現と有効性には相関は認めなかったと報告さ

れた[27]．また，未治療の進行卵巣がんに対して標準化学療法にペムブロリズマブを併用しさらにPARP阻害薬オラパリブを維持療法に行う第Ⅲ相試験（ENGOT-ov43試験）も行われている．

一方で抗PD-L1抗体は，アベルマブ，デュルバルマブ，アテゾリズマブの3剤を中心に臨床開発が進んでおり，特に標準治療との併用療法を中心とした治療戦略が期待されていた．しかしながらアベルマブは，プラチナ抵抗性再発卵巣がん（n＝900）に対する二次治療（リポソーマルドキソルビシン）との併用療法および未治療（n＝900）に対する一次化学療法（パクリタキセル，カルボプラチン）に血管新生阻害薬ベバシズマブとの併用および維持療法の有効性を検証するランダム化第Ⅲ相試験（JAVELIN 100と200）の中間解析にていずれもアベルマブ単剤および化学療法併用の有用性は示されず，早期中止となった．さらに同治療にさらにPARP阻害薬タラゾパリブの維持療法を追加した試験も検討されていたが中止された（JAVELIN Ovarian PARP 100）．

一方，再発卵巣がんに対して，デュルバルマブとPARP阻害薬オラパリブやVEGFR1-3（マルチキナーゼ）阻害薬セディラニブとの併用療法の第Ⅰ相試験では[28]，前者は卵巣がん10例中PR2例，SD8例でRR20％，DCR83％と維持療法への可能性を示し，さらに後者は6例中PR3例でRR50％と高い抗腫瘍効果を認めた．なおgermline BRCA変異かつプラチナ感受性再発例に対してデュルバルマブとオラパリブの併用療法にてRR72％ときわめて高い有効性が示された（MEDIOLA試験）[29]．現在，未治療卵巣がんに対して標準化学療法にベバシズマブ，デュルバルマブを併用しさらに維持療法としてベバシズマブ，デュルバルマブ，オラパリブの上乗せ効果を検証する第Ⅲ相試験もはじまっている（DUO-O試験）．またアテゾリズマブは，再発固形がんを対象とした第Ⅰ相試験の卵巣がんコホートにて症例数は少ないものの9例中2例のPR（RR22％）を認めているが，サブ解析にて治療効果とPD-L1発現，TMB，免疫遺伝子シグナチャー，BRCA遺伝子異常，相同修復組換え異常（HRD）スコアなどいずれも相関は示されなかった．

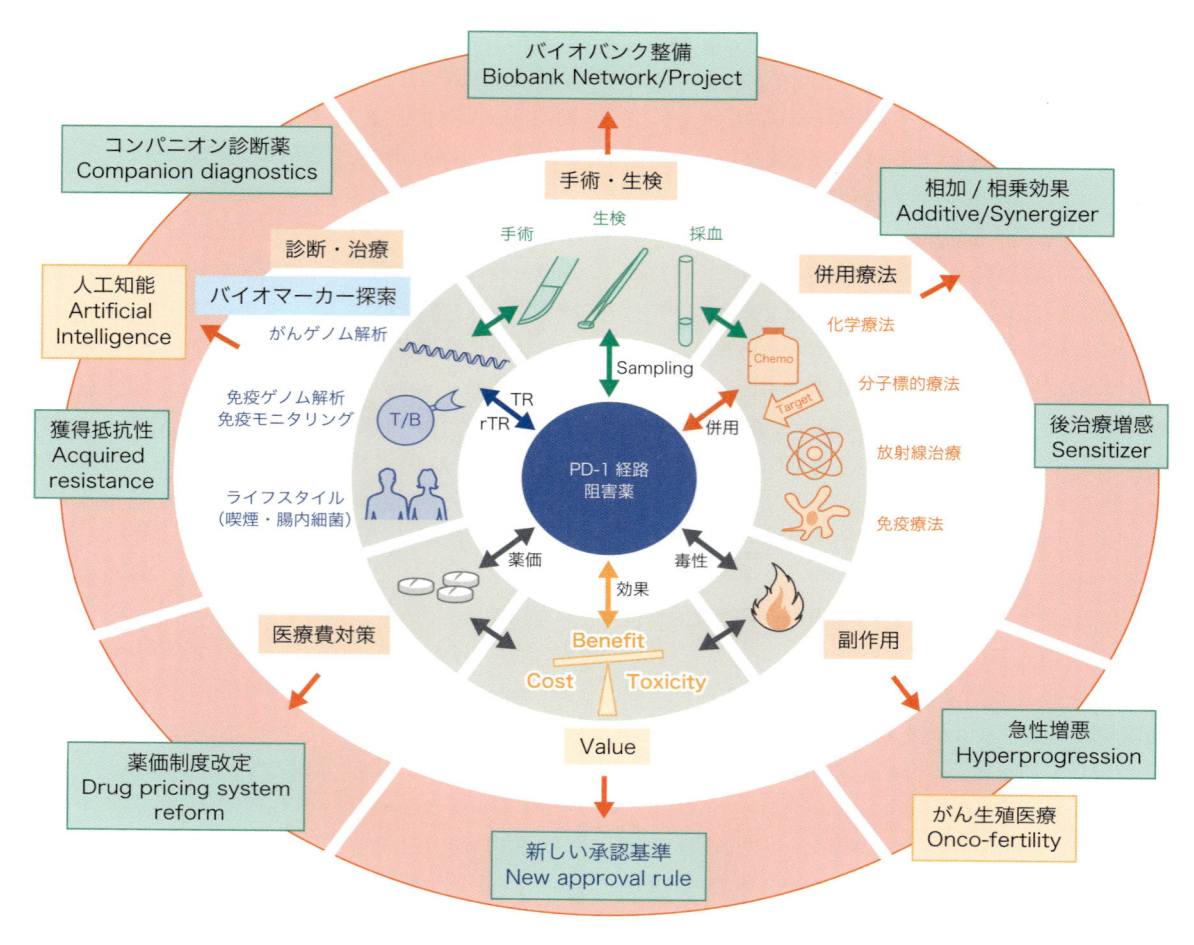

図2　PD-1経路阻害薬の新しい課題
文献32より改変して転載.

4 腟・外陰がんに対するPD-1経路阻害薬

　これまでに腟・外陰がんに対しては，ニボルマブを用いた第Ⅰ/Ⅱ相試験にて，5例中奏効例は認めず，SD4例（DCR80％）と報告された[30]．腟・外陰がんの組織型は扁平上皮がんが多いものの，子宮頸がんとは異なりHPV（ウイルス発がん）に起因するものは比較的少ないためとされている．一方で腟・外陰がんの約5％に認める悪性黒色腫は，粘膜型が多く皮膚型に比して治療抵抗性で早期に転移しやすく予後はきわめて不良である．現在，皮膚型に対しては，抗CTLA-4抗体イピリムマブやニボルマブやペムブロリズマブなど複数のPD-1経路阻害薬で有効性が示されそれぞれ

薬事承認されているが，これまでに多施設共同での後方視的研究にて，35人の粘膜型メラノーマに対する抗PD-1抗体（ニボルマブやペムブロリズマブ）のRRは23％と皮膚型に比して治療効果は高くはないが，一定の有用性は示された[31]（**表**）.

おわりに

　PD-1を発見した本庶教授は前述のノーベル賞受賞講演の際，最後のスライドにて「2030年にはがん免疫療法ががん治療の大半を担うようになり，そしてがんは慢性病のようになるだろう」と締めくくられた．これからこの免疫チェックポイント阻害薬が発展するためには，特有の免疫学的副作用への適切な対応や予知

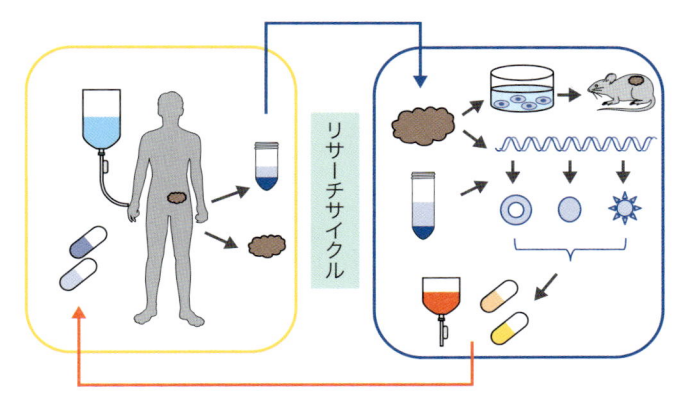

リバーストランスレーショナルリサーチ（臨床から基礎研究へ）

リサーチサイクル

トランスレーショナルリサーチ（基礎から臨床研究へ）

図3　リサーチサイクル（研究の循環）による創薬開発のイメージ

マーカーの開発や，より効果的かつ最良の併用療法の探索，獲得抵抗性例や不応例に対する新たな診断・治療法の開発，併用療法によりさらに高騰する医療費への対策，生殖毒性に対する追跡調査，後治療増感効果や急性増悪など未知の臨床経過に関するメカニズムの解明などの課題も見えてきている（**図2**)[32]．一方，本邦でも頻度は少ないながらもMSI-Highというバイオマーカーをもとにしてがん種横断的にペムブロリズマブの適応拡大が実現したことは，婦人科領域だけでなく，がん研究・がん医療の発展として非常に大きい一歩になった．今後さらにこのような特定の有効性にかかわるバイオマーカーによるprecision medicineの実装が求められる．そこでこの免疫チェックポイント阻害薬の評価に対して，単に治療効果のありなしだけに終始するのではなく，治療された患者検体を用いて臨床から基礎研究へのリバーストランスレーショナルリサーチを行い，さらに新たな有効性や副作用のバイオマーカーを探索するトランスレーショナルリサーチをくり返すことによって新たな創薬を生み出すような，いわゆるリサーチサイクルを活性化することによって，より洗練された治療法としてがん免疫医療が確立していくことを期待したい（**図3**)．

文献

1 ）Ishida Y, et al：EMBO J, 11：3887–3895, 1992
2 ）Krummel MF & Allison JP：J Exp Med, 182：459–465, 1995
3 ）Li SKH & Martin A：Trends Mol Med, 22：274–289, 2016
4 ）Cancer Genome Atlas Research Network：Nature, 543：378–384, 2017
5 ）Ott PA, et al：J Clin Oncol, 35：2535–2541, 2017
6 ）Le DT, et al：Science, 357：409–413, 2017
7 ）Makker V, et al：Lancet Oncol, 20：711–718, 2019
8 ）Oaknin A, et al：Ann Oncol, 29, Issue suppl 8：mdy285.144, 2018
9 ）Konstantinopoulos A, et al：J Clin Oncol, 37(suppl；abstr 5502), 2019 ASCO Annual Meeting, 2019
10）Antill YC, et al：J Clin Oncol 37(suppl；abstr 5501), 2019 ASCO Annual Meeting, 2019
11）Paoluzzi L, et al：Clin Sarcoma Res, 6：24, 2016
12）George S, et al：Immunity, 46：197–204, 2017
13）Minion LE & Tewari KS：Gynecol Oncol, 148：609–621, 2018
14）Frenel JS, et al：J Clin Oncol, 34(suppl；abstr 5515), 2016
15）Schellens JM, et al：J Clin Oncol, 35(suppl；abstr 5514), 2017
16）Chung HC, et al：J Clin Oncol, 36(suppl；abstr 5522), 2018
17）Hollebecque A, et al：J Clin Oncol, 35(suppl；abstr 5504), 2017
18）Santin A, et al：J Clin Oncol, 36(suppl；abstr 5536), 2018
19）Papadopoulos KP, et al：J Clin Oncol, 34(suppl；abstr 3024), 2016
20）Rischin D, et al：ESMO 2018 Congress Annals of Oncology, 29 (suppl_8)：viii332–viii358, 2018
21）Hamanishi J, et al：J Clin Oncol, 33：4015–4022, 2015

22) Hamanishi J : Efficacy of immuno-checkpoint inhibitors in ovarian cancer. FIGO 2018 in Rio de Janeiro, 2018

23) Matsuo K, et al : Gynecol Oncol Rep, 25 : 98-101, 2018

24) Varga A, et al : J Clin Oncol, 35(suppl ; abstr 5513), 2017

25) Matulonis UA, et al : J Clin Oncol, 36(suppl ; abstr 5511), 2018

26) Spira AI, et al : J Clin Oncol, 35(suppl ; abstr 1103), 2017

27) Konstantinopoulos PA, et al : J Clin Oncol, 36(suppl ; abstr 106), 2018

28) Lee JM, et al : J Clin Oncol, 35 : 2193-2202, 2017

29) Drew Y, et al : An open-label, phase Ⅱ basket study of olaparib and durvalumab (MEDIOLA): Results in germline BRCA-mutated (gBRCAm) platinum-sensitive relapsed (PSR) ovarian cancer (OC). SGO Annual Meeting on Women's health March 26, 2018 Late Breaking Abstracts

30) Hollebecque A, et al : J Clin Oncol, 35(suppl ; abstr 5504), 2017

31) Shoushtari AN, et al : Cancer, 122 : 3354-3362, 2016

32) 濱西潤三, 万代昌紀：医学のあゆみ, 263 : 97-103, 2017

<筆頭著者プロフィール>
濱西潤三：京都大学医学部附属病院産科婦人科入局（藤井信吾教授）．同大学院医学研究科博士課程卒業．同大学助教（世界初の抗PD-1抗体の医師主導治験責任医師兼務）を経て，同大学講師（小西郁生教授）．研究テーマは，大学院1年目から「がん免疫逃避機構の解明と同機構を標的とする新規がん治療への臨床応用」（本庶佑教授との共同研究）．

7. 頭頸部がん

榎田智弘

頭頸部がん領域においても免疫チェックポイント阻害剤の臨床的有効性が示され，一部の転移/再発症例においては実地臨床で用いられている．これらと並行して実施される治療効果予測因子を中心としたバイオマーカーや新たな治療標的の探索では，PD-L1発現状況や腫瘍変異量などに加えて，特にHuman papilloma virus（HPV）が与える影響などが注目されている．今後，末梢血や口腔内細菌叢などを対象とした知見も期待され，基礎と臨床のシームレスな連携が一層求められる．

はじめに

　頭頸部がんは，手術療法や化学療法，放射線療法といったさまざまな治療法により加療される．これらに加え免疫チェックポイント阻害剤の有効性が示されたことから，2019年8月現在，本邦では抗PD-1抗体nivolumabが実地臨床で用いられている．加えて，より治療効果が期待される集団への効率的な治療配分を目的としたバイオマーカーやさらなる治療効果向上を期待した新たな治療標的の探索が広く行われている．本稿では，頭頸部がん領域における免疫療法について現在までに判明している知見に加え，それらから期待される今後の開発および発展の可能性について概説する．

1 頭頸部がん領域の主な臨床試験結果

　現在までに結果が得られている頭頸部扁平上皮がんを対象とした主な免疫チェックポイント阻害剤（immune checkpoint inhibitors：ICIs）の臨床試験結果を**表1**に示す[1]〜[13]．再発/転移例のうち，白金製剤に抵抗性を有するとされる群を対象とした第Ⅲ相試験の代表例としてCheckMate 141試験[1]〜[3]およびKEYNOTE-040試験[4]があげられる．それぞれ

[略語]
CPS：combined positive score
GEP：gene expression profile
　（遺伝子発現プロファイル）
ICIs：immune checkpoint inhibitors
　（免疫チェックポイント阻害剤）

TILs：tumor-infiltrating lymphocytes
　（腫瘍浸潤リンパ球）
TMB：total mutation burden（総腫瘍変異量）
TPS：tumor proportion score

Head and neck cancer
Tomohiro Enokida：Division of Hematology and Medical Oncology, Icahn School of Medicine at Mount Sinai/Department of Head and Neck Medical Oncology, National Cancer Center Hospital East（マウントサイナイ・アイカーン医科大学腫瘍内科/国立がん研究センター東病院頭頸部内科）

表1　頭頸部がん領域における主な免疫チェックポイント阻害剤（ICI）の臨床試験

著者（試験名）	phase	主な適格基準	症例数	ICIの主な投与方法	主要な結果（ICI群）
Ferris et al.[1] [2]（CheckMate 141）	Ⅲ	白金製剤を含む化学療法後6カ月以内に増悪を来したR/M HNSCC	N：240IC：121	N：3 mg/kg2週間ごと	ORR：13.3％，mDOR：9.7カ月，mPFS：2.0カ月，mOS：7.7カ月
Cohen et al.[4]（KEYNOTE-040）	Ⅲ	白金製剤を含む化学療法後3〜6カ月以内に増悪を来したR/M HNSCC	P：247IC：248	P：200 mg3週間ごと	ORR：14.6％，mDOR：18.4カ月，mPFS：2.1カ月，mOS：8.4カ月
Burtness et al.[5]Rischin et al.[6]（KEYNOTE-048）	Ⅲ	R/M HNSCC（一次治療）	P：301P＋C：281E：300	P：200 mg3週間ごと	**表2**参照
Bauml et al.[7]（KEYNOTE-055）	Ⅱ	白金製剤とCmabに耐性を有するR/M HNSCC	P：171	P：200 mg3週間ごと	ORR：16％，mDOR：8カ月，mPFS：2.1カ月，mOS：8カ月
Siu et al.[8]（CONDOR）	Ⅱ	白金製剤に抵抗性を有するR/M HNSCC，PD-L1弱陽性（＜25％）ないし陰性	D＋T：133D：67T：67	D：20 mg/kg＋T：1 mg/kg4週間ごとD：10 mg/kg2週間ごとT：10 mg/kg4週間ごと	ORR：7.8％，mPFS：2.0カ月mOS：7.6カ月ORR：9.2％，mPFS：1.9カ月，mOS：6.0カ月ORR：1.6％，mPFS：1.9カ月，mOS：5.5カ月
Zandberg et al.[9]（HAWK）	Ⅱ	白金製剤に耐性を有するR/M HNSCC，PD-L1陽性（≧25％）	D：112	D：10 mg/kg2週間ごと	ORR：16.2％，mPFS：2.1カ月，mOS：7.1カ月
Seiwert et al.[10]（KEYNOTE-012）	Ⅰb	R/M HNSCC，PD-L1陽性	P：60	P：10 mg/kg2週間ごと	ORR：18％，mDOR：53週，mPFS：2.0カ月，mOS：13カ月
Chow et al.[11]（KEYNOTE-012[†]）	Ⅰb	R/M HNSCC	P：132	P：200 mg3週間ごと	ORR：18％，mDOR：未達，mPFS：2カ月，mOS：8カ月
Ma et al.[12]（NCI-9742）	Ⅱ	R/M NPC	N：45	N：3 mg/kg2週間ごと	ORR：20.5％，mDOR：9.3カ月，mPFS：2.8カ月，mOS：17.1カ月
Chiun et al.[13]（KEYNOTE-028）	Ⅰb	R/M NPC，PD-L1陽性	P：27	P：10 mg/kg2週間ごと	ORR：25.9％，mDOR：17.1カ月，mPFS：6.5カ月，mOS：16.5カ月

R/M HNSCC：再発/転移性頭頸部扁平上皮がん，R/M NPC：再発/転移性上咽頭がん，N：nivolumab，IC（治験担当者選択治療：cetuximab, docetaxel, methotorexateのいずれか単剤），P：pembrolizumab，C：化学療法（白金製剤＋5-FU），E：EXTREME（白金製剤＋5-FU＋cetuximab），D：durvalumab，T：tremelimumab，ICI：免疫チェックポイント阻害剤，ORR：全奏効割合，mDOR：治療奏効期間中央値，mPFS：無増悪生存期間中央値，mOS：生存期間中央値，[†]expansion cohort．

nivolumab単剤およびpembrolizumab単剤が，治験担当者選択治療（cetuximab，docetaxel，またはmethotrexateのいずれか単剤）と比較され，いずれの試験でもnivolumabないしpembrolizumabの治験担当者選択治療への優越性が示された．一方再発/転移例の一次治療として，従来の標準治療である化学療法とcetuximab併用療法（EXTREME regimen）とpembrolizumab単剤ないしpembrolizumabと化学療法併用療法の3群が第Ⅲ相試験（KEYNOTE-048試験）として比較された[5] [6]．CPS（combined positive score：PD-L1陽性の腫瘍細胞，リンパ球およびマクロファージ数を全腫瘍細胞数で除したもの）が20％以上の集団およびCPS1％以上の集団のいずれにおいてもpembrolizumab単剤群はEXTREME群に比較して全生存期間における優越性が示された．またCPSに拠らない全集団においてはpembrolizumabと化学療法併用群がEXTREME群に対して全生存期間における非劣性が認められた（**図**，**表2**）．これらの結果から，今後pembrolizimabが再発・転移病変を有する症例に対する一次治療において主要な役割を果たすと考えられ

全生存期間，P vs E, CPS≧20 Population

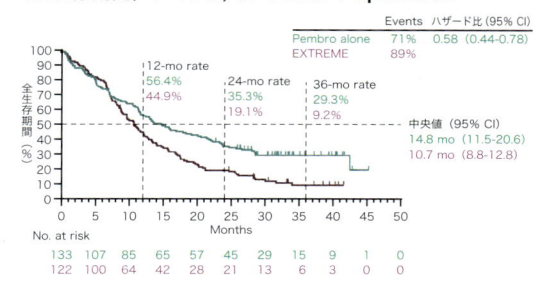

全生存期間，P vs E, CPS≧1 Population

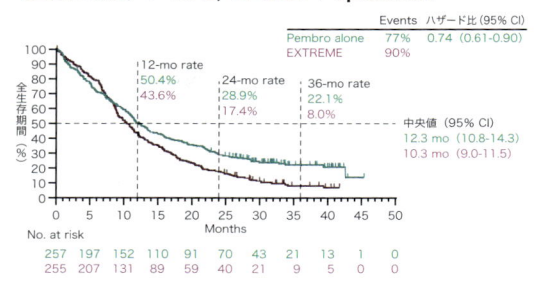

全生存期間，P vs E, Total Population

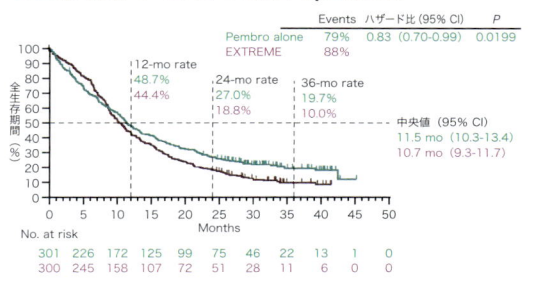

全生存期間，P＋C vs E, Total Population

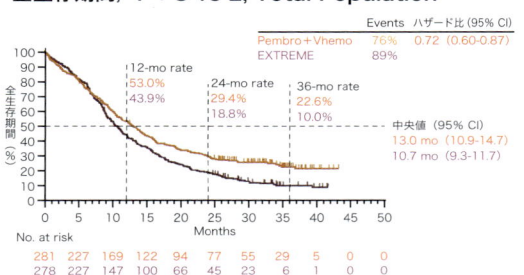

図　KEYNOTE-048試験の主な結果
文献6より引用.

る．またこれに伴い，上述の白金製剤抵抗症例を含む二次治療以降の体系の変更も予想される．

2 治療効果予測因子の探索や新たな治療標的について

　ここでは上記臨床試験に付随した研究などから得られた治療効果予測因子の候補（**表3**）や新たな治療標的について述べる．

1）PD-L1 発現

　一般に腫瘍組織標本中の細胞上のPD-L1高発現と抗PD-1療法の効果間に正の相関が認められている[1]~[7] [10]~[12] [14]．これらから，本邦ではnivolumabを投与する頭頸部がん症例についてPD-L1 IHC 28-8 pharmDx「ダコ」による免疫組織化学的染色（IHC）でのPD-L1発現の測定が望ましいとされる．pembrolizumabについても既述のCPSに基づいた治療選択が採用される可能性もあり，比較的汎用性の高い固定標本を用いたIHCによるPD-L1発現の評価は今後も広く用いられると考えられる．一般的な留意事項として，

PD-L1発現はIFN-γにより誘導されるなど非常に流動的であることや，原発巣や転移巣では発現状況が異なりうること，また同一組織内でも不均一な分布を示すことなどがあげられる．すなわち，いつ，どの部位の病変を，どのように採取したかは頭頸部がん領域でも重要であるといえる．

2）腫瘍浸潤免疫細胞解析

　多くのがん腫で腫瘍浸潤リンパ球（tumor-infil-trating lymphocytes：TILs）の多寡とICIsの治療効果との関連性が示されているが，頭頸部がんにおいても抗PD-1療法奏効例でCD8陽性T細胞が腫瘍局所に多く浸潤しているとされる[15]．一方，非奏効例の解析からは，CD8陽性T細胞においてTIM-3やLAG-3などの複数の免疫チェックポイント因子が多く発現している場合，抗PD-1/PD-L1単独阻害に対して治療抵抗性が認められた[16] [17]．これらの症例ではその発現に応じた複数のICIsによる介入が有用である可能性がある一方，より深いT細胞の疲弊状態（terminally exhausted CD8 T cells）を反映しているとも考えられ，ICIs以外の選択肢も含めた介入も検討される[17]．

表2　KEYNOTE-048試験の主な結果

	P（n = 301）vs. E（n = 300）	P + C（n = 281）vs. E（n = 278[‡]）
PD-L1[†] ≧20％ 集団		
生存期間中央値	14.8カ月 vs. 10.7カ月 （HR = 0.58，95％CI：0.44-0.78）[§]	14.7カ月 vs. 11.0カ月 （HR = 0.60，95％CI：0.45-0.82，p = 0.0004）[*]
無増悪生存中央値	3.4カ月 vs. 5.0カ月 （HR = 0.99，95％CI：0.75-1.29，p = 0.5）	5.8カ月 vs. 5.2カ月 （HR = 0.73，95％CI：0.55-0.97，p = 0.0162）[**]
奏効割合	23.3％ vs. 36.1％	42.9％ vs. 38.2％
奏効期間中央値	20.9カ月 vs. 4.2カ月	7.1カ月 vs. 4.2カ月
PD-L1[†]≧1％ 集団		
生存期間中央値	12.3カ月 vs. 10.3カ月 （HR = 0.74，95％CI：0.61-0.90）[§]	13.6カ月 vs. 10.4カ月 （HR = 0.65，95％CI：0.53-0.80，p < 0.0001）[*]
無増悪生存中央値	3.2カ月 vs. 5.0カ月 （HR = 1.16，95％CI：0.96-1.39）	5.0カ月 vs. 5.0カ月 （HR = 0.82，95％CI：0.67-1.00）
奏効割合	19.1％ vs. 34.9％	36.4％ vs. 35.7％
奏効期間中央値	20.9カ月 vs. 4.5カ月	6.7カ月 vs. 4.3カ月
全集団		
生存期間中央値	11.5カ月 vs. 10.7カ月 （HR = 0.83，95％CI：0.70-0.99，p = 0.0199）[¶]	13.0カ月 vs. 10.7カ月 （HR = 0.72，95％CI：0.60-0.87）[*]
無増悪生存中央値	2.3カ月 vs. 5.2カ月 （HR = 1.34，95％CI：1.13-1.59）	4.9カ月 vs. 5.1カ月 （HR = 0.92，95％CI：0.77-1.10，p = 0.2）
奏効割合	16.9％ vs. 36.0％	35.6％ vs. 36.3％
奏効期間中央値	22.6カ月 vs. 4.5カ月	6.7カ月 vs. 4.3カ月
治療関連有害事象 全グレード（グレード3-5）	96.7％ vs. 99.7％ （54.7％ vs. 83.3％）	98.2％ vs. 99.7％ （85.1％ vs. 83.3％）
免疫関連有害事象グレード3-5	6.3％ vs. 8.4％	4.7％ vs. 8.4％

P：pembrolizumab，E：EXTREME（白金製剤 + 5-FU + cetuximab），C：chemotherapy（白金製剤 + 5-FU），HR：ハザード比，CI：信頼区間，[†]CPS（combine positive score），[‡]P + C群登録待機中にEXTREME群に割り当てられた症例は有効性比較において除外，[§]PのEに対する優越性証明あり，[¶]PのEに対する非劣性証明あり（優越性証明なし），[*]P + CのEに対する優勢性証明あり，[**]P + CのEに対する優越性証明なし（非劣性に関する解析なし）．

また，一般に制御性T細胞や骨髄由来免疫抑制細胞は腫瘍微小環境において有効な抗腫瘍免疫応答を阻害し治療標的と考えられているが[18)〜20)]，頭頸部がんにおいては特に「制御性T細胞」とされた集団の多寡と予後に一定した相関が得られていない点などに注意が必要である[21) 22)]．すなわち抗腫瘍免疫を負に制御していると考えられる免疫抑制細胞集団を標的とする場合は，より正確にこれを同定し，腫瘍局所における効果的な排除が治療戦略上重要であることが強調される[23) 24)]．なお，これらを評価する手法として一般的なflow cytometerなどに加え，多重免疫染色法を用いることで腫瘍局所に浸潤する細胞のサブタイプの同定や定量まで行う技術開発もある[25)]．われわれも免疫チェックポイント阻害剤開始前後の腫瘍浸潤免疫細胞の解析から，ICIsの治療効果予測因子の同定に加えて新たな治療標的の探索を試みている．

3）Human papilloma virus：HPV 感染状況

　頭頸部がんのうち，中咽頭に原発を有する症例の一定数でHPVがその発症に関与し，その数は上昇傾向にある．HPV oncogeneに由来し，発がんにおいて重要なE6/E7タンパク質などは理論上すべての腫瘍細胞に発現して免疫担当細胞の標的となりうると考えられ[26)]，実際にHPV非関連がんに比べてCD8陽性T細胞の腫瘍内浸潤が多いとされる[21)]．しかし，HPVの感染状況

表3　頭頸部がん領域における治療効果予測因子候補例

バイオマーカー候補	結果例	備考
PD-L1 発現 （免疫組織化学的染色）	・一般に PD-L1 高発現と抗 PD-1/PD-L1 療法効果間に正の相関 [1]～[7] [10]～[12] [14] ・PD-L2 発現状況との組合わせで抗 PD-1 療法奏効例の予測能が向上 [45].	・評価方法（CPS，TPS）や用いる抗体（クローン），cut-off 値などが試験・薬剤ごとに異なる点に留意する [46].
腫瘍浸潤免疫細胞 Tumour-infiltrating immune cells : phenotype, density and diversity	・抗 PD-1 療法奏効例で CD8 陽性 T 細胞が腫瘍局所に多く浸潤（ただし HPV 陽性の場合はその相関性が乏しい）[15] ・浸潤 CD8 陽性 T 細胞上において PD-1 が高発現する場合，抗 PD-1 療法抵抗性と関連 [47]. ・浸潤 CD8 陽性 T 細胞上において PD-1 の他 TIM-3 や LAG-3 が発現する場合，抗 PD-1 療法抵抗性と関連 [16] [17].	・CD8 陽性 T 細胞は腫瘍内浸潤パターン（inflamed, excluded, desert）によってもその意義が異なる可能性あり [48]. ・免疫を負に制御する集団（腫瘍浸潤制御性 T 細胞や骨髄由来免疫抑制細胞）は治療標的となりうる [18]～[20].
遺伝子発現 Transcriptomic signature : gene expression profile（GEP）	・IFNγ-signature 高発現と抗 PD-1 療法（pembrolizumab）治療効果間に正の相関 [10] [33] ・IFNγ-signature 高発現にもかかわらず抗 PD-1 療法抵抗性を示す腫瘍では骨髄由来免疫抑制細胞の関与の可能性あり [20].	・TCGA 解析による頭頸部がん分類においては MHC type Ⅰ 発現低下などと関連する mesenchymal subtype で抗 PD-1/PD-L1 療法抵抗性の可能性あり [34].
体細胞変異 / 総腫瘍変異量 Somatic mutation/total mutation burden（TMB）	・高 TMB と抗 PD-1 療法効果間に正の相関（ただし HPV 陽性の場合はその相関性が乏しい）[15]. （例）HPV 陰性がんにおいて，TMB > 10 mutation/Mb 群の生存期間中央値 20 カ月，TMB < 5 mutation/Mb 群の生存期間中央値 6 カ月. ・抗 PD-1 療法（pembrolizumab）による加療症例における TMB および IFNγ-signature による治療効果予測 [35]. （例）高 TMB かつ高 IFNγ-signature 群の奏効割合：37 % 　　高 TMB または高 IFNγ-signature 群の奏効割合：13 % 　　低 TMB かつ低 IFNγ-signature 群の奏効割合：0 %	・高 TMB を規定する cut-off などは検証ごとに異なる. ・循環腫瘍 DNA の解析（変異 DNA の経時的変化など）による免疫療法治療効果予測は比較的非侵襲的で期待が高い [38].
細胞外循環遊離ウイルス DNA Oncogenic viral cfDNA	・治療奏効時において，細胞外循環遊離 HPV-DNA は免疫療法に比べて殺細胞薬でより急峻に低下する [39].	・大規模試験に付随する検証などは未報告.
末梢循環免疫細胞 Circulating immune cells	・末梢血中 CD8 陽性 T 細胞や PD-1 陽性 TIM-3 陽性 CD8 陽性 T 細胞，PD-1 陽性制御性 T 細胞などの多寡が Nivolumab の治療効果と関連あり [36] [37].	

CPS：combined positive score（PD-L1 陽性の腫瘍細胞，リンパ球およびマクロファージ数を全腫瘍細胞数で除したもの），
TPS：tumor proportion score（PD-L1 陽性腫瘍細胞数を全腫瘍細胞数で除したもの）.

が抗 PD-1/PD-L1 療法の臨床効果と関連するかについて一定の結果は得られていない [1] [2]．背景には indoleamine 2,3-dioxygenase（IDO）などの PD-1/PD-L1 介在以外の免疫回避機構の存在などが示唆され，これらは治療標的になりうると考えられる [27]～[29]．また HPV 関連がんで重要な役割をもつとみられる TGF-β シグナル伝達経路の調節異常と PD-L1 の両方を標的とした融合タンパク質 M7824 の HPV 関連中咽頭がんを対象とした第Ⅰ相試験では，効果判定を受けた 13 例中 6 例で奏効が認められ，既報の抗 PD-1/

PD-L1 経路の単独阻害時に比べ良好であると評価された [30]．この他 HPV を直接的に標的とした治療戦略として，HPV16 E6/E7 由来の長鎖ペプチドワクチンである ISA101 と nivolumab の併用療法が HPV16 陽性中咽頭がん 22 例において奏効割合 36 % と良好な治療成績を示している [31]．さらに HPV 関連がんを対象とした TILs 移入療法では，登録された HPV 関連頭頸部がん 5 症例のうち 1 例で 5 カ月間の奏効が確認され，治療前後で HPV E6/E7 に対する免疫応答が増強したと報告された [32]．後述の通りウイルス関連がんにおいて

臨床的に有効な免疫応答を惹起する抗原がウイルス抗原であるのか，体細胞変異に由来するネオアンチゲンであるのかについての考察はあるが，有望な治療標的として今後も重要である．

4）遺伝子発現，体細胞変異

　頭頸部がん領域でも腫瘍組織における遺伝子発現や体細胞変異の観点からICIsの治療効果を予測する試みがある．免疫学的な見地からの腫瘍微小環境を反映すると考えられる18個の遺伝子発現プロファイル（gene expression profile：GEP）によるpemrbolizumab単剤療法（KEYNOTE-012試験）の治療効果予測に関する解析では，免疫組織化学的染色で評価した腫瘍細胞やリンパ球などの免疫細胞上のPD-L1発現状況よりこれら遺伝子発現状況の方がより奏効例の抽出が良好であった[33]．一方頭頸部がんの体細胞変異量も他がん腫と同様に症例ごとに大きく異なるが[34]，その理解にはHPVなどのウイルス関連の有無を考慮する必要がある．抗PD-1/PD-L1療法で加療された頭頸部がん126例の解析では，ウイルス非関連がんにおける総腫瘍変異量（total mutation burden：TMB）は奏効例で有意に高く予後良好と関連していたのに対し，ウイルス関連がんでは奏効例と非奏効例間で有意な差は認めず，予後との関連性も認めなかった[15]．すなわち抗PD-1/PD-L1療法への奏効という点では，ウイルス関連がんにおける腫瘍変異量の意義はウイルス非関連がんのそれに比べて乏しい可能性があり，これらは既述のウイルス抗原を標的とした治療には肯定的な所見と考えられる．一方，上記のKEYNOTE-012試験におけるGEP解析にTMB解析を組合わせた報告では，GEPとTMBの両者が高い場合が最も予後が良好であり，次いでGEPとTMBのいずれかが高い場合，GEPとTMBの両者が低い場合が最も予後不良であることも確認された[35]．今後はこれらGEPやTMBが低く抗PD-1/PD-L1単独療法への奏効が期待しづらい集団にどのような治療を配分するかが重要になると考える．

5）その他の試み

　この他さまざまな状況で基礎と臨床をつなぐ試みが続けられている．より非侵襲的な方法である末梢血を用いたICIsの治療効果予測の検討では，末梢血CD8陽性T細胞やPD-1陽性制御性T細胞の多寡がnivolumabへの奏効や予後と相関する可能性が示され

ている[36][37]．さらにICIs治療中の血中循環腫瘍由来の変異DNAやHPV関連中咽頭がんにおける血中循環HPV-DNAの経時的な変化なども検討されているが，現時点で十分な症例数による解析には至っていない[38][39]．同様に非侵襲的な手法である口腔内細菌叢についての検討では，特定の菌種と頭頸部がん発がんの相関や免疫回避機構についての解明が進む一方，ICIsをはじめとする免疫療法の治療効果との関連は明らかにされていない[40]〜[42]．糞便細菌叢の解析と合わせて今後の解明が期待される．この他，頭頸部がんにおいても時折経験されるpseudoprogression[37]やhyperprogression[43]，さらには長期の病勢抑制が得られた症例におけるICIs投与継続の是非[44]などに関する基礎的な背景の解明は臨床医にとって大きな恩恵となる．

おわりに

　頭頸部がんにおける免疫療法に関する臨床データとともに，種々のバイオマーカーや予測される今後の動向などについて述べた．有効な抗腫瘍免疫を惹起させるために，何の免疫学的要素がいかに不足しているかをより正確に把握することは，今後さらに加速する多方面からの治療介入において不可欠である．頭頸部がん領域においても基礎と臨床のシームレスな関係がより一層求められる．

文献

1）Ferris RL, et al：N Engl J Med, 375：1856-1867, 2016
2）Ferris RL, et al：Oral Oncol, 81：45-51, 2018
3）Kiyota N, et al：Oral Oncol, 73：138-146, 2017
4）Cohen EEW, et al：Lancet, 393：156-167, 2019
5）Burtness B, et al：Ann Oncol, 29：doi:10.1093/annonc/mdy424.045, 2018
6）Rischin D, et al：J Clin Oncol, 37：6000, 2019
7）Bauml J, et al：J Clin Oncol, 35：1542-1549, 2017
8）Siu LL, et al：JAMA Oncol, 5：195-203, 2019
9）Zandberg DP, et al：Eur J Cancer, 107：142-152, 2019
10）Seiwert TY, et al：Lancet Oncol, 17：956-965, 2016
11）Chow LQM, et al：J Clin Oncol, 34：3838-3845, 2016
12）Ma BBY, et al：J Clin Oncol, 36：1412-1418, 2018
13）Hsu C, et al：J Clin Oncol, 35：4050-4056, 2017
14）Ferris RL, et al：Cancer Res, 77：doi:10.1158/1538-7445.AM2017-CT021, 2017
15）Hanna GJ, et al：JCI Insight, 3：doi:10.1172/jci.insight.98811, 2018
16）Shayan G, et al：Oncoimmunology, 6：e1261779, 2017

17) Miller BC, et al：Nat Immunol, 20：326-336, 2019
18) Jie HB, et al：Br J Cancer, 109：2629-2635, 2013
19) Lang S, et al：Clin Cancer Res, 24：4834-4844, 2018
20) Seiwert TY, et al：J Clin Oncol, 35：6049, 2017
21) Mandal R, et al：JCI Insight, 1：e89829, 2016
22) de Ruiter EJ, et al：Oncoimmunology, 6：e1356148, 2017
23) Liu Z, et al：Clin Cancer Res, 24：4529-4538, 2018
24) Sugiyama D, et al：Proc Natl Acad Sci U S A, 110：17945-17950, 2013
25) Tsujikawa T, et al：Cell Rep, 19：203-217, 2017
26) Topalian SL, et al：Nat Rev Cancer, 16：275-287, 2016
27) Krishna S, et al：Cancer Res, 78：6159-6170, 2018
28) Mitchell TC, et al：J Clin Oncol：JCO2018789602, 2018
29) Cohen E, et al：J Clin Oncol, 36：TPS6090, 2018
30) Strauss J, et al：J Clin Oncol, 36：3007, 2018
31) Massarelli E, et al：JAMA Oncol, 5：67-73, 2019
32) Stevanović S, et al：Clin Cancer Res, 25：1486-1493, 2019
33) Ayers M, et al：J Clin Invest, 127：2930-2940, 2017
34) Cancer Genome Atlas Network：Nature, 517：576-582, 2015
35) Cristescu R, et al：Science, 362：doi:10.1126/science.aar3593, 2018
36) Concha-Benavente F, et al：J Clin Oncol, 35：6050, 2017
37) Haddad R, et al：Ann Oncol, 28：v372-v394, 2017
38) Khagi Y, et al：Clin Cancer Res, 23：5729-5736, 2017
39) Hanna GJ, et al：Ann Oncol, 29：1980-1986, 2018
40) Hayes RB, et al：JAMA Oncol, 4：358-365, 2018
41) Guerrero-Preston RE, et al：Cancer Res, 77：doi:10.1158/1538-7445.AM2017-1018, 2017
42) Ferris RL, et al：Cancer Res, 77：doi:10.1158/1538-7445.AM2017-CT022, 2017
43) Saâda-Bouzid E, et al：Ann Oncol, 28：1605-1611, 2017
44) Mehra R, et al：Br J Cancer, 119：153-159, 2018
45) Yearley JH, et al：Clin Cancer Res, 23：3158-3167, 2017
46) Ratcliffe MJ, et al：Ann Oncol, 27：vi328-vi350, 2016
47) Kansy BA, et al：Cancer Res, 77：6353-6364, 2017
48) Canning M, et al：Front Cell Dev Biol, 7：52, 2019

＜著者プロフィール＞
榎田智弘：2007年宮崎大学医学部卒業，同年済生会福岡総合病院初期研修医．'09年亀田総合病院腫瘍内科．'12年国立がん研究センター東病院頭頸部内科（'15〜'17年同先端医療開発センター免疫TR分野）．'19年米国マウントサイナイ・アイカーン医科大学腫瘍内科．専門：臨床腫瘍学，頭頸部がん，腫瘍免疫．

II
3章
免疫療法の
リバーストランスレーショナル研究

8. 造血器腫瘍に対する免疫療法
—新たな標的抗原とその治療応用

越智俊元，安川正貴

造血器腫瘍に対する免疫療法の開発が進んでいる．遺伝子改変技術の進歩に伴って，免疫療法において重要な役割を担うT細胞を活性化するためのさまざまな方法が開発された．その結果，HLA/ペプチド複合体にとらわれないさまざまな表面抗原が免疫療法の標的として応用されている．さらに，腫瘍細胞における多様性の理解が進み，患者間で共通する，あるいは患者に特有の新規変異遺伝子群が同定されている．免疫療法の治療効果と安全性とを担保していくためには，抗原の発現分布を考慮しつつ複数の抗原を標的とした複合的免疫療法を開発することが重要であると考えられる．

はじめに

造血器腫瘍は大きく白血病，悪性リンパ腫，骨髄腫の3つに分類される．がんに対する免疫療法は近年注目され新たな治療法として確立されてきたが，造血器腫瘍においては，同種造血幹細胞移植治療として古くから治療に取り入れられてきた．取りも直さず，再発/難治性造血器腫瘍に対して移植治療後に治癒が期待できるのは，移植したドナーに由来するT細胞が移植片対腫瘍（GVT：graft versus tumor）効果を発揮するためと考えられている．その一方で，移植治療においては，大量抗がん剤投与に伴う臓器障害や，ドナーT細胞による移植片対宿主病（GVHD：graft versus host disease）の発症が，全生存率の向上を妨げている問題がある．免疫チェックポイント阻害剤（抗PD1/PD-L1抗体，抗CTLA4抗体）が開発され臨床応用されるようになり，治療効果が得られる一方で，免疫関連有害事象もクローズアップされ[1]，T細胞免疫応答をがん特異的に指向させる重要性が再認識されるようになっている．また，治療奏効性に関与するバイオマーカーは，新たな治療標的につながる可能性もある．例えば，血液学の領域では抗がん剤など従来の治療法に

［略語］

BsAb：bispecific antibody（二重特異性抗体）
CAR：chimeric antigen receptor
　（キメラ抗原受容体）
CTLA4：cytotoxic T lymphocyte–associated
　protein 4

MRD：minimal residual diseases
　（微小残存病変）
PD1：programmed cell death 1
PD-L1：programmed cell death ligand 1
TCR：T-cell receptor（T細胞受容体）

Immunotherapy for hematological malignancies—Novel target antigens for next-generation immunotherapy
Toshiki Ochi[1) 2)] /Masaki Yasukawa[2)]：Department of Hematology, Clinical Immunology and Infectious Diseases, Ehime University Graduate School of Medicine[1)] /Division of Immune Regulation, Proteo–Science Center, Ehime University[2)]
（愛媛大学大学院医学系研究科血液・免疫・感染症内科学講座[1)] /愛媛大学プロテオサイエンスセンター免疫制御学部門[2)]）

抵抗性を示すがん幹細胞や微小残存病変（MRD：minimal residual disease）の解析が進んでいる．したがって，がん幹細胞やMRDに発現するような抗原はよいバイオマーカーであり，よい標的抗原にもなりうると考えられる．

本稿では，近年さかんに開発されている造血器腫瘍に対する免疫療法に沿って，既知または新規に注目されているバイオマーカー/治療標的をまとめる．

1 造血器腫瘍に対する免疫療法と種類

免疫チェックポイント阻害剤が実臨床に応用されるようになる前から，特に造血器腫瘍の領域においては，抗腫瘍効果を増強し，免疫関連副作用を軽減する1つの方法として，腫瘍細胞を特異的に認識するT細胞を体内や体外で増幅し治療に応用する研究開発が進められてきた．

腫瘍細胞に発現するがん特異的抗原や，がん関連抗原は，腫瘍細胞内でペプチドに分解される．これらのペプチドは，HLA分子と会合して複合体を形成し，細胞表面に表出される．腫瘍特異的T細胞は，腫瘍細胞表面のHLA/ペプチド複合体をT細胞受容体（TCR：T-cell receptor）を介して認識し，腫瘍細胞を選択的に排除する．したがって，感染免疫領域で用いられるワクチン製剤にヒントを得て，特定のペプチド配列を患者に免疫し，体内で腫瘍特異的T細胞を増幅するペプチドワクチン療法が行われている．また，最近では，TCR遺伝子や，キメラ抗原受容体（CAR：chimeric antigen receptor）遺伝子を作製して，遺伝子改変T細胞[※1]を作製し輸注する治療法も確立されている[2) 3)]．遺伝子改変T細胞の詳細はここでは割愛するが，造血器腫瘍においてはこれらの治療がいち早く臨床現場に取り入れられている．

2 造血器腫瘍における標的抗原と免疫療法

1）白血病

白血病に対する抗がん剤，同種造血幹細胞移植治療を背景に，予後不良な白血病細胞が保持する遺伝子変異群が同定されている．例えば，細胞内に発現する

Fms-like tyrosine kinase 3 internal tandem duplication（*FLT3 ITD*），*DNA methyltransferase 3A*（*DNMT3A*），*Nucleophosmin*（*NPM1*），*isocitrate dehydrogenase 1/2*（*IDH1/2*）などの遺伝子変異が報告されており[4)]，正常と異なる変異部分を含むタンパク質は，患者間で共通するがん抗原[※2]（ネオ抗原）として，腫瘍特異的T細胞のよい標的となる可能性がある．

Wilms tumor 1（WT1）は，急性白血病の治療後再発を予測する有用なマーカーで，白血病幹細胞分画においても高発現していると考えられている[5)]．また，WT1に由来する一部のペプチドは，欧米人や日本人で頻度が高いHLAアレルであるHLA-A2，HLA-A24と複合体を形成し，HLA-A2/WT1$_{126-134}$やHLA-A24/WT1$_{235-243}$複合体としてがん細胞表面に表出されていることも知られている．これまでに，われわれの研究室を含めてWT1を標的としたペプチドワクチン療法や，HLA/WT1ペプチド複合体を認識するTCR-T細胞療法，またHLA/WT1ペプチド複合体を認識する抗体を改変してCAR-T細胞療法や二重特異性抗体（BsAb：bispecific antibody）[※3]に応用する試みがなされている[6) 〜8)]．preferentially expressed antigen in melanoma（PRAME）も白血病標的抗原として知られており，HLA-A2分子と結合するペプチド配列が

※1　遺伝子改変T細胞

腫瘍細胞表面に発現するHLA/ペプチド複合体を特異的に認識するTCR遺伝子や，HLA/ペプチド複合体にとらわれない腫瘍細胞の表面抗原タンパク質を認識する抗体の可変領域を利用したCAR遺伝子などを，末梢血T細胞に導入して作製されるT細胞を指す．このようなT細胞は，一般的にTCR-T細胞，CAR-T細胞とよばれている．

※2　がん抗原

腫瘍細胞に特異的に発現する抗原（がん特異的抗原）と，正常細胞と比較して腫瘍細胞に高発現している抗原（がん関連抗原）とに分けられる．腫瘍細胞に特異的な遺伝子変異の結果生じるがん抗原はネオ抗原とよばれる．主にHLA/ペプチド複合体としてTCRを介しT細胞によって認識される．近年の抗体改変技術の進歩から，細胞表面に発現する抗原もT細胞の標的抗原として応用されるようになった．

※3　二重特異性抗体

2種類の標的特異性を保持する抗体．一般的には，T細胞表面に発現するCD3分子に結合する部位と，腫瘍細胞に結合する部位とを備えている．その結果，T細胞と腫瘍細胞とをつないでT細胞を腫瘍特異的に活性化することが可能となる．

表　造血器腫瘍に対する免疫療法における主な標的抗原

抗原	抗原の局在	T細胞活性化の方法	造血器腫瘍での発現	正常組織での発現
CD19	細胞表面	CAR-T（Tisagenlecleucel/ Axicabtagene ciloleucel）BsAb（BiTE：Blinatumomab, DART）	B細胞性リンパ性白血病 B細胞性リンパ腫	B前駆細胞/成熟B細胞
CD20		CAR-T, BsAb（BiTE）	B細胞性リンパ性白血病 B細胞性リンパ腫	B前駆細胞/成熟B細胞
CD22		CAR-T	B細胞性リンパ性白血病 B細胞性リンパ腫	B前駆細胞/成熟B細胞
kappa chain		CAR-T	B細胞性リンパ腫	B細胞（ただしλ鎖を発現するB細胞は影響を受けない）
CD30		CAR-T, BsAb	Hodgkinリンパ腫 T細胞性リンパ腫	活性化B細胞/T細胞/NK細胞
BCMA		CAR-T, BsAb（BiTE）	骨髄腫	成熟B細胞/形質細胞
integrin $\beta7$（活性型）		CAR-T	骨髄腫	–
CD123		CAR-T, BsAb（DART）	骨髄性白血病	造血幹細胞（弱）形質細胞様樹状細胞 好塩基球
CLL1		CAR-T, BsAb	骨髄性白血病	骨髄系分化細胞
CD33		CAR-T, BsAb（BiTE）	骨髄性白血病	骨髄/単球系細胞
WT1	細胞内（ペプチド配列がHLAと結合して細胞表面に発現）	ワクチン，TCR-T, CAR-T, BsAb（BiTE）	白血病（HLA-A2/WT1$_{126}$, HLA-A24/WT1$_{235}$）	造血前駆細胞，胸膜細胞，糸球体足細胞
NY-ESO-1		TCR-T, CAR-T	骨髄腫（HLA-A2/NY-ESO-1$_{157}$）	精巣のみ（がん特異的抗原）
PRAME		ワクチン，TCR-T	白血病（HLA-A2/PRAME$_{100, 142, 300, 425}$）	精巣のみ（がん特異的抗原）
neoantigen		ワクチン，TCR-T	白血病，リンパ腫，骨髄腫	–

本稿で記した造血器腫瘍に対する標的抗原について一覧表にまとめた．HLA：human leukocyte antigen，TCR：T-cell receptor，CAR：chimeric antigen receptor，BsAb：bispecific antibody，BiTE：bispecific T-cell engager，DART：dual-affinity re-targeting，BCMA：B-cell maturation antigen，CLL1：C-type lectin-like molecule-1，WT1：Wilms tumor 1，PRAME：preferentially expressed antigen in melanoma，Ab：antibody．

同定されている[9]（**表**）．

　その他，リンパ性白血病に発現されているCD19，CD20，CD22や[10][11]，骨髄性白血病に発現されているCLL1，CD123，CD33など，細胞表面抗原に対するCAR-T細胞療法/BsAb治療も開発され[12]，特にCD19 CAR-T細胞やCD19 BiTE（bispecific T-cell engager，BsAbの1つ）は国内外で新薬として認可されている（**表**）．一方で，治療後に標的分子の発現を消失した白血病細胞が再燃してくることが報告されており，単一抗原を標的とした場合の免疫療法の難しさを示唆しているのかもしれない[13][14]．

2）悪性リンパ腫

　再発/難治性のHodgkinリンパ腫を対象として，免疫チェックポイント阻害剤の有効性が示され臨床応用されている．9p24.1領域の増幅は，Hodgkinリンパ腫の予後不良因子であり，腫瘍細胞においてはPD-L1の発現が高まっている[15]．このことが，Hodgkinリンパ腫に対してPD1/PD-L1阻害抗体治療が奏効する1つの理由と考えられている．現在，治療前後における患者体内の免疫細胞，腫瘍細胞の詳細な解析を通して，治療効果を予測する因子の解明が進められているところである．

　B細胞性リンパ腫に対してはCD19，CD20やCD22

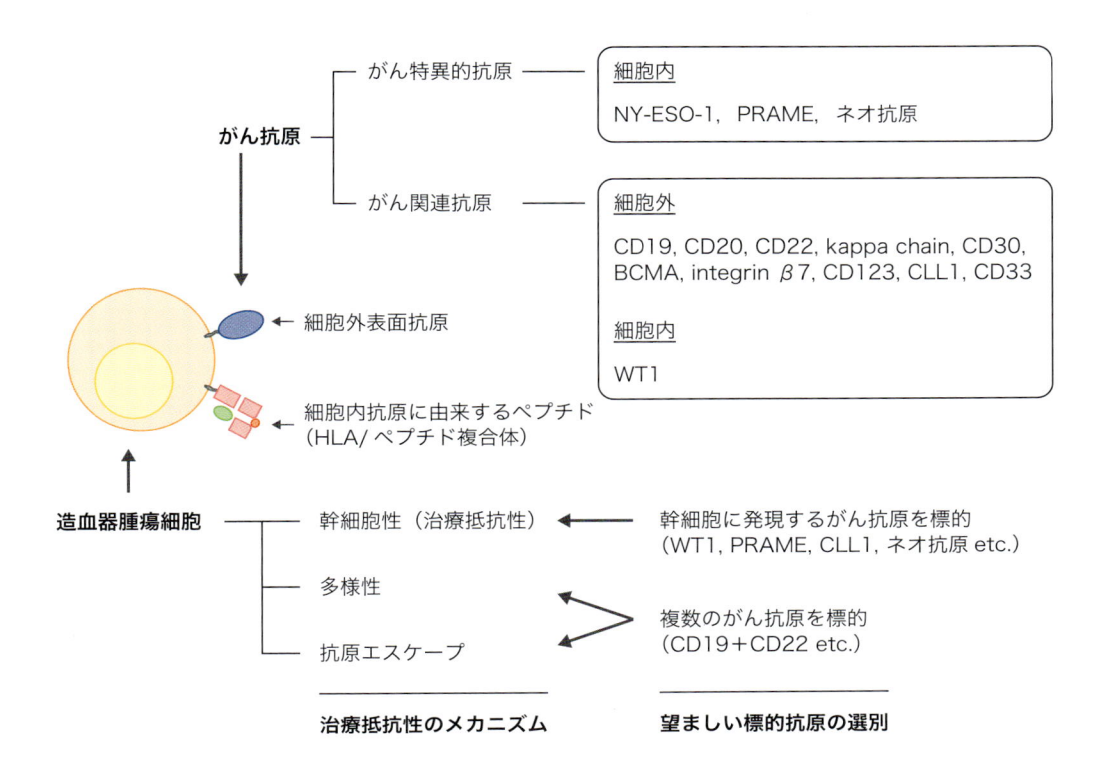

がん抗原
- がん特異的抗原
  - 細胞内
    NY-ESO-1, PRAME, ネオ抗原
- がん関連抗原
  - 細胞外
    CD19, CD20, CD22, kappa chain, CD30, BCMA, integrin β7, CD123, CLL1, CD33
  - 細胞内
    WT1

- 細胞外表面抗原
- 細胞内抗原に由来するペプチド（HLA/ペプチド複合体）

造血器腫瘍細胞
- 幹細胞性（治療抵抗性） ← 幹細胞に発現するがん抗原を標的（WT1, PRAME, CLL1, ネオ抗原 etc.）
- 多様性
- 抗原エスケープ ← 複数のがん抗原を標的（CD19＋CD22 etc.）

治療抵抗性のメカニズム　　　望ましい標的抗原の選別

図　造血器腫瘍における標的抗原

造血器腫瘍に対する免疫療法において標的となる抗原をまとめた．細胞内抗原はHLA/ペプチド複合体として細胞表面に表出される．一方，抗体改変技術が進歩した結果，細胞外に発現する表面抗原もよい標的と考えられるようになった．造血器腫瘍細胞は，大きく3つのメカニズムによって治療に対する抵抗性を獲得している．今後の免疫療法において，幅広くがん細胞に発現する標的抗原を選択すること，また，複数のがん抗原を標的とすることが求められている．

を標的として，Hodgkinリンパ腫やT細胞リンパ腫に対してはCD30を標的として，CAR–T細胞療法やBsAb治療が試みられている[12)16)]．また，B細胞腫瘍に由来する免疫グロブリンκ鎖を標的とした免疫療法の開発も進められている．この場合，λ鎖を発現する正常B細胞は影響を受けないことから，治療後の正常B細胞欠失を回避できる[17)]（**表**）．加えて，患者ごとに異なる免疫グロブリン可変領域遺伝子は，患者体内でのMRDを検出するための有用なツールであり，今後テーラーメイド型免疫療法の標的抗原ともなるかもしれない．

3）骨髄腫

改変抗体を応用した免疫療法が飛躍的に進歩した結果，骨髄腫細胞が発現するさまざまな表面抗原に対する新たな免疫療法の開発が進められている．例えば，B–cell maturation antigen（BCMA），CD138，活性型integrin β7などが新たな標的抗原として認知され

ており，CAR–T細胞/BsAbの開発が進められている[18)〜20)]．また，NY–ESO–1は，正常細胞における発現がごく一部の組織に限られている一方，難治性/進行性骨髄腫細胞で高発現しているがん特異的抗原である．HLA–A2/NY–ESO–1[157–165]複合体として骨髄腫細胞表面に表出されていることから，TCR–T細胞療法だけでなく[21)]，改変抗体療法においても新たな治療標的とされている（**表**）．

骨髄腫細胞をsingle cell sortingして詳細に遺伝子解析を行った結果，骨髄腫細胞の保持する多様性が示されつつある[22)]．先にも述べた腫瘍細胞に生じる抗原エスケープ現象も踏まえて，複数の抗原を標的とした複合的免疫療法が今後重要視されていくものと思われる．

4）新たな標的抗原の同定と新規治療法

免疫チェックポイント阻害剤の投与によって体内の免疫反応が増幅される結果，*in vivo*においてヒト標的

抗原／免疫細胞の動態を明確に観察できるようになった．さらに，次世代シークエンス技術の発達により，全エクソームシークエンスを行って腫瘍細胞特異的な遺伝子変異が同定されるようになり，腫瘍における遺伝子変異の量と，免疫チェックポイント阻害剤による奏効率とが正の相関関係にあることが示されている[23]．

腫瘍細胞に特異的にみられる遺伝子変異の結果生み出されるネオ抗原は，腫瘍特異性がきわめて高く，より安全な標的抗原であると考えられる．そこで，HLAの異なる患者ごとに，異なるネオ抗原由来ペプチドと，標的を認識するTCR遺伝子とを迅速に同定する新たな技術が開発されてきている[24]．固形がんを対象として，ネオ抗原をがんワクチン療法に応用する次世代型テーラーメイド治療の臨床試験の結果も報告されており[25]，造血器腫瘍への応用が期待されている．

おわりに

造血器腫瘍に対する免疫療法は，ベンチからベッドへと応用され，遺伝子改変技術の進歩と，患者体内における腫瘍細胞や免疫細胞の詳細な解析結果から，再びベッドからベンチへと戻り，新たな抗原を標的とした治療開発がさかんに進められている．免疫療法の治療効果と安全性とを担保していくためには，細胞内外を問わず，がん再発の原因となるがん幹細胞やMRDにも発現している抗原や，抗原の免疫原性など，標的となる抗原の特徴をよく考慮して治療に応用することが重要となる．また，単一の抗原だけでなく，複数の抗原を免疫療法の標的として用意することができれば，腫瘍の再発を回避できるかもしれない（**図**）．現在の免疫療法の目を見張る発展と進捗状況とをかんがみれば，さまざまな免疫療法を複合的に組合わせ，患者ごとに最適な治療法を選択する次世代型免疫療法が今まさに求められるようになっている．

文献

1）June CH, et al：Nat Med, 23：540-547, 2017
2）Garber K：Nat Biotechnol, 36：215-219, 2018
3）June CH, et al：Science, 359：1361-1365, 2018
4）Buccisano F, et al：Blood, 119：332-341, 2012
5）Saito Y, et al：Sci Transl Med, 2：17ra9, 2010
6）Dao T, et al：Nat Biotechnol, 33：1079-1086, 2015
7）Tawara I, et al：Blood, 130：1985-1994, 2017
8）Akahori Y, et al：Blood, 132：1134-1145, 2018
9）Chang AY, et al：J Clin Invest, 127：2705-2718, 2017
10）Maude SL, et al：N Engl J Med, 378：439-448, 2018
11）Fry TJ, et al：Nat Med, 24：20-28, 2018
12）Velasquez MP, et al：Blood, 131：30-38, 2018
13）Sotillo E, et al：Cancer Discov, 5：1282-1295, 2015
14）Orlando EJ, et al：Nat Med, 24：1504-1506, 2018
15）Green MR, et al：Blood, 116：3268-3277, 2010
16）Brudno JN & Kochenderfer JN：Nat Rev Clin Oncol, 15：31-46, 2018
17）Ramos CA, et al：J Clin Invest, 126：2588-2596, 2016
18）Brudno JN, et al：J Clin Oncol, 36：2267-2280, 2018
19）Cohen AD, et al：J Clin Invest, 129：2210-2221, 2019
20）Hosen N, et al：Nat Med, 23：1436-1443, 2017
21）Rapoport AP, et al：Nat Med, 21：914-921, 2015
22）Ledergor G, et al：Nat Med, 24：1867-1876, 2018
23）Yarchoan M, et al：N Engl J Med, 377：2500-2501, 2017
24）Natarajan A & Krogsgaard M：Nat Biotechnol, 36：1152-1154, 2018
25）Sahin U & Türeci Ö：Science, 359：1355-1360, 2018

＜筆頭著者プロフィール＞
越智俊元：2003年愛媛大学医学部卒業．'10年愛媛大学大学院医学系研究科（安川正貴教授の研究室）において博士号を取得後，'11年から約5年間，カナダ国プリンセスマーガレットがん研究所（平野直人教授の研究室）に研究留学し，がんに対する免疫療法の開発研究に従事．帰国後は，血液内科医として日常診療をこなしつつ，抗体を改変して免疫療法に応用する新たな技術開発に興味をもち研究を継続している．趣味は旅行，サイクリングと風景撮影．

概 論

がん免疫療法開発の今後のあり方

小金丸茂博，湯田淳一朗，土井俊彦

腫瘍免疫療法は本来身体に備わっている抗腫瘍免疫を強化し，がんの増殖・進展を制御する治療法で，手術・放射線治療・化学療法にならぶ，第4のがん治療として認識されている．従来の殺細胞薬や分子標的薬を中心とした化学療法と異なり，腫瘍免疫療法を受けた一部の症例において，長期生存例が存在することが知られている．一方で，免疫関連有害事象（immune–related adverse event：irAE）と称される過剰な自己免疫反応に起因する多彩な有害事象が生じ，ときに致死的な経過をたどる．また腫瘍免疫療法における耐性機序の解明や，効果・副作用を予測するバイオマーカー探索など，今後解決すべき課題が山積している．

はじめに

　近年，腫瘍免疫療法は，①免疫チェックポイント阻害剤（CTLA–4抗体，PD–1/PD–L1抗体），②キメラ抗原受容体（CAR）を用いたCAR–T療法，③二重特異性T細胞誘導抗体，④アデノウイルスや単純ヘルペスウイルス療法を用いた腫瘍溶解性ウイルス療法などの開発により，手術・放射線治療・化学療法とともに，がん治療における中心的な役割の1つになりつつある．一方で，これらの腫瘍免疫療法は，従来の殺細胞薬や分子標的薬を中心とした化学療法と作用機序が異なるため，治療効果の判定方法，開発試験における試験デザインの組み方の妥当性など，引き続き議論が必要である．有害事象においては，従来の薬物療法とは異なり，免疫関連有害事象（immune–related adverse event：irAE）やサイトカイン放出症候群（CRS）および

[略語]
ADC：antibody drug conjugate（抗体薬物複合体）
CAR：chimeric antigen receptor（キメラ抗原受容体）
CRES：CAR–T–cell–related encephalopathy syndrome（CAR–T細胞療法関連脳症症候群）
CRS：cytokine release syndrome（サイトカイン放出症候群）
ICD：immunogenic cancer cell death
irAE：immune–related adverse event（免疫関連有害事象）
TCR：T cell receptor（T細胞受容体）
TIL：tumor infiltrating lymphocyte（腫瘍浸潤リンパ球）

The future direction of cancer immunotherapy
Shigehiro Koganemaru/Junichiro Yuda/Toshihiko Doi：Department of Experimental Therapeutics, National Cancer Center Hospital East（国立がん研究センター東病院先端医療科）

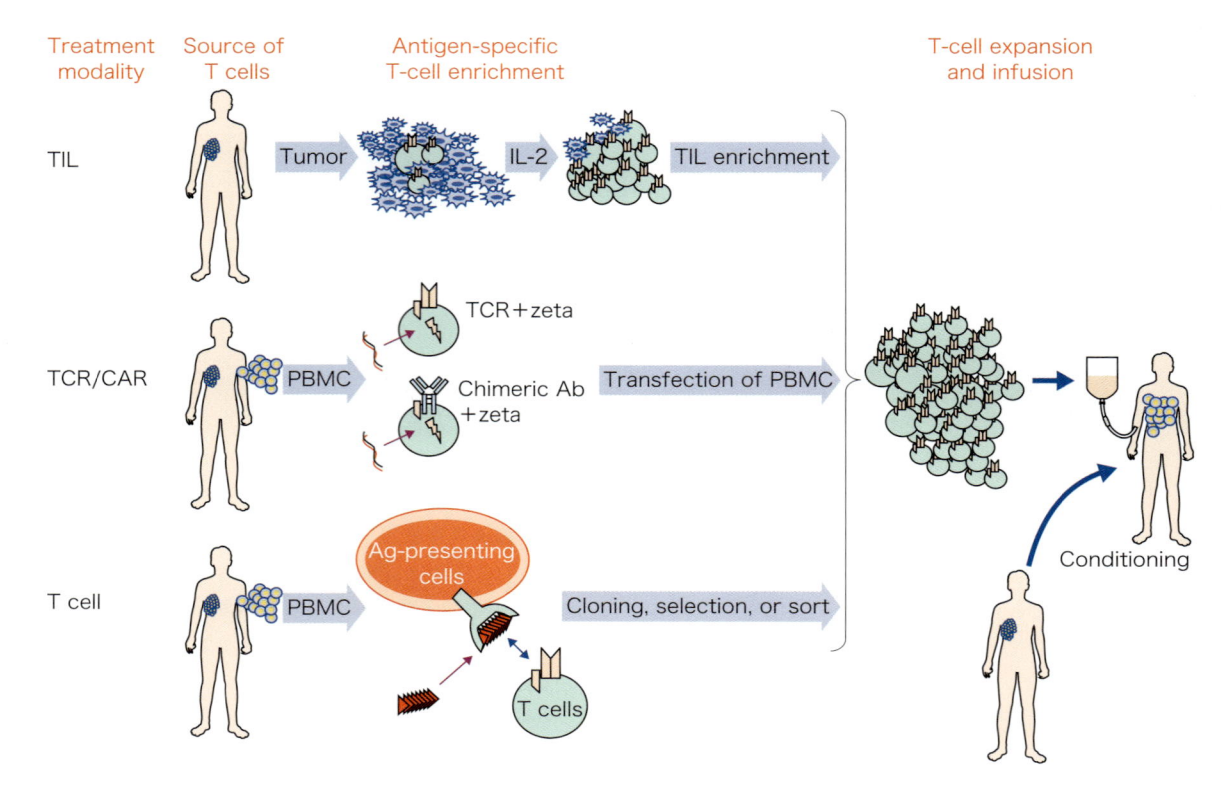

図1　養子免疫細胞療法
文献1より引用.

CAR–T 細胞療法関連脳症症候群（CRES）などの重篤な有害事象が生じうるために，治療法自体の熟知および有害事象発症時の診療体制の確立が望まれる．

　本章では，がん免疫療法開発の現状，および今後のあり方について考察する．まず，概論で現状のがん免疫療法の開発の課題および最新の開発動向について紹介する．続いて，がん免疫療法の臨床試験のあり方・有害事象の対策について概説する．最後に，本年は「遺伝子パネル検査」が保険収載された「がんゲノム医療元年」であり，がんゲノム医療とがん免疫療法に関する課題についても述べる．

1.　現状の課題と固形腫瘍への応用について

　近年のがん免疫療法の開発は，種々の免疫担当細胞のなかでT細胞を中心に開発が進んでいる．とりわけ，T細胞の疲弊にかかわる分子（免疫チェックポイント）を阻害し，疲弊T細胞を再活性化する方法（免疫チェックポイント阻害剤）や二重特異性抗体に改変し腫瘍細胞に対する活性化T細胞を誘導する方法（二重特異性T細胞誘導抗体），あるいは，体外において抗腫瘍効果の高いT細胞を誘導し，増殖した後に患者体内に戻す「養子免疫細胞療法」が注目されている．養子免疫細胞療法では，①TIL療法，②TCR/CAR–T療法，③endogenous T細胞療法などが開発されている（**図1**）[1]．これらのT細胞療法の開発における現状の課題ならびに今後より一層開発が期待される固形腫瘍への応用の際に重要な課題について以下に述べる．

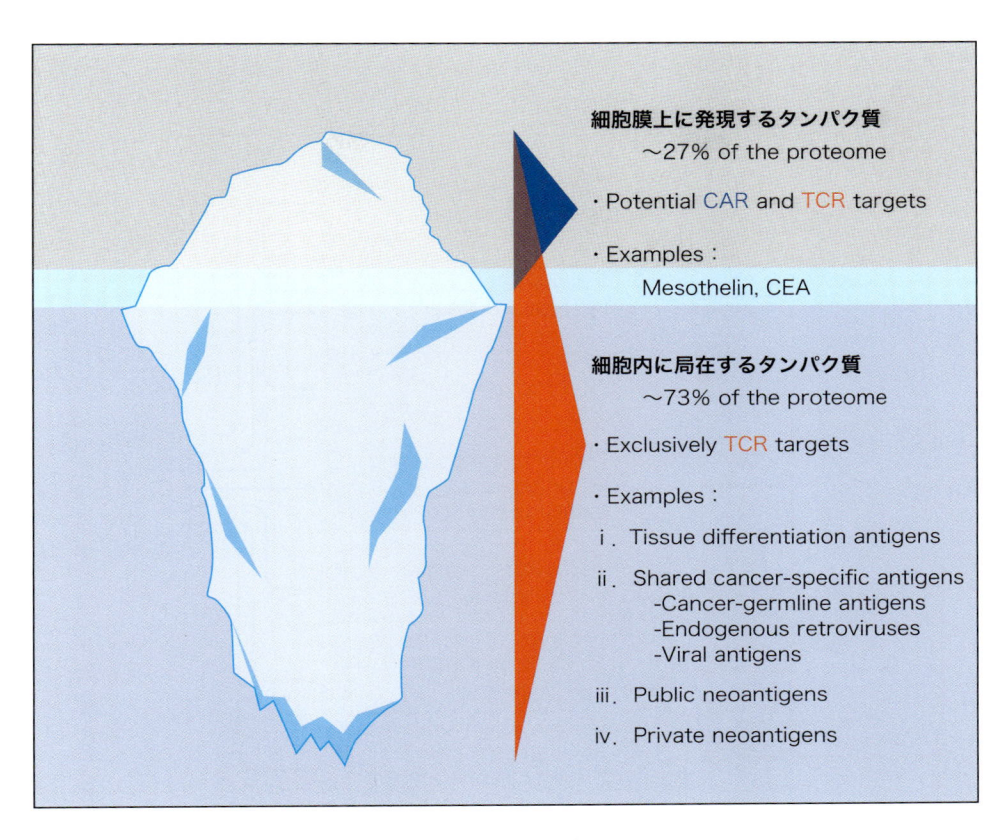

細胞膜上に発現するタンパク質
〜27% of the proteome

・Potential CAR and TCR targets

・Examples：
Mesothelin, CEA

細胞内に局在するタンパク質
〜73% of the proteome

・Exclusively TCR targets

・Examples：

ⅰ．Tissue differentiation antigens

ⅱ．Shared cancer-specific antigens
-Cancer-germline antigens
-Endogenous retroviruses
-Viral antigens

ⅲ．Public neoantigens

ⅳ．Private neoantigens

図2　TCR-T療法
文献2より引用．

1）標的抗原の選択について

　T細胞を中心とした免疫療法の開発のうち，二重特異性T細胞誘導抗体，CAR-T療法は，腫瘍細胞の膜上の抗原に対する抗体を用いた代表的な治療法である．腫瘍細胞における標的抗原選択の際には，①一定数以上の抗原数が腫瘍細胞に発現していること，②腫瘍細胞に特異的に発現していること（あるいは標的抗原の腫瘍／正常細胞の発現比が高いこと），③腫瘍の増殖に寄与していること，の3点が重要である．しかしながら，細胞膜上の抗原を標的とした抗体治療は，治療中に細胞抗原の発現の低下を認めることがあり，治療抵抗性の一因となっている．また，固形腫瘍では，従来，腫瘍の増殖に寄与するドライバー変異が少ないことや，細胞表面における抗原の発現の不均一性（heterogeneity）が高いことが知られており，治療標的となる抗原の同定が困難であることも問題である．TCR療法では，細胞表面の抗原に加えて，細胞内のタンパク質・ペプチドも標的とできるため，今後の固形腫瘍における開発が期待される（**図2**）[2]．

2）腫瘍微小環境について

　固形腫瘍では腫瘍細胞の周囲に豊富な間質が発達している．腫瘍微小環境と称されるこの機構は，①線維芽細胞やコラーゲンなどがT細胞の腫瘍周囲への浸潤に物理的な障害を引き起こすこと，②乏血性腫瘍となることが多く，血管から腫瘍細胞への物理的な距離が相対的に長くなることで低酸素領域が存在し，腫瘍免疫に抑制的に作用すること，③間質に存在するマクロファージなどの細胞自体が腫瘍免疫に抑制的に作用すること，などの複合的な理由で，腫瘍免

概論

Ⅱ

4章
臨床開発における
重要ポイントと課題

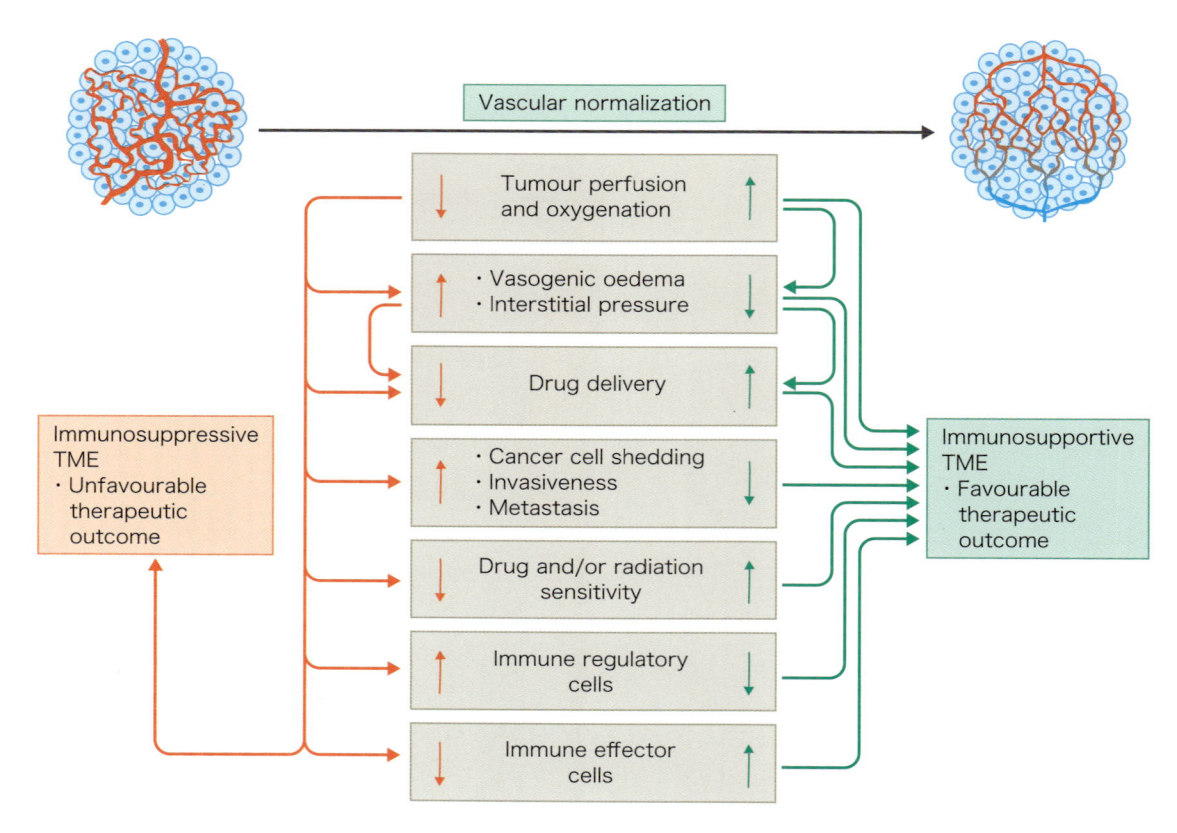

図3　腫瘍微小環境と腫瘍免疫系の相互作用
文献3より引用．

疫療法に不利に働くと考えられている（**図3**）[3]．これらを解決する方法の1つとして，現在，血管新生阻害剤と免疫チェックポイント阻害剤の併用試験が数多く施行されており，効果が期待されている．

2. 最新の研究動向について

1）　併用療法の開発

　前述した血管新生阻害剤と免疫チェックポイント阻害剤の併用療法に加え，T細胞を標的とした治療同士の併用療法の開発も積極的に行われている．2019年の米国臨床腫瘍学会において，悪性胸膜中皮腫および胸膜への転移を生じた悪性胸膜疾患を対象とし，メソテリン（mesothelin）を標的としたCAR–T療法の胸腔内投与と免疫チェックポイント阻害剤であるペンブロリズマブを併用した第I相試験の結果が報告された[4]．これまで，悪性胸膜中皮腫は，tumor mutation burdenやPD–L1の発現が低いため，免疫チェックポイント阻害剤単剤では十分な治療効果が得られていなかった[5]．驚くべきことにmesothelin標的CAR–T療法後にペンブロリズマブを投与された症例のうち2例で完全寛解を認め，今後の開発動向が注目されている．腫瘍溶解性ウイルス療法は，局所の腫瘍微小環境を変化させる可能性が示唆されており，CAR–T療法や免疫チェックポイント阻害剤などとの併用による高い治療効果が期待されている．

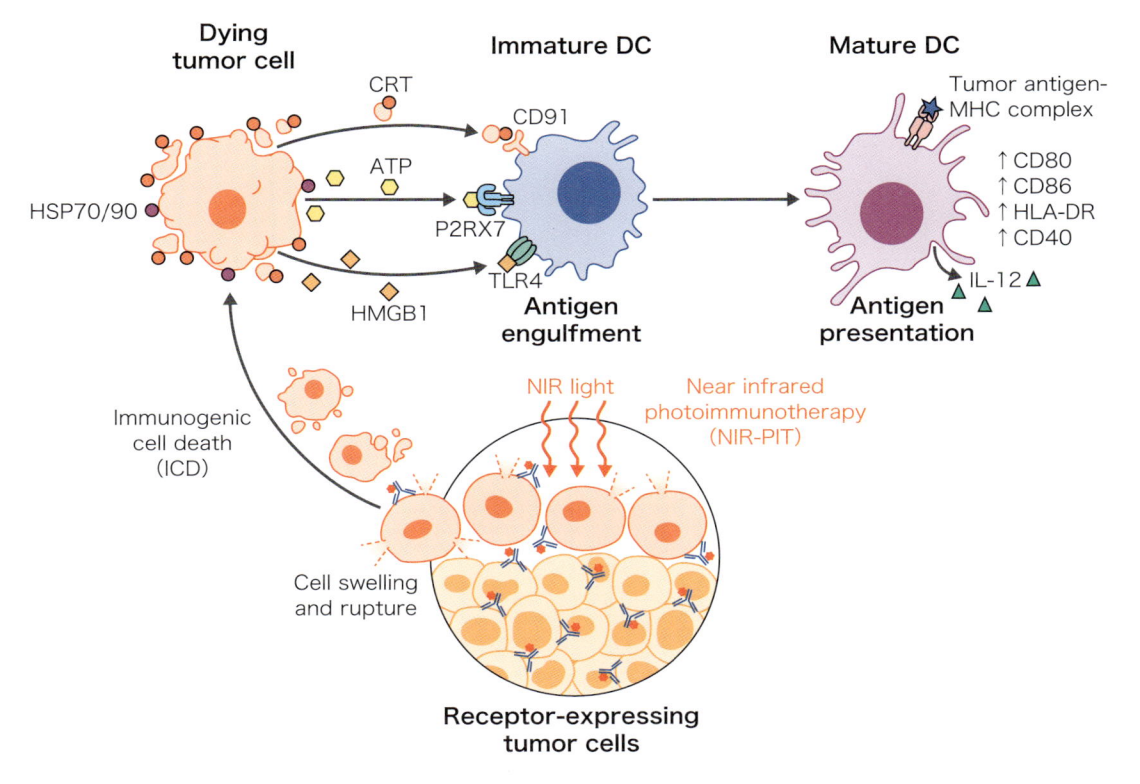

図4 光免疫療法による免疫惹起機構
文献6より引用.

2) 武装化抗体による腫瘍免疫治療

　近年，抗体に低分子製剤（抗がん剤や光感受性物質など）を結合し，腫瘍へ選択的に低分子製剤を届ける，武装化抗体が注目されている．抗原抗体複合体（antibody drug conjugate：ADC）製剤は，武装化抗体のうち最も開発が先行しており，血液腫瘍において，CD30を標的としたブレンツキシマブ ベドチンやCD33を標的としたゲムツズマブ オゾガマイシン，固形腫瘍においては，HER2を標的としたトラスツズマブ エムタンシンがすでに承認されている．腫瘍に発現する抗原に対して特異的な抗体薬を用いて低分子製剤を届けることにより，腫瘍局所でのimmunogenic cancer cell death（ICD）などの免疫応答を引き起こすことが可能であり，また，惹起された免疫応答により，遠隔転移巣への効果も期待されている．光免疫療法は，近年開発された新しい武装化抗体である．光免疫療法では，抗EGFR抗体であるセツキシマブに光感受性物質であるIR700（フタロシアニン誘導体）を結合させ，近赤外光を照射させることによって腫瘍細胞を死滅させることにより，前臨床研究においてはICDを誘導することが報告されている（**図4**）[6]．トラスツズマブ デルクステカン（DS-8201）は，抗HER2抗体であるトラスツズマブにトポイソメラーゼ-1阻害剤（DXd）を結合させた，新規の抗体薬物複合体（antibody drug conjugate：ADC）製剤であり，前臨床研究において，トラスツズマブ デルクステカンにより樹状細胞マーカーの上昇が報告されている[7]．光免疫療法およびトラスツズマブ デルクステカンは，早期開発試験において単独での治療でも治療効果が良好であり，今後免疫療法との併用も期待される．

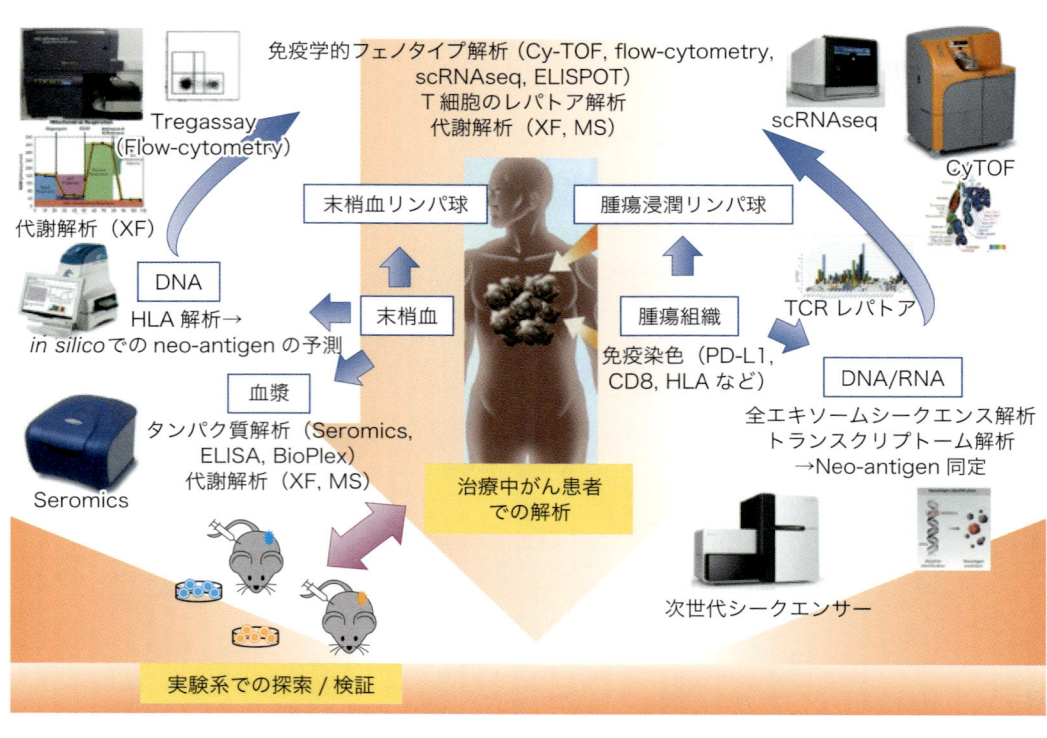

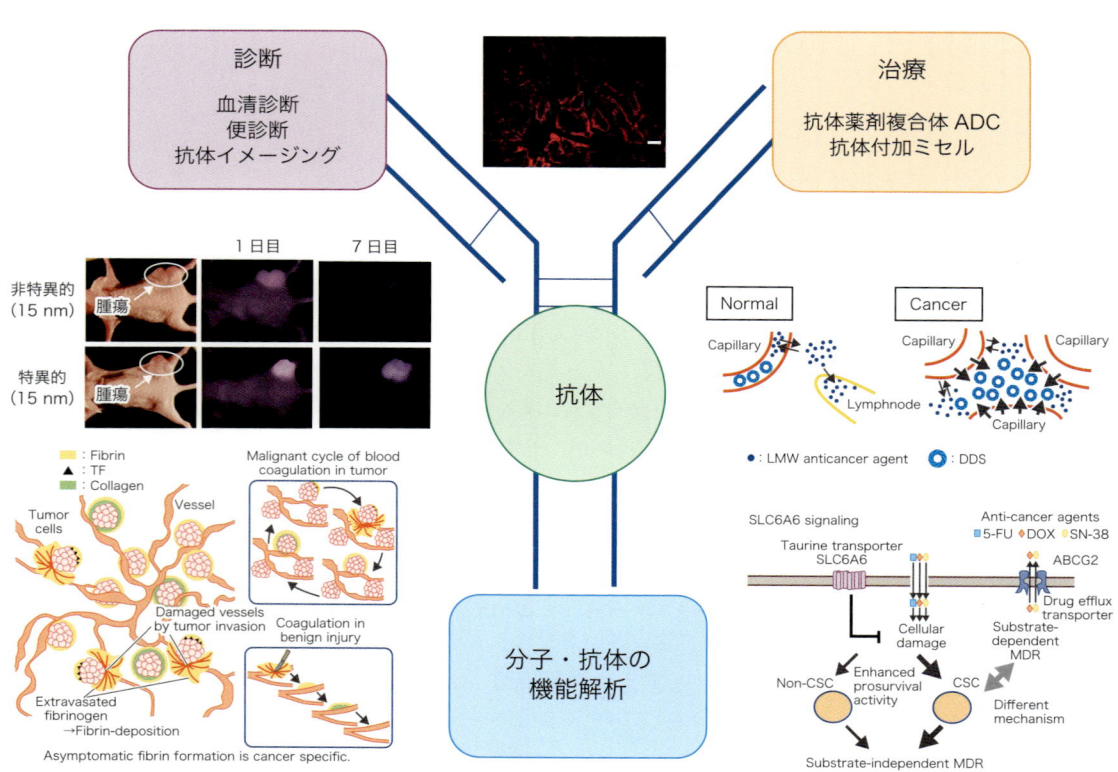

図5 国立がん研究センター東病院のトランスレーショナル研究体制
上）免疫モニタリング・プロファイリングの探索．下）抗体・ドラックデリバリーシステムの探索．

おわりに

　近年のT細胞を中心とした腫瘍免疫療法の開発により，血液腫瘍・固形腫瘍の治療は確実に進歩を遂げている．しかし，致死的な副作用の出現や治療費の高騰の問題もあり，「より多く，より強く」の方向性だけでなく，より適切なセッティングで，より適切な患者に投与する「個別化医療」の方向性を見出すバイオマーカーを探索することが重要である．当院では，免疫プロファイリングおよび免疫モニタリングの評価系として，末梢血液および腫瘍組織の免疫担当細胞を解析するトランスレーショナル研究を行っている．また，武装化抗体など抗体・ドラックデリバリーに基づく戦略に対しては，質量分析解析などを用いて薬剤の作用機序の探索を実施している（**図5**）[8] [9]．今後本邦でFirst in human（FIM）試験の実施やトランスレーショナル研究ならびにリバーストランスレーショナル研究を活性化させるためには，基礎と臨床開発を橋渡しできるフィジシャン・サイエンティストのような人材の育成が必要である．

文献

1）Yee C：Clin Cancer Res, 19：4550–4552, 2013
2）Chandran SS & Klebanoff CA：Immunol Rev, 290：127–147, 2019
3）Fukumura D, et al：Nat Rev Clin Oncol, 15：325–340, 2018
4）Adusumilli PS, et al：J Clin Oncol, 37 (suppl; abstr 2511), 2019
5）Yarchoan M, et al：JCI Insight, 4：doi:10.1172/jci.insight.126908, 2019
6）Ogawa M, et al：Oncotarget, 8：10425–10436, 2017
7）Iwata TN, et al：Mol Cancer Ther, 17：1494–1503, 2018
8）国立がん研究センター先端医療開発センター：トランスレーショナルリサーチグループ 免疫トランスレーショナルリサーチ分野（柏）　https://www.ncc.go.jp/jp/epoc/division/immunology/kashiwa/index.html
9）国立がん研究センター先端医療開発センター：医薬品開発グループ 新薬開発分野（柏）
　　https://www.ncc.go.jp/jp/epoc/division/developmental_therapeutics/kashiwa/index.html

＜筆頭著者プロフィール＞
小金丸茂博：2010年愛媛大学医学部卒業．臨床腫瘍学会がん薬物療法専門医．'16年4月より国立がん研究センター東病院先端医療科で勤務．抗がん剤の早期開発試験（第I相試験）を専門とし，前臨床研究と早期開発試験を橋渡しするトランスレーショナル研究に従事し，新規抗がん剤の開発に携わっている．抗体・ドラックデリバリーを研究テーマとし，なかでも抗体に低分子化合物を結合した製剤である武装化抗体に対して，質量分析を用いたアプローチに着目しバイオマーカー研究を行っている．

1. 特性を考慮したがん免疫療法の臨床試験の在り方
―効果判定法を中心に

影山愼一

がん免疫療法は，殺細胞性化学療法剤，分子標的医薬品とは作用機序が異なるため，臨床効果の発現パターンも異なることがある．そのため，臨床試験計画の際は，臨床効果のエンドポイントと評価法の設定には十分な考慮が必要である．エンドポイントは，腫瘍縮小，無進行期間，生存率などがある．腫瘍縮小の判定法について，がん免疫療法の特性を考慮した新判定法，免疫関連効果判定基準（irRC）が提唱され，その妥当性が示されつつある．現在のところ標準的な判定法はRECISTであり，irRCの妥当性の検証が望まれている．

はじめに

現在，がん免疫療法の臨床開発が目覚ましく進行している．その経緯としては，1991年の腫瘍抗原遺伝子（MAGE）の同定にはじまった抗原を標的とするがんワクチンと樹状細胞療法からT細胞療法の開発研究，さらに1996年からはじまったCTLA-4分子阻害抗体による免疫チェックポイント阻害薬[※1]の基礎研究とそれに続く2003年からのヒトへの臨床応用が進み，また，PD-1分子が1992年に発見され，抗PD-1/PD-L1抗体の臨床研究が2000年に入って急速に行われてきた[1)〜4)]．

がん免疫療法は，がんワクチン，エフェクター細胞療法，免疫抑制阻害療法に分けられる．これらはおのおのの特徴・特性があるうえ，これまでの殺細胞性化学療法剤，分子標的医薬品とも作用機序においても大

[略語]

ALL：acute lymphoblastic leukemia
（急性リンパ球性白血病）
CAR：chimeric antigen receptor
（キメラ抗原受容体）
CTLA-4：cytotoxic T-lymphocyte-associated
antigen-4
irRC：immune-related response criteria
（免疫関連効果判定基準）
MAGE：melanoma-associated gene

OS：overall survival（全生存）
PD：progressive disease（進行）
PD-1：programmed cell death 1
PFS：progression-free survival（無増悪生存）
RECIST：Response Evaluation Criteria in
Solid Tumors
SD：stable disease（安定）
TCR：T-cell receptor（T細胞受容体）

Planning clinical trial of cancer immunotherapy by considering its properties, especially focusing on how to evaluate clinical responses
Shinichi Kageyama：Immuno-Gene Therapy, Mie University Graduate School of Medicine（三重大学大学院医学系研究科遺伝子・免疫細胞治療学）

きな相違点がある．したがって，臨床開発を行うにあたり，臨床効果を評価するためのエンドポイントやその評価法が従来の通りで適切に実施できるかどうかについては，検討の余地がある．エンドポイントとしては，腫瘍縮小，無進行期間，生存率などがある．そのうち腫瘍縮小は，第II相試験での主なエンドポイントとなることが多い．がん免疫療法の臨床試験においては，腫瘍縮小をエンドポイントとして用いられるかについて長い議論があった．

本稿では，がん免疫療法の治療効果判定法について，まず治療法の特徴を解説し，新しい判定法であるirRCと日本のがん免疫療法のガイダンスでの見解を紹介する．

1 がん免疫療法の特性

がん免疫療法は，担がん宿主における多彩な免疫関連細胞と分子群からなる免疫システムを介してがん細胞を標的とするものである．がんに対する宿主免疫応答については，がんの発生から進展までに種々の免疫細胞，さらにがん局所の微小環境における非腫瘍部，非免疫細胞のかかわり，これらの細胞間のクロストークによる相互作用がかかわっていることが明らかになっている．すなわち，がん免疫療法とはこのがん免疫システムを介する治療法である．

1) がんワクチン

がんワクチンは，がん抗原をワクチンとしてさまざまな方法を用いて患者に投与して，宿主の免疫システムによるワクチンのプロセシングと抗原提示を経て，$CD8^+$ T細胞および$CD4^+$ T細胞の抗原特異的な活性と増殖を促す方法である．有効性については，多数の臨床試験の結果を見る限り，腫瘍縮小の報告はきわめて限られている[5]．腫瘍縮小が少ないとして，再発あ

るいは転移性腫瘍の進行の遅延効果や生存期間の延長効果があるかどうかについては，後期臨床試験で確認されたものではSipuleucel-T，gp100ペプチドワクチンがある[6][7]．しかし，MAGE-A3を抗原としたがんワクチンにおいて，肺がんの再発抑制効果を第III相比較試験で検証できなかったことが開発企業に影響を及ぼし[8]，がんワクチン単剤での有効性を評価できる適切な指標は現在明らかにされていない．

2) エフェクター細胞療法

がん細胞の破壊と増殖抑制にかかわるエフェクター細胞として，$CD8^+$ T細胞，$CD4^+$ T細胞，$\gamma\delta$ T細胞，NK細胞，NKT細胞などがある．末梢血や腫瘍局所から得られた免疫細胞を体外で処理・増殖した後に患者に輸注するものである．最近ではリンパ球に抗原受容体遺伝子をウイルスベクターなどで導入し，がん抗原特異的に改変したT細胞（受容体遺伝子改変T細胞）の輸注療法が注目されている．これらにはTCR-T細胞[※2]とCAR-T細胞[※3]がある．T細胞輸注のうち，最も先行したものはCD19抗原を標的とするCAR-T細胞輸注であり，再発・不応性B細胞ALLに対して高い寛解率とその長期持続例が報告されている[9]．2019年3月に国内承認された．

3) 免疫抑制阻害療法

がんの発生から進展する過程で腫瘍発生局所での免疫抑制環境が形成されていることが明らかになり，これらの免疫抑制状態にかかわる免疫抑制細胞や分子の機能を解除することにより，がんに対する免疫反応の活性化が再誘導されることが実証されるようになった．成功例としては免疫チェックポイント阻害薬がある．この免疫チェックポイント分子のCTLA-4，PD-1と

II

4章
臨床開発における重要ポイントと課題

※1　免疫チェックポイント阻害薬

免疫チェックポイントシステムはT細胞の活性などを抑制して過度の免疫反応を制御することである．その分子はT細胞膜に存在し，CTLA-4，PD-1が代表的である．他にTIM-3，LAG-3，B7-H3，B7-H4，BTLA，VISTAなどがある．CTLA-4は主に樹状細胞など抗原提示細胞のCD80/86分子に応答，一方，PD-1は主に腫瘍細胞表面上のPD-L1に応答する．これらの反応の阻害抗体が免疫チェックポイント阻害薬である．

※2　TCR-T細胞

T細胞の抗原認識受容体はTCRである．腫瘍抗原由来ペプチドを認識するTCR遺伝子をウイルスベクターなどでT細胞に発現させて腫瘍抗原特異性を付与したT細胞がTCR-T細胞とよばれている．TCR-T細胞はHLA拘束性がある．

※3　CAR-T細胞

CAR遺伝子は表面抗原を認識する抗体分子の可変領域（VH，VL）の単鎖とCD3ζ分子（T細胞シグナル伝達分子）を人工的に結合させた遺伝子である．CAR遺伝子を導入した細胞がCAR-T細胞である．CAR遺伝子とともに共刺激因子（CD28，4-1BB等）をT細胞に遺伝子導入する．CAR-T細胞はHLA非拘束性に反応する．

そのリガンドであるPD-L1のブロッキング抗体による高い治療効果が次々と報告されている[10][11]．T細胞におけるCTLA-4とPD-1の両分子の機能は異なっているので，これらの抗体を併用して投与した場合には顕著な臨床的効果を示した報告がある[12]．メラノーマ（悪性黒色腫）を対象にした臨床開発に加え，肺がん，腎細胞がん，胃がん，尿路上皮がん，その他がん種にも効果を示すとして期待されている．比較的短期に腫瘍縮小を示すものから，いったん病変増大，新病変出現後に縮小になるものがある．またいったん縮小するとこの状態が長期に持続し，PFS，OSの平坦化（テールプラトー効果）が起こることも示されている[13][14]．

2 がん免疫療法の臨床的特長

1）遅延性効果

がんワクチンでは宿主の免疫システムの反応性，またエフェクター細胞療法では輸注細胞の体内での維持，増殖が治療効果に結びつくことが予測される．そのため治療開始から有効な腫瘍免疫反応を引き起こすまで一定の時間が経過した後にはじめて抗腫瘍反応が起こる場合も十分に予想される．その間は腫瘍サイズが増大を示すことになり，この現象を「偽進行（pseudo-progression）」といわれることもある．臨床評価項目としてPFS等を設定した場合には，がん免疫療法の効果が過少評価される可能性がある[15]．すなわち，治療開始から一定の期間内に腫瘍病変の増大や新病変の出現により，PD判定となり，PFSでのイベント発生となるからである．

2）持続的効果

免疫チェックポイント阻害薬ニボルマブによる再発メラノーマを対象にしたⅠ相試験の長期観察例において，残存病変がありながら2年の治療期間の終了後も病勢悪化を伴わないことや，腫瘍縮小がないまま2年以上の長期SDで経過している例が報告されている[16]．また，エフェクター細胞療法であるCAR-T細胞療法で，CD19を標的にした再発急性リンパ性白血病を対象に臨床試験では完全寛解率81％で6カ月無再発生存割合が73％であった[9]．CAR-T細胞輸注は単回のみであり，このことは輸注細胞が体内の白血病細胞に反応して，持続的に生存，抗腫瘍活性が維持されたため

と考えられる．このように，抗腫瘍細胞の主体がT細胞であることより，T細胞の長期的な反応活性による臨床効果の持続（durability）につながると考えられている．

3 免疫関連効果判定基準（irRC）

irRCは，免疫チェックポイント阻害薬である抗CTLA-4抗体イピリムマブによるメラノーマを対象にした第Ⅱ相試験で観察された腫瘍反応パターンを分類して，通常の縮小パターン以外の非典型パターンを定義して，その生存率との関連から，新たな判定基準を提唱したものである[17]．非典型パターンは，①治療開始後の腫瘍増大後に縮小するパターン，②長期間SD経過後に縮小するパターン，③治療開始後の新病変出現後に縮小するパターンであった．これらを有効とするirRC法を提唱し，従来法（WHO法）での判定例と比較したところ，2つの判定法で奏効あるいはSDと判定された例の生存曲線は類似していた（**図**）．このことよりirRC判定の妥当性の可能性が示唆された．irRCは新WHO基準から改変した基準であるので，通常用いられているRECISTとの相違点を**表**に示す．抗PD-1抗体ペンブロリズマブによるメラノーマ治療例での同様の解析がなされ，通常のRECIST法とirRC法での効果判定と生存率との関連を検討した結果，RECIST法では15％の例で過少評価されていることが示されている[18]．

4 免疫関連効果判定基準（irRC）の留意点

日本でのがん治療の開発戦略を促進するための一環として，がん免疫療法分野のガイダンスの策定（厚生労働省 革新的医薬品・医療機器・再生医療製品実用化促進事業）が行われた．治療効果判定法について，以下のように述べられている（薬生機審発0308第1号／平成31年3月8日）．

1）ガイダンス「早期臨床試験の考え方」

がん免疫療法においても，抗腫瘍活性はRECIST基準を用いて主に腫瘍縮小や増悪の遅延が評価される．しかし，がん免疫療法特有の作用機序により，遅延性

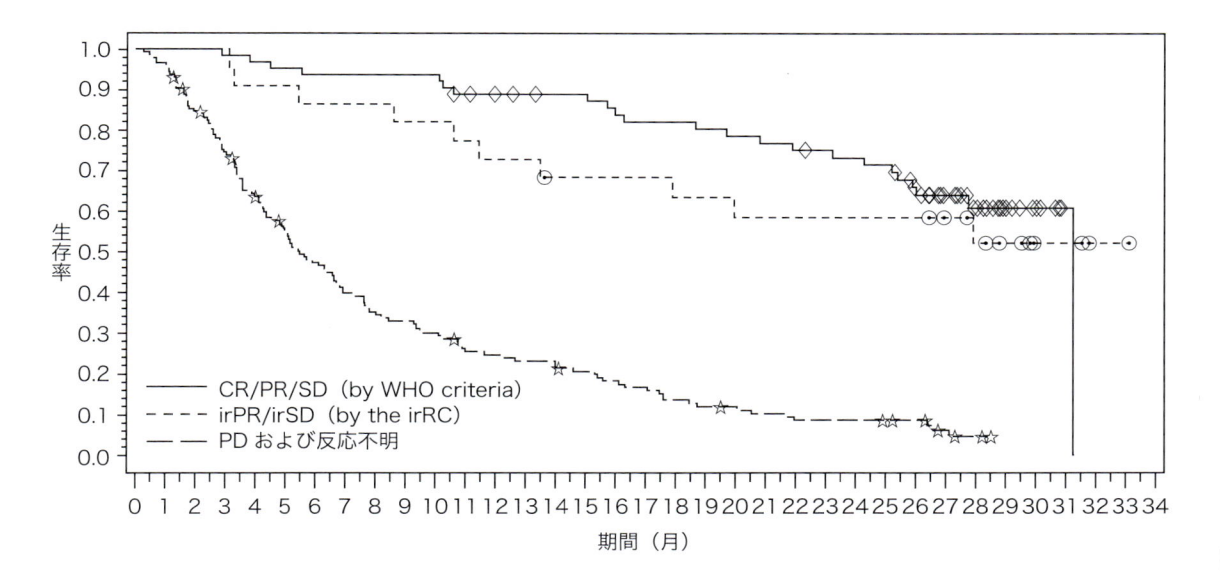

図　WHO法とirRC法による腫瘍効果評価例の全生存率
転移メラノーマに対するイピリムマブ治療の腫瘍反応がCR/PR/SD（WHO法判定）例と，PR/SD（irRC判定）例の
生存率がPD例に比べて共に良好であることを示している．文献17より引用.

表　RECIST v1.1とirRCとの主な比較

カテゴリー	RECIST v1.1	irRC
腫瘍病変の測定法	一方向	二方向
標的病変数	最大5病変まで	最大15病変まで
新病変の取り扱い	初出現時にPDと判定	内臓病変では10まで，皮膚病変では5病変までの新病変をどの段階でも評価病変としての腫瘍量総和に加えることができる
CR (complete response)		すべての標的・非標的病変の消失 リンパ節は単径で10 mm未満に縮小 新病変なし 再確認が必要
PR (partial response)	ベースラインに比して30％以上の腫瘍量の減少 再確認が必要	ベースライン（注）に比して50％以上の腫瘍量の減少 再確認が必要
PD (progressive disease)	ネイダーに比して20％以上かつ5 mm以上の腫瘍量の増加 新病変出現または非標的病変の進行	ベースライン，ネイダーまたはリセットベースラインに比して25％以上の腫瘍量の増加 新病変は腫瘍量に加える 再確認が必要
SD (stable disease)	PR，PDのいずれも当てはまらない	

注：第1回目の計画評価時において腫瘍量増加がみられた場合はその腫瘍量をベースライン値としてリセットする．文献18より引用，著者日本語訳.

の効果発現が想定される場合がある．その効果発現パターンを考慮した腫瘍縮小の評価基準である免疫関連効果判定基準（immune-related response criteria, irRC）が提案され，このような新基準の必要性も想定される．さらに，がん免疫療法によっては，腫瘍縮小効果が得られなくとも増悪の遅延や生存延長が期待できる可能性があり，このような場合には無増悪生存期間又は全生存期間を主要な評価項目として検討するこ

とになる．（ガイダンスより引用）

2）ガイダンス「後期臨床試験の考え方」

有効性の評価には，臨床的に意義のある評価項目を設定する必要がある．最も客観的に測定可能で，臨床的意義のある評価項目は，全生存期間（overall survival，OS）である．

遅発性に効果が発現するがん免疫療法は，がん免疫療法の開始後に一時的に病勢が進行する可能性があり，評価項目として無増悪生存期間（progression free survival，PFS）等を設定した場合には，がん免疫療法の効果が過小評価される可能性があることに留意すべきである．近年では，免疫応答の誘導期間及び腫瘍組織での免疫細胞浸潤期間を考慮し，RECIST（response criteria for solid tumors）とは異なる効果判定基準であるirRC（immune-related response criteria）又はirRECIST（immune-related RECIST）に基づき腫瘍の増悪を判定することが検討されている．しかし，irRC等の効果判定基準は十分に確立された基準でないと考えられることから，今後は臨床試験等でエビデンスを蓄積していくことが必要となる．なお，一部のエフェクター細胞療法等の早期に効果発現が推測されるがん免疫療法の場合には，通常の化学療法と同様に，効果判定基準としてRECISTを用いることができる可能性がある．（ガイダンスより引用）

おわりに

がん免疫療法の臨床試験を立案する際には，これまでに述べた治療法の抗腫瘍反応の特性を理解したうえで，有効性判定の評価基準を定めることになる．標準的な効果判定基準法はRECISTであり，新判定法であるirRCの妥当性についてはいまだ検証されていないの

で，これらを併用してirRCの標準化に向けて検討するものと理解しておく必要がある．

したがって，腫瘍反応評価の判定に際しては，RECISTを用いることとし，irRCは探索的評価法として位置づけされることになる．

文献

1）van der Bruggen P, et al：Science, 254：1643-1647, 1991
2）Leach DR, et al：Science, 271：1734-1736, 1996
3）Topalian SL, et al：N Engl J Med, 366：2443-2454, 2012
4）Forde PM, et al：N Engl J Med, 378：1976-1986, 2018
5）Rosenberg SA, et al：Nat Med, 10：909-915, 2004
6）Kantoff PW, et al：N Engl J Med, 363：411-422, 2010
7）Schwartzentruber DJ, et al：N Engl J Med, 364：2119-2127, 2011
8）Vansteenkiste JF, et al：Lancet Oncol, 17：822-835, 2016
9）Maude SL, et al：N Engl J Med, 378：439-448, 2018
10）Motzer RJ, et al：N Engl J Med, 380：1103-1115, 2019
11）Paz-Ares L, et al：N Engl J Med, 379：2040-2051, 2018
12）Hellmann MD, et al：N Engl J Med, 378：2093-2104, 2018
13）Gettinger S, et al：J Clin Oncol, 34：2980-2987, 2016
14）Gettinger S, et al：J Clin Oncol, 36：1675-1684, 2018
15）Small EJ, et al：J Clin Oncol, 24：3089-3094, 2006
16）Topalian SL, et al：J Clin Oncol, 32：1020-1030, 2014
17）Wolchok JD, et al：Clin Cancer Res, 15：7412-7420, 2009
18）Hodi FS, et al：J Clin Oncol, 34：1510-1517, 2016

＜著者プロフィール＞
影山愼一：1981年，三重大学医学部卒業．'85年，同大学院医学研究科博士課程修了．'87年，三重大学医学部第2内科助手．'97年，米国フレッドハッチンソンがん研究所に留学．2005年，三重大学大学院遺伝子・免疫細胞治療学准教授．'15年，同教授．研究テーマは免疫細胞療法とがんワクチンの臨床開発．

2. 免疫チェックポイント阻害薬の副作用の理解と対策

久保輝文，廣橋良彦，鳥越俊彦

免疫チェックポイント阻害薬を中心としたがん免疫療法は今や手術，放射線・化学療法とともに第四の標準がん治療としての地位を確立したといえる．その一方で，自己免疫副作用の報告は増加の一途をたどっている．したがって，抗がん奏効率をいかにして上昇させるかという課題とともに，副作用に対する適切な診断と治療は日常診療における差し迫った課題となっている．免疫システムはいわば諸刃の剣であり，がん免疫とアレルギー・自己免疫は表裏一体をなしている．本稿では免疫チェックポイント阻害薬によって引き起こされる免疫関連副作用について概説する．

はじめに

免疫チェックポイント阻害薬（immune checkpoint inhibitors：ICI）がもたらす抗がん効果は免疫抑制機構の解除という非特異的な作用によるため，その結果として少なくない頻度で免疫関連有害事象（immune-related adverse event：irAE）が発生する．irAEは通常の自己免疫疾患とは異なる表現型や経過を示し，重症のものは生命を脅す．したがってirAE

[略語]
ADCC：antibody dependent cellular cytotoxicity（抗体依存性細胞傷害）
ICI：immune checkpoint inhibitors（免疫チェックポイント阻害薬）
IPEX：immune dysregulation, polyendocrinopathy, enteropathy, X-linked syndrome
irAE：immune-related adverse event（免疫関連有害事象）

の適切な診断と治療はがん免疫療法において重大な課題となっている．本稿ではICIによるirAEの特徴と対策について解説する．

1 irAEの標的臓器・発症時期・頻度

ICI関連irAEは全身のさまざまな臓器に起こりうる（**図1**）．発症時期は薬剤の種類や組合わせによっても異なるが，そのなかでもイピリムマブによる皮膚障害と消化器障害は比較的早期に出現する傾向があり，それぞれ約6週，約8週を発症のピークとしている[1]．irAEは抗PD-1抗体では約8割に出現し，抗CTLA-4抗体では約9割にみられると報告されている[2][3]．特にGrade 3以上の重篤なものは抗CTLA-4抗体に多く1/4程度の症例にみられると報告されている．抗CTLA-4抗体と抗PD-1抗体の併用は，がん縮小効果と生存期間の延長に相乗効果を示すが，その一方で両

Adverse effect of immune checkpoint inhibitors: basic knowledge for understanding
Terufumi Kubo/Yoshihiko Hirohashi/Toshihiko Torigoe：Department of Pathology, School of Medicine, Sapporo Medical University（札幌医科大学医学部病理学第一講座）

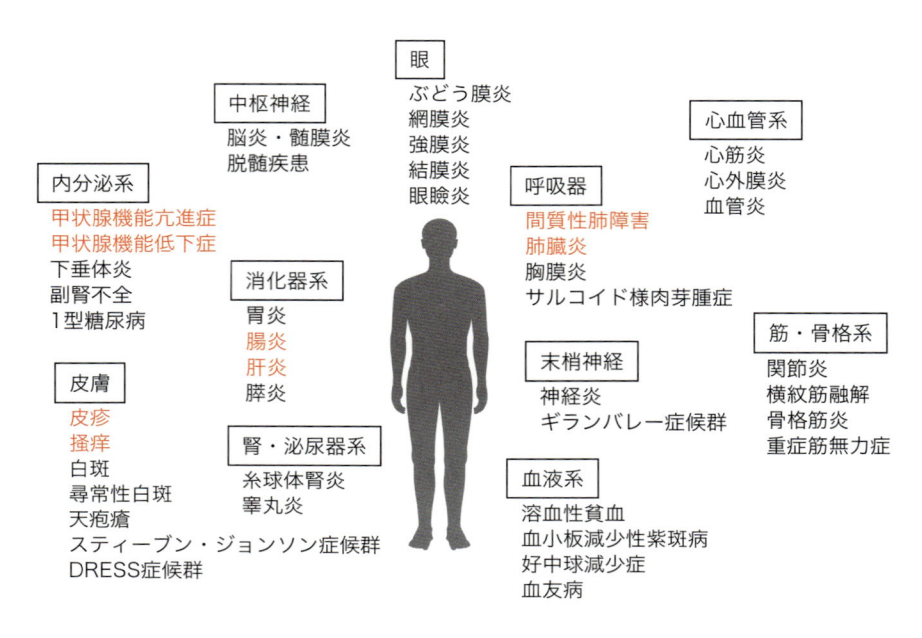

眼
ぶどう膜炎
網膜炎
強膜炎
結膜炎
眼瞼炎

中枢神経
脳炎・髄膜炎
脱髄疾患

心血管系
心筋炎
心外膜炎
血管炎

内分泌系
甲状腺機能亢進症
甲状腺機能低下症
下垂体炎
副腎不全
1型糖尿病

呼吸器
間質性肺障害
肺臓炎
胸膜炎
サルコイド様肉芽腫症

消化器系
胃炎
腸炎
肝炎
膵炎

皮膚
皮疹
搔痒
白斑
尋常性白斑
天疱瘡
スティーブン・ジョンソン症候群
DRESS症候群

末梢神経
神経炎
ギランバレー症候群

筋・骨格系
関節炎
横紋筋融解
骨格筋炎
重症筋無力症

腎・泌尿器系
糸球体腎炎
睾丸炎

血液系
溶血性貧血
血小板減少性紫斑病
好中球減少症
血友病

図1　ICI関連irAEの標的臓器，症状
赤字は頻度の高いもの．

者の併用は副作用の頻度も増すことが知られており，Grade 3以上の重篤なirAEは約半数に及ぶ[4]．

　重篤なirAEのために治療を中止せざるをえないケースもしばしば経験される．重症irAEに対しては過剰な免疫応答を抑制するため，副腎皮質ステロイド剤や免疫抑制剤の全身投与が行われる．このとき，がんの進行が懸念されるが，これまでの報告では一時的な全身性ステロイド剤投与は全生存率に影響しないことが報告されている[5]．

2 作用点の違いによるirAEの諸相

　CTLA–4とPD–1/PD–L1はいずれもリンパ節で起こるプライミング相とがん組織局所で起こるエフェクター相に作用するが，CTLA–4は主としてプライミング相，PD–1/PD–L1はエフェクター相での働きが主とされている．CTLA–4とPD–1の分子機能やノックアウトマウスの表現型は異なっており，これらは抗CTLA–4抗体と抗PD–1/PD–L1抗体の作用または副作用の頻度や標的臓器の違いに関与している．

　抗CTLA–4抗体製剤として用いられているイピリムマブは抗体依存性細胞傷害活性や補体依存性細胞傷害反応をもつIgG1サブクラスで開発されている．したがってイピリムマブは，恒常的に高レベルのCTLA–4を細胞表面に発現している制御性T細胞を除去する作用をもち，その結果自己免疫副作用の頻度は抗PD–1/抗PD–L1抗体によるものよりも高く，なかでも消化管におけるGrade 3以上の重症副作用の頻度はその他の臓器における重症副作用の頻度よりも高い[6]．このことは，*FOXP3*遺伝子異常によって制御性T細胞が著しく減少あるいは欠損するimmune dysregulation, polyendocrinopathy, enteropathy, X-linked syndrome（IPEX）患者における自己免疫性腸症の発症頻度の高さと関連していると思われる．IPEXでは自己免疫腸症関連75 kDa抗原（AIE–75）やvillinに対する自己抗体が高頻度に検出されるが，ICI関連腸症においても自己抗原として関与しているのかどうか興味深い[7]．

　抗PD–1抗体と抗PD–L1抗体の相違点は，作用点が受容体であるかリガンドであるかという差のみに留まらない．抗PD–1抗体はPD–L1とPD–L2のいずれの抑制シグナルもブロックする．一方で抗PD–L1抗体はPD–L2の抑制シグナルはブロックできない．しかし，PD–L1はPD–1以外にもCD80と結合し，PD–L1と

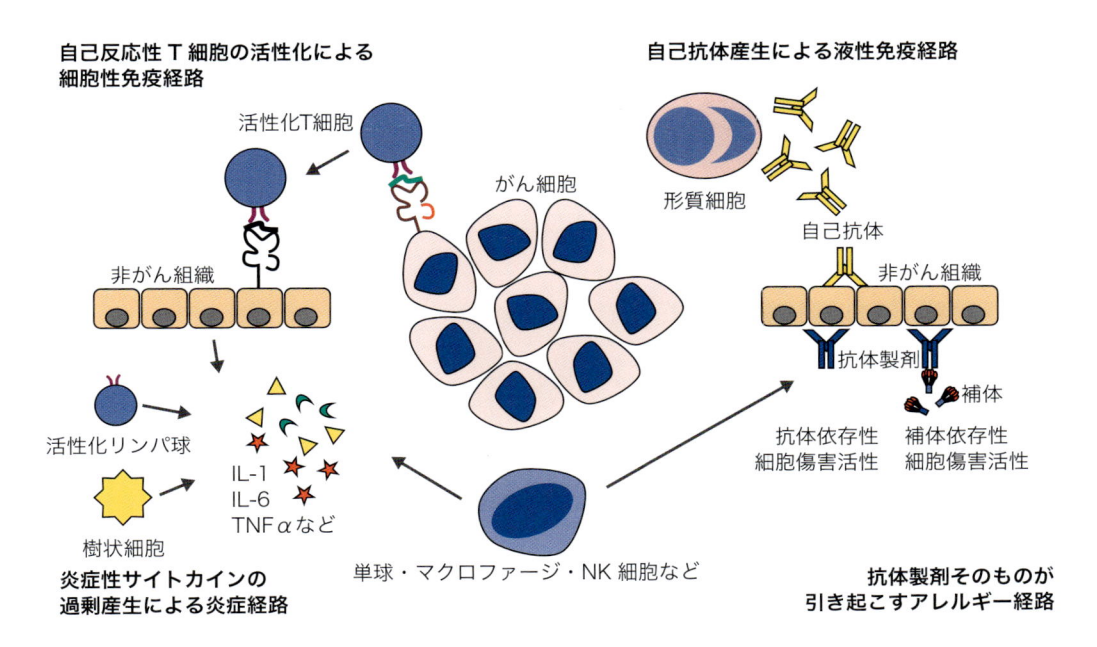

自己反応性T細胞の活性化による細胞性免疫経路

活性化T細胞

がん細胞

非がん組織

活性化リンパ球

樹状細胞

IL-1
IL-6
TNFαなど

炎症性サイトカインの過剰産生による炎症経路

単球・マクロファージ・NK細胞など

自己抗体産生による液性免疫経路

形質細胞

自己抗体

非がん組織

抗体製剤

補体

抗体依存性　補体依存性
細胞傷害活性　細胞傷害活性

抗体製剤そのものが引き起こすアレルギー経路

図2　ICI関連irAEのメカニズム
文献10をもとに作成.

PD-1の結合を抑制すると報告されている[8]. したがって，抗PD-L1抗体は抗PD-1抗体とは異なる作用機序をもっている可能性がある. 現段階では抗PD-1と抗PD-L1抗体の奏効率に大きな差は示されていないが，肺炎のような一部の自己免疫副作用の頻度は抗PD-L1抗体の方が低いとされている[9]. これはPD-L2が免疫細胞以外の肺，心，肝，膵などにも発現し，これらの臓器の免疫寛容に関与しているためであろうと推察されている.

3 ICI関連irAEの分子機序

irAEの正確な機序は未知であるが，大まかに次の4つの経路が提唱されている（**図2**）[10]. いずれのirAEも単一のカテゴリーのみで説明することは難しく，これらが複合的に起きていると思われる.

1）自己反応性T細胞の活性化による細胞性免疫経路

腫瘍傷害性T細胞の一部は，自己抗原との交差抗原に反応する場合がある. メラノーマ（悪性黒色腫）に対するICIの使用が引き起こす皮膚白斑はその代表例であり，メラノーマ関連抗原（MART-1, gp100, Tyrosinaseなど）特異的なT細胞が，これらを発現す

る正常メラノサイトを傷害する結果引き起こされるirAEである. このような機序による副作用の場合，irAEの出現は腫瘍に対するICIの抗腫瘍効果と相関することが報告されている.

2）自己抗体産生による液性免疫経路

CTLA-4もPD-1/PD-L1も，細胞性免疫だけでなく液性免疫の免疫寛容にも関与している. そのため，ICIの使用によって甲状腺機能障害，重症筋無力症，ギランバレー症候群などの自己抗体が関与する多彩な自己免疫病態が発症しうる. ICI投与前に低レベルの無症候性自己抗体陽性患者は，比較的irAE発症リスクが高いことが報告されている[11]. また，抗CTLA-4抗体と抗PD-1抗体の併用投与の前後における末梢血B細胞の質的および量的変化はirAEの予測マーカーとなりうる[12]. しかし，細胞性免疫が中心的な機序となる抗腫瘍効果の予測マーカーにはなりえないだろうと思われる.

3）炎症性サイトカインの過剰産生による炎症経路

大腸炎や重篤な皮膚障害，血球貪食症候群が代表例であり，非特異的免疫系の過剰な活性化によって炎症性サイトカインが産生されて発症すると考えられる. しばしば致死的となりうるため，すみやかなステロイ

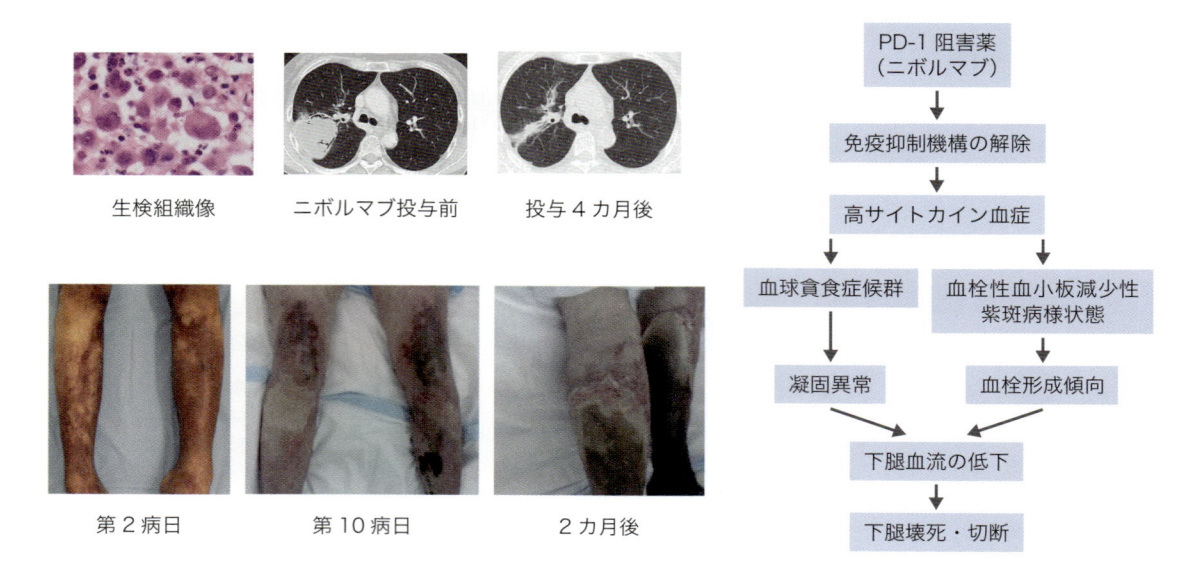

生検組織像　　　ニボルマブ投与前　　　投与 4 カ月後

第 2 病日　　　　第 10 病日　　　　2 カ月後

PD-1 阻害薬
（ニボルマブ）
↓
免疫抑制機構の解除
↓
高サイトカイン血症
↓　　　　　　↓
血球貪食症候群　　血栓性血小板減少性
　　　　　　　　紫斑病様状態
↓　　　　　　↓
凝固異常　　　　血栓形成傾向
↓　　　　　　↓
下腿血流の低下
↓
下腿壊死・切断

図 3　筆者らが経験した重症 irAE 症例
写真は文献 18 より転載.

ド剤投与を要する．さらにステロイド剤で効果が得られない場合は，抗サイトカイン療法を要する．重症大腸炎には抗 TNF α 抗体，サイトカインストームには抗 IL-6 受容体抗体の投与が有効であるとされる[13) 14)].

　近年，自然免疫活性化による CD8 陽性 T 細胞の過剰な活性化と IL-2 の消費不均衡によって起こる制御性 T 細胞の機能不全が血球貪食症候群の原因となる可能性があると報告された[15) 16)]．CD8 陽性 T 細胞の活性化と制御性 T 細胞の抑制はがん免疫療法の基本原理であることから，がん免疫療法はサイトカインストームや血球貪食症候群の危険と隣り合わせにあるといえる．実際に ICI の副作用としてのサイトカインストームの頻度は多くはないが，CAR-T 療法においては高頻度に発生することが報告されている[17)]．われわれは抗 PD-1 抗体が著効したにもかかわらずサイトカインストームと血球貪食症候群，血栓性血小板減少症様状態から下腿の阻血性壊死に至った症例を経験した（**図 3**）[18)].

4）抗体製剤そのものが引き起こすアレルギー経路

　ICI は抗体製剤であり，抗体の IgG サブクラスの違いによっても，抗腫瘍効果や副作用が異なる（**表**）．IgG1 として製剤化されたイピリムマブは下垂体前葉細胞に発現する CTLA-4 に結合し，抗体依存性細胞傷害（antibody dependent cellular cytotoxicity：ADCC）

表　国内外で承認済みまたは開発中の各種 ICI 製剤の種類と IgG サブクラス

標的分子	抗体製剤名	抗体サブクラス	ADCC活性
抗 CTLA-4 抗体	イピリムマブ	IgG1	＋
抗 CTLA-4 抗体	トレメリムマブ*	改変 IgG2	－
抗 PD-1 抗体	ニボルマブ	IgG4	－
抗 PD-1 抗体	ペンブロリズマブ	IgG4	－
抗 PD-L1 抗体	アテゾリズマブ	改変 IgG1	－
抗 PD-L1 抗体	デュルバルマブ	改変 IgG1	－
抗 PD-L1 抗体	アベルマブ	IgG1	＋

*国内未承認（2019）

活性と補体依存性の II 型アレルギー機序によって約 4 ％の患者に下垂体炎を引き起こすことが知られている[19)]．しかし，ADCC 活性のない改変型 IgG2 として製剤化された抗 CTLA-4 抗体製剤トレメリムマブは上記の副作用の頻度は低いことが報告されている[20)]．一方でイピリムマブは ADCC 活性によってがん組織局所の CTLA-4 陽性制御性 T 細胞を除去するというメカニズムをもつが，トレメリムマブは弱い．したがって，これらの差異が抗腫瘍効果にどのように影響するか興味深い．抗 PD-L1 抗体にも ADCC 活性を保持する製

剤と除去された製剤があり，両者の臨床効果と副作用の差が注目される．

４ T細胞療法におけるサイトカイン放出症候群

免疫チェックポイント阻害剤からは話がそれるが，今年になって日本でも認可された遺伝子改変T細胞療法の重要な副作用であるサイトカイン放出症候群について簡単に触れる．遺伝子改変T細胞療法はCD19陽性を示すB細胞性腫瘍に対して高い効果を示し，CD19以外のターゲットの実用化が期待されている．その一方で，サイトカインストーム状態から引き起こされるサイトカイン放出症候群は非常に高頻度にみられる副作用である[17]．免疫チェックポイント阻害薬によってもたらされるサイトカイン放出症候群との臨床的症状あるいは生物学的機序の差異は今後の症例の蓄積が待たれる．遺伝子改変T細胞療法におけるサイトカイン放出症候群は，治療の開始から3週間以内に，①38℃を超える発熱，②収縮期血圧が90 mmHgを下回る低血圧，③酸素非投与で動脈血の酸素飽和度が90％未満，④臓器障害のうち1つでも当てはまれば疑うべきとされる．治療は重症度にもよるが，症状に対する対処とともにトシリズマブ（抗IL-6受容体抗体）に代表されるIL-6経路の阻害が効果的であり，積極的に施行されるべきである[21]．

５ ICI関連irAEの特徴

ICI関連irAEでは通常の自己免疫疾患ではみられない特徴を呈することがある．代表的なものとして重症筋無力症と多発筋炎の合併である[22][23]．自己免疫疾患としての重症筋無力症の場合，多発筋炎の合併率は0.3〜1％と，きわめて稀である．しかし，ICI関連irAEとしての重症筋無力症の場合，多発筋炎や心筋炎をしばしば合併し，死亡例も報告されている．臨床的にCPK値の上昇を伴う重症筋無力症として特徴的である．筋力の低下や呼吸困難などの症状は共通しているため，鑑別診断と致死的な心筋炎合併の有無を念頭に置いた検査と治療が臨床上の重要ポイントとなる．

ICI関連irAEのハイリスク群を抽出することも重要

である．1つ目は自己免疫疾患の既往歴のある症例である．既往症例の38％でICI使用後に再燃がみられたと報告されている[24]．また，無症候性抗甲状腺抗体陽性患者もICIの投与によって甲状腺機能障害を発症するリスクが高いと報告されており，サブクリニカルな低値の自己抗体陽性患者もirAEのハイリスク患者として注意が必要である．2つ目はirAEの既往歴のある症例である．抗CTLA-4抗体によるirAEの既往のある患者に抗PD-1抗体を投与した場合，3％（2/67）に同じirAEの再燃が認められたのに対して，新規のirAEを起こした患者は34％（23/67）にも及んだ．このうちGrade 3以上の重症例は，抗CTLA-4抗体＋抗PD-1抗体の併用例と同様に約半数に及んでいた．したがってirAEの既往のある患者も高リスク群として慎重投与が望まれる．

その他にも自己免疫疾患でしばしばみられるようなHLA genotypeとirAEの関係，あるいは腸内細菌叢の構成とirAEの関係が示唆されている．興味深いことに，腸内細菌叢におけるバクテロイデス門が多い場合にイピリムマブ誘発性の腸症の頻度が少ないことが報告されている[25]．今後マイクロバイオーム研究の発展によって，その全貌と分子免疫機序が明らかになっていくものと思われる．

おわりに

irAEはさまざまな臓器に，さまざまなタイミングで起こりうる．これを一人の医師がすべてに対処することは困難である．したがって，病院全体あるいは医療圏全体で，診療科横断的なirAEをマネジメントするチームを形成することが重要となる．患者教育の充実化も必須であろう．ICIは急速に普及した一方で，さまざまな点で未知の部分がある．irAEに関しても，メカニズムの研究，バイオマーカー研究，早期診断と対処法など，さらなる発展の余地がある．症例の蓄積とこれに対する臨床医学と基礎医学の密なコラボレーションによる丁寧な検討の積み重ねが求められている．

文献

1）Weber JS, et al：J Clin Oncol, 30：2691-2697, 2012
2）Larkin J, et al：N Engl J Med, 373：23-34, 2015

3）Postow MA, et al：N Engl J Med, 372：2006–2017, 2015

4）Oh DY, et al：Cancer Res, 77：1322-1330, 2017

5）Horvat TZ, et al：J Clin Oncol, 33：3193-3198, 2015

6）Michot JM, et al：Eur J Cancer, 54：139-148, 2016

7）Kobayashi I, et al：Clin Immunol, 141：83-89, 2011

8）Sugiura D, et al：Science, 364：558-566, 2019

9）Khunger M, et al：Chest, 152：271-281, 2017

10）Postow MA, et al：N Engl J Med, 378：158-168, 2018

11）Osorio JC, et al：Ann Oncol, 28：583-589, 2017

12）Das R, et al：J Clin Invest, 128：715-720, 2018

13）Brahmer JR, et al：J Clin Oncol, 36：1714-1768, 2018

14）Pallin DJ, et al：Acad Emerg Med, 25：819-827, 2018

15）Humblet-Baron S, et al：J Allergy Clin Immunol, 138：200-209.e8, 2016

16）Humblet-Baron S, et al：J Allergy Clin Immunol, 143：2215-2226.e7, 2019

17）Shimabukuro-Vornhagen A, et al：J Immunother Cancer, 6：56, 2018

18）Honjo O, et al：J Immunother Cancer, 7：97, 2019

19）Iwama S, et al：Sci Transl Med, 6：230ra45, 2014

20）Torino F, et al：Oncologist, 17：525-535, 2012

21）Neelapu SS, et al：Nat Rev Clin Oncol, 15：47-62, 2018

22）Kimura T, et al：Cancer Sci, 107：1055-1058, 2016

23）Shirai T, et al：Eur J Cancer, 106：193-195, 2019

24）Menzies AM, et al：Ann Oncol, 28：368-376, 2017

25）Dubin K, et al：Nat Commun, 7：10391, 2016

<筆頭著者プロフィール>
久保輝文：札幌医科大学医学部2008年卒．同大学院医学研究科'13年卒（佐藤昇志教授）．医学博士．'13年から'15年までSwiss Institute of Allergy and Asthma Research（SIAF）留学（Prof. Cezmi A. Akdis）．札幌医科大学附属病院病理診断科を経て'16年7月より現所属．基礎と臨床，実験病理と診断病理，機能と形態，がんと炎症疾患をそれぞれ結び付けることで，ヒトの病気を理解することを目標にしています．

3. がんゲノム医療・遺伝性腫瘍の課題

平沢　晃

がん免疫療法を選択するうえでMSIやミスマッチ修復遺伝子の機能不全を検出する必要がある．このことはがん患者本人がリンチ症候群の原因となるミスマッチ修復遺伝子の病的バリアント保持者である可能性があるのみならず，その家系員が同じ遺伝子バリアントを保持している可能性を示すものである．医療者のなかにも，MSIやミスマッチ修復遺伝子の検査によってリンチ症候群が「わかってしまった，知ってしまった」という認識をもち，発言する人がいるが，この考えは不適切であるといえる．遺伝性腫瘍の生殖細胞系列バリアント保持者に対しては，がん発症者，未発症者ともにがん治療や予防対策を講じることが可能となるため，遺伝情報を知ることのメリットを認識すべきである．

はじめに—がんゲノム医療と遺伝性腫瘍

遺伝性腫瘍※の同定に至るアプローチとしては，従来より家族歴の聴取から家族性腫瘍※をスクリーニングして，遺伝カウンセリングとリスク評価の後，原因遺伝子の遺伝学的検査を行うことが主流であった．しかしごく最近は，抗がん薬のコンパニオン診断やがんゲノム医療におけるがん遺伝子パネル検査を契機に生殖細胞系列病的バリアント（変異）が検出される機会が増えてきている．

このことは抗がん薬のコンパニオン診断やがん遺伝子パネル検査を行うことによって，がんの治療方針決定のみならず，本人の二次がんの可能性や，血縁者が生殖細胞系列バリアントを保持している可能性を明らかにすることに直結する．2018年，コンパニオン診断

[略語]
ELSI：ethical, legal, and social issues
　　　（倫理的・法的・社会的課題）
HBOC：hereditary breast and ovarian cancer
　　　（遺伝性乳がん卵巣がん）
MMR：mismatch repair（ミスマッチ修復）
MSI：microsatellite instability
　　　（マイクロサテライト不安定性）

> ### ※　家族性腫瘍と遺伝性腫瘍
>
> ある家系に特定のがんの異常集積がみられる場合，その原因にかかわらず，集積した腫瘍を家族性腫瘍（familial tumor）と称する．腫瘍が家族性に集積する原因としては，遺伝・環境・偶発の要因があり，遺伝的要因で家系内集積性を示すものを一般に遺伝性腫瘍（hereditary tumor）と称する．家族性腫瘍の概念には原因遺伝子が明らかである遺伝性腫瘍の他，環境要因を共有することで家系内集積性を示すもの，偶発的に集積したもの，原因不明症例，等の要因が考えられる．なお，現時点で腫瘍の家系内集積性の原因が不明な例のなかには，現在われわれが知りえない因子が原因であるものと，遺伝要因あるいは環境要因が原因であるが，突き止められないだけの場合がある．

Cancer precision medicine and hereditary tumors
Akira Hirasawa：Department of Clinical Genomic Medicine, Okayama University Graduate School of Medicine, Dentistry and Pharmaceutical Sciences〔岡山大学大学院医歯薬学総合研究科病態制御科学専攻腫瘍制御学講座（臨床遺伝子医療学分野）〕

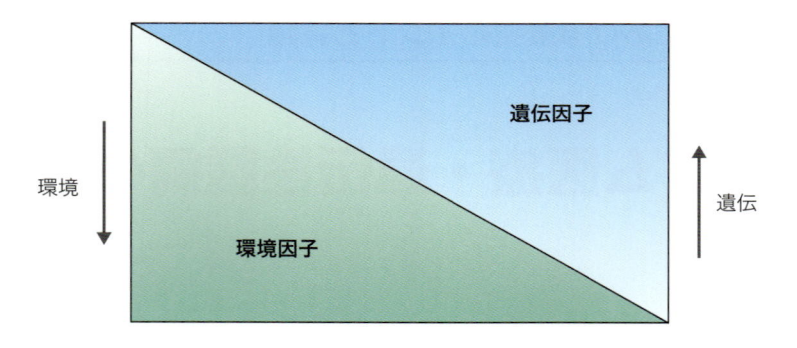

図1 遺伝因子と環境因子
多くの疾患は，遺伝因子に複数の環境要因が加わることによって疾患が発症する．多くのがんはこのような多因子遺伝性の疾患であるといえる．一方で遺伝性腫瘍は遺伝因子，すなわち原因遺伝子の生殖細胞系列病的バリアントの影響力が高い．一方で発がんにかかわる環境因子としては化学物質，ウイルス，放射線，紫外線，食事を含めた生活習慣などが該当する．

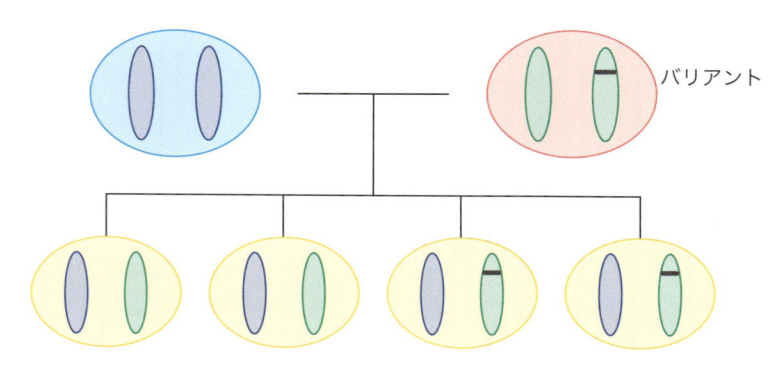

図2 常染色体優性遺伝
多くの遺伝性腫瘍では常染色体優性を示す．親がある種類のバリアントを有する場合，そのバリアントは50％の確率で親から子に伝えられる．

としてMSI（マイクロサテライト不安定性）検査や*BRCA1/BRCA2*の遺伝学的検査が承認されたことで，リンチ（Lynch）症候群や遺伝性乳がん卵巣がん（hereditary breast and ovarian cancer：HBOC）の患者や家系が同定されることが予想される．特に抗PD-1抗体薬による治療法選択のなかで同定される可能性のあるリンチ症候群は，大腸がんや子宮内膜がんを筆頭に，関連腫瘍のがん腫が多種に及ぶため，診療科横断的なマネジメントが必要である．

　本稿ではがんゲノム医療実用化においてこそ必要となる，遺伝性腫瘍に関する情報とゲノム医療実用化に

必要な社会基盤について述べる．

1 遺伝性腫瘍の特徴

　一般に多くのがんは，遺伝因子に複数の環境要因が加わることによって疾患が発症する多因子遺伝性の疾患である（**図1**）．遺伝性腫瘍の多くは常染色体優性（顕性）遺伝形式をとり，親が遺伝性腫瘍に関連する病的バリアントを有する場合，その子には50％の確率でそのバリアントが伝えられる（**図2**）．Knudsonの提唱したtwo hit theory（**図3**）はその病態を反映して

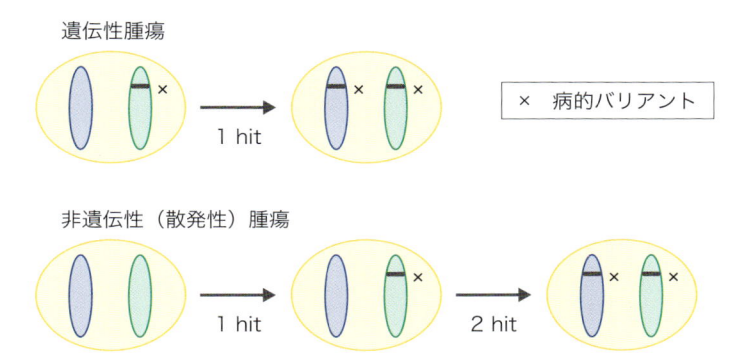

図3 two hit theory（Knudson hypothesis）

Knudsonは網膜芽細胞腫をモデルに，発がんが起こるためにはDNAに複数回の傷がつくこと（hit）が必要であると提唱した．遺伝性網膜芽細胞腫の児では，生殖細胞系列病的バリアントを保持しており，そこへ対側アレルに2回目のhitが生じるとすみやかに発症に至る．非遺伝性（散発性）の網膜芽細胞腫は，腫瘍が発生するまでに2 hitが起こらねばならないため，片側性かつ高齢になってからの発症が特徴である．

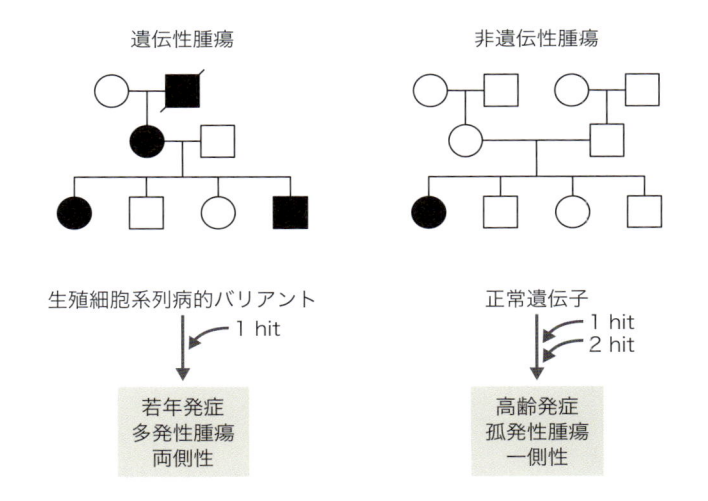

図4 遺伝性腫瘍と非遺伝性腫瘍の特徴

遺伝性腫瘍と散発性（非遺伝性）腫瘍の表現型（phenotype）を比較した．遺伝性腫瘍の家系内では各世代に連続して複数の罹患例が存在し，若年発症例，多発性腫瘍例，（目や乳房などの）両側性臓器では両側性の腫瘍発症がみられる．一方で散発性腫瘍では家系内にがん集積が認められず，高齢発症，孤発性発症，両側性臓器でも一側性発症が特徴である．遺伝性腫瘍と非遺伝性腫瘍において，これらの表現型をとることはtwo hit theoryで説明可能である．

おり，遺伝性腫瘍家系では，家系内に多くの関連腫瘍患者がおり，また若年発症例，腫瘍多発例，両側発生の腫瘍が発生することが特徴的である（**図4**）．代表的な遺伝性腫瘍とその原因遺伝子を**表1**に示した．

2 リンチ症候群

リンチ症候群は，ミスマッチ修復遺伝子（MMR遺伝子）の生殖細胞系列における病的バリアントを原因とする常染色体優性遺伝性疾患である．全大腸がんの2〜4％がリンチ症候群関連がんであるといわれており[1] [2]，患者および家系内に大腸がん・子宮内膜がんをはじめ，さまざまな悪性腫瘍が発生する（**表2**）[3]．

リンチ症候群例ではMMR遺伝子の片方のアレルに先天的に生殖細胞系列病的バリアントを保持している．後天的にもう対側アレルに機能喪失型の変化（プロ

表1　遺伝性腫瘍と原因遺伝子

遺伝性腫瘍	原因遺伝子
遺伝性乳がん卵巣がん症候群（HBOC）	BRCA1
	BRCA2
Li-Fraumeni症候群	TP53
Peutz-Jeghers症候群	STK11
Lynch症候群	MLH1
	MSH2
	MSH6
	PMS2
	EPCAM
家族性大腸（腺腫性）ポリポーシス（FAP）	APC
若年性ポリポーシス（JPS）	BMPR1A
	SMAD4
von Hippel Lindau病	VHL
多発性内分泌腫瘍1型	MEN1
多発性内分泌腫瘍2型 家族性甲状腺髄様がん	RET
PTEN過誤腫症候群	PTEN
網膜芽細胞腫	RB1
遺伝性パラガングリオーマ・褐色細胞腫症候群	SDHD
	SDHAF2
	SDHC
	SDHB
結節性硬化症	TSC1
	TSC2
Wilms腫瘍	WT1
神経線維腫症1型	NF1
神経線維腫症2型	NF2
遺伝性びまん性胃がん	CDH1
ポリメラーゼ校正関連ポリポーシス（PPAP）	POLD1
	POLE
MUTYH関連ポリポーシス（MAP）	MUTYH
その他 （乳がん/卵巣がん/大腸がんなど）	ATM
	AXIN2
	BRIP1
	CHEK2
	GREM1
	MSH3
	NBN
	PALB2
	RAD51C
	RAD51D

表2　リンチ症候群における関連腫瘍の累積発生率（70歳まで）

種類	累積発生率
大腸癌	54〜74%（男性）
	30〜52%（女性）
子宮内膜癌	28〜60%
胃癌	5.8〜13%
卵巣癌	6.1〜13.5%
小腸癌	2.5〜4.3%
胆道癌	1.4〜2.0%
膵癌	0.4〜3.7%
腎盂・尿管癌	3.2〜8.4%
脳腫瘍	2.1〜3.7%
皮脂腺腫瘍	不明

文献3より引用.

モーター領域のメチル化を含む）が加わるとMMR機能が欠損し，がん化に関与すると考えられる．

　遺伝診療の実地臨床では，臨床情報にてアムステルダム基準II[4]または改訂ベセスダガイドライン[5]を満たした場合に二次スクリーニングとしてMSI検査や免疫組織化学（IHC）検査が推奨されてきていたが，近年はリンチ症候群を疑う所見を考慮せずにすべて（あるいは70歳以下）の大腸がんや子宮内膜がんに対してMSI検査やIHC検査を実施する，ユニバーサル・スクリーニングが提唱されている．MSI検査，IHC検査によりリンチ症候群が疑われた場合，遺伝カウンセリングの後，確定診断としてMMR遺伝子の遺伝学的検査を考慮する．

3 がんゲノム医療より同定される生殖細胞系列バリアント

　近年は複数の関連遺伝子を同時に解析するがん遺伝子パネル検査が急速に臨床に導入されている．がんゲノム解析により，生殖細胞系列バリアントを検出することがある．このようにして同定される生殖細胞系列バリアントを「二次的所見」と称されることがある．

　がんゲノム医療より同定される生殖細胞系列病的バリアントの頻度はがん種や組織型，民族・集団によって異なる．がん種としては乳がん，卵巣がん，子宮体

がん，膵がん，前立腺がん，肉腫等では比較的高頻度に生殖細胞系列病的バリアントがみられるといわれ，一方で肺がん等では生殖細胞系列病的バリアントはみられないとされる．

ところでがんゲノム医療によって数多くの生殖細胞系列病的バリアントが同定されることが予測されるが，実地臨床でどのような遺伝情報を本人に返却すべきであろうか？ ACMGは，臨床検査として実施される遺伝子解析において，偶発的または二次的所見が得られた場合の対応につき勧告を出した[6]．そのなかで被験者に結果を開示すべき minimum list として24疾患・56遺伝子を示した．そのうち16疾患はHBOCをはじめとした遺伝性腫瘍であった．2016年には遺伝子リストが一部改変された[7]．これらのリストにはリンチ症候群の原因遺伝子であるMMR遺伝子も含まれている．

本邦では「ゲノム医療における情報伝達プロセスに関する提言〔日本医療研究開発機構（AMED）のゲノム創薬基盤推進研究事業A-②：ゲノム情報患者還元課題—患者やその家族等に対して必要とされる説明事項や留意事項を明確化する課題「医療現場でのゲノム情報の適切な開示のための体制整備に関する研究」（研究代表者：京都大学 小杉眞司）〕」で，がん遺伝子パネル検査における生殖細胞系列病的バリアントの開示に関連する考え方を提案している[8]．

4 がんゲノム医療で遺伝性腫瘍関連遺伝子を同定する意義

今後は，実地臨床でがんゲノム検査やコンパニオン診断によって生殖細胞系列バリアントが同定される機会が増えることが予測される．生殖細胞系列バリアントを知ることは下記のメリットがある．

1）がん患者本人の抗がん薬感受性予測

*BRCA1/2*病的バリアント保持者でPARP阻害薬，ミスマッチ修復遺伝子病的バリアント保持者で免疫チェックポイント阻害薬に高感受性を示すことが予測される．

2）本人の二次がん発症予測とがん予防

例えばリンチ症候群関連子宮体がん例では，その後に大腸がんなどのリンチ関連腫瘍を発症する可能性があり，また*BRCA1/2*病的バリアント保持者の乳がん例では卵巣がんや膵がんなどのHBOC関連腫瘍を発症する可能性があるため，それら二次がん発症の予防策を講じることが可能となる．

3）血縁者のがん予防

遺伝情報は血縁者で共有して保持している．血縁者に遺伝カウンセリングを行った後に遺伝情報を知ることは，家系のがん予防に有効である．

このようにがんゲノム医療やコンパニオン診断において遺伝性腫瘍の生殖細胞系列バリアントを「わかってしまった，知ってしまった」という考え方は不適切である．遺伝性腫瘍の生殖細胞系列バリアント保持者に対しては，がん発症者，未発症者ともにがん治療や予防対策を講じることができるため，最終的にがん死を低減するためには遺伝情報を知るメリットが大きいことを理解する必要がある．

おわりに—安心できるゲノム医療を展開するために備えるべきこと

ゲノム医療を適切に展開するために医療者のみならず国民が共有して備えるべきこととして，①ELSI（ethical, legal, and social issues），②データシェアリング，③当事者団体との連携等があげられる．

ELSIは倫理的・法的・社会的課題と訳され，ゲノム解析によって生じる諸課題をさまざまな専門性をもつ研究者が課題解決を検討したことから発展してきた．ゲノム医療においては解析によって得られた遺伝情報の管理，遺伝性疾患の原因遺伝子の生殖細胞系列バリアントが同定された場合の患者や家族への開示，遺伝学的検査の結果に基づく偏見，法整備などの課題があげられる．

またゲノム解析の結果検出・蓄積された疾患関連ゲノム情報は，多くの研究者や医療者が共有・利用，すなわちデータシェアリングを行うことで国際医学研究としての役割とともに，ゲノム情報は家系や地域で共有していることから家庭内での課題および地域医療としての側面がある．ゲノム医療を本質的に普及させるためには，遺伝情報を医療者が管理する以前に，当事者・患者ら自らが理解して，家庭・学校・社会で語り合えるような環境をつくりあげることが重要である．

近年はAMEDなどが中心となって医学研究・臨床試

験を中心に患者・市民参画（PPI：patient and public involvement）の取り組みを促進している．PPI はプロトコール型の臨床試験（治験）で導入されてきているが，個別化医療をめざすゲノム医療ではさらに重要とされる．岡山大学病院臨床遺伝子診療科でも「伝える」のではなく「伝わる」同意説明文書を作成するため，ゲノム医療および遺伝性腫瘍の当事者団体との連携を推進し，地域に安心してもらえる遺伝医療を提供することをめざしている．

文献

1）Hampel H, et al：N Engl J Med, 352：1851-1860, 2005
2）Barrow E, et al：Fam Cancer, 12：229-240, 2013
3）「遺伝性大腸癌診療ガイドライン2016年版」（大腸癌研究会／編），金原出版，2016
4）Vasen HF：J Clin Oncol, 18：81S-92S, 2000
5）Umar A, et al：J Natl Cancer Inst, 96：261-268, 2004
6）Green RC, et al：Genet Med, 15：565-574, 2013
7）Kalia SS, et al：Genet Med, 19：249-255, 2017
8）日本医療研究開発機構（AMED）HP：成果情報「ゲノム医療における情報伝達プロセスに関する提言—その1：がん遺伝子パネル検査を中心に（改訂版）」及び「ゲノム医療における情報伝達プロセスに関する提言—その2：次世代シークエンサーを用いた生殖細胞系列網羅的遺伝学的検査における具体的方針（初版）」の公開　https://www.amed.go.jp/news/seika/kenkyu/20190329.html（2019年8月1日閲覧）

＜著者プロフィール＞
平沢　晃：1995年に慶應義塾大学医学部卒業，産婦人科研修医を経て，2000年より東京医科歯科大学難治疾患研究所遺伝疾患研究部門（分子細胞遺伝）（稲澤譲治教授）で婦人科がんゲノム異常の研究に従事．'04年，博士（医学）取得．'05年，慶應義塾大学医学部産婦人科助教（助手）．'12年からフィンランド共和国Institute for Molecular Medicine Finland（FIMM）に留学．フィンランドアカデミー上級研究員．'15年より慶應義塾大学医学部産婦人科専任講師．'18年6月より岡山大学大学院医歯薬学総合研究科病態制御科学専攻腫瘍制御学講座（臨床遺伝子医療学分野）教授．専門とするテーマ：遺伝性腫瘍，がんゲノム医学，バイオバンク．

がん免疫療法のこれから

珠玖 洋

免疫チェックポイント阻害剤の開発は，がんに対する免疫応答の理解に新しい局面を与えてくれた．がんに対する免疫監視機構の仮説がおおむねヒトにもあてはまること，および担がん宿主における特異的T細胞のがん破壊活性である．当然のことながら，倍加する新たな課題も見えはじめた．幸いわれわれは，豊富なゲノム情報を用いて，がんと宿主の個別性と普遍性を多く学びつつある．動物モデルや人の臨床検体の解析を通じて，腫瘍局所での免疫反応のさらなる理解に基づき，より優れたがん免疫療法を創り出せることが期待される．

1. がん免疫療法の新しい時代

　免疫チェックポイント阻害剤（immune checkpoint inhibitor：ICI）と抗原受容体改変T細胞〔キメラ抗原受容体/T細胞受容体改変T細胞（CAR-T/TCR-T）〕の治療開発は，がん免疫療法の臨床的有用性を明確にした．とりわけICIは，すでに新しい有効ながん治療法として標準的治療法の重要な柱としての立ち位置を得つつある．これら2つの異なったアプローチによるがんの縮小，消失を含む劇的な治療効果と，それらの症例から得られた解析所見は，過去1世紀にわたるがん免疫研究でさまざまに描かれてきた「宿主免疫とがん」の関係の理解を具体的なものにしつつある．

　得られたレッスンの大きなものとして，

①がん免疫監視機構仮説の大枠の正しさ：これまでマウスの発がん実験系等で得られたがん免疫監視機構を核とする宿主のがんに対する多様な免疫応答が，おおむねヒトでも当てはまる

[略語]
ICI：immune checkpoint inhibitor（免疫チェックポイント阻害剤）
MOA：mode of action
POC：proof of concept
TIL：tumor infiltrating lymphocyte（腫瘍浸潤リンパ球）

Cancer immunotherapy beyond
Hiroshi Shiku：Departments of Immuno-Gene Therapy, Mie University Graduate School of Medicine/Departments of Personalized Cancer Immunotherapy, Mie University Graduate School of Medicine/Center for Comprehensive Cancer Immunotherapy, Mie University（三重大学大学院医学系研究科遺伝子・免疫細胞治療学 / 三重大学大学院医学系研究科個別化がん免疫治療学 / 三重大学複合的がん免疫療法研究センター）

> ・ICI 治療症例における腫瘍縮小（消失）
> ・がん特異的 T 細胞による腫瘍縮小（消失）

> ・がん免疫監視機構仮説の正しさの証明
> ・T 細胞のもつきわめて強い抗腫瘍機能
> ・ヒトでのがん免疫研究基盤の確立

図1　ICI および T 細胞輸注療法による治療効果

ことが明確になってきていると同時に，免疫監視相，平衡相，逃避相の存在が具体的に見えはじめてきた．

②宿主内のキラー T 細胞を中心とする獲得免疫のもつきわめて強い抗腫瘍活性が，確かなものとして受け止められつつある．とりわけ CAR–T 細胞等による細胞輸注療法の成果は，これまでの期待通りキラー T 細胞が宿主内のがんを駆逐しうることを確信させた．

③純系マウス等でのがんと免疫機構の間の MOA（mode of action）がヒトでも多くの場合当てはまり，ヒトでのがん免疫研究基盤が確立された．

等があげられる（**図1**）．

2．臨床検体の解析

がん免疫応答の反応性にかかわる多彩な細胞，分子群の解析が幅広く進んでいる．とりわけ現在までに ICI を中心とした多くの臨床試験や治療を受けた患者検体の解析結果が大きく蓄積されつつある．これらの検討を通じて，がん免疫応答のメカニズム理解の手がかりを得ることが強く期待されている．広いがん腫群に対して有効性を示す ICI に対する応答性，不応答性の根拠の理解は，臨床的な観点でも喫緊の課題である．その際，それらを決定する要因や，それを予知しうるバイオマーカーの発見は，即臨床的にも大きな意義をもつことは言うまでもない．

今日，がん研究での genome 解析のインパクトはきわめて大きい．がんに対する免疫応答を規定する宿主側要因と腫瘍側要因の両者の理解が不可欠ななかで，両者が入り混じった反応系のより詳細な理解には，ゲノムと single cell レベルの解析が必要となる．さまざまなアプローチでの single cell transcriptome 解析や，CyTOF 等による解析が貴なるゆえんである．

3．がん局所反応の解析

がん免疫療法開発の基盤研究で重要なのは，免疫応答の中心であるがん局所の解析である．がん実質細胞と近接する間質組織，およびその周辺における免疫担当細胞等の時空間的解析は，さまざまなフェーズにおけるがん免疫応答の精密な理解には不可欠である．担がん生体におけるこれらの解析の重要性はこれまでも強く指摘されてきた．より今日的には各種治療で引き起こされる変化での解析に強い期待が寄せられる．生体内における免疫担当細胞の時空間的なダイナミクスおよびがん局所環境の特殊性を考慮すると，局所免疫応答解析はクリティカルである．担がん宿主の免疫担当細胞，とりわけ T 細胞は慢性感染症との類似性にも例えられ，長期にわたる抗原刺激やストレスを受けていると考えられる．事実 T 細胞の分化能，免疫応答性，増

殖性等の変化が確認され，その変化はがん局所で際立っているとの知見が集まっている．がん局所におけるいわゆる腫瘍浸潤リンパ球（TIL）の認識抗原解明の重要性とともに，細胞群のクローナリティや機能性解明は，それらのがん特異性の同定を含め，がん免疫の本質的な課題である．すでに担がん生体におけるT細胞の疲弊や代謝の変化の大きさが指摘されるなか，免疫療法の開発にとってもその改善法の開発に連なる大切な知見を得ることが期待される．

これまで，いわゆる免疫モニタリングとして末梢血における液性因子や免疫担当細胞の数，機能等の変化と動きが広く調べられてきたが，得られた結果から有意の結論を導き出せることは限られていた．実際の臨床現場において適切な時期に解析可能な検体を入手することは，大きな困難を伴う．しかしながら，あえてその解析に挑むことががん免疫研究の質を強く高め，ひいては有効な治療法の開発に連なることは自明である．

4．複合的がん免疫療法

より有効ながん免疫療法をデザインするために，2つのアプローチが考えられる．ひとつは，がん免疫応答にかかわる複雑なメカニズムとそこに関与する多くの細胞群や分子群の働きを考慮して，異なった作用機序の介入方法を組合わせた「複合的がん免疫療法」のアプローチである．今ひとつは，患者一人ひとりが有するがんの個別性と，それに対する宿主免疫応答の固有性を考慮した「個別化がん免疫療法」のアプローチである．

多くの治療法により引き起こされる免疫応答の解析から引き出される作業仮説に基づいて，多様なcombination therapyが期待される．事実，すでに承認および未承認の免疫療法同士を組合わせた臨床試験が国内外で幅広く進行中である．

いまひとつ，これまで大きな努力が注がれてきたがんワクチン開発の勢いも加速化されている．がん抗原の発見以来，20年以上にわたり臨床的にも検討されてきたがんワクチン開発は，単独療法としての位置づけの困難さに直面してきた．しかしながら，がん抗原特異性が課題となっているICIにおいては，詳細な抗原特異性解析に基づくがんワクチンとの併用はきわめて魅力的なアプローチである．

また，PD-1分子やCTLA-4分子の機能阻害をベースとするICIとCAR-T細胞や，TCR-T細胞輸注療法との併用は，さまざまなステージでの in vivo T細胞修飾も期待される．当然のことながら，確立された抗がん剤分子標的薬，放射線療法，さらには外科的治療法等との組合わせもこれらの治療法の新たな位置づけを提起しうる．いわゆるabscopal効果の存在が提起されている放射線治療は，適切な免疫療法との組合わせに強い期待が寄せられる．

5．個別化がん免疫療法

免疫療法における個別化医療への必要性は，個々のがんごとの生物学的個性とがん宿主の個別性から必然的に考えられる．これはすでに幅広くPrecision Medicineとして進められているがん診療でのアプローチの1つとして位置づけられている．がん免疫反応の基盤を形づくるリンパ球の抗原認識受容体や，抗原提示の基盤となるHLAの多様性等は，とりわけ強い裏づけとなっている．一方で，がんのゲノム変異の個別性は，リンパ球に認識される抗原ペプチドの多彩性を提起する．いわゆるneoantigen epitopeが個々のがん患者における抗腫瘍活性にいかに貢献しうるかは，今後の解析結果によるものであり，neoantigen epitopeに対する免疫応答が

厚生労働省『革新的医薬品・医療機器・再生医療製品実用化促進事業』
H25（2013）〜H28（2016）　三重大学
がん免疫療法臨床開発のガイダンス策定

1. 早期臨床試験の考え方
2. 後期臨床試験の考え方
3. がん免疫療法に用いる細胞製品の品質，非臨床試験及び臨床試験の考え方
4. がん治療用ワクチン・アジュバント　非臨床試験ガイダンス

2019/3/8 付で厚生労働省医薬・生活衛生局医薬品審査管理課
および医療機器審査管理課の
合同通知「がん免疫療法開発のガイダンスについて」が発出

図2　厚生労働省によるがん免疫療法臨床開発のガイダンス策定

果たして担がん宿主における各種がん抗原に対する免疫的寛容から逸脱しうるかを知ることに強い期待が掛かっている．

6. 実験動物系におけるMOA解析

今日，新たな免疫療法開発にとって，臨床検体等の緻密な解析結果に基づいた作業仮説とともに，各種のマウスを中心とした動物実験モデルの有用性が際立って大きくなっている．マウスとヒトでの免疫応答の同等性については論のあるところだが，多くの治療法開発でマウスモデルによるPOC（proof of concept）獲得とその際のMOAの理解が，多くの場合信頼できることが示されてきた．とりわけ免疫担当細胞群，分子群の働きによるMOAの解析と理解には，実験モデルでの検証が多くの場合不可欠である．ヒトがん細胞同所移植モデルやヒト化マウスモデル等，さまざまに工夫されたマウス腫瘍モデルや各種腫瘍，ヒト腫瘍の移植モデル等がきわめて貴重な解析システムとなっている．

7. 新しい開発に向けての環境整備

わが国における有用ながん免疫療法の開発は，諸外国と比してこれまで限られてきたことは否めない．しかしながら，そのなかには，免疫チェックポイント分子PD–1の発見等の歴史的な成果が含まれている．強調すべきことは，PD–1分子の発見を含めいくつかの有効ながん免疫療法の開発の起点はアカデミアであることが確認されている．アカデミアと企業とのより強い連携が不可欠のゆえんである[1]．

2018年にがん対策基本法が改正され，そのがん対策推進基本計画には新たにがん免疫療法の重要性が謳われている．約1世紀にわたる，担がん宿主におけるがん免疫応答の解析がこの20年間で臨床的にも大きな成果をあげるに至った．すでにがん免疫療法は長らく望まれていた第4の治療法としての立場を確立しつつある．そればかりか多くのがん腫においてファーストラインの治療法をもめざしつつあり，またその他の治療法との複合的な利用によりさらに大きな効果をあげることが期待されている．がん免疫療法が，わが国における治療現場においてその

効果を遺憾なく発揮し，その適正な治療法が国の隅々まで至ることが期待されている．前述のごとく，新たなるがん免疫療法の開発は，人類の切なる願いといっても過言ではない[2]．

　新しいがん免疫療法を，どのように適切に開発するかも大きな課題である．免疫担当細胞の活性を強化すればするほど，その効果がこれまでになく諸刃の剣になることをわれわれは経験しはじめている．上述の国内における環境の変化，および本年厚生労働省から通達された本邦初の「がん免疫療法開発のガイダンス」は，今後の新たな治療法開発の環境を大きく整えるものである[3]（**図2**）．

文献

1）平成30年度特許出願技術動向調査報告書–がん免疫療法– 平成31年2月 特許庁　https://www.jpo.go.jp/resources/report/gidou-houkoku/tokkyo/document/index/30_09slide.pdf
2）がん対策推進基本計画 平成30年3月 厚生労働省　https://www.mhlw.go.jp/file/04-Houdouhappyou-10901000-Kenkoukyoku-Soumuka/0000196969.pdf
3）がん免疫療法開発のガイダンス　https://www.mhlw.go.jp/web/t_doc?dataId=00tc3979&dataType=1&pageNo=1

<著者プロフィール>
珠玖　洋：がんに対する免疫応答の解析研究を中心に，がんワクチン，遺伝子改変T細胞，T細胞由来エクソゾーム等の治療開発研究を進めている．これらのアプローチによる個別化がん免疫療法と，より効果的な複合的がん免疫療法をめざしている．

索 引

索引

索引

執筆者一覧

● 編　集

河上　裕　　国際医療福祉大学医学部 / 慶應義塾大学医学部先端医科学研究所細胞情報研究部門

● 執　筆 （五十音順）

青木一教　　国立がん研究センター研究所免疫創薬部門

安達圭志　　山口大学大学院医学系研究科免疫学分野

池田裕明　　長崎大学大学院医歯薬学総合研究科腫瘍医学分野

石井　健　　東京大学医科学研究所感染・免疫部門ワクチン科学分野 / 国立研究開発法人医薬基盤・健康・栄養研究所モックアップワクチンプロジェクト

伊藤博崇　　東京大学医科学研究所先端がん治療分野 / 東京大学医科学研究所附属病院脳腫瘍外科

鵜殿平一郎　岡山大学大学院医歯薬学総合研究科病態制御科学専攻腫瘍制御学講座免疫学

榎田智弘　　マウントサイナイ・アイカーン医科大学腫瘍内科 / 国立がん研究センター東病院頭頸部内科

大塚篤司　　京都大学大学院医学研究科外胚葉性疾患創薬医学講座

越智俊元　　愛媛大学大学院医学系研究科血液・免疫・感染症内科学講座 / 愛媛大学プロテオサイエンスセンター免疫制御部門

岡村文子　　愛知県がんセンター研究所腫瘍免疫制御トランスレーショナルリサーチ分野

各務　博　　埼玉医科大学国際医療センター呼吸器内科

垣見和宏　　東京大学医学部附属病院免疫細胞治療学講座 / 理化学研究所医科学イノベーションハブ推進プログラムがん免疫データ多層統合ユニット

影山愼一　　三重大学大学院医学系研究科遺伝子・免疫細胞治療学

加藤琢磨　　三重大学大学院医学系研究科免疫学

河上　裕　　国際医療福祉大学医学部 / 慶應義塾大学医学部先端医科学研究所細胞情報研究部門

河本　宏　　京都大学ウイルス・再生医科学研究所

久保輝文　　札幌医科大学医学部病理学第一講座

小金丸茂博　国立がん研究センター東病院先端医療科

菰原義弘　　熊本大学大学院生命科学研究部細胞病理学

笹田哲朗　　神奈川県立がんセンター臨床研究所がん免疫療法研究開発学部

珠玖　洋　　三重大学大学院医学系研究科遺伝子・免疫細胞治療学 / 三重大学大学院医学系研究科個別化がん免疫治療学 / 三重大学複合的がん免疫療法研究センター

島田　周　　東京医科歯科大学大学院医歯学総合研究科分子腫瘍医学分野

清水佳奈子　理化学研究所生命医科学研究センター免疫細胞治療研究チーム / 理化学研究所創薬・医療技術基盤プログラム

高塚奈津子　京都大学大学院医学研究科免疫ゲノム医学講座

高橋祐介　　愛知県がんセンター研究所腫瘍免疫制御トランスレーショナルリサーチ分野

竹原朋宏　　東京医科大学免疫学分野 / 慶應義塾大学医学部呼吸器内科

田中真二　　東京医科歯科大学大学院医歯学総合研究科分子腫瘍医学分野

田之上大　　慶應義塾大学医学部微生物学・免疫学教室 / 理化学研究所生命医科学研究センター消化管恒常性研究チーム

玉田耕治　　山口大学大学院医学系研究科免疫学分野

茶本健司　　京都大学大学院医学研究科免疫ゲノム医学講座

塚本博丈　　熊本大学大学院生命科学研究部免疫学

寺島裕也　　東京理科大学生命医科学研究所免疫・難病炎症制御部門

土井俊彦　　国立がん研究センター東病院先端医療科

藤堂具紀　　東京大学医科学研究所先端がん治療分野 / 東京大学医科学研究所附属病院脳腫瘍外科

遠田悦子　　日本医科大学解析人体病理学教室 / 東京理科大学生命医科学研究所免疫・難病炎症制御部門

冨樫庸介　　国立がん研究センター研究所腫瘍免疫研究分野 / 先端医療開発センター免疫 TR 分野

冨田善彦　　新潟大学医歯学総合病院泌尿器科

鳥越俊彦　　札幌医科大学医学部病理学第一講座

長岡孝治　　東京大学医学部附属病院免疫細胞治療学講座

中川英刀　　理化学研究所生命医科学研究センターがんゲノム研究チーム

中島裕理　　国立がん研究センター東病院消化管内科

中面哲也　　国立がん研究センター先端医療開発センター免疫療法開発分野

中村能章　　国立がん研究センター東病院消化管内科 / 国立がん研究センター東病院臨床研究支援部門トランスレーショナルリサーチ推進部バイオバンク・トランスレーショナルリサーチ支援室

西　航　　　東京医科大学免疫学分野 / 熊本大学医学部呼吸器外科

西川博嘉　　国立がん研究センター研究所腫瘍免疫研究分野 / 国立がん研究センター先端医療開発センター免疫 TR 分野 / 名古屋大学大学院医学系研究科分子細胞免疫学分野

西田充香子　岡山大学大学院医歯薬学総合研究科病態制御科学専攻腫瘍制御学講座免疫学

西村泰治　　熊本大学大学院生命科学研究部免疫識別学分野

秦　喜久美　東京医科大学免疫学分野

濵西潤三　　京都大学医学部附属病院産科婦人科

早川芳弘　　富山大学和漢医薬学総合研究所病態生化学分野

林　智哉　　東京大学医科学研究所感染・免疫部門ワクチン科学分野 / 国立研究開発法人医薬基盤・健康・栄養研究所モックアップワクチンプロジェクト / 熊本大学大学院生命科学研究部製剤設計学分野

原田　守　　島根大学医学部免疫学

平沢　晃　　岡山大学大学院医歯薬学総合研究科病態制御科学専攻腫瘍制御学講座（臨床遺伝子医療学分野）

廣橋良彦　　札幌医科大学医学部病理学第一講座

藤井眞一郎　理化学研究所生命医科学研究センター免疫細胞治療研究チーム / 理化学研究所創薬・医療技術基盤プログラム

藤志征志　　理化学研究所生命医科学研究センターがんゲノム研究チーム

保仙直毅　　大阪大学大学院医学系研究科癌幹細胞制御学寄附講座

本田賢也　　慶應義塾大学医学部微生物学・免疫学教室 / 理化学研究所生命医科学研究センター消化管恒常性研究チーム

前田優香　　国立がん研究センター研究所腫瘍免疫研究分野

増田喬子　　京都大学ウイルス・再生医科学研究所

町山裕亮　　東京医科大学免疫学分野

松尾規和　　久留米大学医学部内科学講座呼吸器・神経・膠原病内科

松下博和　　愛知県がんセンター研究所腫瘍免疫制御トランスレーショナルリサーチ分野

松島綱治　　東京理科大学生命医科学研究所免疫・難病炎症制御部門

万代昌紀　　京都大学医学部附属病院産科婦人科

谷口智憲　　慶應義塾大学医学部先端医科学研究所細胞情報研究部門

安川正貴　　愛媛大学プロテオサイエンスセンター免疫制御学部門

矢那瀬紀子　東京医科大学免疫学分野

山崎　哲　　理化学研究所生命医科学研究センター免疫細胞治療研究チーム / 理化学研究所創薬・医療技術基盤プログラム

湯田淳一朗　国立がん研究センター東病院先端医療科

横須賀忠　　東京医科大学免疫学分野

若松　英　　東京医科大学免疫学分野

和田　尚　　大阪大学大学院医学系研究科臨床腫瘍免疫学

◆ 編者プロフィール

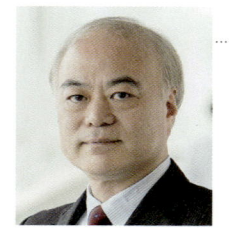

河上 裕 (かわかみ ゆたか)

1980年，慶應義塾大学医学部卒業，同内科学，'85年から南フロリダ大学免疫学，カリフォルニア工科大学生物学，NIH国立がん研究所外科を経て，'97年慶應義塾大学医学部先端医科学研究所細胞情報研究部門教授，2005年同研究所長，'15年慶應義塾大学医学研究科委員長，'17年同医学部長補佐（研究・大学院連携），'19年国際医療福祉大学医学部長，慶應義塾大学医学部先端医科学研究所特任教授．卒業当時に魅せられた「がん遺伝子発見によるがん解明と治療」と「FCMを用いたヒトT細胞サブセット解析による免疫疾患解明と白血病に対する同植骨髄移植治療」にかかわる血液感染リウマチ内科に入局し，結局，今も同じラインのがんと免疫の研究を続けています．

実験医学　Vol.37　No.15（増刊）

がん免疫療法の個別化を支える新・腫瘍免疫学
（めん えき りょう ほう）（こ べつ か）（しん）（しゅ よう めん えき がく）

編集／河上 裕
（かわ かみ）（ゆたか）

実験医学 増刊

Vol. 37　No. 15　2019〔通巻643号〕
2019年9月15日発行　第37巻　第15号
ISBN978-4-7581-0381-7

定価　本体5,400円＋税（送料実費別途）

年間購読料
　24,000円（通常号12冊，送料弊社負担）
　67,200円（通常号12冊，増刊8冊，送料弊社負担）
　※ 海外からのご購読は送料実費となります
　※ 価格は改定される場合があります

郵便振替　00130-3-38674

© YODOSHA CO., LTD. 2019
　Printed in Japan

発行人　　　一戸 裕子
発行所　　　株式会社 羊 土 社
　　　　　　〒101-0052
　　　　　　東京都千代田区神田小川町2-5-1
　　　　　　TEL　　03（5282）1211
　　　　　　FAX　　03（5282）1212
　　　　　　E-mail　eigyo@yodosha.co.jp
　　　　　　URL　　www.yodosha.co.jp/
印刷所　　　株式会社 平河工業社
広告取扱　　株式会社 エー・イー企画
　　　　　　TEL　　03（3230）2744㈹
　　　　　　URL　　http://www.aeplan.co.jp/

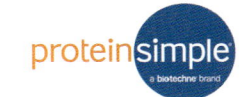
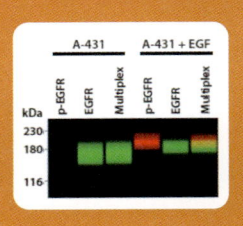
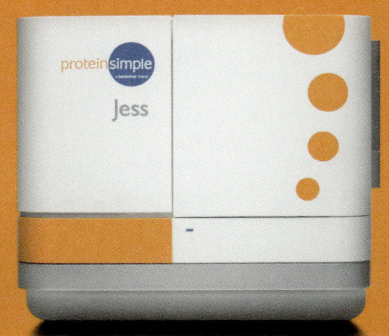
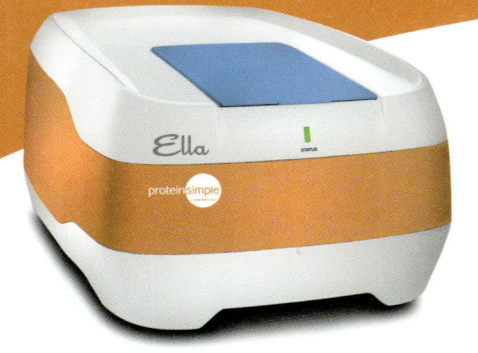
 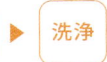
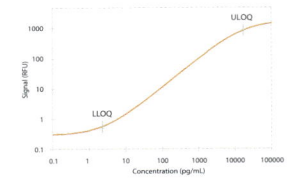
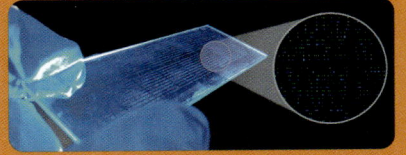
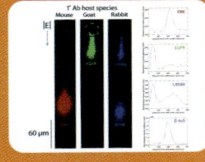
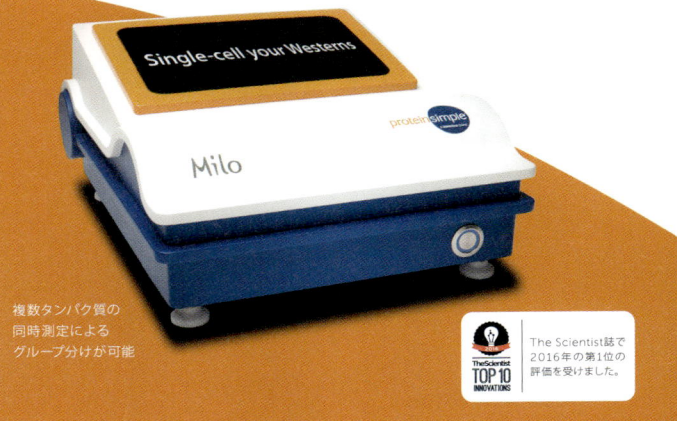
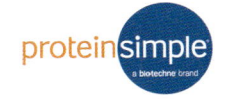

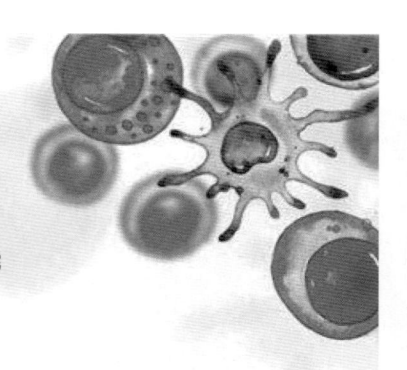

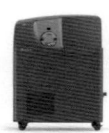

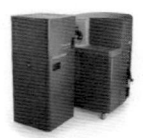
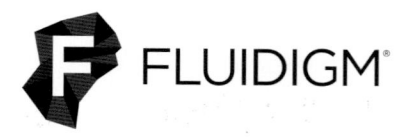

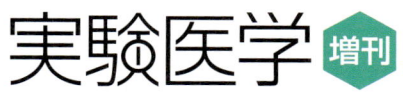

実験医学 増刊 Vol.37-No.15 2019

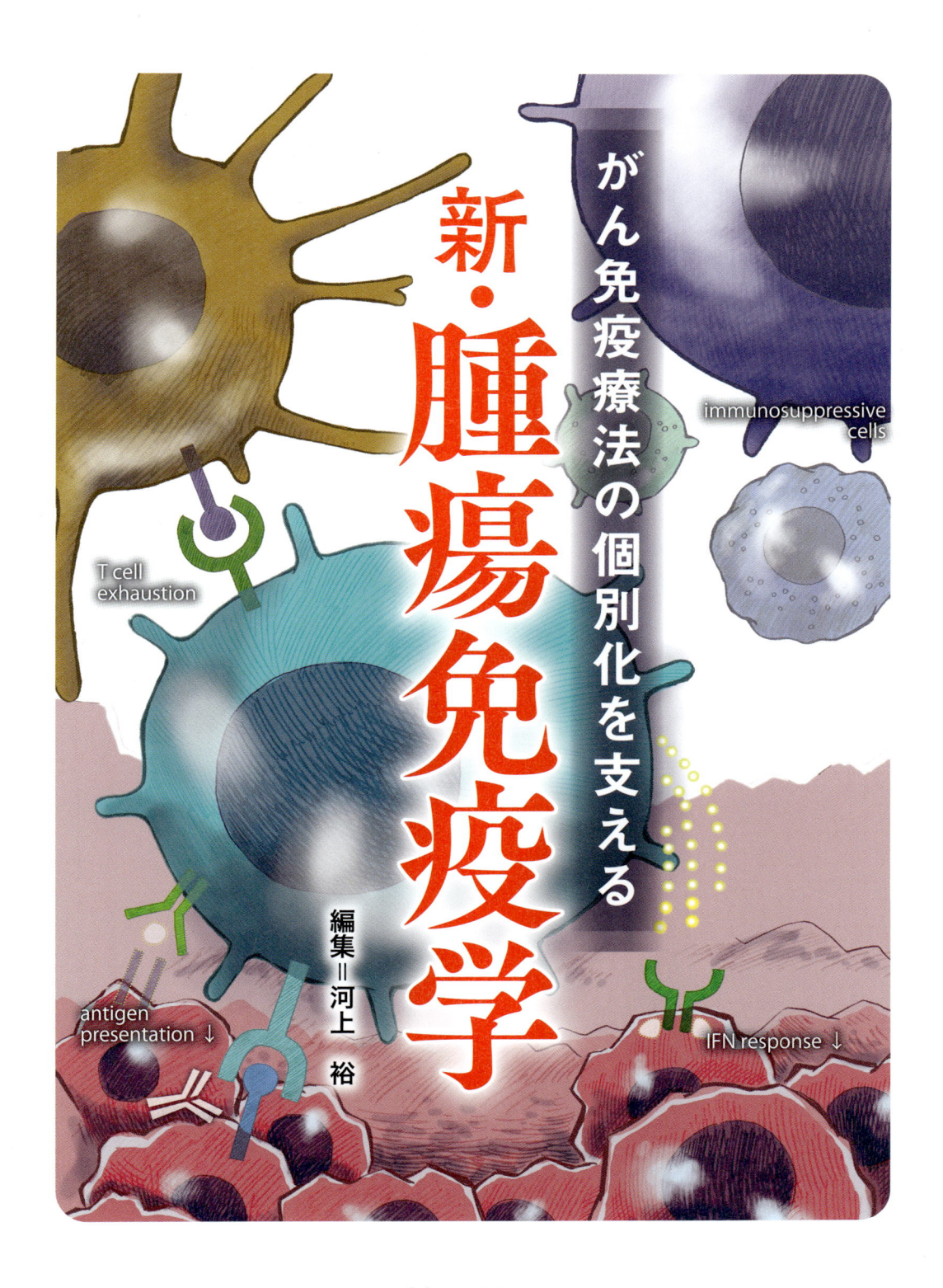

がん免疫療法の個別化を支える

新・腫瘍免疫学

T cell
exhaustion

immunosuppressive
cells

antigen
presentation ↓

IFN response ↓

編集＝河上　裕

羊土社